U0266789

谨以此丛书纪念
钱学森诞辰一百周年

曹刚川 二〇〇九
十一月

钱学森科学技术思想研究丛书

人体复杂系统科学探索

佘振苏　倪志勇　著

科学出版社

北京

内 容 简 介

人体是最典型的复杂系统,正在成为复杂系统科学的主要研究对象之一。钱学森晚年致力于研究人体,提出了许多重要概念和思想。本书继承和发展了钱学森的系统科学、人体科学和思维科学的思想,从系统哲学、科学原理、应用技术和工程实践四个层次构建了研究人体复杂系统学的理论框架,建立了研究人体的广泛的科学基础,即人体系统科学。该理论试图建立薛定谔有关人的完整科学图景,为开展包含意识在内的生命科学研究提供原理和方法。

本书可供国家各级领导、专家和学者参考,也可供系统学和研究人的相关学科的本科生和研究生参考。

图书在版编目(CIP)数据

人体复杂系统科学探索/佘振苏,倪志勇著. —北京:科学出版社,2012
(钱学森科学技术思想研究丛书)
ISBN 978-7-03-033109-0

Ⅰ. 人⋯ Ⅱ. ①佘⋯②倪⋯ Ⅲ. 钱学森(1911～2009)-人体-复杂性理论-研究 Ⅳ. R32

中国版本图书馆 CIP 数据核字(2011)第 270936 号

责任编辑:魏英杰 孙伯元 / 责任校对:包志虹
责任印制:赵 博 / 封面设计:陈 敬

科 学 出 版 社 出版
北京东黄城根北街 16 号
邮政编码:100717
http://www.sciencep.com
三河市春园印刷有限公司印刷
科学出版社发行 各地新华书店经销

＊

2012 年 1 月第 一 版   开本:720×1000 1/16
2025 年 1 月第三次印刷   印张:22 1/4
字数:423 000

定价:188.00元
(如有印装质量问题,我社负责调换)

《钱学森科学技术思想研究丛书》序

在现代科学技术革命、政治多极化、经济全球化与文化多元化的新形势下，人类面对越来越复杂的世界，我国社会主义现代化建设同样也面对各种各样的复杂性问题。突破还原论，发展整体论，在还原与整体辩证统一的系统论基础上构建现代科学技术体系，探索开放的复杂巨系统理论与方法，并付诸实践，已经成为现代科学技术发展进程中的重大时代课题。

早在 19 世纪末，恩格斯就曾经预言①，随着自然科学系统地研究自然界本身所发生的变化的时候，自然科学将成为关于过程，关于这些事物的发生和发展以及关于把这些自然过程结合为一个伟大的整体的联系的科学。1991 年 10 月，钱学森根据现代科学技术发展的新形势，进一步明确指出②："我认为今天的科学技术不仅仅是自然科学工程技术，而是人认识客观世界、改造客观世界整个的知识体系，这个体系的最高概括是马克思主义哲学。我们完全可以建立起一个科学体系，而且运用这个科学体系去解决我们中国社会主义建设中的问题。……我在今后的余生中就想促进这件事情。"

在东西方文化互补、融合的基础上，钱学森提出的探索宇宙五观世界观（胀观、宇观、宏观、微观、渺观）、社会主义社会三个文明（物质、政治、精神）与地理建设（生态文明）的体系结构、现代科学技术体系五个层次、十一个大部门的总体思想、开放的复杂巨系统理论、从定性到定量综合集成研讨厅与大成智慧学等，构成了钱学森科学技术思想的核心内涵。可以说，钱学森科学技术思想的核心是对现时代科学技术发展趋势的总体把握，是依据现时代科学技术综合化、整体化的发展方向，对恩格斯关于自然科学正在发展为"一个伟大的整体联系的科学"这一预见的科学论证与深刻阐发，它必将大大推动科学技术的发展，必将成为中国社会主义现代化建设的强大思想武器。因此，深入学习、研究、解读、继承，并大力传播与发展钱学森的科学技术思想，是我们这一代科技工作者不可推卸的历史责任。

钱学森在美国的二十年，潜心研究应用力学、工程控制论和物理力学，参与开拓美国现代火箭技术，成就为世界著名的技术科学家和火箭技术专家；回国后的前二十五年，专心致志地领导、开拓我国导弹、航天事业，成为世界级的航天

---

① 马克思恩格斯选集（4卷）. 2 版. 北京：人民出版社，1995：245.
② 钱学森. 感谢、怀念与心愿. 人民日报，1991-10-17.

发展战略家、系统工程理论与实践的开拓者和国家功臣；晚年的钱学森，为了实现让自己的人民能够过上更加"幸福和有尊严的生活"，在马克思主义哲学的指导下，在科学技术的广阔领域里不懈地探索着，从工程技术走向了科学论，成为具有大识、大德和大功的大成智慧者，具有深厚马克思主义哲学功底的科学大师和思想家。钱学森提出的科学技术思想具有非同寻常的前瞻性和战略意识，对于我国科学技术的发展与社会主义现代化建设是一座无价的思想宝库。我们这些来自不同学术领域的后来者，研究、解读他的创新科学技术思想，是有难度的，在知识域上也是有局限性的。现在呈现在读者面前的《钱学森科学技术思想研究丛书》只是我们学习、研究钱学森科学技术思想的初步成果。我们把本丛书奉献给读者，目的是希望尽我们的微薄之力，进一步推动钱学森科学技术思想的研究工作，诚恳地欢迎社会各界提出不同的意见，并进行广泛的学术交流。

在《钱学森科学技术思想研究丛书》陆续与读者见面的时候，我们衷心地感谢国内相关领域的学者、专家积极主动地参与研讨，尽心尽力地出谋划策，无私地贡献自己的知识和智慧；特别要感谢谢光选、郑哲敏院士和新闻出版总署、科学出版社的领导和同志们，正是他们的大力支持和鼓励，才使本丛书得以在钱学森百年诞辰之际问世。

《钱学森科学技术思想研究丛书》编委会

2010 年 12 月 11 日

序

　　钱学森在 20 世纪 70 年代末和 80 年代末分别提出了系统科学、思维科学和人体科学，后来也曾有过一些文章和书出来，它们大多带有开创性和探索性，但还缺少系统性的研究，更很少有人将这三个科学放在一起来进行仔细的研究。《人体复杂系统科学探索》一书集系统科学、人体科学、思维科学于一体来研究人体复杂系统，就难能可贵了。作者从物理属性和精神属性两方面去研究人，当形成人群时又从社会特性去研究他们。全书从哲学、科学和应用等多个角度来观察人，特别是从中国古代哲学角度来观察人，用道来描述人的本性一元，强调天人合一、社会和谐。作为搞理工出身的作者，肯这样深入用哲学来描述人体复杂系统，是令人佩服的，同时作者又不忘采用具有理工背景的方法，提炼科学问题，推动一些研究从定性走向定量。

　　钱学森提出的系统科学体系，应该包含哲学-系统论-系统学-技术科学-系统工程实践。对于人体系统科学，作者在这几个方面都分别进行了探索。作者在分析了东西方的人天观后，提出自己的人体复杂系统观——一元两面多维多层次的人体复杂系统观。其中一元性借用了中国古代的事物整体性的观点，而二面性又借鉴了《道德经》对事物二面性的刻画，特别从阴阳相生相克，人有物质和精神的二面等来观察事物。当然，复杂系统又必然是多维的，同时也是多层次的。进一步，作者针对人体复杂系统提出了 5 大原理，除了自组织、开放性和层次性是在一般系统科学中常提到的原理外，还提出能量原理与进化原理，后者与人体系统的运动过程紧密相关。在应用技术方面提出了人体系统优化技术，特别是性命双修的优化过程，把 5 大原理具体化了。在实践方面，在医学、运动员训练方面取得了成绩，特别在 2008 年奥运会前对我国皮划艇运动员的训练过程中，这套理论和方法更见成效。作者还在中医现代化、社会管理、大成智慧和科技帅才等方面都开展了思考，努力探索一条应用人体系统科学服务于社会建设的途径。

　　纵观全书，作者对挖掘、继承钱学森在系统科学、人体科学、思维科学思想作出了很大努力，而且发展了钱学森在这些方面的思想，同时参照东方文化在系统理论方面朴素而深邃的精华和西方在系统理论方面的近代科学进展，将之有机地结合起来形成了自己具有特色的一整套有关人体复杂系统的思想、观点、方法和实践，是一本值得一阅的书。当然人体复杂系统科学本身极其复杂，还有待作者和其他有志者去不断研究和实践。但作者在努力将东西方有关系统思想融合方面无疑作出了很好的范例。尤其可喜的是他们很多工作是采用理工科学的严谨思维，并结合物理力学和工程实践而获取的。

顾基发

2011 年 11 月于北京

前　　言

21 世纪之交，国际学术界兴起了一场关注与探索复杂性科学领域的浪潮。美国成立了 Santa Fe 复杂系统研究所，《自然》、《科学》等杂志纷纷出版专辑，对人类所面对的复杂系统（经济、气候等）的科学研究现况展开分析。虽然对于复杂系统科学的内涵和外延至今仍众说纷纭，但是有一点却是毋庸置疑的。国际学术界普遍认为，随着科学研究对象的复杂度急剧提升，科学研究在呼唤着新的本体论、认识论和方法论。

人既是科学研究的主体，又正在成为科学研究的重要对象，其复杂度日益受到大家的关注。无论是人类基因组工程，还是来自医疗机构的医学数据，对人体的信息采集正在呈现爆炸性增长。随着对人体认识的定量化和微观化，对人体运动规律的科学概括呼唤着一个新的复杂系统观，以及在这个复杂系统观主导下整理、归纳海量数据所形成的科学——人体系统科学。

作为中国系统科学研究最重要的奠基者与开拓者，钱学森先生晚年致力于发展和创新复杂系统的研究。他针对复杂系统提出了"开放的复杂巨系统"的一般性定义；他针对人类当代知识提出了"现代科学技术体系"十一大门类的新见解；他针对复杂系统研究的一般性方法提出了"从定性到定量的综合集成法"；他针对社会复杂系统的工程应用提出"专家研讨厅体系"和"大成智慧"的思想。他特别倡导研究的三大学科（系统科学、人体科学、思维科学）正是复杂系统研究急需拓展的具体领域。

近年来，我们本着"整理、研究、实践、发展"的八字方针，认真继承与发扬钱学森的复杂系统思想，并将其运用于人体这一特殊复杂系统的研究。随着研究的不断深入，我们发现针对人体系统所呈现的各种复杂现象，钱学森所倡导的系统科学、人体科学、思维科学这三大部门是如此紧密地交织在一起。因此，在本书中，我们尝试将这三大部门融为一体，建立统一的人体系统科学。具体说来，就是通过发展和完善复杂系统学，尝试建立完整的人体复杂系统模型，全面阐述人体生理、心理、思维和意识层面的各种复杂现象，以之拓宽人体系统科学的内涵和外延。我们将这种努力与尝试视为对钱学森复杂系统思想用于人体复杂系统的具体实践与发展。毫不夸张地说，钱学森是尝试构建人体复杂系统模型的第一人，是提出建立人体系统科学学科的第一人，是探讨创立这门学科的方法论的第一人，更是极力倡导发展这门学科的第一人。

本书内容共分为九章。第 1 章主要从社会发展与科学发展两方面论述发展人体系统科学的必然性、可能性与现实性。第 2 章系统概括钱学森关于发展系统科学、人体科学、思维科学这三大部门的论述。第 3 章综述人体系统科学的主要内容。在第 4 章与第 5 章中，我们尝试思考、探索与阐述一种新的关于人体的复杂系统哲学观。其中，第 4 章集中论述了关于人体的复杂系统本体论模型，明确提出了人体是一个一元二面多维多层次的复杂系统；第 5 章则从这个新的人体复杂系统本体论模型出发，阐述了与这个本体论模型相对应的认识论、方法论与实践论观点。第 6 章尝试提出人体科学的五大基本科学原理（自组织原理、开放性原理、层次结构原理、能量原理与进化原理），并就人体系统科学的若干前沿科学问题（包括生命的起源和意识的本质）展开讨论。第 7 章尝试在上述基本科学原理指导下，阐释人体系统科学的应用技术——人体系统优化技术。第 8 章将结合一些实例来论述人体系统科学的社会系统工程。最后，第 9 章从人体系统科学的角度对社会进化的历史和未来进行了展望。

本书所阐述的人体系统科学具有如下特点。首先，它试图综合东西方的哲学观，既重视人体的实证结构，也重视人的认识性功能。其次，它针对明确的社会发展需求，特别是关乎个人的健康和关乎社会的医疗、教育和管理，这两方面都具有广泛的群众基础。再次，它明确提出高端的学术标准。集中反映在如下三个方面：第一，它试图完整地包含复杂系统学的全部基本概念与学术内涵（结构、功能、能量、信息、层次、自组织、开放以及进化等）。第二，它尝试融汇悠久深远的东方传统学术（包含儒释道学说与东方修炼学）。第三，它针对当代科学的前沿问题提出研究思路（涌现的本质、生物进化规律的探索、生命和智能的起源以及意识的本质与思维模型）。诚然，完善这些创新研究还需要付出长期的努力，但是，有一点越来越成为共识，即这些研究的突破需要还原论与整体论相结合的系统科学观。由此我们坚信，通过众多有识之士的共同努力，钱学森所倡导的人体系统科学必然会成为 21 世纪的主流科学。

本书重点面向下列几类读者。第一，有远大理想和抱负，对钱学森科学思想和传奇人生有敬仰之心，希望像他那样为国家、为人类做出大贡献者。第二，有极强烈的科学追求和好奇心，有意对现代科学体系进行开放式思考，有意将科学认识推广至复杂事物者。第三，有志于在当代社会管理中建功立业，并对当今中国乃至世界社会发展的复杂性格局有直觉，希望站在复杂系统哲学的高度来认识社会，并用复杂系统的思想认识来武装自己者。第四，对人生充满激情，对事业和未来充满憧憬，并愿意为之付出不懈的努力，但渴望从复杂系统思想中吸取营养，明确人生方向者。第五，对人体系统的健康发展和素质提升抱有浓厚的兴趣，不但希望提升自己的健康水平，更希望为社会的健康事业做出贡献者。

需要强调的是，人体复杂系统科学正处在一个初创的阶段。人体系统科学是开发人体潜力，开发大成智慧的科学之道、理性之道。本书旨在抛砖引玉，为这一具有重要意义的研究方向提出一些可供参考和借鉴的见解。在此，预先对各界人士提出的意见和建议表示感谢。真理是不怕争论的！只有通过积极的、建设性的争论，人类才能更快地找到真理！这是自第一次文艺复兴以来科学发展给我们带来的启示。在建设性的争论中走向综合集成、走向一个有创造力的多元化认识，正是复杂系统科学与传统的机械论科学的重要分界线。我们衷心祝愿，未来人体系统科学在正常的、文明的、宽阔的大道上健康发展！

　　最后，在钱老100周年诞辰之际，我们谨将本书献给人体系统科学研究奠基者与开创者钱学森先生。我们相信，出版本书，并与有识之士继续共同关注与研究钱老的思想，是对钱老最好的纪念。同时，在本书思考与写作的过程中，我们获得了《钱学森科学技术思想研究丛书》编委会各位编委成员的各种不同形式的支持与帮助，在此谨致以衷心的谢意。尤其要感谢北京大学马蔼乃教授、赵光武教授等所提供的热情帮助与支持，两位不仅对作者倍加鼓励，而且为与本书相关的研讨活动提供了各种便利。马蔼乃教授还对本书的若干核心观念的形成有着重要贡献。

作　者

2011 年 11 月于北京大学朗润园

目　　录

第1章 人体系统科学发展的必然性

自文明诞生以来，人类在认识世界的同时，也在不断认识自身。除了积累对人体生理结构与心理功能的认识以外，更无时不在追寻对生命和认识本质的理解。这些认识对人类改善自身的生活和生产实践活动起到了关键性的指导作用。近代自然科学诞生以来，尤其是 20 世纪以来，与人体相关的知识积累数量超越了以往任何时代。然而，社会学家莫兰（Morin）在世纪之交仍然指出，现代文化呼唤对人的启蒙性认识。所谓启蒙，实在是因为关于人的知识积累并没有导致人们对生命形成系统的认识，有关人体的科学认识表现得支离破碎。而导致这一现象的根本原因在于人体系统的复杂性。

社会实践呼唤人体的复杂系统模型

在医疗领域，一方面，对人体的片面的、还原论的认识造成了误诊率居高不下和耐药性等医疗难题；另一方面，对外在干预手段过分的依赖性，造成医疗费用的居高不下，社会健康保障系统难以维持。这使得构建有效的、可持续的社会医疗体系成为各个国家普遍的难题。解决这一难题的根本途径在于发展新的医疗知识体系，而这一体系的基石就是人体的复杂系统模型。

在教育领域，管道式和大脑人等传统的学习模型都无法满足充分开发人的德、智、体、美等多层面潜能的需求，教育实践需要对人的认识（思维）建立全新的复杂系统模型，需要按照人类认识的复杂性本质来创新教育理论。

在社会管理领域，还原论支配下的政治、经济、文化生态与社会多层次多元化需求的结构之间日益形成对立，成为社会和谐发展的障碍。社会是个体人的集合，对个体人的复杂性认识，必然导致对群体人（社会）的新见解、新视角。

作为一个对特殊模型人的研究，运动训练学以生命复杂体——运动员为核心，试图最大限度挖掘运动员的身心潜力，并在指定时间地点（竞赛）完成最大限度能力释放的一项高强度的实践活动。但是，建立在运动解剖学、生物化学、生理学和心理学等人体还原论认识基础上的传统运动训练学，难以解释精神疲劳等复杂人体现象，难以克服运动训练带来的健康损伤。在对包括心理、意识、精神、意志在内的复杂人体开展运动训练原理的创新是必然的。

科学发展为构建人体复杂系统模型奠定了新的基础

21 世纪几大领域的科学发展为构建人体复杂系统模型奠定了新基础。

在物理学领域，量子力学的发展正在创新人类对于宇宙、生命和社会的基本观念，为统一物质与精神开辟了崭新前景，并有望为中国传统朴素的人天观奠定坚实的科学基础。

在生命科学领域，对人体的探索已经深入到细胞分子层次，对生命系统的功能的描述正在催生新的科学——系统生物学；而神经科学和心理学正联合探索人体身心层面的相互关联。由于技术手段的飞速发展，对人体系统的多层次、多层面的探测手段日新月异，产生了前所未有的海量信息，正在催生复杂系统的新思想和新理论。

更为重要的是，系统科学、特别是复杂系统科学的兴起，使人们有可能将传统朴素的人天观与现代科学形成的大量细节知识综合起来，从而建立起人体的复杂系统模型。

这就是本书探索建立的人体复杂系统科学（以下简称人体系统科学）。

人体系统科学以自然科学的知识、方法论为基础，以社会科学的核心要素——人作为研究对象，试图建立如何研究人的结构、功能、思维与行为等规律的普遍性原理。人体系统科学未来的发展目标，是实现对人类自身认识的飞越，并在新的高度上建立对人体的系统性认识。这些关于人的认识，将成为未来医学、教育学、社会管理学和运动训练学，乃至等诸多社会科学学科分支的理论基石，推动社会各项事业的更有机、有序、高效并可持续性地发展，从而广泛影响社会实践。

综上所述，人体系统科学将成为自然科学和社会科学的桥梁学科。在 21 世纪，复杂性社会的可持续发展与复杂性科学的蓬勃兴起，为人体复杂系统科学的诞生提供了必要的土壤和时机。

1.1　社会发展呼唤人体系统科学

1.1.1　医疗发展的需求

医学社会史专家波特（Portey），曾对现代医疗（西医）社会发展史进行了系统研究。他指出："医学正在经历一次严重的危机……尽管医学已经取得了巨大的成就，但人们现在对医学失望和怀疑的气氛更浓。20 世纪 60 年代乐观主义的摇旗呐喊已消失殆尽。青霉素发明产生的激动、心脏移植带来的喜悦、1978年第一例试管婴儿出生的欢呼已不复存在。相反的是，人们对遗传工程和生物技术发展可能带来的后果的恐惧日益增长。反应停事件的灾难①，医源性疾病的增加，癌症、精神分裂症、多发性硬化、老年痴呆以及其他退行性疾病研究进展的

---

① 反应停是一种曾经用来抑制女性怀孕早期呕吐反应的化学药物，曾在 20 世纪 50～60 年代初期在全世界广泛使用。但后来发现，这种药物也妨碍了孕妇对胎儿的血液供应，导致大量畸形婴儿出生。此后，反应停就被禁止作为孕妇止吐药使用。

缓慢，都加重了人们对现代医学的怀疑。与此同时，随着保健费用不断增高，人们不堪重负，在主要西方国家隐约出现了医学转向的前景。医学科学的发展会使得许多人负担不起医疗费用吗？医学将屈从于增加费用和精确度，而减少利用的反比定律吗？"① 波特的观点是深刻的，现代医学正在面临着一系列的挑战。

1. 毒副作用、耐药性与复杂疾病

（1）化学药物的毒副作用。

西药是西医学的主要治疗手段，是医学进步的主要体现。在过去的一百多年里，人们开发出了大量的、对疾病症状有明显效果的化学药品。

但是，任何化学分子所引发的人体反应都不是单一的。原本被制造用来克服某个症状的药物，同时具有其他的负面效应。例如，用来降低血压的 ACEI（血管紧张素转化酶抑制剂）能够激活缓激肽，从而引发咳嗽；而用来降低血脂的西立伐他汀②能够使心肌溶解，甚至能够造成死亡。

化学药物的大量使用，使药物病和药源性疾病也不断增加，如药物致畸、致癌等，已开始引起人们的严重不安。

（2）传染病的困惑。

对传染病的抑制，一直被认为是现代医学的最重大的成就之一。然而，波特指出："我们没有理由相信，福利的增加将自动免去感染性疾病的侵袭。如果艾滋病尚不足以打破这种自鸣得意的话，那么流感流行足矣。1918 年爆发的西班牙流感杀死了大约五千万人，病毒学家声称这类流行病的爆发是不可避免的。在撰写本文时，远东禽流感的爆发又显示出一些警告的征兆。在 21 世纪，随着更大更拥挤的城市的增加和远距离旅行的频繁，流行病的扩散速度将比 20 世纪流感暴发时更快"③。看来，对传染病的斗争并没有必胜的把握。21 世纪初，在我国肆虐的 SARS，大家对之仍记忆犹新。预防和抑制传染病还需要进一步的手段和方法。

（3）抗药性和耐药性。

抗生素曾在经济发达国家使细菌所致疾病大大减少。公共卫生和抗生素的结合，使传染病的死亡率下降极快，因此，1969 年美国卫生总监觉得可以宣告现在已经是"可以把关于传染病的书收起来的时候了"。然而，细菌耐药性的发现以及超级耐药菌的出现，打破了人类自认为已经征服了传染病的幻想。病原微生

---

① Porter R. 剑桥医学史. 张大庆 译. 长春：吉林人民出版社，2000：12.

② 西立伐他汀，别名拜斯亭，是一种曾用于降低血脂的化学药物。调查发现，服用此药物者有数十位死于横纹肌溶解和并发症肾衰竭。2001 年，西立伐他汀在美国市场被收回。

③ Porter R. 剑桥医学史. 张大庆 译. 长春：吉林人民出版社，2000：246.

物已经演化出抵抗抗生素的本领，正如它们过去在进化史中的表现一样。细菌、病毒的进化和抗药性，向西医提出了挑战。抗生素的发现导致了人类与细菌生物群体之间仿佛展开了某种军备竞赛。

以葡萄球菌为例，它是最常见的感染的病原菌。1941 年，这种细菌几乎可以全部被青霉素杀死。到 1944 年，已经有了能产生分解青霉素的酶的菌株出现。今天，95％的葡萄球菌株都对青霉素有一定程度的抗药性。20 世纪 50 年代中发明了一种人工半合成的青霉素，甲氧青霉素，能杀死这些抗药菌株。今天，细菌又同样演变成抗甲氧青霉素的抗药菌株，需要开发更新的药。20 世纪 80 年代用于临床的环丙沙星曾经使人们抱有很大希望，但是现在纽约有 80％的葡萄球菌已对它有抗药性。

令人惊讶的是，纽约城三分之一以上的结核病人是由一种对抗生素拥有抗药性的结核菌所致。"因多抗药性结核菌致病的病人只有 50％的生存希望，这与发明抗生素以前的情况同样严重"①。

有学者认为，"超级耐药菌已经出现，如果不尽快研制新型抗生素，那么在这场与病菌的战斗中，最终失败者将是人类"②。2010 年 8 月《柳叶刀—传染病》中的两篇文章指出，印度次大陆的很多病人都带有一种称为 NDM-1 的基因，它能改变细菌，使它们对大部分抗生素都产生耐药性。沃尔什等写道："NDM-1 很可能成为一个世界范围的公共卫生问题，并且需要国际社会的共同监督。"

（4）应对复杂疾病的无奈。

人类疾病谱的改变，特别是城市病，富贵病、身心疾病、精神疾病、焦虑症以及疲劳症等，催生了复杂疾病这一概念，令以清晰逻辑思维为特色的西医难以应对。如今，在大多数疾病面前，无论是普通的感冒，还是危害人类健康生存的心脑血管疾病和肿瘤，以及老年退行性疾病，人类都显得无奈。工业化、全球化的进程加快，新发和再发传染病的危害和威胁也在不断增加，使公共卫生机构应接不暇。

近 20 年来投入科研资源最大、科技成果最多、消耗资源最多、诊疗费用增长最快的几大疾病，如心脑血管病、肿瘤以及艾滋病等，其总的发病率和死亡率并没有明显的下降。在基因层次上一劳永逸地解决疾病的幻想也逐渐破灭。近年来人们发现癌症、糖尿病、心血管疾病等复杂疾病，并不是由单一基因所决定的，而是由一个复杂的基因网络所决定。

肿瘤研究的历程表明，致癌基因的概念极显幼稚。分子生物学的一项划时代

---

① Nesse R M, William G C. 我们为什么生病：达尔文医学的新科学. 易凡，禹宽平 译. 长沙：湖南科学技术出版社，1998：53.

② Walsh C T, Fischbach M A. 谁能抵御超级耐药菌？环球科学，2009（8）：18～24.

成果表明，以 DNA 为核心的生物大分子控制着细胞的分裂、生长与凋亡。因此，从分子水平上来看，基因变异催化肿瘤的产生，如果找到致癌基因，就找到抑制致癌基因的方法，也就能够解决癌症问题。曾不断有报道称发现了某种致癌基因。可是，究竟有多少种基因参与了肿瘤细胞的产生呢？ 2006 年《科学》杂志报道，美国约翰·霍普金斯大学癌症研究中心的研究人员宣布，他们成功破译了乳腺癌和肠癌的全部基因密码。研究显示，有近 200 个变异基因帮助肿瘤生成、长大以及扩散，这些变异基因绝大多数都是以前所未知的。

对于某种特定的肿瘤或癌症，必然拥有一个包括一系列基因和蛋白质在内的生物功能网络。也就是说，肿瘤的形成并非决定于单一的致癌基因，而是涉及细胞分化和生长的多系列的基因组和多步骤多系统的变化。由于涉及的分子类型、数量很大，与肿瘤相关的分子网络是一个复杂网络。从微观上，通过注射疫苗等化学分子对这个网络进行控制，是治疗肿瘤的可能途径。大量从事肿瘤研究的分子生物学家正致力于这项工作。但可想而知，解读这个复杂网络，并且筛选出优化的调控途径，需要漫长的时间。即使产生突破，由于长期研究所引发的高昂研发费用，必然造成不菲的治疗费用，社会医疗保障体系能够承受吗？

至少，经过近四分之一世纪的努力，许多学者已经认同，癌症是一种复杂疾病，涉及一系列基因谱的动态变化。正常细胞的癌变是一个极为复杂的过程，它涉及诸多方面：自我形成足够的生长信号、对生长抑制信号不敏感、细胞凋亡的逃逸、细胞增殖的失控、血管生成的激活以及组织的浸润和转移等。而当癌变细胞形成一个肿瘤的时候，不仅仅是癌瘤细胞的集合，而且组合了快速成长的血管和其他组织，成为系统上已经区别于原始组织的一个相对独立的肿瘤器官，是机体内部一个叛逆的独立王国。人们已经认识到，对肿瘤和癌症认识决不应该仅限于基因分子层次，生活方式、情绪波动以及食品污染、环境恶化都在癌症发生发展过程中起着举足轻重的作用。那么肿瘤和癌症患者的康复就必然需要一种系统观，而这意味着人体观、健康观以及医疗观的深刻变革。

2. 高昂的社会医疗成本

（1）生活医学化的悖论。

现代医学正导致生活的医学化，即把日常生活的方方面面化入医学范畴。一方面，人们对医院里进行的越来越多的、似是而非的诊断检查迷惑不解。层出不穷的诊断化验，随之而来的就是广泛而昂贵的治疗费用。另一方面，人们又不自觉地将自身的健康依赖于医疗。在美国，医生不提出治疗方案就会受到行为不轨的指责，医生和病人的焦虑在螺旋式交替上升。新疾病的出现，例如中国 2003 年的 SARS，又常常引起恐慌。现代医学批评家伊里奇（Illich）提出的生活医学化概念，是指表面上的全民医疗保障，正在创造一个（社会）无法控制的怪物，即生活医学化导致高昂的医疗费用，导致社会卫生医疗体系的不堪重负。同时，在医学科学技术飞快发展的同时，大众和政府对医疗服务的不满意程度却有增无减。

（2）高昂的医疗社会成本。

现代医学在不断地进步，但进步的直接后果是医疗费用的急剧上升。据统计，美国每年仅用于癌症一项疾病的医疗费用就达 2000 亿美元。[①] 据统计[②]，美国在 1980～1993 年期间，医疗费用占 GDP 的比例从 1.2％上升到 14％，2008年已上升到 17％。金融危机加速了这一比例的上升。经济学家认为，如这一比例达到 25％，则整个社会经济将被停止、崩溃。

（3）社会卫生医疗的公平体系。

社会卫生医疗体系，本应该救助社会底层的人们，即减少穷人的发病率和死亡率。然而，结核病的发病率和死亡率没有发生应有的下降，主要是因为结核病药物耐药性的出现，长期的治疗有赖于开发有效的疫苗，但研发疫苗的工作日益成为与病毒演变所开展的一场军备竞赛，"几乎没有制药公司愿意花费资金来开发（针对结核病的）新的有效药物"[③]。在发达国家中，富裕阶层的艾滋病患者的死亡率确已显著下降，但对于穷人来说却远非如此，因为药物费用的过于昂贵。因此，尽管研究人员做出了最大努力，取得的成效仍十分有限。

波特在《剑桥医学史》中还指出，在当代的发达国家，国家卫生服务已成为政治足球，并且日益成为社会分化和政治斗争的筹码。保险业和议会对医学界怒气冲冲。在富裕国家，贫困者依然得不到足够的医疗；在缺乏国际援助的发展中国家，疟疾和其他热带病仍在肆虐。曾被认为已得到有效控制的白喉和结核病，在俄罗斯和其他工业国家卷土重来。艾滋病的流行，已摧毁了疾病将被人类征服的信条。

诚然，人类与疾病的对抗将是一项永恒的事业，任何一项医学成就，或者一个医学体系都不可能一劳永逸地解决问题。新问题总会呈现。但是，在当代科技高度发展的同时，医学进步的步伐以及社会医疗保障体系的普及化是相对落后的。建立高效低廉的社会医疗保障体系，应该打破原有的思想框架。这一努力，对于处于经济和社会高度发展的十几亿中国人的医疗保障体系建设来说，显然尤为重要。

---

① Wapner J. Bills of health: In discussing treatments, cancer doctors plan to include cost. Sci Am, 2008, 299 (2): 28.

② Iglehart J K. Budgeting for change—Obama's down payment on health care reform. N Engl J Med, 2009, 360 (14): 1381～1383.

③ Walsh C T, Fischbach M A. 谁能抵御超级耐药菌? 环球科学, 2009 (8): 18～24.

3. 对医疗发展的反思和展望

现代医学究竟发生了什么问题，出了什么毛病？ 医学应该在系统方面出现了问题。爱因斯坦早在 20 世纪 50 年代就对此进行过深入的思考，他说："如果人体的某一部分出了毛病，那么只有很好地了解整个复杂机体的人，才能医好它；在更复杂的情况下，只有这样的人才能正确地理解病因。因此，对于医生来说，对普遍的因果关系的深刻理解具有头等重要的意义"[①]。

一方面，医学思维所崇尚的从微观看宏观，是局限的，这一思维观没有认识到人体抵御疾病的主要机理，来自于自身的自组织原理，即人体在克服外界干扰后所形成的回到健康状态的原始力量。忽视了这一点，将病人的自身的责任和义务作为康复的辅助条件，一味将恢复健康的担子架在社会这架大车上，以至于这架大车不堪重负。这是一个本质性错误。另一方面，机械的医学思维对于致病因素的分析流于表面，治标不治本，没有能力对疾病的深层次原因进行探索，从而也无法对病人的治疗过程中融进系统性调整的元素，正如爱因斯坦所提到的，医学知识的零碎和机械叠加，使得医学人才难以全面掌握这门知识，达到高质量为大众服务的社会效果。

因此，提升对人体的系统认识，增强对人体健康机理的深入理解，创新医学知识是复杂系统研究的一项紧迫的任务，也是复杂系统研究对社会事业作出贡献的契机。

1.1.2　教育发展的需求

教育是现代人类文明发展的永恒主题。教育是对人的思维系统进行全面优化的一项科学与艺术。因此，教育学必须以对人体深入的科学研究为基础，必须以思维科学的理论为基础。

正是基于对人的复杂性以及优化人体的复杂性的认识，哲学家康德（Kant）指出："能够对人提出的最大、最难的问题就是教育"[②]。他指出教育应该以人类将来可能达到的更佳状况为目标，"教育艺术的一个原理——那些制定教育规划的人士尤其应该注意它——就是：孩子们应该不是以人类的当前状况，而是以人类将来可能的更佳状况，即合乎人性的理念及其完整规定——为准进行教育"[③]。

理想的教育方式应该是充满人性的教育，即让人的自然禀赋均衡的发展，"人性中有很多胚胎，我们现在要做的是让自然禀赋均衡地发展出来，让人性从胚胎状态展开，使人达到其本质规定。动物是不自觉地完成这一过程的，人则必

---

①　Einstein A. 爱因斯坦文集（第一卷）. 许良英 译. 北京：商务印书馆，1976：210.

②　Kant I. 论教育学. 赵鹏，何兆武 译. 上海：上海人民出版社，2005：7.

③　Kant I. 论教育学. 赵鹏，何兆武 译. 上海：上海人民出版社，2005：8.

须首先去追求达到它。如果他对自己的本质规定一点概念都没有，这就不可能发生。对于单个的个体来说，达到这种本质规定是完全不可能的。……以前，人们对于人之天性所能达到的完满性没有一点概念，我们自己也还没有关于这一概念的纯粹的认识"①。那么如何系统地认识人性以及人之天性呢？从 19 世纪至 20世纪，这个任务主要由心理学所承担。

在 20 世纪的心理学认识中，康德意义上的人性等同于潜能。在一篇发表于1907 年《哲学评论》上的题为《人的能量》论文中，心理学家詹姆斯提出了两个一般性的教育问题："怎样训练人们去最有效地发挥其最大能量？国家又如何最有效地使其所有的儿女们接受这种训练？"②。我们把这两个问题重新表述为如何实施高效教育以及如何实施公平教育。

在对当时所及资料的分析基础上，詹姆斯得出的结论是在对于潜力的开发方面，人们只利用了他们实际所拥有的和他们在合适条件下可能利用之力量的一小部分。事实上，每个个体拥有各种形式的潜在能力，在人们的日程活动中，这些能力从未得到应用。人们运用的只是自己生命力中的很少的、或很不完整的一部分。而核心的阻碍来自于文明对于自身的认识，因为人们的认识来自于社会的习惯性思维。詹姆斯指出："我们心灵的某一部分阻拦了——甚至是破坏了——我们心灵的其他部分"。对于个体能力和能量的认真研究，就需要有一个正确的框架，而目前科学从简单性、普适性原理出发对于人的描述，对人的能力进行了极大的简化。涉及的思维和意识，大多数科学界人士至今还顽强地拒绝它们作为科学的对象，原因是没有一个合适的哲学框架，来容纳这一类多变的、主观的、虚无的现象。尽管"每一个人在任何时候都知道自己身上沉睡着各种能量"，也能感觉到"假如刺激再大一些，他就会展示出这些沉睡的能量"，但人们还是保持在半睡半醒的状态，因为人们不知道如何有序地、安全地、成功地开发"我们可能的智力资源和体力资源"。

詹姆斯在文章末尾指出人们应该深入研究的两个基本问题，"人的能力在各个不同方面的界限何在？用何种多样性方式激发不同类型的人的能力？我们需要有一种测绘人的能力界限的地貌学，类似于眼科大夫需要用仪器来测绘人的视力范围。我们还需要通过参考人类可以用来追求和释放其各种能量储存的各种不同方式，对各种不同类型的人们进行研究。在这里，每一种人物传记和个体经验都可以引以为明证。"智能地貌学这一学科将得到发展，在智能地貌学框架下，上述两个问题的重新表述为人们智能的能量深度在哪里以及通达智能深度能量的路径是什么。

---

① Kant I. 论教育学. 赵鹏，何兆武 译. 上海：上海人民出版社，2005：6～7.
② James W. 詹姆斯集. 万俊人 编. 上海：上海远东出版社，1997：252～269.

他指出："作为一种科学探究的方法论项目，我怀疑人们是否严肃地研究了这两个问题。如果对这两个问题做出了充分的回答，那么，差不多整个心理学和整个行为科学就可能在这两个问题中找到自己的位置"。然而，詹姆斯的这一建议被心理学忽视了半个世纪之久。20 世纪的 20～50 年代，心理学被精神分析学派所主导；50～70 年代，又被行为主义学派所主导。诞生于 20 世纪 60 年代的人本主义心理学才继续了詹姆斯对人的智能地貌学的探索。

人本主义心理学的开创者马斯洛（Maslow）指出[①]，一个人真实潜能的实现取决于一系列的生态学因素，与亲人、社会和环境的诸多因素有关，人类完整人性的自我实现需要一个对有利条件的复杂分类系统。人本主义心理学终于实现了心理学研究的一次重要转向，即从研究病态的人到研究健康的人，也因此催生了积极心理学这门新兴学科；同时，人本主义心理学发展了人的需要多层次理论，指出了人体系统生命升华的方向和阶梯，因而成为心理学、教育学和管理学教科书中的经典内容。但是作为心理学的一个分支，人本主义心理学无力完成构造完整人体系统模型的使命，也难以彻底发现和完善系统优化人体潜能的方法。

20 世纪末，由联合国可持续发展委员会发起、由联合国教科文组织实施的"关于教育、启发公众和为可行性而进行培养的国际项目"中，联合国教科文组织委托社会学家莫兰在"他的'复杂思想'的观点背景下表达他对未来教育的本质的看法"。于是在由联合国教科文组织为促进关于教育朝着可持续发展重新确定方向而展开的国际讨论中发表了莫兰的一份题为"未来教育所必需的七种知识"的文件。

在这份文件的"传授人类地位"一章中，莫兰指出："人类存在同时是物理的、生物的、心理的、文化的、社会的、历史的。但是人类本性的这种复杂性被教育中学科的划分完全瓦解了"，这使得我们"不可能学习人类存在的真正含义。现在必须恢复这个含义，使得无论在何处的每一个人同时了解和意识到他的复杂的本性和他与所有其他人共有的本性"[②]。

1997 年受法国教育部委托，在主持一个策划改革中学知识教育的科学委员会的过程中，莫兰撰写了《构造适宜的头脑》一书，阐述了复杂系统思想对教育的启示，书中再次揭示了教育理论对人的系统认识的缺失，他指出，我们非常矛盾地面对这样一个事实，即科学对确立人类的地位"贡献十分微薄，原因就在于它们是分离的、被割裂的和箱格化的，这样的认识完全掩蔽了个人/族类/社会之间的关系，掩蔽了人类存在本身。如同生物科学的割裂消灭了生命的概念，人类科学的割裂消灭了人的概念"[③]。

① Maslow A. 动机与人格. 许金声 译. 北京：中国人民大学出版社，2007：22.
② Morin E. 复杂性理论与教育问题. 陈一壮 译. 北京：北京大学出版社，2004：7.
③ Morin E. 复杂性理论与教育问题. 陈一壮 译. 北京：北京大学出版社，2004：127.

莫兰所畅想的关于人的认识是系统性的认识，他认为这种认识代表着新的科学文化，"今后人的概念有两个入口：一个生物—物理学的入口，一个心理—社会—文化的入口，两个入口相互依赖。我们以全息点的方式在我们的个别中蕴藏着整个人类、整个生命，甚至几乎整个宇宙和潜藏在人性深处的神秘……它揭示了人类同时归属于世界又异于世界。因此，对于新的科学的启蒙教育同时变成了通过这些科学对于我们人类地位的启蒙教育"①。本书构建的人体复杂系统科学，正是莫兰所期望的这一新的科学文化，它的使命就是启动对人类地位的新的启蒙教育。

1.1.3　社会管理发展的需求

1. 社会管理的新挑战

（1）科学发展观的贯彻。

我国处在社会主义建设的初级阶段，面临着工业化、信息化、城镇化、市场化以及国际化深入发展所带来的新形势新任务。国家建设面临两大挑战：在人们思想活动的独立性、选择性、多变性与差异性明显增强的情况下发展社会主义先进文化的需求；以及在社会结构、社会组织形式与社会利益格局日益复杂化的背景下推进社会建设和管理的需求。

十七大报告指出："科学发展观，基本要求是全面协调可持续"，指出未来中国社会的建设方向，包括"全面推进经济建设、政治建设、文化建设、社会建设，促进现代化建设各个环节、各个方面相协调，促进生产关系与生产力、上层建筑和经济基础相协调"，以及"坚持生产发展、生活富裕、生态良好的文明社会发展道路，建设资源节约型、环境友好型社会，实现速度和结构质量效益相统一、经济发展与人口资源环境相协调，使人民在良好生态环境中生产生活，实现经济社会持续发展"。

由于社会系统的复杂性，科学发展观的落实是一项艰巨的任务。当前我国的社会管理相对于科学发展的要求明显滞后，主要体现在，还没有完全摆脱传统计划经济体制下的社会管理模式：在思想观念上，重经济建设、轻社会管理；在管理主体上，重政府作用、轻多元参与；在管理方式上，重管制控制、轻协商协调；在管理环节上，重事后处置、轻源头治理；在管理手段上，重行政手段、轻法制规范和道德自律。② 这就意味着传统社会管理理论需要发展。2011 年 2 月19 日，在中央党校举办的省部级主要领导干部社会管理及创新专题研讨班开班式上，胡锦涛总书记指出，落实科学发展观的出路在于加强社会管理："深入贯

①　Morin E. 复杂性理论与教育问题. 陈一壮 译. 北京：北京大学出版社，2004：127.
②　魏礼群. 加强和创新社会管理的几个问题. 宏观经济管理，2011（7）：20～25.

彻落实科学发展观，必须加强和创新社会管理。社会管理是维系社会正常秩序、促进和谐社会建设、营造经济社会发展环境的活动。科学发展观的内在要求，是必须搞好社会管理，也只有加强社会管理，才能促进科学发展"。

党的十七大报告中以人为本的发展理念，已经为社会管理的创新指出了方向。在管理目标上要以人民利益为落脚点，实现"发展为了人民、发展依靠人民、发展成果由人民共享"，在管理过程中要集众人之力，"着力建立健全体现以人为本、执政为民要求的决策机制，作决策、定政策必须充分考虑群众利益、充分尊重群众意愿，统筹协调各方面利益关系，坚持问政于民、问需于民、问计于民，坚持科学决策、民主决策、依法决策"。"以人为本"、深刻认识人民需求、"激发全社会的创造活力"，需要对人的素质和需求有系统认识。

胡锦涛总书记在 2009 年《求是》杂志文章中明确地提出了一系列对党员干部的要求：提高党员、干部贯彻落实科学发展观的自觉性；提高领导干部科学决策的思想、作风和能力素质；增强区域发展的全面性、协调性和可持续性；完善科学发展的保障机制。

这些意见表明以人为本首先是领导干部的思想建设。以人为本的社会管理，必须了解人民、了解干部、了解中国、了解国际社会、了解人类、了解自然生态。这就提出了两个具体的需求：第一，了解人，这就需要建立人的系统模型；第二，需要建设各级发展智库，为领导干部的思想建设和科学决策提供持续的科技支撑。

（2）社会治安的新挑战。

社会治安状况是社会管理水平的风向标。进入 21 世纪，无论是经济发达国家还是发展中国家都面临着越来越严峻的社会治安局面。

例如，2008 年根据法国刑事部门的最新统计，法国监狱关押的人数达到了历史最高纪录，在一些监狱，关押人员密度达到设计限度的两倍。2008 年 10 月 8 日据《拓展报》报道，西班牙各地监狱关押着 7.2 万名凶犯，数量较 8 年前增长了 60%，由于新启用监狱较少，导致各地监狱人满为患。西班牙监狱系统总干事梅塞德斯·加利索指出，尽管西班牙政府 2012 年前新建与扩建监狱的规划能够增加 8000 名囚犯的住所，但考虑到囚犯的增速与现实状况，这一举措无异于杯水车薪。英国也面临同样的境况，2008 年 6 月 27 日英国媒体报道，英国一位司法官员透露，英国监狱人满为患，数万名囚犯包括一些严重暴力刑事犯不得不被提前释放，为此还支付了总计超过两百万英镑的遣散费。当时英国发布的一组统计数据表明，过去的 11 个月中，约 29 000 名关押罪犯被提前释放。发生于 2011 年 8 月的震惊世界的伦敦暴乱事件，更突出了社会治安的严峻性。

统计数据表明，美国面临着更糟糕的境况。管理监狱的财政支出已经超过管理大学的费用，这一现象在世纪之交的美国就已经不是新闻了。从 1987 年至

1995 年，美国各州用于监狱系统的经费增长了 30%，而教育经费却下降了
18%。佛蒙特州是美国各州监狱投资高于高等教育比例最高的州，2008 年该州
对监狱的投资高出高等教育投资 37%。在该州，关押一名犯人一年需要花费 6.7
万美元。密歇根州、俄勒冈州、康涅狄格州和德拉瓦尔州的状况也同样严峻。在
这一问题上，加利福尼亚州的问题最为突出。根据加州高等教育委员会的统计，
20 世纪 70 年代，加州大学和加州州立大学从州政府得到的教育经费占加州预算
总额的 14%。然而，由于犯罪率的提升，2003 年以来，加州监狱系统的经费增
长了 56%，而加州大学和加州州立大学的教育经费却减少了 10%。2009 年 8 月
5 日报道指出，由于美国加州的监狱过于拥挤，且医疗卫生条件太差，美国联邦
法官在 4 日责令加州监狱释放 4 万名囚犯。

　　中国的社会治安也不容乐观。由中国社会科学院发布的 2010 年《法治蓝皮
书》显示，2009 年中国犯罪数量打破了 2000 年以来一直保持的平稳态势，出现
大幅增长。其中，暴力犯罪等案件大量增加。从 2009 年 1 月至 10 月，刑事案件
数增幅在 10% 以上，全年刑事立案数达到 530 万件。

2. 现代管理学的局限性

　　管理学是现代社会科学的重要分支。在现代管理学中，通常将管理定义为对
人力和相关资源进行计划、组织、领导和控制的活动，以快速有效地实现管理目
标。[①] 这在本质上是将人作为手段而非目的。显然，人在一生中的大部分有效时
间都是在工作岗位上，如果在工作中的人仅仅被作为手段而非目的，那么人的整
体幸福感以及人体系统的优化必然会受到制约。

　　对于管理者的个性特质的分类，现代管理学显得比较简单化。例如，现代管
理学中通常将一个人的个性（personality trait）看做由五个一般特征或特性组
成：外向性、消极情绪、亲和力、责任心和开放性。[②] 现代管理学研究者常常把
这些看做是"大五"个性特质，认为其中的每一个特质都可以被看做是一个连续
谱，沿着这个连续图谱，每一个人，每一个管理者都会找到与自己相适应的位置。
但是，上述的五个特征几乎全部都体现为情绪方面，而忽略了人的思维特征。

　　关于领导者的特质和个性特征，现代管理学的认识也显得比较单调。同时，
现代管理理论中关于领导人的特质很少涉及道德要素，且缺乏层次，对不同水平
的领导者能够担负多大的职责没有任何表述。经典教科书《当代管理学》将与有
效领导相关的特质和个性特征分为八个方面[③]：

---

① Jones G R, George J M. 当代管理学. 郑风田，赵淑芳 译. 北京：人民邮电出版社，2005：5.
② Jones G R, George J M. 当代管理学. 郑风田，赵淑芳 译. 北京：人民邮电出版社，2005：53.
③ Jones G R, George J M. 当代管理学. 郑风田，赵淑芳 译. 北京：人民邮电出版社，2005：334.

智力——有助于管理者理解复杂的事务和解决问题；

知识和专长——有助于管理者做出正确的决策，发现提高效率和效果的新途径；

支配力——有助于管理者影响下属，促使他们努力完成组织的目标；

自信——有助于管理者有效地影响下属，并在遇到阻碍和困难时勇敢地坚持下去；

精力旺盛——有助于管理者处理他们面对的更多要求；

承受压力的能力——有助于管理者处理不确定性因素，做出一些有难度的决策；

正直和诚实——有助于管理者以合乎道德的方式行事，并赢得下属的信任和信心；

成熟——有助于管理者避免做出自私行为，控制自己的情感，并敢于承认自己的错误。

这些描述是对社会领导者的经验概括，其正确性是显然的，但是，这些特质之间是什么关系；每一种特质是如何形成的；它们多大层度上是天生的（遗传）、多大层度上来自于后天的影响；如何训练；能否对这些特质开展定量描述？这些问题的研究显得很不够。没有系统的人体系统科学知识，难以获得对这些问题的全面深入的认识。

涉及领导者的素质训练，现代管理学中也鲜有系统的论述。显然，高素质必须经过长期的训练。例如，教育家蒙台梭利（Montessori）曾精辟地指出："在一切工作中，治理（人）是最困难的，它比任何其他东西都需要更高层次的专门化"，领导者必须"通过训练使之适应其工作。谁要是指导他人，首先他就必须改造自己。没有受过训练的人，绝不可能成为领导者或指导者"[①]。

中国传统学术中，"修身、齐家、治国、平天下"是一套完整的学问，管理学自然蕴含其中。中国古代的管理学的最高境界是治国之道，其本质是人的幸福、是社会群体的安居乐业。如《六韬》所述：

武王问于太公曰："治国之道若何？"太公对曰："治国之道，爱民而已。"曰："爱民若何？"曰："利之而勿害，成之勿败，生之勿杀，与之勿夺，乐之勿苦，喜之勿怒，此治国之道，使民之义也。爱之而已矣。民失其所务，则害之也；农失其时，则败之也；有罪者重其罚，则杀之也；重赋敛者，则夺之也；多徭役以罢民力，则苦之也；劳而扰之，则怒之也。故善为国者，遇民如父母之爱子，兄之爱弟，闻其饥寒，为之哀，见其劳苦，为之悲。"

对于领导人的特质，中国古代的管理学思想也有系统的阐述。例如《六韬》

---

①　Montessori M. 蒙台梭利幼儿教育科学方法. 任代文 译. 北京：人民教育出版社，2009：376.

中姜尚将人才分为九个层次：

察奸伺猾，权数好事，夜卧早起，虽遽不悔，此妻子将也。

先语察事，实长希言，赋物平均，此人之将也。

切切截截，不用谏言，数行刑戮，不避亲戚，此百人之将也。

讼辨好胜，疾贼侵陵，斥人以刑，欲正一众，此千人之将也。

外貌咋咋，言语切切，知人饥饱，习人剧易，此万人之将也。

战战栗栗，日慎一日，近贤进谋，使人以节，言语不慢，忠心诚必，此十万之将也。

温良实长，用心无两，见贤进之，行法不枉，此百万之将也。

动动纷纷，邻国皆闻，出入居处，百姓所亲，诚信缓大，明于领世，能教成事，又能救败，上知天文，下知地理，四海之内，皆如妻子，此英雄之率，乃天下之主也。

对这些文字的理解，需要相当的古文基础，对此另文详述。这里简要说明的是，中国古人对领导者有非常具体的、形象的、分层次的描述，这是难得的，同时也是非常困难和可以引起争议的。姜尚统领众多人才，兴周灭纣，创建了周朝六百年江山的基业，他对人才的认识是深刻的。在今天仔细读来，还是很有启发和借鉴意义的。

从上述资料来看，现代西方管理学在理论上必须深入，必须跳出传统自然科学对事物建立朴素简单模型的框架，对人的复杂性、多层次性进行深入全面的阐述。建立在对人的系统认识的基础上的管理学，才可能在效率与人情方面取得更优，才能朝着管理的终极目标——建立高效和谐的社会群体——迈上一个新的台阶。而现实社会管理的复杂性和人民对管理的多层次需求，进一步提升了理论创新的紧迫性。

1.1.4　重构科学图景的需求

当今人类社会和地球生态正面临着前所未有的多元危机：环境污染、气候变迁、生态多样化危机、资源浪费、经济发展严重失衡以及在科技高度发展的同时产生粮食、人口、医疗健康保障多方面的危机。

多元危机的根源在哪？通过深入的思考，不难发现其共同要素是人类的行为方式和生活方式，而这又是由思维方式所主导，后者最终由世界观所决定的。形成世界观的因素是复杂的，需要通过对人开展系统、全面、深入的研究，需要思考诸多因素（包括人类自身的感官和认知特点以及自然环境和文化传统）之间的联系和相互影响。近代以来，西方文化在人类文明中占据了主导位置，但是，西方文化中的世界观与自然科学的还原论思维有密切的联系，经典物理学为人们提供了绝对时空观和机械运动观。这一世界观已经被现代科学所证明是狭隘的。

早在 20 世纪 40 年代，量子力学家薛定谔（Schrödinger）在《自然与古希腊》的系列演讲中，就深刻揭示了现代科学图景的严重缺陷——这一图景排除了人性。这段清晰和深刻的阐述，转述如下[①]：

科学家们下意识地、不经意地在他所构建的图景中忽视或排除他自己、他自己的人性，即认识主体，从而对理解自然界这一问题进行简化。思想家在不知不觉中成为外部观察者的角色……它留下了空白，巨大的空白，无论何时都会导致悖论和二律背反。人们没有认识到这种世界图景对人的排斥……

这么说吧，"我们周围的真实世界"和"我们自己"，即我们的心，都是由相同的建筑材料制造的。可以说，两者用的都是相同的砖，只是以不同的顺序排列：感觉、形象记忆、想象、思维。

我们可以认为这些元素（让我们这样叫它们）构成了我们每个人的心，也构成了物质世界。但我们不能，即使能也是相当困难地，同时思考这两样东西。从精神方面想到物质方面，或者反过来，我们似乎是必须把这些元素分离，然后再用不同的顺序将它们组合在一起。

这就是为什么我相信，在构建我们周围的真实世界时，实际上确实排除了我的思想……而我没有意识到这种排除……（这一）真实世界的科学图景是有严重缺陷的……它对离我们的心最接近的，对我们说来真正是物质的每一个人，却闭口不谈。关于红与蓝、苦与甜、身体的痛苦或快乐，它不能告诉我们一句话；对于美与丑、好与坏、上帝与永恒，它也一无所知。

我们不属于科学为我们构建的这个物质世界。我们不在其中，我们在其外。我们只是观众……（但是）我们的身体在这个图景中。我们的身体属于它。不仅是我自己的身体，而且我朋友的身体，还有我的狗、猫和马的身体，以及所有其他人的身体和它们的动物的身体都属于这个图景……

这就出现了一种僵局，一种非常尴尬的发现：这个图景使你把世界的整个表现都作为机械时钟的行为，……没有意识、意志、劳累、痛苦和快乐以及与它相关的责任，尽管它们实际上都是存在的。造成这种困扰状况的原因就在于，为了构建外部世界的图景，我们已经使用了极其简化的手段，把我们的人性排除了，移走了……

更重要的是，科学的世界观本身不包括伦理价值、美学价值，而且对我们的终极目标和目的不置一词……。我从何而来，又去往何方？

在涉及大统一体时，科学也保持缄默。这个大统一体就是巴门尼德的"一"。我们莫名其妙地成为它的组成部分。我们属于它……如果通过约定将人性排除在这个图景之外，那么它怎能包括展现在人类心智中的最杰出的概念呢？

---

① Schordinger E. 自然与古希腊. 颜锋 译. 上海：上海科技教育出版社，2002：84～89.

　　这里，薛定谔着重展示了机械论科学图景的缺陷，它缺失了关键的主体对象——人。科学的客观性在排斥认识主体与认识客体的统一性。机械论的世界观是如何形成的；它如何影响着人的人体观、自然观和道德观；它又如何主导近代西方文明的发展？量子物理学家斯塔普（Stapp）在1992年联合国教科文组织举办的第三届科学和文化研讨会的大会发言对此有着同样的意见：①

　　科学已经极大地扩大了人类的潜能。通过增加我们的力量，它减轻了我们枯燥、繁重工作的负担，打开了人类创造性河流奔涌的渠道。然而，具有讽刺意味的是，以科学的名义提出的关于人的肤浅观念，却导致了今天日益增长的经济、生态、和道德问题，并且反过来在阻碍人类的创造性之潮流。

　　斯塔普随之对17世纪科学带来的社会观念的改变进行了深入的分析。下面摘选的这段话中，他表达了对物质主义观念泛滥的深切担忧：

　　对于（人）自身认识的浅薄观念，仅仅作为一些想法，它们又如何能够产生如此深重的困难呢？答案是：我们关于自身与周围世界关系的信念，是我们价值观的根系，而这一价值观不但决定了我们此刻的行为，而且随着时间的推移，还在决定着我们的社会形态。我们的信念越来越多地被（机械）科学所决定……

　　17世纪，是人的世界观发生重大变革的一个时代。那个时期的思想家，如伽利略、笛卡尔和牛顿，改变了世界，人们从一个精神和巫术可以盛行的地方，转换到一个机械的世界，整个宇宙是一个巨大的机器，它在自动运行着，我们都仅仅是其中的一个微小的齿轮。继之而来的时代，出现的象征符号是，工厂、蒸汽机、铁路、和汽车……

　　从中世纪到这一机械时代的转变（17世纪），是由一个不起眼的想法所引发：行星轨道不是圆环，而是椭圆……这个看起来既平凡又晦涩的细节，……（使）牛顿建立了现代科学，同时使得数世纪以来的哲学教条和产生它们的思维方法名誉扫地。辛勤的观测、对经验发现的分析，开始被看做是知识的真正源泉，而不是纯粹的哲学思辨……随之，中世纪思想的整个帝国开始崩溃。同时，也产生了一个基于牛顿观的思想，世界是机器……

　　人们都有一种直观感觉，身体被思维所驱动……然而，现代科学的发展，恰恰从物理宇宙中消除了所有类似思维的存在，或者至少严格限制它们的影响范围……（正统科学家）主张，人体中的每个原子都必须按照物理定律确定的轨迹运行……人的思维对他们的行为没有任何影响……（人）是一个任何行为都被事先决定了的自动子……

　　（这）与我们的深切的直觉相矛盾——我们的直觉告诉我们，我们是自由的。然而，在许多其他地方，科学却证明了我们的直觉的缺陷，有时甚至是错误的。

---

① Stapp H P. Mind, Matter, and Quantum Mechanics. New York：Springer-Verlag，2003：198～204.

科学的成功实践以及建立的自洽的逻辑体系，不但保持住它的地位，（而且在应用于人的时候证明）我们的自由感是一个彻底的幻觉。

在 18 和 19 世纪，这幅关于人的图景产生了一个与之相关的道德系统。它基于这样的原理，我们每一个人，仅仅是一个机械装置……自动的追逐他所计算出来的自我利益……自我利益又通过思维体验为快乐。这一原理，与当时的商业气氛是一致的，是享乐主义的，（而且）是现实的。然而，哲学家把它拔高到一种观念，他们声称，"被启蒙了的"理性人应该行动起来促进他们"被启蒙了的"自我利益……个人的价值必须根植于个人的愉快。这种伦理……根据已经被完全接受了的人的机械观和物质观，看起来是合理的。

……

随着先前（中世纪）的文化传统的加速瓦解，以及不断增长的人流和观念之流，极度膨胀的物质欲已经螺旋上升到失控的程度。导致了此后数代人在经济上、生态上的劫掠行为。我们现在开始感受到我们的前辈们加之于我们身上的枷锁了，然而我们却正在狡猾地把更重的负担留给我们的子孙后代。这种物质的狂欢是不可持续的。只要我们每个人把"自我"继续视为仅仅是一捆肉和骨头，利己主义启蒙的信条无法理性的解决问题。

薛定谔和斯塔普给出了具有深刻理论思维能力的物理学家对包括人在内的世界的深入的剖析。今天，人们的思想仍然面临着他们所揭示的困惑，这是一个宏大的哲学问题。正如薛定谔所强调的，"科学是需要我们努力回答的一个宏大的哲学问题的组成部分。这个哲学问题含有其他所有问题，其中之一是普罗提诺简要表述的：我们是谁？我认为，这个问题不仅是科学的任务之一，而且是唯一要真正重视的科学任务"[1]。生理学的研究、心理学的研究、对生物进化的研究、乃至对天文学的研究，不都是在某种程度上回答我们是谁这个问题吗？应该说上述每一学科的研究都提供了某一个层面的答案，但薛定谔认为这还不够。研究人，应该是整个科学体系的责任。

薛定谔建议通过多学科融合来回答我们是谁，认为这一核心问题是"人类所有精神追求的真正源泉"[2]：

你可能会问，而且你一定会问我：那么，你认为自然科学的价值是什么？我会回答：它的影响范围、目标和价值与人类知识是同等重要的。不仅如此，只有以它们组成的统一整体，而非单独的分支，讨论它的范围或价值才会有意义……遵从特尔斐神的神谕，"认识你自己"。或者简单地用普罗提诺说过的感人妙语："那么我们，我们到底是谁呢？"……

---

① Schordinger E. 自然与古希腊. 颜锋 译. 上海：上海科技教育出版社，2002：134.
② Schordinger E. 自然与古希腊. 颜锋 译. 上海：上海科技教育出版社，2002：96～97.

这看起来似乎是简单且不证自明的，但仍需强调：一群专家在一个狭窄的领域所取得的孤立的知识，其本身是没有任何价值的，只有当它与其他所有的知识综合起来，并且有助于整个综合知识体系回答"我们是谁？"这个问题时，它才真正具有价值。

半个世纪过去了，薛定谔提出的集成综合知识体系来研究人的建议之所以没有得以实施，其原因在于人是一个复杂系统。人们还没有发展出整合关于人体的多科学知识的能力。如今，物理学的进一步发展正在变革着人类世界观，生命科学在多个层次上探索人体系统运行的规律，心理学则与神经科学结合起来研究人性，复杂系统科学的新发展则为综合各个学科的知识提供了思想框架。我们是谁不再是一个哲学的问题，而且将成为一门新科学的主题。将人放入我们的科学图景，我们缺乏什么？我们需要一个理性和谐的哲学图案和一套新的科学分析方法。基于经验的东方传统哲学观提供了前者，复杂系统科学给出了后者，而这两者必须进行充分的对接。以下两节着重阐述现代科学（量子时空观和复杂系统科学）所带来的深刻变化。

1.2　科学发展创新人体系统科学

20世纪初产生的现代物理学——相对论与量子论，正在从根本上动摇人们的科学世界观。相对论统一了时间与空间，物质与能量；而量子论给出一个与人们在经典物理框架下的习惯思维产物明显不同的图像——一个统一的世界图像。相对论与量子论的应用，直接导致了20世纪全方位的科学和技术进步。上至宇宙星系的演化，下至基本粒子的来源，由于物理电子技术的发展而导致的计算机的应用，使人类全面进入一个崭新的信息时代；在量子力学基础上发展化学的进步所产生的分子生物学以及生物工程技术的应用，使生命科学的研究获得前所未有的推动；人类文明的各个方面都经历了一场深刻的变化，这场变化至今还在不断深入，透过生命科学的新认识，人们对人类自身的文明发展，对人类与大自然之间的相互依存关系，也在开展深入的思考。在本节对量子论的物理含义开展一定的分析，并结合70年代以来非线性科学发展的成果，对物质与精神、对意识、对生命系统发展的规律进行一些探讨，为人体系统科学的建立奠定基础。

1.2.1　量子物理学发展的启示

20世纪以前的物理学，几乎完全局限于可观察到的世界。经典物理学的研究对象，比如行星、气体、导线与磁铁皆是可观察到的物体。这些物体彼此独立，也独立于研究者，它们的行为、性质可以借助于另一类物质，即光（或电子等），作为中间媒质来研究。科学研究要求研究本身对物体的存在、行为不产生影响，即客观性。但是，众所周知，当将这一基本要求落实在量子物理的实验和解释时，就引起混乱。微观系统，如原子内部的组成部分，电子与原子核中的质子或中子，处在所谓的量子态。任何时刻，难以对粒子的确切位置进行不受扰动的精确测量。这就是著名的海森堡不确定原理。

于是，量子力学的诞生，使得人们在讨论微观量子现象时，不得不放弃诸如电子的轨道等在经典物理动力学中应用广泛的概念。虽然在某些物理条件下（在威尔逊气泡室里），电子轨道仍然是近似可测定的，但是在讨论许多关键的物理化学过程时，尤其是在涉及研究有高度自主结构的系统时，经典概念的局限性非常明显。

从理论上说，微观系统的量子态由波函数来描述，这是量子物理的基本数学表述。波函数的振幅决定了微观系统在宏观上表现出来的统计分布行为（如电子云密度），而描写波函数的振动频率及相位，更是刻画微观量子态演化的重要变量。它们共同决定了微观系统的演化。量子态概念的一个重要特征是非局域性，即由于波函数振幅在空间有一定的分布，粒子可以出现在空间任何一点。有时，量子系统表现出近似的局域性（在威尔逊气泡室里）；但对非局域性很明显的系统而言，粒子轨道的概念必须彻底放弃。

在一些结构高度复杂的生物大分子和生命系统中，长程有序是一个重要的概念。生物体的一些原子和很远处的另一些原子表现出强烈的耦合。新近受到广泛关注的量子纠缠态，也是长程有序的典型例子。由于长程有序，系统表现出特殊的功能。那么长程有序的物理基础是什么？我们认为是量子态的非局域性。这个猜想，与人们熟知的宏观量子物理现象（超流，超导）是吻合的。以著名的超流现象为例，加以说明。在温度很低的情况下，氦原子（玻色子）之间的量子相互作用导致了一种长程有序的量子态，使在宏观尺度上，部分系统（即超流体部分）与其他部分（普通流体部分）脱离作用，以整体的方式运动。这里，长程有序性保证了整体性，才产生了尢黏性，尢耗散的特殊状态。经典物理把宏观系统看作微观粒子的机械组合，在这样的框架下，是无法想象超流现象的。因为机械运动下的微观粒子不能避免碰撞，而碰撞将导致运动的杂乱无章，导致耗散，导致流体的粘性。而量子态规定了氦原子系统处于一个长程有序的能量基态，这一状态相对于杂乱无章的微粒运动而言具有整体能量的优势。于是，作为描写微观运动功的公理，认识到微观粒子在一定条件下可产生强烈的相互联系，系统本来应该是由一整体波函数来描述，系统本来应该朝着整体能量优化的方向演化，那么，导出以上的超流现象，也就不足为奇了。

由于量子物理学的许多性质（如自旋）和过程（粒子的运动）是与经典物理的概念体系相冲突的，因此至今仍遗留下对量子力学的解释问题。关于量子力学的解释，在著名科学家玻尔（Bohr）与爱因斯坦之间争论了三十多年。这场争论，从客观上加深了人们对量子物理的本质的了解，其中最有名的一个思想实验，被称为 EPR 实验，是爱因斯坦与其他两位科学家提出来，验证量子力学的完备性的。这一实验，也验证量子非局域态的存在性。

考虑由两个微观粒子组成的量子系统，它们的量子态具有某种关联。现让它们向相反方向运动，经过一定时间后，在它们的距离非常大时，对它们的量子态进行同时测量。实验设计了一些方法，来测定两个粒子的量子态是否相关。根据量子力学的原理，由于这两个粒子的初始量子态是相关的，则永远相关。而根据经典物理，在稍后时刻，两个粒子的相关必须通过一个信号在它们之间传递。如果这两个粒子相隔很远，而运动速度最高的光并不能瞬息从一个粒子位置到达另一个粒子位置，那么，这两个粒子之间在很短的时间内不可能相关。这是 EPR 实验的总体思想。实验物理学家经过许多年的努力，不断改进设计方法和测量精度。直到 20 世纪 70 年代末，法国科学家阿斯贝克领导的一个小组利用超导等新技术才获得较有说服力的支持量子力学预言的答案，这距离量子物理的诞生已有半个世纪之久。实验结果，量子力学的预言是正确的，即两个粒子的量子态之间有一种相关，只要粒子的状态不受干扰（测量也是一种干扰），这种相关将始终保持下去。这从根本上否定了经典的局域观。这种量子相关与两个粒子的距离无关，是内在的，非局域性的，并不需要任何物理信号（如光子）来联系。

我们认为，量子物理学揭示的是一个全新的哲学观。可以说，自然界本来是一个整体，这一整体有许多局部的表现。例如基本粒子的产生和湮没，原子的形成，光子的发射等。但是，系统本质上是非局域性的，经典物理中的局域性是近似的。这一认识是极其深刻的，尤其当我们将它运用于有高度结构的生物大分子，以及由这些分子所形成的更高层次的结构时，会出现奇特的推论。设想在生物大分子的形成过程中微观的量子长程有序以某种方式残留下来，那么生物大分子的复制和遗传就可以被解释为一种时间域的长程有序态（见 6.6.3 小节）。因此，我们猜想生命起源不仅仅产生了一个个具有复制、遗传、变异能力的生物大分子和生物体，同时还引起宇宙物理时空产生重要的对称破缺，产生重要的长程有序的量子态。这一量子态具有广阔的宏观结构，就像大量的细菌结合形成菌群，大量的生物分子形成细胞，大量的细胞形成生物体，大量的生命个体形成社会等，自然界的生命组成一个宏大的有机体，这一有机体具有其整体的量子态。这是一个在量子长程有序的基础上逻辑的推论。

在这个图像下，经典因果律，被量子整体观下的复杂因果网络所代替，这一结论具有深刻的意义。量子整体观下的复杂因果网络，是指整个世界（宇宙）本质上是一个具有多维多层次网络关联的大系统，其状态是一个整体量子态。系统内部的任何一个子系统与许许多多子系统是相关的，这样的关联可以用网络来表示。由于网络作用的复杂性，各个子系统表现出相当复杂和相当自主的行为。具体来说，这一新的哲学观引发了物理实在观的变化。

量子物理学最精确的数学理论是量子电动力学。量子电动力学预言的电子自旋，与实验测量的数据相比较，精确到 9 位有效数字。那么如此成功的量子电动力学对微观动力学过程是怎样描述的呢？根据量子电动力学，量子场的作用被描绘为微观粒子之间通过交换作用子来实现。例如，电磁场的作用通过交换光子来实现，强作用场的作用是通过交换介子来实现。光子的静止质量等于零，所以电磁场作用可以传播很远；而质子、中子之间的交换子的静止质量相对很大，所以强相互作用场的作用范围很小，只局限于原子核内部。

那么，在一个典型的电磁相互作用过程中交换多少光子呢？量子电动力学在回答这个问题时用了一个有许多项的费曼图，每一项代表了一定数目的光子。有趣的是，高阶费曼图涉及虚子及真空涨落等新概念。所谓虚子，即在物理时空中短暂出现的粒子无法被实际探测到（因此成为虚子），但它们的（多次）产生与湮灭，对正确定量地描述量子场的相互作用非常重要（缺之不行）。这里，从理论上表明了真空不空的物理结论。真空是时空的一种状态（基态），即使在真空中，仍然有粒子的出现和自然涨落。真空会出现自发的对称性破缺，而产生如正副电子、正副质子等共轭粒子。这些粒子可呈现实状，可呈现虚状，但虚实相得益彰。虽然有时产生的是虚子，但它们对实际事件发生过程的影响却是真实不虚的。同样，从本质上讲，宏观现象也对应于时空的激发态，如果说基本粒子的质量、电荷与自旋等是微观上基本激发，那么，宏观现象涉及宏观涌现类的激发。因此，宏观物质能量态也可以被认为是一种大尺度的真空量子态。这样的思路也带来了对宏观现象，尤其是生命现象的全新理解。

1. 2. 2　生物化学发展的启示

量子物理学的发展，首先推动了化学的发展，推动了对复杂化合物的物质结构的研究。如今则进一步深入到生物世界。根据以上讨论，这些发展十分自然，因为量子世界的规律与生物世界的现象非常相近。近年来，随着分子生物学的发展，人们对生物化学系统中生物分子的多功能性、规律的多重性、相互作用过程中信息反馈的多层次性等，皆有越来越深刻的了解。经典物理的理论框架与哲学基础，对于认识复杂的生物世界，已明显的表现得越来越不合适，必须彻底地放弃。

上面已经提到，物质的相互作用通过某种物质场来传递。电子与原子核之间的相互作用场是强度较大的电磁（库仑）场。原子和分子基本上是电中性的，因此原子与原子之间通过被称为是化学键的作用场进行作用，它本质上是一种复合的电磁场，是电子运动造成的电荷分布不均匀所产生的一种极化作用场，其强度低于库仑场。化学键这一概念，是人们发明的一种描述化学相互作用的唯象概念（如离子键、共价键、氢键等），它的应用大大简化了原子分子之间相互作用场的描述。以此类推，对于描述复杂分子之间的相互作用可以引用更高层次的复合化学场的作用。人们通常称为生物化学场的这种相互作用场，应该是这样的唯象概念。因此，生物化学场，本质上还是一种电磁作用场，但它是具有多层次复杂结构和功能的复杂相互作用。正是对于这种场的复杂性质缺乏深入定量的了解，人们才对于生物化学现象感到费解。对生命体宏观功能特性的研究是当今生命科学的前沿。

与经典物理学中分子随机碰撞的作用明显不同，生物化学场应该具有明显的时空有序性。一个著名的例子就是 DNA 的双螺旋结构，在沿着 DNA 链的方向上，作用场十分有序，它们的排列记录了系统的遗传信息。在更高层次上，DNA 链包含许多基因段，它们与细胞内的蛋白质分子之间有远程的作用，并在某些生物酶分子的辅助下建立了与许多基因之间的相互作用。这种生物化学作用场，就具有明显的时空有序性，它决定了基因表达等在特定时间、特定位置发生的生化反应，保证了生物系统的各种过程在宏观时空中有机进行。这些复杂而有序的过程，是在经典物理的机械论框架下完全无法想象的。

生物大分子之间的这种相互作用，在更高的层次上，也同样存在细胞与细胞之间、生物器官与器官之间甚至人与人之间，我们将此称为生物作用场。气场正是中国古人对人体内部以及人与人之间的相互作用场的形象表述。虽然作用的强度与持续度会有明显的差别，但这种作用的本质——作为量子长程有序作用的本质——是一样的。复杂而有序的生物作用场，对于维持细胞、器官或人体的整体协调、整体功能有决定性的作用。虽然它们的强度微弱、似有似无，但它们能保持生命机体的各种过程在时间上保持高度有序，使其维持生命的功能。同时，与生物体的发育、生长相对应，它们也保持了生物系统在空间的高度有序，保证了生物系统的凝聚力。逻辑地推理，对于人体，它的内部的生物作用场无疑具有高度有序的多层级的有组织结构，而此人体彼此之间，也存在强度微弱，但具有宏观长时间效应的相互作用。这说明人体具有外延，这一外延很像蛋白质分子之间可以产生远距相互作用一样，使处于不同时空点的个体之间也能产生相互作用。认识这些相互作用的存在性，将从根本上突破经典的人体图像，为机械的人体观注入鲜活的内涵。这正是薛定谔、斯塔普等已经隐含地给出的新的世界图景，值得深入探讨。

1. 2. 3　非线性、非平衡态物理学发展的启示

20 世纪后几十年，物理学研究的另一重要进展是非线性科学的发展，尤其是对混沌及湍流系统的研究。20 世纪 60 年代，物理、气象学家洛伦茨（Lorenz）在研究流体的对流系统时发现，即使简单的非线性系统也能产生非常复杂的动力学行为。这一研究揭开了非线性科学的序幕。从简单的动力系统到复杂的时空混沌

系统，直至包含多尺度、多层次结构的湍流系统，人们的认识还在不断深入。近年来，对于湍流这样的多尺度非线性场的成功定量描述，使人们对有序与无序在复杂多变的相互作用中同时并存有了具体的认识，为认识更复杂的非线性场打下了良好的基础。

值得重点介绍的是有关湍流研究的进展。湍流被认为是 20 世纪经典物理学最困难的课题，原因是湍流涉及多尺度多自由度的复杂结构之间强相互作用，同时湍流还是一个容易受到外界影响的、具有丰富行为的开放系统。传统的统计研究采用随机场的数学理论对它进行描述，但实验和计算都发现，湍流场中存在一些高激发的有序结构。尽管这些结构很少，分布也不规则，但它们对控制湍流场的整体性质有着决定性意义。忽视了这些结构，是过去湍流理论不能自洽的一个重要原因。最近的一些研究表明，湍流场中的高低激发结构具有不同的有序度，而且它们的有序度之间存在一定的层次相似关系。被称为湍流层次结构的数学模型将这一层次相似关系进行了数学表述，即 SL 层次相似标度律，这一模型对湍流统计性质有定量的预言，与实际测量数据高精度地吻合。

这些研究成果具有一定的哲学意义，它表明，尽管湍流场表现出极端的无序，但在宏观上、整体上，它还是拥有高层次的对称性。层次对称性使不同有序度的湍流结构有机地联系成一个整体。在湍流研究很长时间内，人们过于关注局部的复杂动力学过程，而对宏观的整体性相互作用认识不够，后者更为抽象。上述的为实验和计算所证实的湍流场的层次结构，实际表明了宏观对称性的存在。这种层次结构是湍流系统自组织性的反映。这一自组织性是一般的非平衡态系统的公共特征。自组织结构属于系统的整体性质，它们来源于系统内部的相互作用，但是是复杂相互作用在更高层次上的涌现。从局部看，这些相互作用表现得无规则和混乱，但它们的长期作用效果是存在的。这些认识对认识包括人体和社会在内的复杂系统的时空大尺度自组织结构时，有相当的借鉴意义。

因此，非线性科学的发展正极大的丰富着人们对复杂事物的深入理解。在上述对生命系统的量子态认识的背景下，如果将这些成果应用于考察多体量子系统的宏观状态，会产生更多的定量模型和理论。既然大量经典粒子的相互作用会发展出非平衡态的多层次、多尺度的有序结构，大数量子系统也同样可能产生特殊的时空有序态，有机化学分子、生物大分子链、生物蛋白质分子团以及生物基因分子组正是这种特殊的时空有序态的不同层次的代表。这些时空有序状态，逐渐表现出越来越高级的组织性和功能性，特别是内部相互作用的方向性、持久性以及选择性等。这些认识对未来生物化学的发展有重要的意义。

1.2.4　复杂性科学发展的启示

在名著《人工科学：复杂性面面观》的最后两章中，Simon 考察了一次世界大战之后的 80 多年来的复杂性（或复杂系统）研究。他考察的问题是复杂性研究对于经济系统、商业公司、人类心智、复杂的工程设计和社会规划等大型系统的结构和运行会带来什么启发。这是一个严肃的问题，是衡量复杂性科学发展的核心标准。科学理论创新的标准是能够提出和解决新问题。科学理论的突破是以认识一系列重大问题上取得明显进步为标志的。深刻的科学理论必定会对社会实践产生重大影响。

Simon 对复杂系统（复杂性）研究的前三个阶段考察的结论是，复杂系统研究尚未建立正规的理论，而且尚未解决重大的学术和实践问题。他说："在科学和工程中，'系统'研究的活动越来越受欢迎。它受欢迎的原因，与其说它适应了处理复杂性的知识体系或技术体系的任何大发展的需要，还不如说是它适应了对复杂性进行综合和分析的迫切需要。要使这一'系统热'不仅仅风靡一时，就必须让需求来孕育发明，使发明真正名副其实"①。从 2009 年《科学》杂志发表的"复杂系统与网络"的专辑文章来看，Simon 的上述结论，对于复杂系统研究的现阶段也还是成立的，即我们仍然没有看到一个名副其实的复杂系统理论的完整框架。

我们认为，此起彼伏的复杂性研究热潮（见图 1.1）展示了社会的需求，也表现出自身的不足。社会需求来自两方面：一是解决社会复杂性实际问题的需求；二是对信息技术所产生的海量信息的分析的需求。于是，出现两类复杂性：与环境多变引起的状态多样化的复杂性和多尺度多层次结构信息爆炸的大自由度复杂性。复杂系统科学理论应该为解决这两类复杂性提供方法论指导。

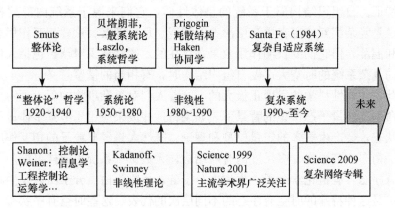

图 1.1　复杂系统研究的学术发展路线

下面，我们对复杂系统研究从概念（哲学观）、工具（方法）以及与实践的

---

① Simon H A. 人工科学：复杂性面面观. 武夷山 译. 上海：上海科技教育出版社，2004：167.

关联方面进行纵向的考察，总结梳理当代复杂系统研究的趋势，为建立人体系统科学奠定基础。

1. 新概念的产生

新概念的产生，或者对已有概念的阐明，是科学进步的重要标志。例如，以牛顿力学为标志的近代自然科学诞生过程中，通过从开普勒、伽利略到牛顿的努力，人们逐渐阐明了速度、加速度以及力等概念，这些概念为统一解释并且预测广泛的力学现象提供了必要的思维工具。同样，复杂系统研究的每一波兴趣都产生了一系列的新概念。比如系统、整体性、涌现、层次、自组织、适应以及网络等，这些概念为"正规"复杂系统理论的诞生奠定了基础。更为重要的是，它们正逐渐渗透到各个自然学科，成为人们建立模型的工具，为多学科专家协同解决具体的学术和实践课题提供了交流语言。

2. 新数学工具和计算模拟方法

新数学工具的发明，是取得科学突破的必要条件。例如，近代自然科学的诞生有赖于牛顿（Newton）和莱布尼兹（Leibniz）发明的微积分，爱因斯坦广义相对论的发现有赖于非欧几何等。同样，复杂系统研究的每一阶段都在促使新数学工具的出现，而且数学工具的创新性越来越强。在复杂系统研究的第一、第二阶段，人们对已有数学工具进行了一定的延伸，如信息学是对已有统计理论的延伸。而在第三阶段，对混沌、非线性的兴趣，使得人们对动力系统理论进行了发展。在第四阶段，一系列非经典数学方法，如遗传算法、元胞自动机、神经网络算法以及基于主体的模拟不断涌现出来，尤其最近二十年来兴起的复杂网络研究正在催生新的网络数学。可以预见，未来的复杂系统研究，在数学研究上会出现新的突破。

3. 交叉学科研究群体的诞生

在对具体复杂系统的研究中，新概念和新数学工具应用于对具体现象和问题的研究，对复杂性的研究产生了一系列的新兴学科，它们具有跨学科、跨领域的特点。如近 20 年来，数学家、力学家、物理学家、计算机科学家与交通学、生物学家、经济学家甚至社会学家合作，在交通问题、生物体功能调控、流行病传播、经济演化以及社会形态的形成等方面开展了广泛的探索。诞生了系统生物学（systembiology）、网络医学（network medicine）、经济物理学（econopysics）以及社会物理学（sociophysics）等新型学科，并逐渐成为人们关注的热点。以下简要介绍几个学科。

1.2.5　生命科学的新发展

1. 系统生物学

根据创始人胡德（Hood）的定义，系统生物学是研究一个生物系统中所有组成成分（基因、mRNA、蛋白质等）的构成，以及在特定条件下这些组分间的相互关系的学科。[①] 也就是说，系统生物学不同于以往的还原生物学——仅关心个别的基因和蛋白质——它更加关注的是基因和基因之间、基因和蛋白质之间以及蛋白质和蛋白质之间等要素的相互关系。试图从相互关系着手，通过计算机仿真，建立起从分子到细胞、器官、进而到生物体水平的坚实知识结构，从而理解生物系统的整体性质。也就是说，系统生物学与以前还原医学过分重视要素的实体中心论不同，它更重视关系，强调研究要素和要素之间的关系。系统的联系性原理是它建构的哲学基础，但它走的是从部分到整体、从下向上的认识道路。

后基因组生物医学研究目标是系统地编目所有分子和它们在一个活细胞内的交互作用。生物特性涉及细胞内的众多要素，例如蛋白质、DNA、RNA 和小分子之间的复杂相互作用。21 世纪生物学的关键挑战是了解复杂细胞内的交互网络结构和动力学。快速发展的网络生物学预示了细胞网络是被普遍的规律控制的，并且可能导致一个具有影响 21 世纪生物学和疾病病理学的观点的概念框架。

广泛利用微阵列，高通量的数据收集技术，人们能够同时并行地研究细胞的多个组分。这些新技术平台有助于决定分子如何和何时与其他分子作用。对这些交互作用的综合，已浮现出多种交互网络类型（包括蛋白质-蛋白质交互、代谢作用、信号和转录-调控网络）。这些网络无一是独立的，而是形成了大网络中的子网络，共同对细胞的行为负责。

过去几年迅速发展起来的复杂网络理论有助于揭示网络活动的组织原则。这个研究现在已经对细胞生物学产生了重要影响，并对其他复杂系统（因特网）和社会产生影响。相似法则统治了自然界中绝大多数的复杂网络。

2. 神经科学

神经科学寻求解释心智活动的生物学机制，即细胞生物学和分子生物学机制。神经科学寻求了解在发育过程中组装起来的神经回路是如何感受周围世界，如何实施行为，又如何从记忆中找回知觉的。一旦找回之后，它们还能对知觉的记忆有所作用。神经科学也寻求了解支持人们情绪生活的生物学基础：情绪如何

---

① Hood L. Systems biology：Integrating technology, biology, and computation. Mechanisms of Ageing and Development，2003，124：9~16.

使人们的思想改变，以及当情绪、思想及动作的调节发生扭曲时为什么会有抑郁、狂躁、精神分裂症和阿尔茨海默症等病症。

最近几十年来神经科学的若干重大发现正变革着人们对人体整体及其潜能的认识。这些发现一方面来自对神经系统自身的认识，另一方面来自对神经系统与其他生理系统的相互关系的认识。可塑性和神经-免疫-内分泌网络是其中的两个突出发现。

二十年前，人们还认为，人类神经系统在发育期结束之后，便难以产生可观的更新。但是，近年来的科学发现完全颠覆了上述传统观点。人们发现，神经系统在脑区层次、神经元层次和神经突出层次都有明显的更新能力，这种能力被称为神经可塑性。人的意识活动与肢体运动都能够对神经系统的结构产生可观的影响。

神经系统与整个机体密切关联。随着实验技术的提高，人们发现神经、免疫以及内分泌系统之间存在密切的相互作用关系，三个系统的重要细胞上都包含接受来自其他系统的信息（通过信使分子）的受体。类似的科学发现催生了一门新的学科——心理神经免疫学，并逐渐成为身心医学的理论基础之一。

类似可塑性和神经-免疫-内分泌网络的研究发展，不但正在为人类的健康和潜能服务，还在深刻影响着人们对人的认识。本书的核心建构将与这些科学发现密切联系。

3. 认知神经科学的发展

认知神经科学的研究旨在阐明认知活动的脑机制，即人类大脑如何调用其各层次上的组件，包括分子、细胞、脑组织区和全脑去实现各种认知活动。传统神经科学的某些分支，例如神经心理学、心理生理学、神经生物学和行为药理学等，吸收了认知科学的理论和神经科学的新技术，逐渐形成了认知神经心理学、认知心理生理学、认知生理心理学、认知神经生物学和计算神经科学等认知神经科学的各个分支。自 20 世纪 80 年代后期发端以来，认知神经科学的研究在短短时间内取得了令人注目的进展，对传统认知心理学和发展心理学的理论建构和各内容领域的研究产生了巨大影响，并且其影响力逐渐扩展至社会科学的几乎所有学科。

对于古代哲学家早已提出并争论不休的伦理学问题——"道德意识源自何方？是人类的先天天性，还是后天文化学习的结果？各个不同社会的道德规范差异背后，是否有所有人类都具有的道德意识呢？"——认知神经科学给出了实验科学的答案。最新发现表明，对造成他人痛苦的厌恶感和公平意识是大脑在人类进化过程中保留下来的两大先天道德决定因素。2007 年，包括知名认知神经科学家达马西奥（Damasio）在内的研究小组对健康志愿者和大脑腹内侧前额叶皮层（VMPC）发生病变的志愿者分别进行了一系列个人道德情景测试。测试结果显示，健康者在严酷的道德情景测试中不采取牺牲他人生命的做法，但是脑部存在病变的志愿者却会做出相反的选择。研究表明，在人们的大脑中存在同道德判断相关的区域，而这些区域活动的作用通过大脑情感组织显得更为突出。

相关的众多研究都揭示出人的情感以及深层意识活动都与神经活动有莫大的关联，至少有对应的神经活动。我们猜测，甚至包括理想、志向与信念等也都有相关的神经系统结构（回路）与之对应。这是本书所要倡导建立的思维科学的基础。

4. 积极心理学的崛起

积极心理学是 20 世纪末西方心理学界兴起的一股新的研究思潮，其矛头直指过去传统的消极心理学。对于《心理学摘要》电子版的搜索结果表明，从 1887 年至 2000 年，关于焦虑的文章有 57 800 篇，关于抑郁的有 70 856 篇，而提及欢乐的仅有 851 篇，关于幸福的有 2958 篇。搜索结果中关于消极情绪与积极情绪的文章比例大约为 14：1。这个统计数据显示，两个世纪以来大多数心理学家的任务是理解和解释人类的消极情绪和行为。积极心理学则力图改变这种局面。

积极心理学的创始人，美国当代著名的心理学家谢尔顿（Sheldon）和金（King）指出，积极心理学是致力于研究普通人的活力与美德的科学。积极心理学主张研究人类积极的品质，充分挖掘人固有的潜在的具有建设性的力量，促进个人和社会的发展，使人类走向幸福。它是利用心理学目前已比较完善和有效的实验方法与测量手段，研究人类的力量和美德等积极方面的一个心理学思潮。

5. 对人类行为的综合研究

由于生命科学和心理学诸学科的发展和交叉，使得可以对人类行为所产生的影响进行多层面、多层次的深入研究。例如来自东方传统的冥想技术。

以加州大学教授华莱士（Wallace）为代表的课题组于 1970～1976 年在《科学》、《柳叶刀》、《科学美国人》（Scientific American）课题组等杂志上发表了一系列冥想研究的论文。以这些研究为标志，经过近 40 年的曲折发展，对传统生命科技的科学研究正在蓬勃兴起。在成百上千的神经科学、生理学、心理学等基础科学研究表明：冥想对提高注意力、提升认知能力、改善情绪增加主观幸福感有理想的效果。冥想产生大脑神经的重新联结、甚至增加大脑皮层的厚度、对外周神经系统产生调控作用、增强免疫功能，是一种综合性的身心调节技术。而大量的临床研究表明，冥想对抑郁症等多种精神疾病有积极作用，对心血管疾病、慢性疼痛、糖尿病、艾滋病和肿瘤癌症等复杂性疾病有积极作用。冥想研究已经进入科学学术研究的主流，相关论文越来越频繁地发表在《美国科学院院刊》（PNAS）等主流科学杂志。

如今，对冥想的基础科学研究已经深入到了细胞分子层次。影响细胞老化的端粒和端粒酶的发现者、2009 年诺贝尔生理学和医学奖获得者、旧金山加州大学生物化学家布莱克本（Blackburn）也在从事冥想的生物学研究，并发现冥想训练对端粒的长度产生影响，从而延缓细胞老化。[①]

综上所述，当前复杂系统研究的潮流，有三个特点。

第一，产生了一个新型的专家群体，即复杂系统专家（complex-systems expert）。这是一些从事跨学科研究的数学家、物理学家、力学家或者计算机专家，他们不断在上述复杂问题的研究中取得进展并善于与不同领域的专家开展合作，针对不同的复杂系统抽象出模型并开展定量研究。

第二，复杂系统研究正在进入学术主流。十年前，主流科学界对复杂系统研究的关注仅限于几个领域，以及对各自领域的复杂性问题的揭示——如《科学》和《自然》杂志分别于 1999 年和 2001 年的复杂系统专辑文章。近年来，复杂系统在具体科学和实践问题上的研究已经进入学术主流，并且得到重要科研和政府机构的支持。例如，根据 Cho 的介绍[②]，最近 Vespignami 等对 H1N1 流感传播建立的网络模型，得到了美国国家卫生研究所（NIH）的支持，并且，研究结果已经被政府机构采纳用于控制流行病传播，从事这项研究的科学家正在使得高层人员信服，需要让科学在应对流行病上发挥更多的作用；在欧洲，复杂系统研究正在加速发展，负责公共服务的欧盟执行机构最近投入了 2 千万欧元用于此后 4 年的复杂系统研究。

第三，出现自然科学与社会科学融合的趋势。最近的复杂系统研究，已经不再局限于对交通、流行病传播等类似物理系统问题的研究，而是开始对纯社会的问题的研究。例如，Helbing 等对社会规范的涌现开展了模拟研究，苏黎世联邦理工学院（ETHZ）的 Cederman 等对历史运动开展了建模分析，德国汉堡大学的 Sheffran 等启动了气候变化对于地区冲突产生的影响的建模。

1.3　作为自然科学与社会科学之桥梁的人体系统科学

过去几个世纪科学的突飞猛进，拉大了自然科学与人文学科的距离，并逐渐

---

① Jacobs T L, Epel E S, Lin J, et al. Intensive meditation training, immune cell telomerase activity, and psychological mediators. Psychoneuroendocrinology, 2011, 36: 664~681.

② Cho A. Ourselves and our interactions: The ultimate physics problem. Science, 2009, 325 (5939): 406~408.

形成对立的局面。英国物理学家和小说家斯诺（Snow）于 1959 年 5 月 7 日在剑桥大学所做的"两种文化与科学革命"的演讲中，提出了著名的两种文化的难题。斯诺指出，自然科学和人文科学这两种文化的相互对立给整个社会造成了损失，这种损失体现在实践、知识和创造性方面。他还指出，由于大多数知识分子只了解一种文化，因此会对现代社会做出错误的解释，对未来做出错误的选择与估计。这种情况似乎一直持续至今。1997 年，哈佛大学生物学教授威尔森（Wilson）在其名著《论契合—知识的统合》中指出，尽管美国国会通过的议案有一半涉及科学技术，但几乎没有议员受过自然科学方面的训练。公共知识分子、专栏作家、媒体记者以及思想库专家等群体的知识背景也有这样的现象；而从事科学技术的专家，则几乎刚好相反。由此，两个文化的难题可以表述为自然科学与人文学科如何通融。

威尔森指出，"随着这个世纪的结束，自然科学关注的焦点已经从寻找新的基本法则转向进行新的综合，以便理解复杂系统；如果你愿意的话，也可以将这种综合叫做'整体论'。其目标有很大的不同，比如研究宇宙的起源、气候的历史、细胞的功能、生态系统的形成以及思维的物质基础等。在这些研究中要想取得最大的成就，策略就是建构一种可以覆盖多个组织层次的、连贯的因果解释。所以细胞生物学家关注分子的集合，认知心理学家关注神经细胞聚合在一起时的作用模式。一旦有意外的情况发生，也便于理解"[①]。

显然，自然科学与社会科学和人文学科之间的差别体现在对问题研究的定量层度上，更体现在问题的复杂性程度上。由于复杂性，自然科学的认识论以及方法论（即还原论）的应用应该受到置疑，但另一方面，科学的价值（逻辑性、严谨性、知识共有性与实用性）等仍然具有普遍性意义。以人为基本对象的科学，似乎具有桥梁的使命。首先，毫无疑问，人是生命科学研究的前沿，是当代自然科学研究的前沿；其次，人是社会的基本组成部分，心理科学所揭示的基本规律，对于社会管理是基本的核心的知识；再次，深入的经济科学，也必然要跳出机械的理想人理性人的框架，构建一个基于复杂系统的、能够刻画人的复杂行为的经济理论，指导人类经济活动；最后，薛定谔等提出的新的科学图景的意义，正是要落实在对人的全面的、深入的研究上。总之，构建人体系统科学，作为一门崭新的人的学问，以及一门综合性的、细致性的、严谨逻辑性的、反映自然界复杂系统本质的新科学，具有理性的和实用的双重意义。

本书将要发展的人体系统科学，首先提出一元二面多维多层次的哲学本体论新模型。然后，在自然科学严谨的逻辑基础上，将这一模型作为对人这一高级智能生命系统的基本模型，完整地描述一个从物质（结构）到精神（意识）

---

① Wilson E. 论契合—知识的统合. 田洛 译. 上海：三联书店，2002：30.

的多维多层次的人体。这一描述以宏观的、大尺度的量子场激发为基础，将理论思辨的多层次模型与实验观察的丰富现象紧密联系，为理解和解释各种复杂生命现象构建了理性的框架，同时将模型构建本身作为开放的进化中（思维）认识系统来对待，不断对其进行改造，使其发展完善。这一复杂系统的认识论符合人的思维的特点，符合社会科学理论的特点，符合人类知识进化的特点。至此，人体系统科学完成了一个活的科学的建构，在薛定谔的理想道路上迈出了一步。

人体系统科学以系统科学为基础，倡导将唯象的系统论模型与定量的微观动力系统方法联合应用，以实现对人体各个生命现象进行从宏观到微观的刻画。人体系统科学的使命是提炼人体生命现象中的普遍科学原理，如自组织原理、开放性原理、层次结构原理、能量原理和进化原理，这些原理的提炼是为了挖掘新的科学问题。而具体人体科学现象的解释属于有关人体研究的各个子学科。另一方面，人体系统科学注重运用已经取得长期经验支撑的生命原理，发展有关人体素质提升以及有利于人类心身健康的人体系统优化技术。通过科学思辨、实验验证与实践检验的综合手段，来创新人体系统科学的技术，并将这些技术应用于促进社会素质的整体提升，推动人类社会的进步。

人体和社会是以人为中心的一元二面多维多层次复杂系统，它的一个特定维度是以人的基本存在形式为标志的形体二面性，即人既有一个体系统，也有一个形系统，分别对应于传统意义上的物质与精神，两者合起来才构成人的全部存在，才能完整阐述人的一元性。这一思想是本书所阐释的人体系统科学的核心。这一思想引出一系列重要的推论，在这里进行一个简要介绍，详细内容在全书各个章节中展开。

首先，这一思想从理论上把对人的结构研究延伸至人体的精神层面，它组成社会系统的意识。换句话说，社会意识正是社会群体生命系统的集体形结构。社会科学研究应该揭示生命世界形系统的普遍规律，即意识世界的基本规律。人体系统科学的原理对下面这些跨学科、跨领域的重大问题的深入探讨提供公共的理论基础。

1. 社会科学的数学原理

自然科学关注的是体世界结构，而社会科学关注的是形世界结构。自然科学已经总结出一些基本的数学原理，如质量能量守恒原理、最小作用量原理等，成为对自然变化过程进行定量描写的基础。而社会科学还没有总结出类似的数学原理，主要使用的研究方法是统计归纳法。从本书阐述的新的哲学原理出发，我们认为，形世界也应该存在相应的数学原理，有待揭示相关的作用规律。需要开展的不仅仅是粗糙的统计研究，而需要探索一种社会统计力学规律，它是在形世界的统计力学，这一统计力学必须发展新的数学工具，例如复杂网络。社会科学需要在这一方面实现大踏步突破。值得指出的是，社会统计力学的方法论是十分重要的，只有在群体水平上，才能发现相对稳定的规律和命题。

2. 大成智慧的本质

面对本章所提到的各类复杂系统（医疗系统、教育系统以及管理系统等），必须运用人的集体思维（专家会商）开展研究，才能获得理想的结果。这正是钱学森的专家研讨厅思想。所谓专家研讨厅体系，发挥计算机信息系统收集信息和处理信息的功能，具备了全面了解和集中复杂系统的多方面多层次信息的功能；然后再运用专家们的个人智慧，对信息进行判断并做出决策；最后，集体决策反映的是多个专家对资料进行思考的综合结果。研讨厅体系深刻依赖于专家们的交流和碰撞，这个过程中会形成专家群体意识形空间的一个新的涌现结构，作为专家群体的决策。这才构成大成智慧。专家研讨厅体系的成功运作，关键是核心领军人物的理念、胸怀、目标和方法，这些德才兼备的帅才是我国在确立国计民生大计中所需要的真正的高层次人才。

对大成智慧的深入讨论，是与认识思维的本质和智能的起源密切相关的，是人体系统科学今后要重点研究的内容之一。

3. 教育系统科学的探讨

教育是一个民族兴旺的基础。新时期的教育应该如何开展？古代的教育注重心智的塑造，近代的教育注重知识的传授，也融入了对受教育者的心理分析。新时期的教育活动担负着培养社会劳动者，构建稳定的社会结构以及选拔杰出的社会领导等诸多的功能，社会经济利益和公平意识也深深影响着教育政策。在上述新哲学观指导下的新教育学思想，包含（但不限于）如下几个方面的综合探索和实践：①以儿童的人体模型为核心，探讨人性的自然求知过程；②以家庭的社会模型为核心，探讨义务教育的社会支撑和全面、多层次发展的模式；③以社会的产业结构模型为核心，探讨知识的分类和学科设置；④以社会可持续发展模型为核心，探讨社会道德教育的方向和方法；⑤以教育者-受教育者的相互作用规律为核心，探讨新的高效教育模式；⑥以教育-社会的综合模型为核心，探讨教育管理的理念和模式等。对这些问题的研究，都要运用钱学森的专家研讨厅体系，开展会商、命题提炼、政策制定、社会学评估以及再会商等循环往复等研究。这一研讨厅体系，应该成为推动高考制度改革，高校教学科研体制改革等社会急需解决的具体问题的主要方法。

4. 经济系统科学的探讨

中国正处于经济快速崛起的发展阶段，经济的发展与社会各个层面的发展密切相关。我们从复杂系统哲学的角度入手，梳理出几个问题，供业界人士参考。

（1）货币本质的两重性。

货币的本质，既体现在它是经济活动的量尺和劳动成果交换的载体；同时又是社会成员之间相互提供服务的互信度。据此分析，金融活动制造的货币贬值和通货膨胀，并不是社会活动的良性操作，它伴随着人们认知和信心结构的变形。极端的金融活动可能使货币堕落为"魔戒"，值得重视。这一课题不是一个纯粹的经济学问题，而是一个与哲学、社会学与心理学交叉的问题。

（2）国际金融集团的本质。

国际金融集团本质上是资本的上层占有者，处于国际经济活动的主宰权势地位，与国际政治集团之间相互利用又相互斗争。其左翼势力受学术界、政府和慈善团体的影响，关注社会的整体进步；其右翼势力则更关注自身财富的发展，注重秘密谋划，手段不拘一格。

在中国崛起的过程中，中国政府将不可避免地与国际（与国内）金融富豪群体开展既合作又斗争的局面。正像国际政治集团（中国与美国、欧盟等）之间的战略关系一样，政府与金融界的较量也是多层次的。今后，高端的较量会以学术的面目出现。因此，中国必须拥有一批高水平的学者，这些学者不仅仅具备经济知识，更需要具备在哲学、政治学、管理学以及文化学等领域的知识，一句话，需要对人类整体文明的发展有崇高的认识，才能在经济发展模式、金融政策建立、知识产权以及政府对经济活动的调控方面做出有力的决策。近期，政府对房价的调控中，是否能够更加有效？既然答案还是见仁见智，说明经济系统科学的基础比较薄弱。一个基于复杂系统的独立的学术体系，能够在经济政策上更加以理服人，增加政府在国内国际的信誉，赢得在经济发展模式上的独立，赢得大众对于经济发展模式的肯定和合作，赢得国际利益集团之间理性的妥协。

这是一项涉及经济、金融安全的新时期的"两弹一星"研究。这项研究需要哲学、社会学、系统学、经济学、心理学以及文化学等多学科交叉研究，需要人体系统科学这一对人的基础研究的支撑，需要一个复杂系统的方法论，这正在本书将要提出的。

总而言之，人体系统科学将推动自然科学的人体研究朝着更为全面、系统、综合的方面发展，推动社会科学朝着严谨、定量、动态的方向进步，推动人类知识的大综合。

　　同时，这也是一项涉及中华民族伟大复兴的课题。由于人的认识与其产生的背景有关，东西方文化已经形成了对人的互补的认识，人体系统科学将推动东西方文化的融合。我们希望，这项研究能够梳理出当代中华民族的复兴对人类整体发展的意义，并从学术上兼容并蓄地推动当代科学的发展，这将迎来中华民族真正的自尊自信，并推动人类事业的整体进步。

第 2 章　钱学森论人体系统科学

科学飞速发展的 20 世纪，众多思想家在不同的背景下指出应该加强对人体的系统性和复杂性的认识。例如，近代心理学的开创者、哲学家詹姆斯在 20 世纪初提出要发展一种测绘人的能力界限的地貌学；哲人科学家爱因斯坦则倡导构建关于人的普遍的因果关系的深刻知识；量子力学创始人之一的薛定谔深刻地提出了综合有关人的多学科知识和多元文化认识的必要性，认为探索"我们是谁这个问题不仅是科学的任务之一，而且是唯一要真正重视的科学任务"；社会学家、当代复杂系统研究的代表人物莫兰指出，现代文化呼唤对人的启蒙性认识，"使得无论在何处的每一个人同时了解和意识到他的复杂的本性和他与所有其他人共有的本性"。① 但是毫不夸张地说，钱学森是尝试构建人体复杂系统模型的第一人，是提出建立人体科学学科的第一人，是探讨创立这门学科的方法论的第一人，更是极力倡导发展这门学科的第一人。

晚年的钱学森已经成为一位哲人科学家。系统科学、人体科学和思维科学是钱学森在这一时期科学生涯中最为深入的几大学术创建。这些学术建构是他在对整个科学技术体系开展深入思考的背景下产生的。他与他的合作者们，对世纪之交的世界科学技术体系的大变革十分关注。面对产业革命的不断升级，在探索解决科学技术以及人们生产生活实践中的重大问题的过程中，钱学森发展了他早期提出的、对中国的近代力学和工程研究产生了广泛影响的技术科学思想，大力倡导发展系统科学，并率先应用系统科学思想，对人体科学和思维科学开展探索。由于长期关注人类社会的长远发展，他自然地将目光转向研究人，晚年将大量的精力投入到对人体系统的探索中。在他擅长的系统科学的基础上，提出了一系列关于人体系统的精湛的见解，形成一套独特的人体系统科学思想。他的思想已经对中国的现代化管理产生重要的影响。相关的学术见解，也正在引起国内外学术界的关注。

钱学森认为，人体科学和思维科学的开创具有重大的社会意义。他指出发生在 16 世纪的第一次文艺复兴推动了人类思想的解放，打破了中世纪的愚昧，把人从神权、皇权的束缚下解放出来，开辟了近代科学发展的道路。由此引发了民主、自由、平等、博爱等价值观念，成为当代世界发展的主流价值观。然而，机械的科学观和还原论的思维观仍然限制了对人体这一复杂系统进行深入而全面的

---

① Morin E. 复杂性理论与教育问题. 陈一壮 译. 北京：北京大学出版社，2004：127.

理解。未来人体科学的发展将会挖掘出人的潜在能力，不但会极大地推动生产力的发展，还将使我们在认识和改造客观世界方面来一次更大的飞跃，从而引发人类的第二次文艺复兴。

钱学森所倡导建立的人体科学和思维科学，必须以系统科学为基础，特别需要基于充分包含复杂性特征的系统科学。众所周知，关于复杂系统学的完整和深入的理论框架至今尚未建立，对复杂性研究的目标、方向和方法仍众说纷纭。本书的主要使命是在钱学森复杂系统思想的基础上，探索建立一个具有完整的哲学基础（包括本体论、认识论、方法论和实践论）、系统的科学原理、系列的优化人体素质的技术和人体社会系统工程前景的理论框架。该理论框架被命名为人体系统科学，意在将钱学森的系统科学、人体科学、思维科学的精华思想融为一体，全面概括和集成关于人的知识。人体系统科学以复杂系统学为基础，以人体与思维为主要对象，尝试建立一个将西方精密科学方法和东方传统整体哲学思想相互交融的学术思想体系。

本章首先全面回顾和总结钱学森关于现代科学技术体系的思想。正是在对现代人类知识体系进行全面思考的基础上，针对社会发展需要，钱学森将系统科学、人体科学和思维科学列为与自然科学和社会科学并重的三大科学部门，气势恢宏。我们将简要介绍钱学森在这三大学术建构方面的若干思考，并简要阐述人体系统科学的目标、思想和方法。

2.1　现代科学技术体系

在系统观的指导下，钱学森将现代科学技术分为十一大部门，即自然科学、社会科学、数学科学、思维科学、人体科学、地理科学、军事科学、行为科学、建筑科学、文艺理论与文艺创作。每个部分中又分为基础理论、技术科学以及应用技术三个层次。值得注意的是，钱学森始终把握科学技术体系的开放性以及不断发展的特点。因此"在每一大部门之外，还有未形成的科学体系的实践经验的知识库以及广泛的、大量成文或不成文的实际感受，如局部经验、专家的判断、行家的手艺等，都被视为人类认识世界的珍宝，不可忽视"[①]。

钱学森对科学技术体系的思考，完全是从中国社会发展的实际需求出发所开展的系统学探索。他多年持续思考的问题是，中国社会的科学化发展需要怎样的科学技术体系来支撑以及如何综合现代科学技术更好地服务于国家建设。他指出："今天的科学技术不仅仅是自然科学工程技术，而且是人类认识客观世界、改造客观世界的整个知识体系，……我们完全可以建立起一个科学体系，而且运

---

① 戴汝为. 现代科学技术体系与大成智慧. 中国工程科学，2008，10（10）：4～8.

用这个科学体系去解决中国社会主义建设中的问题。……我在今后的余生中就想促进一下这件事情"①。从 1955 年刚回国的第一篇文章《论技术科学》开始，直到 20 世纪 90 年代，他通过长达 40 多年的实践和思考，逐渐梳理出现代科学技术的系统结构，并创造性地提出了若干新的科学技术分支。他认为现代科学技术体系是服务于社会发展的有机体，其中各个知识门类应该是社会发展所必需的，而又是有待于创建的。系统科学、人体科学与思维科学就是钱学森根据中国社会发展的需要极力倡导创建的科学部门。

　　按照钱学森的规划，在这一科学技术体系中，自然科学、社会科学与数学科学都有良好的基础，是较为成熟的体系。而他心目中的其他部门尚未完整地形成，但却是社会发展的必然需求。有些部门，与当今科学的一些分支学科有对应，但这些分支学科的布局、深度和广度与钱学森的设想还有很大距离。钱学森认为，以往科学的发展主要有两种驱动形式。第一种是方法驱动，即依据已有的方法来选择研究对象和问题。第二种是问题驱动，即根据选定的问题来创造方法、综合知识从而推动认识进步。近年来，认知神经科学、生物信息学等新兴交叉学科就是后一种驱动形式的代表。但是，钱学森特别看重的是另一种驱动形式，即社会发展驱动，也就是根据社会发展的需要来选择研究的对象和问题，来开展知识创新。曼哈顿计划、中国的两弹一星工程以及人类基因组计划等都是这一类型的知识创新模式。地理科学作为一个科学部门，应该囊括现代人类生产生活实践与地球表面相互影响所需要研究的全部内容，为解决人类的可持续发展问题提供理论基础。它虽然与地学的一些分支学科（地理学、地质学、地球物理学等）有联系，但却远远超出了现有学科的界限，成为未来学科发展的指导。

　　关于人体科学，钱学森曾发表了许多见解，创建了许多概念，构成了钱学森人体科学思想。他指出，人体科学是研究人体的功能以及研究如何保护人体的功能，并进一步开发人体潜力，从而促进医疗、教育与管理等有关人发展的各个领域的突破的一门科学。人体科学的核心是人体学，其目的在于从研究人体整体系统的运行规律。人体学的创建，首先面临的是传统还原论科学方法的局限性难题。因此，开创能够认识包括人体在内的复杂系统研究的新方法，需要在本体论、认识论、方法论和实践论方面进行深入思考。人体科学将创新系统科学，并推动思维科学的发展。本书倡导建立的人体系统科学完整继承了钱学森关于人体学的概念，它将包含人的两大系统，即人体与思维。

　　关于思维科学，钱学森指出："意识的一部分就是思维，思维就是人的认识客观世界的脑的作用，所以意识学再下去就是思维科学，思维科学和人体科学有比较密切的关系。"思维科学，一方面作为教育学的基础科学、可以运用于开发

---

①　钱学森. 创建系统学（新世纪版）. 上海：上海交通大学出版社，2007：1.

人的思维潜能，另一方面为现代人工智能技术提供理论基础，"推动思维科学研究的是计算机技术革命的需要"①。将思维学与教育学、智能计算技术的发展相联系，是钱学森思维科学思想与国际认知科学的重要区别。

钱学森的思想具有深刻的前瞻性。近几十年来的国际科学技术的学科发展验证了钱学森科学技术体系的合理性。例如，在思维科学方面，20世纪国际学术界仅限于研究人的较为低层次的认知活动。进入21世纪以后，人们开始综合研究认知心理学、认知科学、认知神经科学以及脑科学等。并与发展心理学、社会心理学和临床心理学相结合，拓宽认知科学的领域。同时，在哲学、经济学、人工智能、语言学、教育学、法律和医学等各个领域对思维实践开展研究，俨然呈现出了形成一个思维科学大部门的趋势。②

在钱学森科学技术体系的思想指导下，我们尝试对三大部门（即系统科学、人体科学、思维科学）开展综合思考，并从哲学观、科学原理、应用技术和社会工程实践四个层次，对综合性的人体系统科学开展多层表述、逐级定量、多次迭代、逐次近似的研究、梳理和应用。我们的这一思路与钱学森构建科学技术体系的思想是一致的，都是从社会发展的需要出发，从知识体系的结构和特点出发。从我们的分析来看，科学技术体系十一大部门的理论本身，是一项思维科学的成果，是对人类知识体系的一项系统论思考的成果，它本身也将在社会发展实践中不断创新发展。它的提出，已经为人们认识各个分支学科的知识，及时发现新的交叉学科以及建立它们之间的相互联系提供了宝贵的启示。

2.2　钱学森论系统科学

2.2.1　开放的复杂巨系统的概念创新

系统科学在上述科学技术体系中具有独特的地位，它既是一门独立的科学技术部门，又是综合各部门的知识解决具体问题的理论工具。于景元指出："系统科学能把这些科学领域研究的问题联系起来作为系统进行综合性整体研究。这就是为什么系统科学具有交叉性、综合性、整体性和横断性的原因，也正是这些特点使系统科学处在现代科学技术发展的综合性整体化的方向上"③。

上述诸部门中，除了传统的自然科学和数学科学之外，其他部门所要研究和处理的对象都是复杂系统。研究复杂现象和复杂问题需要新的方法论。系统科学

---

① 钱学森. 创建系统学（新世纪版）. 上海：上海交通大学出版社，2007：120.

② Holyoak K J, Morrison R G. The Cambridge Handbook of Thinking and Reasoning. Cambridge：Cambridge University Press, 2005.

③ 于景元. 钱学森综合集成体系. 西安交通大学学报（社会科学版），2006，26（80）：40～47.

的重要内容就是提供这样的方法论。

创造新的方法论，需要对已有的方法论进行分类比较，对各种研究方法进行综合鉴别。20 世纪 80 年代以来，钱学森总结了以往科学研究的历程、特别是国际复杂系统（复杂性）研究的最新进展，按照系统所涉及的子系统的多少、子系统之间相互作用种类的多少以及系统的层次性等特点，提出了如图 2.1 所示的系统分类。①

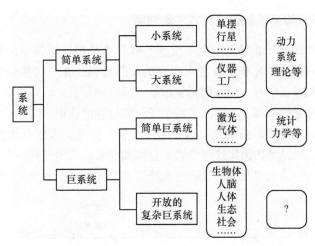

图 2.1　钱学森对系统的分类

小系统、大系统与简单巨系统都有相应的较为成熟、有效的理论。例如，近代自然科学的诞生，就是以对行星系统、单摆等简单机械系统的精密研究取得的突破为标志的。其突出的成果如牛顿力学、相对论等都可以在动力系统的理论框架下给出全面的表述。19 世纪末，随着对热现象等大粒子系统的研究以及数理统计方法的进一步发展，人们发展出了统计力学的理论构架。但是对于开放的复杂巨系统，至今仍然没有成熟的理论框架以及有效的方法论指导。针对人体建立开放的复杂巨系统的理论框架，这正是本书的工作重点。

钱学森认为，典型的开放的复杂巨系统包括生物体、人体以及生态、社会等系统。它们都包含大量的、种类多样的子系统，而且子系统之间的相互作用复杂、种类繁多。这些系统有如下主要特点：

（1）开放性。系统本身与系统周围的环境有物质、能量和信息的交换。

（2）大数量。系统所包含的子系统很多，成千上万，甚至上万亿。

（3）多种类。子系统的种类繁多，有几十、上百，甚至几百种。

（4）多层次。开放的复杂巨系统通常有许多层次。这里所谓的层次是指从人

---

①　钱学森. 创建系统学（新世纪版）. 上海：上海交通大学出版社，2007：154.

们已经认识得比较清楚的子系统到人们可以宏观观测的整个系统之间的系统结构的层次。

对上述特点的总结，人们一般没有异议。对于一个实际的复杂系统（如人体），开放的复杂巨系统理论完成了基本的概念创新，但是，还需要形成一个精辟的理论系统，后者应该与复杂系统内在的基本科学原理相对应，以指导复杂系统的深入研究。这正是构建系统学理论的使命所在，也正是本书将要开展的探索。

2.2.2　综合集成体系的认识论和方法论创新

如何认识和处理开放的复杂巨系统呢？钱学森长期从事领导两弹一星研制工作，拥有丰富的科学研究和工程技术研究的实践经验。在对这些经验总结的基础上，同时紧密跟踪、学习、总结国际复杂系统研究的新成果，并在对人的思维创新过程开展深入思考的基础上，发展了对系统认知过程的认识。这一认识从简单的系统—信息—知识—哲学观拓展到包括技术、经验、智慧、人以及团队等各要素的认知大系统，最后思考如何将这些要素充分调动起来，来增进对一个开放的复杂巨系统的认识。这一认识"开放的复杂巨系统"的认知大系统如图2.2所示。

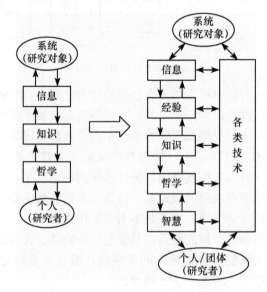

图2.2　钱学森对系统认识论的发展

注：钱学森的认识论对研究主体和研究过程进行了拓展，将研究者从单个的
个体拓展为研究团队（即专家研讨厅），而将研究过程中涉及的要素从哲学、
知识、信息拓展为包括经验、直觉、各类信息技术在内的研究系统

1990年，钱学森与合作者于景元、戴汝为共同发表了《一个科学新领域——开放的复杂巨系统及其方法论》，文章结合系统工程的具体实践和国际系统科学

的最新进展，对过去十几年里在复杂系统方法论方面的探索进行了系统的总结。他们指出研究开放的复杂巨系统，需要采用从定性到定量的综合集成法，简称综合集成法。此后经过十多年的不断完善，逐渐形成了一套集理论、方法、技术与工程于一体的综合集成体系。[①] 综合集成体系包括综合集成法、综合集成技术和综合集成工程。

1. 综合集成法

根据钱学森的有关论述[②]，综合集成法分为三个步骤：

（1）集成专家意见形成假设。

综合已有的科学理论与多方面专家的经验知识和判断力，提出经验性假设（判断或猜想）。这里的经验知识和专家判断力非常关键，它们是经验假设的重要来源，而经验假设则是不断迭代的认识过程的起点。国际上对复杂系统的研究往往注重技术与已有的知识，而忽略了非结构化的经验知识与专家判断力。钱学森认为，人们对逻辑思维已经有了较好的认识，但是形象思维、灵感思维在从事创造性的活动中更加重要。而专家经验和判断力恰恰是形象思维和灵感思维的产物，应该在开放的复杂巨系统的研究中充分发挥作用、来创造性的解决问题。

（2）形成多参数定量模型。

上述经验假设形成一系列定性的认识，这些定性的认识可以和经验数据和资料相结合，形成几十、几百乃至上千个参数的模型，其中多参数是关键。人们对复杂系统的观测数据的种类很多，能够更准确的模拟复杂系统运行的模型参数应该与观测资料相结合，因此必然是多参数的。

（3）模型检验。

通过模型的定量计算、预言并与实践结果反复对比，最后形成结论。

上述三个步骤构成一个不断迭代的循环，"无论是肯定还是否定了经验性假设，都是认识上的进步，然后再提出经验性假设，继续进行定量研究，这是一个循环往复、不断深化的研究过程"[③]。

2. 综合集成技术

实施综合集成法需要一套可操作的流程，这就是综合集成技术。综合集成技术有两个要素：知识工程和系统工程技术。

知识工程，即专家系统，是人工智能发展的产物，用来处理大量的知识信

---

① 于景元. 钱学森综合集成体系. 西安交通大学学报（社会科学版），2006，26（80）：40～47.
② 钱学森. 创建系统学（新世纪版）. 上海：上海交通大学出版社，2007：220.
③ 于景元. 钱学森综合集成体系. 西安交通大学学报（社会科学版），2006，26（80）：40～47.

息。钱学森指出，"我们在做定性的工作中，一开始就要综合大量的信息资料，这个工作就要用知识工程，而且一定要用知识工程，因为信息量太大了，光靠手工是无法完成的"①。知识工程将复杂系统的大规模信息系统化、知识化，是专家处理复杂系统信息的基本工具。

系统工程技术则是综合集成法的操作流程。于景元指出"系统工程是组织管理系统的技术，它根据系统总体目标的要求，从系统整体出发，运用综合集成方法把与系统有关的学科理论方法和技术综合集成起来，对系统结构、环境与功能进行总体分析、总体论证、总体设计和总体协调，其中包括系统建模、仿真、分析、优化、设计与评估，以求得到可行的、满意的或最好的系统方案并付诸实施"，"是一类综合的整体技术、一种综合集成的系统技术、一门整体优化的定量技术。它体现了从整体上研究和解决问题的技术方法"②。

3. 综合集成工程——专家研讨厅体系和总体设计部

根据综合集成方法，运用综合集成技术，进行人力、物理与财力的配置，实际开展研究问题和解决问题的工程，就构成了一个综合集成（系统）工程。实施这一系统工程的主体，被称为专家研讨厅体系。它是多个领域的专家所组成。这些专家组成总体设计部，其中起领导作用的是知识面宽广的帅才型首席专家。总体设计部是专家研讨厅系统的高级形态。

2.2.3　钱学森系统科学的新发展

综上所述，钱学森为研究和管理开放的复杂巨系统提出了一套方法论和实践论的设想。容易看出，这一设想具有强烈的实践特征，其主要内容是方法。正如钱学森所指出的，综合集成法"本质上是科学和经验的结合。如果要真正达到科学化，那要在这个'法'用了多少年以后，我们又悟到了什么大道理，才能再升华出理论，现在还只是方法而已"①。

虽然综合集成法为系统学的建立提供了方法论的要素，但是，复杂系统学的具体概念和理论还存在大量有待填补的空白，这些空白的填补只能从对具体系统的研究中逐步提炼。钱学森指出："要建立开放复杂巨系统的一般理论，必须从一个一个具体的开放复杂巨系统入手。……只有从一个一个具体的开放复杂巨系统入手进行研究，当这些具体的开放复杂巨系统的研究成果多了，才能从中提炼出一般的开放复杂巨系统理论，形成开放的复杂巨系统学，作为系统学的一部

---

① 钱学森. 创建系统学（新世纪版）. 上海：上海交通大学出版社，2007：183～187.
② 于景元. 钱学森综合集成体系. 西安交通大学学报（社会科学版），2006，26（80）：40～47.

分"①。针对不同学科与不同领域之间相互交叉与融合，向综合性整体化的方向发展是必然趋势。

经过几年的思考、实践和提炼，针对人体这一特定的复杂系统，我们梳理了系统科学的基本理论概念，探索建立一个容纳人体和思维两大要素的一般性系统学概念、理论与方法。特别地，我们提出创新哲学的本体论模型，建立了一个反映生命进化本质的一个复杂系统新概念——一元二面多维多层次，作为描述人体复杂系统的基本框架。这一新概念指出建立一个人体模型必须包含如下要素：人包含哪些维度、哪些层次、哪些对立统一面等。这一建构为建立人的复杂系统模型奠定了基础。我们倡导发展复杂概念网络这一知识集成的工具，为实施综合集成法搭建必要的平台。本书将这些概念应用于人的两大属性——人体与思维，初步证明这些思路的合理性和有效性，初步实现了对有关人的东西方哲学和古今经验知识的集成，由此实现了一个能够深入研究人的系统框架。

2.3　钱学森论人体科学

2.3.1　人体科学的内容

什么是人体科学？从开放的复杂巨系统理论出发，钱学森指出："人体是一个开放的巨系统，他的特征是人体的功能状态，包括一些特殊的人体功能状态。人体科学就是研究人和人在客观环境中所处功能态的学问"②。从开放的复杂巨系统理论出发，钱学森认为人体是一个巨系统，它处在整个宇宙的超巨系统里面，受到整个环境的各种作用。"人体科学的任务就是理解这样一个复杂的巨系统"，人体科学"是从人体结构和功能在受整个客观世界的影响和相互作用的角度去开展研究的"③。

为什么要把人体科学从生命科学中提取出来成立专门的科学部门呢？钱学森认为，人体不同于一般的生物体的重要特点在于人的意识对整个人体系统有丰富的反馈调节作用。钱学森说："人与生物有什么区别？区别在于人不仅是开放的巨系统，而且人是有意识的。""意识又能作用于人体本身，是'意识反馈'。这也就是人体科学区别于一般生命科学的特征。因此人体科学的研究要把握物质与精神、客观与主观、大脑与意识的辩证关系。"这些是钱学森人体科学的核心思想。

① 钱学森. 创建系统学（新世纪版）. 上海：上海交通大学出版社，2007：118.

② 钱学森，陈信. 人体科学是现代科学技术体系中的一个大部门. 自然杂志，1988（5）：323～331.

③ 钱学森. 论系统工程（新世纪版）. 上海：上海交通大学出版社，2007：134.

　　钱学森人体科学是服务于人类社会发展的现代科学技术体系的重要科学部门。人体科学的发展以系统科学为基础，系统科学为其提供理论工具。人体科学发展所面临的最为艰巨的任务就是综合集成各个方面的知识，包括理性的、经验的、直觉的以及感知的知识等。由于众所周知的复杂性，自然科学以及古往今来的人类文明发展积累了大量的关于人体系统的多层次、多层面的零散知识。只有集成这些知识，才能深化对人体系统的认识，而这一集成是科学发展史上的一大难题。现代科学的学科门类中，只有一些关于人的某一层次或层面的认识的学科，却没有以整个人体系统为认识对象的学科。系统科学应该为综合集成多学科知识、建立系统的人体模型服务。

　　从人体科学的应用价值出发，钱学森指出人体科学研究内容是"研究人体的功能，如何保护人体的功能，并进一步发挥人体潜在的功能，发挥人的潜力"①。

　　作为一个科学大部门，钱学森认为人体科学包含人天观哲学、基础科学、技术科学和工程技术四大层次。

　　（1）人天观哲学。

　　人天观是人体科学的哲学本体论，包括宇观人天观、宏观人天观和微观人天观。它们为人体科学的研究提供哲学指导。钱学森指出人天观的构建需要综合现代自然科学的新发现，以及中国传统生命科学技术、自然哲学的资料。

　　（2）基础科学。

　　包括解剖学、生理学、组织学、胚胎学、遗传学、心理学以及脑科学等已经存在的学科。还包括精神学、思维科学和人体学等在钱学森提出人体科学的时候尚有待创建的新学科。二十多年过去了，钱学森提出的创建上述三个新学科的设想中，前面两个已经成为为现实，成为国际学术界的新兴学科。

　　在人体科学的基础科学中，人体学是钱学森最为突出的理论创建。它旨在把人体作为一个整体的、开放的复杂巨系统来认识，是人体科学的基础科学中的核心内容，是有待建立的新学科。钱学森指出："从人的整体、从人体功能态和功能态的调节去研究人，这就是人体学。这门学问倘有待建立，这也是人体科学的一个基础学科"。人体学"是人体科学的基础学科。人体学的重点是研究人体巨系统、人体功能态及其调节变化的学问"②。本书介绍的人体系统科学，正是在钱学森人体学思想的继承和发展。

　　（3）技术科学。

　　包括中医理论、西医理论（病理学、药理学、免疫学、寄生虫学等）与人-机工效学（ergonomics）等。本书将思维科学列为人体系统科学的两大主要内容

　　①　钱学森. 人体科学与现代科技发展纵横观. 北京：人民出版社，1996：427.
　　②　钱学森，陈信. 人体科学是现代科学技术体系中的一个大部门. 自然杂志，1988（5）：20～32.

之一。因此我们提出，人体系统科学的技术科学还包括教育学、领导学、管理学和运动训练学等。人体系统科学的技术科学将检验基础科学的认识水平，同时为基础科学研究提供有待探索的科学问题。

（4）工程技术。

根据钱学森的规划，它包括两个方面。第一个方面是关于人本身的，即第一医学（治病），第二医学（防病），第三医学（康复），第四医学（开发人的潜能，包括提高人的智力、体力以及提高人适应恶劣环境的能力）。第二个方面是关于人与环境关系的，如人-机-环境系统工程（它是在研究人、机、环境各自功能特点的基础上，运用系统工程的理论与方法，着重研究人-机-环境系统的整体性能，使其达到最佳状态的一门技术）等。

2.3.2　钱学森的人天观

钱学森指出，传统的自然科学方法"处理天文、化学、物理、工程力学这些问题上可以说很成功。但是一处理到人，就容易出问题，因为人不是简单的物质，研究人本身时遇到了物质和精神、客观和主观、大脑和意识这类问题，一处理这些问题就碰到困难了"，西方科学的机械唯物论"研究人体科学就走不通"[1]。为了突破传统科学方法的局限，开创能够认识包括人体在内的复杂系统研究的新方法，从 20 世纪 80 年代末到 21 世纪初的长达二十多年的时间里，钱学森在本体论、认识论、方法论和实践论方面开展了深入的思考。下面我们介绍钱学森在这些方面的部分思想。

1. 人体学的本体论

如果人体学的产生和发展是科学和社会发展的必然，那么人体学的创建面临着哪些困难呢？钱学森认为，创建人体学的最大困难来自认识人的复杂性和整体性。"人的复杂程度远远超过从前科学研究的对象。以前科学研究的对象总可以分解得简单一点，针对人，你就办不到，因为把人一分解，那就不是人了。所以，就得整体地研究它"[2]。

如何整体地对人体系统进行研究？钱学森认为首先要在哲学本体论上有所突破，其中首当其冲的是要突破还原论机械观。为什么本体论如此重要呢？下一章将会了解，本体论是核心的哲学观，它将影响认识论，而认识论就像人所佩戴的眼镜，它影响着人们将看到什么。更为重要的是，它在相当的程度上决定着人们将提出怎样的科学问题。对于人体系统，钱学森的具体建议是构建人天观。

① 钱学森. 论人体科学. 北京：人民军医出版社，1988：191.
② 钱学森. 论人体科学与现代科技. 上海：上海交通大学出版社，1998：72.

　　人天观包含哪些内容呢？钱学森认为"人天观是讲人和环境、人和宇宙这样一个超级巨系统的"。包含三个部分：宇观的人天观、宏观的人天观和微观的人天观。宇观的人天观把人放到宇宙中去考察，宏观的人天观考察人体内部与环境的关系，而微观的人天观考察人天观的量子力学基础。[①] 这里我们看到钱学森提出的人天观是多层次的人体整体观，宇观人天观是高于人体个体的层次，宏观的人天观既包括人体个体的层次、又包含人体个体层次，而微观的人天观则为人与环境的相互关系提供微观的量子力学基础。

　　三个层次的人天观有哪些理论依据呢？或者从哪些素材出发来构建人天观呢？钱学森指出，宇观的人天观来自天文学、宇宙学；宏观的人天观来自包括中医学在内的东方传统生命科学技术以及自然哲学；微观的人天观则来自量子力学。可以看到，钱学森指出的人天观有三大特点。首先是系统观；其次综合东西方文化传统；再次有现代科学的基础。其中，宇观和宏观人天观是开放的复杂巨系统理论的直接运用。人体系统的开放性决定了人与环境的复杂物质、能量和信息的关联，因此在人体以下的水平来看待和研究人体必然是不充分的。那么东方传统的人天观是否具有科学上的合理性呢？钱学森给出了肯定的回答。在东方传统人天观的指导下已经诞生了至今沿用了数千年的中医学的临床医学技术。由于中医学的临床实用性和独特的优点，说明了它所基于的人天观必然具有科学上的合理性。接下来我们看人天观的现代科学基础这一特点，它与上述两个层面的特点有着紧密的联系。它将决定着是否能够建立起科学的人天观以及能够指导未来人体学的科学研究。

　　钱学森指出，三个层次的人天观都是有待创建的。那么，二十多年来的科学发展，为构建人天观提供了哪些有利条件呢？

　　第一，量子力学有了突飞猛进的发展。钱学森指出微观人天观的科学基础来自量子力学而不是经典力学。其重要的原因在于量子力学比经典力学更为有效的理论，它不但能够解释经典力学所能够解释的所有现象，而且能够解释宇宙的微观过程（例如原子核亚原子尺度的物质和运动）。更为重要的原因是还原论本体论或者物质机械论所依据的正是经典力学，即世界是以物质粒子、空间时间与力为基本实在的。而在上述每个要素中，量子力学所呈现出的实在图像与经典力学的机械观迥异。

　　在钱学森提出人天观之后的二十多年里，由于实验和理论两大方面的快速进展，量子力学所呈现的实在图景已经更加清晰。在量子力学的图景中，场与粒子都是同等重要，甚至场是比粒子更为基本的存在，粒子是场的特殊激发态。相对论已经表明时空是相对的，而不像牛顿所设想的是绝对的。量子力学

---

① 钱学森. 论人体科学与现代科技. 上海：上海交通大学出版社，1998：45.

进一步证明，时空的背景不是空无一物的虚空，而是充满了巨大能量的量子真空。进一步地，所有的粒子，包括构成物质的重子（例如构成原子的电子）以及构成相互作用力的轻子（如电磁作用所依赖的光子）都可以看做是量子真空的激发态。

尤其重要的是，量子力学所提示的理论构架中有可能引入意识。针对微观人天观，钱学森敏锐地指出："处理信息的大脑也是微观的，是量子力学的过程……彻底解决量子力学测量问题必须用人的感觉系统为测量仪器，而不是用设想的仪器"①。这与斯塔普教授在量子力学诠释方面的工作相一致，后者特别地将意识作为量子力学的一个要素。因此，在正在展现的新量子力学理论框架下，宇观人天观和微观人天观可以整合为量子宇宙观。宇宙是一个有机整体，人是其中的一个部分，人与周围的环境有着千丝万缕的联系。人的存在、发展都取决于与环境相互作用关系。

第二，宏观人天观有了更丰富的现代科学支持。作为一个深入了解中国传统文化的中国学者，钱学森提出宏观人天观的重要素材是中国传统生命科学技术以及中国传统的自然观。我们从中医学等实用技术的有效性出发可以推想，中国传统的人天观必然有科学的合理性。但是，中国传统的人天观包括阴阳五行、五运六气等被视为玄学的观点，这其中有没有与现代科学基础一致的元素呢？几十年来，生态学与环境学的发展，以及由此带来的与人体密切相关的生态医学、环境医学等具体科学研究的资料，为中国传统的人天观提供了丰富的科学基础和事实资料。

宏观的人天观中，不但包含人与自然环境的关系，还应该包含人与社会群体的关系。中国传统自然观的核心就是道德。道是对宇宙自然的基本存在的论述，以及对自然规律的论述。中国传统的有关德的理论，从广义上包括任何系统与其他系统的相互支撑关系，以及特定的系统如何运用这种支撑关系的学说，所谓"厚德载物"其中的一部分包含各个文化传统中所普遍存在的社会伦理道德。中国传统的道德学说认为，德的建设，不但决定着个人的社会价值，而且包含着对自身健康、寿命的效应。那么这一学说是否有现代科学的基础呢？首先，从社会生物学的角度看，人类与其他动物一样，具有社会生物的群体特征的本性。个人的存在以及个体生命的演化，依赖其与人类社会群体的关系。其次，现代心身医学的研究表明，个人社会网络的大小与其健康状况和寿命有着显著的相关性。因此我们认为，宏观人天观中还应该包括社会群体生命观。最后，认知神经科学的发现表明人的怜悯、同情具有神经科学的基础。例如镜像神经元的存在，使得人类以及其他灵长类动物一样能够通过下意识的模拟而感受到同类生物的感受。由

---

① 钱学森. 论人体科学与现代科技. 上海：上海交通大学出版社，1998：50.

此，宏观人天观还应该包含人类群体生命观。

2. 人体学的方法论

对于人体这一庞大复杂的系统，如何对它开展建模呢？钱学森指出，人体这个巨系统"有一个标志：就是人的整体功能状态。在系统学中是明确了，即认为功能状态是亚稳态……但不是固定的而是可以调节的……我们想是不是可以借用量子力学的名词，叫做 eigen state（本征态），特殊的状态"。"人体是一个高度复杂的机体，或说是高度复杂的巨系统……可以有多少个相对稳定的功能状态……在这个亿亿万万个自由度的多元相空间中，系统有相对稳定的点或环，系统可以'停留'在点或环的附近，形成系统的功能态。复杂的巨系统有不止一个点或环，可以通过外界的作用从这一个点或环，即这一种功能态，进入另一个点或环，即另一种功能态"。因此，对于人体复杂巨系统，"非常重要的是要研究它的功能状态"。

钱学森指出，中医的"证"就是人体系统的功能态，"人生了病，西医去研究病灶，看疾病的起因是不是受了细菌的感染；中医不受此限制，中医的理论是辨证论治。这个'证'不是西医病症的'症'，在概念上是完全不一样的……中医辨证论治的'证'，要用系统科学的语言来说，就是功能状态。辨证是指辨别病人的功能状态，然后开药，用药物使病人从不正常的病态调整到正常的功能状态，也就是健康的功能状态"①。

钱学森指出："人体科学是从人体结构和功能在受整个客观世界的影响和相互作用的角度去开展研究的"②。钱学森认为，研究人体科学必须"多做实验，少谈理论"，"现在我们不急于去找机制机理的、物理的解释……要老老实实地做试验"③。

"对人体这样一个开放的复杂巨系统来说，单靠传统的还原论方法是不能解决问题的，必须再加上系统科学中发展起来的从定性到定量的综合集成方法，把中医、西医、民族医学、中西医结合以及体育医学等几千年来人民防病治病，健身强体的实践经验综合集成起来，总结出一套科学的全面的现代医学，即综合集成医学。这个医学包括治病的第一医学、防病的第二医学、补残缺的第三医学以及提高人体功能的第四医学。这样就可以真正科学而系统地进行人民体质建设了，人民体质和人体功能都将大大提高"④。

运用综合集成法研究人体，要求我们将上述各种有关人的经验的和理性的知

　① 钱学森. 论人体科学. 北京：人民军医出版社，1988：150.
　② 钱学森. 论系统工程（新世纪版本）. 上海：上海交通大学出版社，2007：136.
　③ 钱学森. 人体科学与现代科技发展纵横观. 北京：人民出版社，1996：200.
　④ 钱学森. 创建系统学（新世纪版本）. 上海：上海交通大学出版社，2007：201.

识，以及有关人的思维成果、经验、知识、智慧以及各种情报、资料和信息加以综合集成，并将这些知识格式化、系统化、条理化，存储在计算机里，开展综合模拟和分析。这项宏伟的工程还没有真正展开。一旦开启，将对人类的知识体系产生巨大的影响。

3. 人体学的实践论——综合集成体系与大成智慧工程思想

综合集成体系本质上是一套理性地运用众人之力，处理复杂系统问题和探索复杂系统规律的实践方法。它的目标是集大成智慧来解决实践中的复杂问题。钱学森指出："大成智慧……就在于微观与宏观相结合，……既不只谈哲学，也不只谈科学；而是把哲学和科学技术统一结合起来。哲学要指导科学，哲学也来自科学技术的提炼。这似乎是我们观点的要害：必集大成，才能得智慧！"

钱学森把运用综合集成法的集体称为总体设计部，他希望将之建设成国家进行长远规划、解决各种复杂系统问题的决策咨询和参谋机构。从中央到地方、从军事到法律、从科技到文艺等不同层次、不同部门、不同系统，都可以设立自己的总体设计部。钱学森指出，总体设计部作为领导部门的决策咨询机构，它应由德高望重、学识渊博、勇于开拓的总体设计师及各行各业具有团结、务实、创新精神的科技专家组成。

总体设计部的实施对于中国社会的发展具有特殊的意义。那么，它的成功实施需要具备什么条件？这个问题只能通过理论结合实践的过程中才能得到解答。

2.3.3　钱学森人体学的新发展

钱学森倡导建立的人体学，是一个具有恢弘气度的大学问，是能够集成古今中外、自然科学与社会科学、理性的和经验的有关人的知识的大学术体系。综合集成法为实现这一目标构建了一个理想的流程，这一方法是对人类探索新知识流程的精湛提炼。我们在深入理解这些特征的基础上，提出一个新的哲学本体论模型，即把人和周围的宇宙生命系统普遍概括为一元二面多维多层次的复杂系统。我们对人的心理、生理、结构、功能、物质、精神、意识以及思维等诸方面展开多维度、多层次分析。得益于这一本体论模型的客观性，这一分析表现出极大的包容性，多维多层次的概念，不但在概括西方自然科学对人体方方面面的研究成果方面表现出灵活性，而且在继承东方传统的人体整体论思想，尤其是人天相应的宇宙观思想方面有独特的建树，形成了一个集东西方认识的人体学知识新体系。该体系由若干科学原理组成，包括自组织原理、开放性原理、层次结构原理、能量原理和进化原理，这些原理对于解释、理解人体生命现象起着不可或缺的作用，并且帮助理解和设计提升人体素质的技术和方法。这些新发展构成本书的核心内容。

2.4　钱学森论思维科学

2.4.1　思维科学的内容

1979 年 4 月，钱学森在中共中央党校所作的学术报告《现代科学技术的发展》中首次提出创建思维科学。钱学森从系统论的观点出发，提出思维科学要吸收心理学、认知科学和脑科学的具体发现，但又与这些学科不同。思维科学只研究思维的规律和方法，它的目的在于了解人是怎样认识客观世界的，人在实践中得到的感觉信息是怎样在人的大脑中存储和加工处理成为人对客观世界的认识的。而且，思维科学与科学技术和工程技术密切结合，密切联系实践。他认为，人脑的微观结构保证了人的思维必定具有规律性，既然逻辑学能够找到抽象思维的规律，为计算机模拟人的抽象思维提供了理论，那么思维科学也一定可以找到形象思维的规律，并且"哪怕只讲清楚了一点，也不是小事，我想那将是人类历史上又一次科学革命。思维科学的研究将孕育着一场新的科学革命"①。

这些论述，站在哲学认识论的高度，初步凸显了思维规律研究的跨学科本质。进一步，钱学森从系统论的思想出发，依照复杂度和应用特征将思维分为四个层次——抽象逻辑思维、形象直感思维、灵感顿悟思维和社会集体思维，并且提出了若干课题和猜想。

钱学森认为，抽象思维包括数理逻辑以及辩证逻辑。"抽象思维比较简单，一步一步推论下去，就如从一点到下一点，……可以说是线性的。而形象思维呢……不是线性的，是多路并进的；不是流水线加工，而是多路网络加工。所以形象思维是面型的，多了一维"②。灵感思维是高级的形象思维，钱学森谈到："人的中枢神经系统里是有层次的，而灵感可能是多个自我，是脑子里的不同部分在起作用，忽然接通，问题就解决了……实际上就是形象思维的扩大，从显意识扩大到潜意识，是从更广泛的范围来进行形象思维"③，"形象（直感）思维和灵感（顿悟）思维实是一个，即形象思维，灵感、顿悟都是不同大脑状态中的形象思维"④。创造思维是抽象思维和形象思维的高度结合，"人的创造需要把形象思维的结果再加逻辑论证，是两种思维的辩证统一，是更高层次的思维，应取名为创造思维，这是智慧之花"⑤。最后，社会思维学展示出人与人的思维和知识之间

---

① 北京大学现代科学与哲学研究中心编. 钱学森与现代科学技术. 北京：人民出版社. 2001：157.
② 钱学森主编. 关于思维科学. 上海：上海人民出版社，1986：56.
③ 钱学森主编. 关于思维科学. 上海：上海人民出版社，1986：58.
④ 北京大学现代科学与哲学研究中心编. 钱学森与现代科学技术. 北京：人民出版社，2001：167.
⑤ 北京大学现代科学与哲学研究中心编. 钱学森与现代科学技术. 北京：人民出版社，2001：167.

的相互作用，"要研究人作为一个集体来思维的规律，它与集体的相互关系，相互影响"①。

钱学森认为，思维科学与人体系统科学既有区别又密切相关。1995 年，钱学森指出，感觉和直觉都是人体系统科学中神经心理学要研究的领域，而更上一层的感受则是精神学的研究领域，只处理所获得的信息，才是思维学的研究课题。

钱学森在提出思维科学创想的同时，国际上认知科学正在兴起。20 世纪 70 年代，Simon 曾将其归纳为认知科学＝认知心理学＋人工智能。1993 年美国科学基金委员会在华盛顿组织了一次有 30 个大学约 100 位专家参加的认知科学教育会议，会上对于认知科学产生了一致的看法：认知科学是研究人的智能（Intelligence）、其他动物的智能及人造系统的智能的科学。研究内容包括：感知、学习、记忆、知识、语义、推理、语言、注意、意识及思维等。由于这门科学具有多学科交叉的性质，人们从心理学、计算机科学、神经科学、数学、语言学及哲学等不同的领域进行有关的研究。不难看出，从研究人的智能方面，认知科学和思维科学有其互通之处。认知科学将人的思维作为人工智能和机器智能的理论基础，而思维科学是要为人工智能、智能计算机、模式识别技术等建立理论基础。两者在研究内容和目标有相当宽幅的重叠，但两者也有重大的不同。首先，思维科学把思维作为开放的复杂巨系统来研究，它重视思维的整体性、重视对复杂思维（例如形象思维、创造性思维、社会思维等）的建模和模拟。其次，与认知科学相比较，思维科学不仅是一个学科群，而且还是一个与自然科学和社会科学平行的科学技术大部门，它具有以下三个有别于认知科学的特点：

（1）思维科学内部划分为三个层次，基础科学、技术科学和工程应用。并以认识论为桥梁与哲学相联系。

（2）思维科学将思维机理研究与工程技术相联系。换言之，钱学森更倾向于思维科学的实践和应用，而不是在哲理思辨以及广无止境的探索中漫游。

（3）思维科学对有待建立的新学科有预言。例如形象（直感）思维学，创造思维学，社会思维学以及在人工智能的研究的基础上建立人机结合、以人为主的智能科学等。

钱学森在 1988 年 1 月给戴汝为的信中就谈到思维学、思维工程以及指导思维工程的技术科学思维系统学三者之间的关系，如图 2.3 所示。

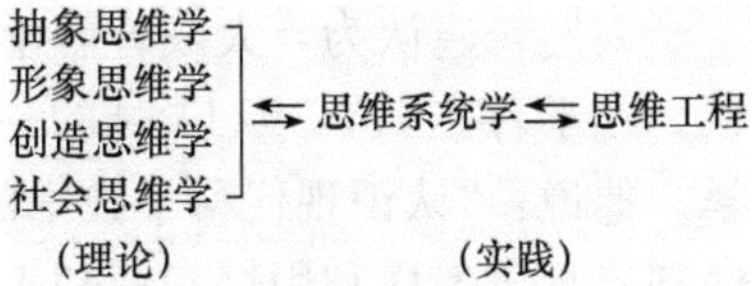

抽象思维学
形象思维学
创造思维学
社会思维学
（理论）　⇌ 思维系统学 ⇌ 思维工程
　　　　　　　　　　　（实践）

图 2.3　思维学、思维系统学与思维工程之间的关系

戴汝为等认为，上面第三个特点非常重要，因为这体现了思维科学在学科发展层面上的宏观设计，使该学科的研究步入动力学的疆域，在当今新学科不断出

---

①　钱学森主编. 关于思维科学. 上海：上海人民出版社，1986：59.

现的时期有重要的意义。这三个特点为实现如何提高人的思维能力这一根本目标指明了方向，为相关新学科的建立奠定了基础。①

2.4.2　思维科学研究方法

众所周知，思维活动不但极其复杂，而且它还看不见、摸不着，因此很难像其他科学那样采用白箱的实验方法。对于如何开展思维科学的研究，钱学森的认识也在不断深化。1981 年初，他曾指出两条路径：其一是较古老的心理学方法——人的内省，即自己考察自己的思维过程；其二是微观的方法，即从神经元入手的脑科学方法。而到了 1983 年，随着研讨的深入，钱学森认为，脑科学的道路——从微观上考察神经元在思维中的活动机制，这虽然是根本之路，但在短期内不可能有突破，所以要开辟第二条道路。"要用电子计算机来模拟人脑的部分功能，也就是试着改变电子计算机的操作运转程序，直至电子计算机也能出现如同大脑的功能，尽管还是局部的功能"。又经过四年的思考，1987 年钱学森指出："思维科学的基础科学，思维学的路，也就是从宏观而不是从微观，不从脑神经细胞做起。思维学就是要从宏观开始找人的思维的规律，研究这个规律。这个规律你怎么验证？不能爱怎么说就怎么说，你必须按这个规律做出机器，如果这个机器果然有人的思维的功能了，你就对了"②。同年钱学森再次明确提出，思维科学要"从实践提高，实践是计算机技术、人工智能的发展，特别是人工智能、智能机。从这个发展出发，在理论上提高，上升到思维学"。

由此可见思维科学的基础科学与技术科学是紧密联系在一起的，基础科学的发展为智能机的研制提供指导，而智能机则要模拟人的思维、成为思维实验室来检验思维规律。

2.4.3　钱学森思维科学的新发展

1. 大成智慧学与大成智慧工程

人们普遍认为，大成智慧学和大成智慧工程是钱学森在思维科学上的重要创建。钱学森在 1992 年 11 月的一次谈话中首次提出了大成智慧工程和大成智慧学。他说："认识现代科学技术的体系结构，是学习掌握认识世界和改造世界的锐利工具。怎样利用这一锐利工具为人类认识世界和改造世界服务呢？我们现在搞的从定性到定量综合集成技术，……是要把人的思维，思维的成果，人的知识、智慧及各种情报、资料、信息统统集成起来，我看可以叫大成智慧工程。中国有集大成之说，集其大成出智慧，……将这一工程进一步发展，在理论上提炼

①　戴汝为，张雷鸣. 思维（认知）科学在中国的创新与发展. 自动化学报. 2010, 36（2）：193～198.
②　北京大学现代科学与哲学研究中心编. 钱学森与现代科学技术. 北京：人民出版社，2001：159.

成一门学问，就是大成智慧学。"由于信息技术突飞猛进的进步，为大成智慧工程的实现提供了技术基础。2001 年 3 月 20 日，钱学森在接受文汇报记者采访时说："集合现代信息技术和网络技术，我们将能集人类有史以来的一切知识、经验之大成，大大推动我国社会物质文明和精神文明建设的发展，实现古人所说的'集大成，得智慧'的梦想。智慧是比知识更高一个层次的东西了。如果我们在21 世纪真的把人的智慧都激发出来，那我们的决策就相当高明了。……我相信，我们中国科学家从系统工程、系统科学出发，进而开创的大成智慧工程和大成智慧学在 21 世纪一定会成功"。

大成智慧学和大成智慧工程是社会发展的需要，尤其是在这信息爆炸、人们需求多元化、社会管理复杂化的新时期，它表现得尤其重要。古代人类社会群体规模小、活动范围局限，社会群体之间、人类与自然环境之间的相互影响较为简单。人类内部的冲突规模小、影响范围狭窄。随着工业革命的到来，人类社会所掌握的工具和力量都以前所未有的速度在增加，社会的生存、生活方式发生了极大的变化，人类的常规活动已经对自然环境产生了极为显著的影响。在今天，要使人们生活幸福，使自然、社会可持续地发展，就必须考虑更为广泛的问题。例如人口、资源、环境及生态等。在当今的中国社会，科学发展观的落实以及和谐社会的实现，每一项政策、每一个具体工程的实施都涉及许多人、许多领域。例如我国的三峡工程的实施，就涉及水利、发电、工程地质、生态环保、土木建筑、交通运输以及气象气候等复杂系统的多学科知识，同时还涉及组织管理、文物保护、考古发掘、军事、库区移民安置以及生产建设等社会科学、人文学科的多门知识和人才。因此，在 21 世纪，更有成效的推动社会和谐发展、人与自然的和谐发展，就需要集人类知识之大成进行思维、决策。

戴汝为对钱学森的大成智慧思想进行了比较准确的表述，即通过从定性到定量的综合集成研讨厅体系，把各方面专家的思维成果和智慧，把他们的理论、知识、经验、判断以及古今中外有关的信息、情报、资料、数据等，与计算机的多媒体技术、灵境技术、信息网络设备等有机地结合起来，构成人-机结合的智能系统，同步快速地对各种类型的复杂性事物进行从定性到定量、从感性到理性的思考，再回到实践，循环往复，逐步进行深入分析与综合。在此过程中，不断以学术研讨班（seminar）的方法启迪参与者的心智，激发群体智慧，发展现代科学技术体系知识共享的整体优势，集古今中外智慧之大成。使人获得新的知识、新的观念，丰富人的智慧，提高人的智能，特别是创造思维的能力，从而找出从总体上观察和解决问题的最佳方案。[①]

根据戴汝为的研究，综合集成研讨厅由专家体系、机器体系和知识体系组

---

①　戴汝为. 现代科学技术体系与大成智慧. 中国工程科学，2008，10（10）：4～8.

成，因此，它的成功运作就必须考虑三大类问题：

（1）专家体系的建设，涉及专家群体的角色划分问题、专家群体不良思维模式的预防与纠正、专家个体之间的有效交互方式、研讨过程的组织形式问题等。

（2）机器体系的建设，涉及基本要素（包括软件、硬件）框架的设计、功能模块和软件模块的分析与综合、软件系统开发方法的选择等问题。

（3）知识/信息体系的建设，涉及的知识——尤其是定性知识和非结构化知识的表达与抽取问题、知识的共享和管理问题，信息的获取和推荐问题等。

多年来，戴汝为领导的研究团队一直致力于专家研讨厅平台的研制，[①] 开发了三个中心七个功能的综合研讨厅平台。三个中心包括研讨中心、信息协作中心和数据中心，七大功能包括研讨、接入、系统管理、信息协作、决策支持、系统支持和经济资源服务。研讨中心为综合集成研讨专家提供接入服务和研讨服务，包括输入/输出方式、多媒体会议、资源共享等。信息协作中心为专家提供信息协作服务，包括信息的获取、筛选、过滤等。数据中心为专家提供专业资源服务和决策支持服务，系统管理服务和系统支持服务是为系统管理员提供的系统管理、资源调配接口。

戴汝为认为，钱学森的思维科学思想对人工智能、计算机科学、信息科学等的新发展有着奠基性的指导意义。[②] 特别是，这些思想和理论正是构建新一代语义智能搜索引擎的基础，新一代搜索引擎就是智能计算机。新一代语义搜索引擎的目标是要建立类似人的世界知识库，从而可以提供基于知识的搜索，或者说是知识引擎。戴汝为指出，新知识库的构建需要解决一系列的理论和技术难题。包括怎样从海量数据中用数据挖掘算法产生知识、自动产生分类、聚类等结果以及怎样管理知识库。其中，知识库的管理又分为四大类问题：（1）知识的更新问题；（2）知识的排序问题；（3）知识的歧义和同义问题；（4）知识推理问题。贯穿上述问题的核心是信息和知识之间的差别何在？

上述功能块的建成和对于新知识库的思考是一个可喜的进步，正在逐步引起人们的关注。但是，整个系统的智能性取决于一个核心认识的提高，即对于人的思维结构的认识，对人的智能计算的本质的认识。只有像人一样理解信息，才能将巨大的信息转变成有用的知识，才能开启从信息技术向知识技术的巨大转变，从以数据为中心向以人为中心的转变。虽然，互联网终端和云计算技术的发展为实现钱学森的思维科学理论和思想提供了一定的基础，但是，如何将海量的知识库转化为智慧平台？人到底是如何思维的？一个用几十亿终端集成的云计算，如何像人脑中的神经细胞一样开展运算？这些问题还没有成熟的理论能够说清楚。

---

① 戴汝为. 现代科学技术体系与大成智慧. 中国工程科学，2008，10（10）：4～8.

② 尹红风，戴汝为. 思维与智慧科学及工程. 上海理工大学学报，2011，33（1）：18～23.

对这一问题认识的突破，才能构成一个智慧的开放复杂海量系统，带来从信息到知识的技术革命。这正是人体系统科学的使命。我们下面先简单介绍我们针对上述这些问题思考的结论：思维的多层次复杂网络模型，详细内容见本书第 3 章和第 7、第 8 章。

2. 思维的多层次网络模型

我们认为，思维科学的深入发展以及智能搜索引擎、智能机的研制的核心问题是人体思维系统模型的构建。思维是什么？人类如何思维？或者，知识是什么？人如何认识世界？这些是自古至今围绕着人类文明发展的核心哲学主题。对这些问题的每一次深刻的认识，都极大地促进了知识进步。围绕着这一问题，我们有必要集成古今中外的深刻哲学思想。

在中华文明发展的历史进程中，《道德经》、《黄帝内经》等经典著作有着崇高的地位，它们对认知活动有深刻的论述。如《黄帝内经》在"灵枢"部分的"本神"篇中指出"所以任物者谓之心，心有所忆谓之意，意之所存谓之志，因志而存变谓之思，因思而远慕谓之虑，因虑而处物谓之智"。从这里可以看到一个对思维多层次过程的形象刻画。

在西方文明历史中，知识和思维的本性一直是哲学认识论的主题。自古希腊哲学家亚里士多德的《形而上学》、《逻辑学》以来，西方哲学就形成了以探索思维规律为主题的哲学认识论传统，并且深刻地影响着数学和自然科学的发展。[①]18 世纪的康德哲学代表了西方哲学认识论的高峰，康德哲学以《纯粹理性批判》为标志，揭示了人类认知的复杂性。康德认识论的某些命题，如认知的先天因素、知觉的建构性以及存在心理表象等，已经被当代的认知科学研究所支持。2000 年诺贝尔医学或生理学奖获得者、认知神经科学家 Kandel 称康德为认知科学的鼻祖。

通过康德和黑格尔的努力，形成这样一个知识学说：世界是一个有机的整体，通过人类的复杂的认知过程，尤其是理性思辨，最终产生了一个有机的知识体系。这是我们见到的最早的知识有机体的学说。一百多年后，科学家兼哲学家马赫和迪昂也分别提出了类似的观点。人体系统科学就要构建一个思维的唯象模型，将康德和黑格尔所倡导的知识有机体完整地展现出来，并能够实现其推理、演绎等功能。

钱学森有关思维的论述对于具体的思维模型的猜想虽然不具体，但已经具有科学模型的特征。他的思想有两个突出的要点：第一，思维具有多层次特征，从抽象思维、到形象思维、到灵感思维，涉及更多的层次；第二，思维是开放的系

① Russell B. 西方哲学史. 马元德 译. 北京：商务印书馆，2006：243～294.

统。我们认为，思维和知识应该被作为开放的复杂巨系统来研究，它们是一元二面多维多层次的复杂系统。具体地说，人的思维是人的意识（神经）系统的表层结构，我们通常可以称之为心理系统。实际上，人的意识（神经）系统还具有（从系统科学的角度看）类似的深层次结构，如管理人体内部自动化过程（如免疫系统）的心智系统，以及管理人体内心深处的理想、志向的心灵系统，这些系统是密切关联的，是一个统一体。后面两个深层次的思维系统在直觉思维和灵感思维中扮演了主要角色，也正是西方认知科学所忽略、或者不知所措的研究领域。同时，这三个层次的思维系统联系在一起，共同反映了人的精神生活。

　　我们在一元二面多维多层次的人体本体论思想指导下，对人体思维系统的具体建模方法进行了开拓。我们将康德和黑格尔的有机体概念落实到思维模型的构建中，形成与这些深刻的哲学思辨相呼应的思维和知识模型。特别地，将康德和黑格尔的认识模型与当代认知神经科学对思维活动的神经网络刻画有机地结合起来，构建了基于网络结构的思维模型，提出以网络节点表示概念，以局部网络通路表示命题，以网络回路来实现知识表达，以网络回路之间的竞争动力学实现演绎推理等思维活动的理论新框架。这一新框架一旦与信息技术相结合，可望实现可运算、可演化的新一代专家系统，产生新型的知识库与网络运算法则。对于思维科学而言，这一设想以网络通道的激发和回路竞争动力学为基础，旨在构造一个能够统一理解数理逻辑、辩证逻辑甚至更广泛的复杂思维逻辑的动力学思维模型，真正创新人类对思维过程的描述。详细内容见第 3 章第 3.1 节和第 5 章第 5.3 节。

第3章　人体系统科学综述

3.1　人体系统科学概论

3.1.1　什么是人体系统科学

人体系统科学，旨在建立一个以人为中心的系统科学，它将作为人体科学、思维科学和行为科学的基础。它不但应该为上述三个部门的具体学科提供哲学观的指导，还在科学问题的提炼、科学成果的应用——如人体优化技术的开发和社会系统工程的组织——方面提供一整套的理论和方法。在人体系统科学理论的构建上，综合上述功能于一体，是钱学森复杂系统思想的完整体现。即从哲学认识论、科学基础理论、技术科学到工程实践的一以贯之的思想，这一思想对于人这一复杂系统而言，不仅是必需的，也是必然的。因为关于人的学问本身没有最优，没有终极，没有传统自然科学机械论意义上的真理。人体系统科学总是处于对人的阶段性的解读过程中，其价值判断的标准在于是否能够对人类的健康、管理、教育等事业产生良好的促进。因此，它的有效性必须在结合实践的过程中得到检验。同时，由于人群、社会、文化的多样性，人体运动的具体规律应该随着人基本参数的变化而变化，需要针对具体人群的实践来构建具体的规律和发展技术，这是复杂系统科学的必然。

本书所阐述的人体系统科学发展了钱学森的人体学，建立了一个研究人的完整科学框架，为综合东西方有关人的哲学、经验、理性的知识奠定了宽厚的基础。这个框架丝毫不排斥在还原论基础上获得的关于人体的认识，它以一个更为完整的二面多维多层次系统来集成零碎的知识。例如，它将以一个多维多层次的系统观来集成人体的生理知识，以一个复杂网络有机体来集成心理知识，并在多维多层次系统观指导下，自然地将研究视野拓宽，囊括了多层次的意识现象，建立了新一代智能思维的网络模型。因此，人体系统科学将钱学森的复杂系统思想与国际学术研究进行了有效的对接，将在推动复杂系统研究、推动人体学研究、推动思维科学研究方面产生一定的影响。

3.1.2　与钱学森现代科学技术体系和系统科学的关系

人体系统科学的创建，是在"整理、研究、实践、发展"的八字方针指导下，对钱学森的现代科学技术体系认识和系统科学认识的一次探索性的发展。多年来，钱学森对这两个知识体系的思考倾注了极大的心力。在传统的数学科学、自然科学和社会科学之外，首次提出了科学技术十一大门类的建议，这十一大门类包括人体科学、思维科学以及行为科学等若干以人为主要研究对象的部门，也包括系统科学作为一门更为基础性的部门。这一体系的产生是以中国社会发展的需求为出发点，以社会建设的各个部门所需要的科学支撑为牵引的，具有明显的东方整体论思维的特色。与人相关的三大科学部门，虽然与国际流行的相关学科设置有对应，但在钱学森的思考中，明显包含着对人的更多整体性的和系统科学的思考。

诚然，对科学技术体系的整体结构的设计除了需要极大的胆略和智慧之外，还需要与科学研究的实际发展情况进行密切互动。近几十年正是科学技术飞跃发展的时期，随着信息技术的运用，人的思想和行为在发生巨大的变化，对人类的公共管理事务——教育、管理、经济、军事等——的理解、认识和研究，呈现出理论缺失、发展茫然的状况，理论的发展没有跟上时代的步伐。虽然各种高峰论坛层出不穷，众说纷纭，但深入的共识越来越罕见。在这样的学术发展背景下，是否存在一个稳定的宏观科学技术体系？学者们都在摸着石头过河，以不断创建小的分支学科为形式，一步步地拓宽知识创新的范围，填补研究领域的空白。国际学术界的生理学、心理学、思维科学和行为科学领域都以不断增添分支和交叉学科的形式向前发展。西方整体论的缺失，也表现在几乎不存在对科学技术体系进行整体勾画的努力。

另一方面，学术创新的艰难和社会科学团体受西方主导的现况，使得钱学森所倡导的人体三大学科的发展，甚至系统科学这门本已经具备一定基础的学科的发展遇到重大的困难。对此，在长达十多年的深入思考、研究、实践中，我们逐渐形成了如下认识：

首先，钱学森的系统论思维是对西方主导科学思维的发展。在西方科学家、哲学家也已意识到学科综合必要性的背景下，这一发展已经表现出其特殊的价值。因此，作为对整体论思维有基础的中国学者，应该继承和发扬钱学森的系统思维思想，对人类思维的发展作出贡献。

其次，系统思维是对人类、世界、宇宙的一种深刻的哲学思考，必须在哲学层面上进行更大力度的深入开拓，以取得与当代科学的还原论思维的统一。并在新的哲学观指导下，对东西方文化的知识进行集成。只有取得这样的集成，才能从根本上为人类的科学发展开拓出一条新的道路。

最后，针对人体系统所呈现的各种复杂现象，应该在系统科学的指导下进行统一的阐述。这是对钱学森的系统总体设计思想的彻底贯彻。具体说来，就是通过发展和完善复杂系统学，建立完整的人体复杂系统模型，全面阐述人体生理、心理、思维和意识层面的各种复杂现象，这是本书所阐述的人体系统科学。

　　因此，这里形成的人体系统科学，一方面给出了复杂系统学的理论框架，这是一个从哲学的本体论、认识论、方法论到实践论一以贯之的完整框架；另一方面在钱学森复杂系统思想与现代西方科学主导的对人的科学研究之间建立了一个桥梁，推动对零碎的知识开展系统论集成。这样既使系统论的思想得到应用，又有利于推动当代主流人体科学的发展；最后，秉承了钱学森思想的一个精华，即将有关人体的知识与社会发展密切联系，不但集成和发展优化人体的技术，而且宏观地发展社会系统的理论，发展社会系统工程的思想和方法。人体系统科学从这三个方面将钱学森的系统科学思想付诸具体的构建，形成了一个可以深入发展的框架。

3.1.3　人体系统科学的创新

　　建立人体系统科学，必须有如下创新：

　　首先，在哲学观方面的创新，涉及本体论、认识论、方法论和实践论四个层面的内容。这一创新是融合整体论和还原论的必要。对古代东西方哲学的研究以及对当代科学认识的前沿知识——量子物理学的哲学思考，并在继承海德格尔的存在论的精髓基础上，使得这一哲学本体论的创新成为可能。

　　其次，在复杂系统论方面的创新，重在建立一个平台，能够把系统从宏观到微观的哲学思考与从微观到宏观的数学建模在多层次、多维度的哲学本体论指导下实现有机对接。这体现在对开放的复杂巨系统进行数学描述方面的突破。这一突破的具体内容是将复杂概念网络为核心的定性分析与主体（agent）动力系统为模型的定量模拟相结合。这一设计是对钱学森的从定性到定量的综合集成法的具体实现。

　　最后，对人的生命活动实现一种全方位的认识创新，实现对人的相关知识的大综合。尽管对人体的生理、心理、精神和意识需要开展多方面的具体和细致的研究，但是这些方面都是密切关联的。如果能够在实现上述第二点方法创新的基础上实现知识综合，那么（现在主流的）分布式研究方法将得到升华。换句话说，分布式研究应该在一个主线引导下开展，分布式研究的成果也应该在一个公共平台上实现检验和应用。对于人而言，这是必须的和必要的。事实上，在每个学者的脑中都综合着这样一个认识（将知识和人生经历进行了有机综合），随着人生经历的推进，该认识在不断完善。人体系统科学正是要将这一在个体脑中的综合的人体知识，移到一个公共的平台上，使得多学科的学者们可以共同来发展和完善它。

3.1.4　人体系统科学的意义

　　这样实现的人体系统科学将是一个理想的应用人体知识的平台，因为它从一开始就是综合的。对于人体知识的应用，涉及每个个体，不论是总统还是平民，不论是科学家还是企业家，不论是老者还是青年。目前，这些知识散布在各个场所。信息技术的发展，为这一综合提供了技术支撑。但目前的情况是各门知识各自为政。由于人体的复杂性，即使属于基础的生理知识也存在众多的相互对立之处，对于涉及精神、文化、政治与经济等复杂现象时更是众说纷纭。人体系统科学认为复杂性除了来自于系统本身的多样性之外，还来自于人们认识的多样性，来自于形成认识的路径的多样性。但是在形式和内容的多样性背后，存在着认识诞生机制的普适性。因此，依据普适的认识诞生机制，复杂网络数学可以将多样化的认识进行有机的分类和多层次表述。应用这样的工具，任何有基本文化素养的个体，可以接触到更多的知识，提升人们对知识的理解。

更重要的应用在于将对人的基本认识应用于社会群体，那就是教育政策、教育方法、政治制度、经济系统以及健康保障体制等宏观社会管理的科学化。每一项社会管理的政策和法令，都涉及对人群的思想、认识和生活状态的认识，涉及对政策和法令影响的估测。这些与社会管理效率息息相关，这些都是社会管理者——国家领导人脑中时刻盘旋的问题。随着社会发展的复杂化，领导者需要更多的科学思维，需要集成更多学者的智慧来进行决策。对学者的思维如何开展有效的集成，如何根据集成的认识开展新的社会调查，又如何针对调查结果提炼新的认识？这些都应该根据人体系统科学研究的成果来科学化地展开。本书启动了这一探索，许多工作还有待深入进行。

总之，开展人体系统科学研究是一个重要的基础研究，是将钱学森的科学思想应用于社会建设的重要组成部分。人体系统科学将推动自然科学的人体研究朝着更为全面、系统、综合的方面发展，推动社会科学朝着严谨、定量、动态的方向进步，推动人类知识的大综合。由于关于人的知识与人类文化息息相关，人体系统科学还将推动东西方文化的融合，推动人类事业的整体进步。

3.2　人体系统科学的基本组成

3.2.1　人体系统科学的哲学观

影响科学发展的哲学观包括本体论、认识论、方法论和实践论四大层面，它们深刻地影响着人们提出科学问题的方式和探索如何回答的方式。因为哲学观影响着对系统的观测和建模（数据的整理和规律的表述），最终影响着人们对系统实施干预的目的和方法（即应用技术和工程）。为了探讨新的哲学观，必须深刻理解传统科学的哲学观，即还原论。在涉及对生命等复杂系统时，它表现出明显的局限性。一方面需要认识到还原论不仅仅是一系列零散的学术观点和主张，而是包含着对世界运动根本图像的一种把握，是人类理性认识事物因果律的必然思路（以更基本层次的运动来解释高层次的现象），有其思维科学上的合理性。传统的还原论哲学观在上述四大层面上都有自洽的表述。在科学发展历程中，人们不断成功地将貌似复杂的事物还原到基本层面上，找到对事物发展规律的简单而又带有普遍意义的表述，在产业革命中不断取得辉煌的成就。而另一方面，运用还原论来处理多层次的复杂系统时，其局限性也很明显。如果仍然沿用传统的还原论思路，就无法在人体系统科学的发展中取得本质性突破，就不能获得像薛定谔、拉兹洛等所期望的将世界的核心要素——人包含在内的新的世界图景。综合起来，我们必须对还原论的意义和局限性开展全面的理解。

这一理解既是哲学的深入思考，又是一项系统论研究，因为它是对人类思维系统的概括和总结。既然还原论体现了我们对系统的一种认知，那么我们应该对思维系统开展更广泛的思考。让我们对人类的现代知识开展一次综合：从量子物理学对宇宙起源、基本粒子产生到宏观事物（星系、太阳、地球、生物、社会等）的大尺度结构的形成和演化，现代科学给我们展示的世界图景，相对于牛顿、笛卡尔时代已经有了巨大的变化。我们对宇宙的本体、人的本体、社会的本体、生态系统的本体以及已经与之共存的我们的认识世界，可以尝试建立一个超越康德的、在海德格尔的存在意义上的本体论模型。换句话说，有别于传统哲学家（如康德、黑格尔等）始终关注宇宙终极结构（纯粹理性，或者绝对精神），我们将继承东方古代朴素哲学观——对宇宙、世界、生命以及人采取一种抽象的、可以包含无数解读角度的、开放的系统来刻画事物。道就是这样一个抽象的概念。进一步地，我们也不停留在传统的道的抽象概念上，而是借助于几百年来科学发展给我们带来的具体认识，借助于各门学科所产生的丰富多彩的、充满矛盾和多层次结构的知识，尝试为宇宙、世界、生命和人构建一个统一的本体论模型。这就是"一元二面多维多层次"的复杂系统本体论模型，用以刻画人类认识过程中遇到的所有复杂系统。

这一本体论模型来自于对宇宙万事万物的根本存在形式、对人和人体复杂系统的本质进行的一次根本性的思考，它综合了古今中外对事物的认识。一元二面多维多层次的系统模型告诉我们，一切系统都是简单与复杂的综合，都存在作为一元的自组织中心，或称本质。但同时又存在多维度的两方面矛盾对立的表象，如实与虚、表与里、动与静、简单与复杂等。简单系统之所以简单，是因为人们只关注其诸多层次中的某一层次；而复杂事物是这样一些事物，任何单层次的描述都表现出明显的不完整，多层次间的耦合才能说明相关现象。传统的还原论思考在对许多系统的研究中曾产生了丰富成果，这是因为自然界确实存在这样的事物，在某一基本层次上存在一种普适的基本元素，它们的有规律的耦合可以说明宏观上出现的一类现象。原子说如此，DNA 分子也如此，基本粒子更是如此。

但是，事物的宏观现象是复杂的。由基本粒子组成几类重要的微观粒子（质子、中子、电子等），由这些微观粒子组成数目有限的原子（元素周期表所记录的一百多种元素），这是还原论思想产生的伟大成就。然而，由这些原子所组成的分子，尤其是生物分子，就呈现数目可观的增长；由生物分子所组成的系统（如细胞）呈现出更大的复杂性；由这些细胞所形成的生命体，更是种类繁多；由这些生命体构成的社会和生态系统，其复杂性就完全无法仅仅从分类来表现。特别地，宏观事物与人们的生活息息相关，人们认知能力所及的范围积累了事物发展过程的详细信息，这些信息背后所蕴藏的科学规律，更不是简单的组成律所能概括的。于是对复杂过程的描述，必须引进哲学本体论的思考，必须将对事物的认识超越一种只关注基本组成、只关注基本分类的认知层次，这就是一元二面多维多层次本体论的核心。

这一本体论模型给出了一个对开放的复杂巨系统概念的发展。开放的复杂巨系统的概念，仍停留在对系统的一种分类上。而一元二面多维多层次的概念是一个具有可操作性的表述，它明确提出万事万物都存在一元，这一元的存在性是一种认识，是我们的本体论模型，是与海德格尔意义上的存在相对应的。因此，海德格尔对于存在的几乎所有的论述都可以作为这一本体论的支撑；同时，一元也获得物理学大量证明的系统自组织性的支持。同样，二面多维多层次也提出了对系统的具体表达，这些表达提出了对事物的具体性质的猜想，可以针对具体事物进行具体表达。如系统存在哪些维度，每一维度都由哪一个对立统一的二面所组成（和刻画），又有哪些相互关联的层次？由本体论引发的上述问题构成对具体复杂系统进行系统论建模的起点。本书讨论的核心就是将这一表述应用于人体和与人体相关的事物的分析。可以说一元二面多维多层次的哲学本体论表述，将会带来对复杂系统认识的具体途径，这将为复杂性研究构建一个巨大的空间。

对中国传统文化熟悉的读者，能够看出上述本体论模型以中国传统哲学为源泉。《道德经》早就对事物的演变给出一个具体的表述："道生一，一生二，二生三，三生万物"。我们认为，对道的描述包含了中国古代学者对宇宙事物进化形式的一种概括，对万事万物的适应是这一描述的特色。因此，任何事物都有道，都有其一，有其二，也有其三（我们将三理解为多）。上面几段中对一元二面多维多层次的具体解释，反映了我们在现代科学知识的背景下，对《道德经》的经典表述的理解。形式上的高度一致反映了内涵上的接近。但是，我们没有停留在形式上，我们建议的一元二面多维多层次的本体论模型具有针对具体事物开展科学建模的意义（见上一段结尾所提及的一系列具体问题），为开展对复杂系统的科学描述开辟了广阔的思路，将东方的直觉性的抽象表述（道、一、二、三、万物等）与西方重视逻辑性的具体刻画（因果、机制、机理、量等）相结合，这才构成我们提出的融汇东西方哲学的本体论。

一元二面多维多层次的本体论为人体系统科学的研究提供了一个认识论，为人体系统模型的构建提供了方法论的指导，并对综合集成人体知识，实践钱学森的综合集成法，发展大成智慧构建了一个思想框架。我们提炼出的复杂系统认识论由三条原理来表达，即认识主客体的相对复杂性原理，认识的时空相对性原理以及理性知识的层次性和可综合性原理。这三条原理的构建，是将一元二面多维多层次的本体论模型应用于人的思维系统，或称认识系统。人对事物的认识是在认识的主体（人）与认识的客体（事物）之间形成的一个思维结构（一个思维系统）这一结构具有以下特征：

首先，其本质（一元）是认识主客体之间的自组织性（一种协调性）。自组织性成立的条件是自组织性（凝聚性）大于发散性，前者是认识主体表达的丰富性，后者是认识客体所展示的复杂性，前者大于后者，认识将趋于一致。还原论的思维是限制认识主体的复杂度，因而在面对认识对象（客体）的复杂性时难以应付。只要放下这个限制，充分调动人的认识系统的内在复杂性，不要求一定达成共识，那么认识的道路是宽阔的。认识的发展就像在生态园里出现的物种一样，一花独放不是春，百花齐放春满园。这是新的本体论所引导的认识论。

其次，认识的思维结构具体存在于认识主体的人群中。每个认识主体都有一个思维网络。每一个思维网络都是具有多维多层次结构的复杂网络。具体的认识对应于网络中的一个回路，认识群体的公共认识对应于相同结构的回路。一群人与另一群人，由于文化、历史、所处的环境不同，可以产生不同的而又各自公共的回路，因此具有空间的相对性。随着时间的推移，人们的认识不断经受实践的检验，网络回路不断发生多个层次上的结构变异，形成向公共回路演化的趋势，这是趋向于真理性的时间相对性。时空相对性原理提出了复杂系统新的真理观，这是对自然科学狭义、理想真理观的拓宽，对于社会科学具有重要的意义。

再次，我们认为，人类整体也是一个有机体，也有其整体的思维系统，这一系统应该是高度的理性思维。对于这一系统开展的一元二面多维多层次的刻画，直接导致了理性知识的层次性和可综合性。换句话说，我们把人类整体思维中的理性部分等价于人类的理性知识，进一步等价于科学的认识，它不但包含当今的科学认识，更对应于在新的哲学观指导下形成的复杂系统科学的新认识。

在上述认识原理指导下，也形成一个方法论，即"多层表述，逐级定量，多次迭代，逐步近似"，以及在科学建模方面的"多层面目标分解、多层次要素集成"的方法论策略。这一方法论与一元二面多维多层次本体论是一脉相承的。因为认识对象是多维多层次的，关键就在于抓住关键维度和关键层次。而且，认识是相对的，因此没有终极（最优）认识，只有更优的认识。更为重要的是分清不同维度和不同层次，避免硬性地在不同维度的认识之间进行取舍，避免将不同层次的理论进行比较。还原论的认识论和方法论崇拜精确性而排斥模糊性，在追求精确性的同时，它排斥复杂的现象和问题，而仅仅关注能够给出精确刻画和答案的简单现象和问题。复杂系统的本体论则不同，它认为世界在本质上是复杂的，人们的认识是不断发展的。因此，对复杂现象的刻画，呈现一个广谱的精确度空间，系统的不同层次、不同层面上对应不同精确度的刻画。随着科学共同体认识水平的发展，这种刻画的精确度是不断变化的。

最后，认识的真理标准是与实践的一致性。对于人体复杂系统，社会实践是最重要的，人类的健康、和平和文化的多元发展是时代发展的最重要的旋律。在新的本体论、认识论和方法论的指导下，人的科学模型的建立，包括生理学、心理学、精神学、意识学和文化学等，将获得一个巨大的发展空间。真理不是产生于某一理论的教条，而是产生于推动社会文明发展的社会活动，特别是人类健康、文明、繁荣的事业。因此，我们不但完成一个新科学图景的建立，而且直接将该图景与人类发展的事业密切结合起来，推动一个理想的科学的诞生。

3.2.2　人体系统科学的科学原理

哲学观（本体论、认识论、方法论和实践论）是用来指导对于人体系统的科学研究的。人体系统科学是这样一门科学，它将着重提炼人体系统的一般性的科学原理，这些科学原理在具体的人体运动过程中总起着基础性的作用。这些原理是从人体运动的大量观察事实中提炼出来的，具有充分的事实基础，也是与哲学观的基本原理一致的和互相支持的。

我们初步提炼的人体生命现象中的人体系统科学原理有五条，即自组织原理、开放性原理、层次结构原理、能量原理和进化原理，这些原理的提炼是为了指导提炼和发现新的科学问题。今后，人们的研究还可能发现新的具有普遍意义的原理。

人体复杂系统的自组织原理是刻画人体（高级智能的生命体）这一特殊系统自组织过程的科学原理。进一步地，自组织原理是系统在遭遇到可能导致其解体的威胁情况下表现出凝聚力的科学原理。例如一个生命体在生命受到威胁时表现出一种保持自身生存的愿望，这一愿望（一种神经活动）会产生一系列生理和心理反应，统称为生命体的自组织过程。植物、动物、人类都具有自组织过程，但尺度和强度不同，因此也就表现出层次各异的自组织能量。对于人体复杂系统，其自组织性的突出表现为自修复、自更新和自适应等高级功能。

人体复杂系统的开放性原理是刻画人体与周围各种物质能量与信息相互关联的科学原理，例如饮食、光照过程中的物质能量支撑，再例如人与人之间的交流和文化学习活动中接收到的信息支撑，人的生理、心理和行为受到周围自然、社会和文化环境的影响等。人体通过长期进化，形成了哪些处理、利用外界物质、信息的渠道、通路？这是在开放性原理指导下的科学研究内容。特别值得指出的是，人体小系统的自组织中心与社会（自然）大系统的自组织中心之间存在一种相通和关联。所谓人的良知是经常被忽略的一个重要通道。从人文意义上讲的，人的良知与社会的共同价值是相通的，这正是人体一元二面多维多层次开放系统的一个核心内涵。人体不但在物质层面上与自然、社会保持着联系，同时，在意识层面上，尤其是在一元的自组织中心层面上保持着密切的关联。

人体系统的层次结构原理描述了人体在进化过程中形成的多层次结构（如分子、细胞、组织、器官、系统、人体、社会、生态系统等），特别是层次之间存在自下而上和自上而下的双向因果作用关系，甚至存在跨层次的网络关联。这是复杂系统思想应用于人体系统的一个重要的原理性认识。与开放性原理相结合形成多层次的开放性原理——系统各个层次的要素不但与其他层次存在多层次耦合，还在各个层次与外界有关联。正确认识多层次开放性原理，对于理解生命现象有重要的意义。多层次开放性原理，是认识人体复杂系统的金钥匙。

人体系统的能量原理来自于物理学的研究。这一原理指出，生命活动普遍具有能量性，任何生命活动都要消耗能量，而且这一能量性也具有多层次性。人体生理过程中涉及生物化学的能量，这已经形成共识。但是，对于这些能量的精确的定量的刻画还很不够，应该作为今后科学研究的重要课题。而对意识过程的能量研究几乎是空白。我们认为，意识结构的能量同样具有多层次性，意识的内层结构（心灵）与整体生命系统相连接，能量最大；中层结构（心智）是人类公共的进化产物，也拥有大尺度的能量；外层结构（心理）中的个体结构能量较小，但是具有真理特性的认识与人类共同的知识相一致，就拥有较大的能量。心理能量的大小如何取决于人与周围的相互作用，将是人体系统能量过程的重要研究课题。

人体系统的进化原理来自于达尔文生物论。达尔文进化原理指出，生命系统具有选择优化其生存空间的进化能力。因此，生命系统不再是机械演化，而是拥有类似于期望和行为控制方式的进化能力。人体神经系统的运作方式使得人的进化过程展现出特殊的自主性。首先，在个体层面，神经科学所揭示的神经系统的可塑性与意识活动对人体功能的塑造性作用，形成了人体系统的多层次塑造；其次，在群体层面，由于意识活动的开放性，类似的多层次塑造成为人类群体进化的重要因素，因此其进化过程还未被精确认识。最后，在地球生态系统层面，生命系统的表观规律随着进化也在缓慢地变化，生命系统的多样化还会造成表观规律随物种变化而变化。病毒、细菌、植物、动物、人，都生活在地球这一生态系统中，各种生命既遵从普适的生物学原理（在蛋白质与遗传学层次），又拥有各不相同的功能性原理，相互依存、相互影响。这些原理为提炼和发现新的人体科学问题提供指导。

以自组织原理为例，在一元二面多维多层次系统观指导下，我们对自组织原理所主导下的现象提出新的科学问题。例如，如何评估人体自组织能力？如何定量刻画个体的自组织能力？如何量度病人的康复能力？什么因素会削弱人体的自组织机能？哪类因素有利于人体自组织能力的提升？具体到一个典型的生理现象，睡眠。睡眠与失眠是这个事物的一个两面性，失眠正是机体自组织能力下降的表现。为了深入探讨这一现象，我们将系统的其他一些两面的维度加以罗列，如白天与黑夜、运动与静止、体表与内脏、思虑与休闲等，这些都是与睡眠的自组织理论相关联的维度。将这些维度联立分析，如白天黑夜的思虑和休闲的生活方式是否受到干扰，体表和内脏的运动与静止的节奏是否可以调整，等等。于是，一系列的问题就打开了我们对这一现象的分析的思路，多维度联立就形成了我们描述失眠患者的人体运动状态的一个相图，它可以给出失眠这一病理现象的系统科学的诊断（详细的分析另文发表）。

由此可见，人体系统的科学原理指导我们从系统论的宏观层次上提出科学问题，指导具体的人体现象研究。人体系统科学的原理和方法，在当代人体生命科学研究中有广阔的应用前景。随着对人体认识的定量化和微观化，大量的人体数据呈爆炸式增长。人体系统科学旨在主导这一整理、归纳海量人体数据的努力，提炼人体运动规律。因此，人体系统科学要与各个具体研究人体的学科相结合，共同推进关于人的本质特性和运动规律的认识，共同构成关于人的科学。

3.2.3　人体系统科学的应用技术

人体系统科学中，人不仅是科学研究的主体，也是科学研究的对象，更是人体科学知识应用的对象。人体系统科学在上述系统观的指导下，对人类长期积累的传统的保健、卫生、治疗、锻炼的经验学说开展系统梳理，并结合工程实践全面认识这些经验学说的意义、价值和逻辑。这里包括对于中医理论的认识，蕴含着将中医理论中关于人体的系统学说与现代科学技术所产生的数据集成起来，产生对于人体复杂系统的全面认识。我们将经过梳理的各种提升人体素质的传统的经验、方法、学说等概括为人体系统科学的应用技术——人体系统优化技术。

人体生理心理功能是人体系统的最重要的功能态，是人体系统科学研究的主要对象。人体系统科学的基本原理所涉及的大量科学问题都直接与人的生理心理功能挂钩。充分认识生理心理状态，对于预防疾病，开发能力，提升智慧都有着广泛而深刻的意义。

身心健康是广受社会关注的话题。我们在本书第7章讨论的人体系统优化技术对有益身心健康的、传统的经验性活动进行了概括。人体系统优化技术是在五大基本科学原理指导下发展的，这是因为我们的生理与心理系统都是在这几大原理的作用下运行。在一元二面多维多层次本体论指导下，我们将各种人体优化技术从外到内，从生理到心理，从认知到心灵归纳为体育锻炼、认知训练、表象训练及身心训练。这最后一项涉及对意识外中内三层系统对应的神经系统开展系统的、综合性的、开放性的训练。如果能够持续进行，最终将促使三大意识系统的和谐、通畅与互动，极大地激发整个神经系统的能量和运动，达到身心系统的高级优化。上述系列的优化方法，从上到下能量级别逐步提高，人体健康的优化效果也逐级提高，但涉及的系统也越来越大，过程也越来越复杂。这是传统修炼学说被称为东方玄学的原因。这一人体系统科学的表述有利于对传统的健身养生技术开展深入的研究，给出更为全面的理解。人体系统科学以复杂系统理论为基础，将可能揭开东方玄学的面纱，使人类充分认识这一中国传统学说的意义与价值，探索有利于个人和社会健康的综合性方法，为人类的进步作出贡献。

　　我们曾经将人体系统优化技术用于优秀运动员的培养，对优秀运动员的心理素质和意志力的训练提出新的系统性的方法。例如，运动员在重大比赛前心理生理处于一个高激发态，从心灵到心智、再到心理三个层次的调动是竞赛能力的保障，如何保障这三个层次的协调？以心灵统领心智、再管辖心理是自组织原理的运用，训练有素的运动员保持着高度的自觉性，保持着内心的安静，平静中蕴含着力量。要形成这样一个状态，需要有一个与此内容相一致的训练方案，这是一个高级的训练方案，曾取得明显的效果（见第 7 章）。

　　作为一个挑战，让我们从人体系统科学的角度来回答一个问题，什么是理想和圆满的人生？人体是一个开放的复杂巨系统，它时刻与外界保持着密切的作用。一个理想的、圆满的、幸福的人生是一个高能量态，是一个在社会和自然生态环境中的高度和谐态。保持这样的和谐态要求达到两个条件：第一，内部达到高度的有序与和谐，这里包括经络贯通，细胞组织处于低消耗、低流量的状态，心中坦荡（神经元间的电流几乎没有阻碍）；第二，与外部高能量源保持良好的互动，外部的最大的能量源应该是既与个体有深刻的渊源，又与人类整体生命息息相关的生命系统。因此，对外，中国传统文化讲究与天地君亲师相通。前两者比较抽象，我们在这里不做讨论。后三者分别代表国家、家族和师承。中国传统文化倡导精忠报国、百善孝为先、一日为师，终身为父等，就是推崇与国家、家族和师承保持高度和谐和共振，以便实现能量（或者所谓的负熵流）的可持续输运，有利于保持人生的高能量态。对内，倡导修身养性、明心见性。这里的心和性，都是指意识的内层结构。通过修炼，人达到自己内部的通畅，使人体心身小系统在人类大系统的熔炉中实现转化，产生心身高度健康的状态。这就达到理想圆满的人生。

　　人体系统科学提倡对人的生命过程中的运动规律和科学原理进行全面的总结，提出命题。这一人体的科学观既有利于仁人志士充分运用真正的科学真理，在身心健康的大道上不断前进，同时也促进人体系统科学本身的发展，使这门科学在社会发展中为广大人民群众服务，为营造一个大道普传，天下为公的高级社会形式的早日到来贡献力量。第 7 章 7.2 节讨论的人体系统高级优化过程就是一项基于人体系统科学原理的、将祖国传统的心身并练、性命双修的技术与当代科学认识相结合、并密切结合实践的一项系统工程。这项工程的目标是提升人体健康素质，提高工作效率，增进家庭与社会和谐，实现人生价值，促进社会发展，推动人类进步。将个人的发展与社会的发展联系起来，而且实现一种密切的联系，不是一项简单的工程，而是需要全面应用人体系统科学，从多维多层次来入手的复杂系统工程。

3.2.4　人体系统科学的社会工程实践

社会活动是个体生命意义和价值实现的载体，而社会系统工程是在系统科学指导下的社会群体活动。人体系统科学掌握了人体的运动规律，对于社会活动的科学规划、运作和反馈，将可以达到高效率的和谐和圆满。这是个人心身并练技术的延伸，将会带来对社会科学和实践的崭新认识。

1. 人体科学的系统工程

看病贵、看病难等一系列社会问题的主要原因是当今医疗观念的狭隘所造成的医学资源紧缺和不公平分配。当代医疗学将医院作为保障社会成员健康的唯一承载体，将受正规医学院所培养的医师作为保障大众健康的唯一合法者，将现代化诊疗仪器设备和高科技开发的药物作为医疗的必须器件，导致了医学消费额的持续上涨。面对我国庞大的病患群，医疗资源必然紧缺，也必然导致医学资源的不公平使用，长期下去必然影响社会稳定。

人体系统科学旨在发展对人的全面认识，尤其是对人的康复机理的全面认识，使医学跳出"手术＋抗生素"的狭隘框架，重新认识人的自组织康复能力，重新认识病人在康复过程的主体作用，对医疗过程进行重新定位。按照祖国传统医学的思想和认识，病人的康复不但是机体的康复，也是对不正确生活方式的反思和改良，是思想认识的康复。例如，《黄帝内经》所倡导的饮食有节，不妄作劳，再如治病容易补心难。这句古代箴言的本意是，局部疾病容易进行调节，而对健康起着关键作用的是患者主体的思想认识，后者的调节和建设更为复杂。要实现这一理想的医疗模式，有赖于整个社会长久的努力。我们认为，这是中华民族伟大复兴的一个标志，即中国人民的健康观念和健康素质真正走在了世界前列，真正成为世界各民族效仿的榜样。这一天又是可能到来的，因为中国五千年的文化在身心健康方面的积累在世界上是独一无二的。中国传统有关人体身心运行规律的理解，早就蕴含着深刻的复杂系统科学思想。这一文化的特色在于人体的过度消费不是必须的，而是应该节制的；人类的社会生产活动规模也是应该节制的；人身小宇宙与社会、自然大宇宙应该高度和谐，才是健康的最高境界。这是对当代以西方文化为主导的高消费、高增长模式、以发展来解决矛盾——所谓以动治乱——思想的极好补充。人体系统科学全面整理这一极富民族传统特色的、古代朴素的科学思想，并与当代的科学研究相结合，形成系统的人体科学知识，在提升全民健康素质的同时，全面提升整个民族的科学素养，包括科学的认识人自身。这是一项宏大的社会系统工程，因此，是中华民族伟大复兴的一个重要组成部分。

上述民族振兴的方案是钱学森长期思考的内容。钱学森提出发展预防医学。中医学中包含大量的预防医学的内容，以人体系统科学来解读中医，并运用中医系统观来解读人体的海量数据，形成对人体的个体化诊断，是深入发展预防医学的基础。同时，钱学森倡导发展第四医学："第四医学是用'性命双修'来提高人的功能状态。人的功能状态提高了，人的潜在功能发挥出来了，人的素质将提高到前所未有的高度"，并指出这"应该是社会主义中国的国家目标"①。第四医学是钱学森重要的理论创建，人体系统科学将对第四医学给出科学的表述（见第7章），以人体的多自由度、多层次性以及意识对人体功能的调节作用来认识优化人体系统的巨大空间，并从这些知识来设计人体健康保障工程，将会带来人体健康的一个本质性的提高。

2. 思维科学的系统工程

思维科学的系统工程旨在对全社会的思维成果（知识）进行概括、提炼，形成系统化和实用的知识体系。从这个意义上说，现代科学技术体系的思想也是思维科学的一项具体成果，它是钱学森对当代人类知识体系的总结、概括和提炼。思维科学的系统工程将运用思维科学的研究成果（特别是思维科学的工程技术成果）于大规模的社会实践，人工智能是思维科学系统工程的一个应用领域，而教育是思维科学系统工程的另一个突出领域。

人体系统科学重在发展关于人的复杂思维的认识。对人的复杂思维（包括形象思维、灵感思维）的深入的科学分析，将会导致新一代人工智能技术的发展。我们已经开启了这一研究（见第 3 章 3.3 节），在人体系统科学的框架下发展人体复杂思维模型，并应用于开发新一代医学专家系统，实现新一代智能计算机，构成思维科学的第一类系统工程。同时，思维科学与人的智力发展密切相关，涉及教育科学的问题。"教育科学中最难的问题，也是最核心的问题，是教育科学的基础理论，即人的知识和应用知识的智力是怎样获得的，有什么规律"。因此，根据人体思维模型所发现的创造性思维的运行规律来规划和指导教育实践，将构成思维科学的第二轮系统工程，这一工程对于建设创新型国家、提升社会整体的

---

① 钱学森. 论人体科学. 人民军医出版社，1988：147～163.

智慧水平意义重大。因此，实施在新哲学观指导下的思维系统工程，应该受到社会的高度重视。

3.2.5　对钱学森人体学的创新

人体学是钱学森的理论创建。钱学森指出，"从人的整体、从人体功能态和功能态的调节去研究人，这就是人体学。这门学问尚有待建立"。"人体学的重点是研究人体巨系统、人体功能态及其调节变化的学问"。[①] 本书介绍的人体系统科学，是对钱学森人体学思想的继承和发展。

这个学科怎么建立？钱学森提出了三个方面的建议。首先，人体学的创建要以人天观、系统论的观点作指导，并且要重视人体的多层次、多状态以及意识功能等复杂特性。其次，人体学的素材主要来自于已有的、蕴藏在各门学科中的人体唯象理论，需要运用系统科学的方法加以梳理、提炼。这是一个庞大而艰巨的任务。最后，从唯象理论为素材深入挖掘人体复杂系统的现代科学原理，这样就初步建立了人体学。

人体系统科学正是遵循钱学森的建议，站在哲学的高度、从系统的观点出发来阐述人体的系统层面的原理，提出系统层面的科学问题。为了在还原论和整体论中取得统一，我们发展了一元二面多维多层次的哲学本体论，并提出在这一本体论指导下的认识论和方法论，丰富和发展了钱学森的人天观。未来若干年，我们将沿着钱学森指引的思路，对解剖学、生理学、组织学、胚胎学、遗传学、心理学以及脑科学等传统自然科学中诸学科的知识进行综合，这是可能的。因为这些学科秉承的还原论思想，也在一元二面多维多层次的哲学本体论之内，只是层次单调一点，维度局限一点。这一梳理能够及时发现现有知识点的空白，能够推动当代西方科学主导的人体学各个分支学科的进一步发展。

同时，在一元二面多维多层次的本体论指导下的人体系统科学将创建人体学、精神学和思维学等新兴学科。这些是对钱学森人体学思想的继承和发展，是人体科学与思维科学交叉的学科（见 3.3.3 小节的讨论）。这一新发展包含着一个全面提炼人体生命过程的基本元素、全面开展人体生命过程的多层次描述以及对人体的物质与精神开展综合研究的一个新思路。新的人体系统科学自然地将物质与精神、生理与心理、思维与意识联系起来开展科学建模，从而体现能够对众多人体科学现象开展科学探索的优势。例如，对于人体的康复理论中，将自然地包含系统开发以病人的自组织能量为基础的，综合化学、生物、生理、心理与意志等多层次、全方位要素的康复理论。又如，对于高端人才的培养，将提出将教育者与被教育者统一为一体的自组织、多层次相互作用系统的新型教育理论。因此，新

---

① 钱学森. 论人体科学. 人民军医出版社，1988：147～163.

的人体系统科学的实用意义将是十分明显的，而在应用过程中通过逐步近似的认识论，新理论的完善过程也将表现得高效。这对于复杂系统的研究非常重要。

人体系统科学构建的哲学-科学-技术系统，为解答钱学森有关人体研究的基本科学问题提供了坚实的框架。例如，针对人体系统的多层次性，钱学森提出两个问题：人体有多少个结构层次，各个结构层次之间是怎样的相互关系？这正是人体系统科学的基本核心问题。正如我们上面所说的，一元二面多维多层次的系统观首要问题是关注各个层次、各个维度。只是新的哲学观告诉我们，对于人体的结构层次数，在短期内不必强求一个终极的结论。结构层次数是一个因认识目的、甚至实践内容而异的。例如，对于癌细胞的抑制问题，我们可能需要引进分子、细胞、免疫系统、神经系统（意识内层）与认知系统（意识外层）等四到五个层次，因此，癌症是一个复杂性疾病。而对于某些简单手术能够解决的问题（如阑尾炎），尽管其发展过程也是涉及人体多个层次，但是，炎症的严重后果主要发生在炎症器官周围，不必涉及过多的层次。灵活地处理各个问题，将有利于我们综合集成已有的、各个学科的知识。经过一段时间的探索，人们将不难给出一个比较完整的人体结构层次的定量描述。

另外一个钱学森关注的问题是意识是如何作用于人体的，这个问题也是著名的物理学家薛定谔、约瑟夫森（Josephson，英国剑桥大学物理学家，由于预言隧道超导电流而获得 1973 年度诺贝尔物理学奖）等关注的问题。钱学森指出："人与物的区别是能够用大脑的思维活动影响神经系统，把人体这个高度复杂的巨系统略加改变……人体就移入（新的）功能态，也可能是由于意识作用，……出现新的功能态，不论哪一种情况，都是人能通过意识作用从一种功能态进入另一种功能态"①。人体系统科学将人体功能与思维（意识）的关系紧扣在一起，开展一元化研究。在 3.3.3 小节，我们要讨论运用意识的（内、中、外）三层次模型，结合复杂概念网络模型的方法，可以开展对这个问题的系统研究。

总之，人体系统科学正是这样一个框架，它能够理想地推进钱学森的关于人体的研究思想和研究方案，密切结合社会发展需要，集成各门各家有关人体的有用的知识，梳理科学规律，推动人类的健康事业发展。

3.3　在人体系统科学下的思维科学创新

3.3.1　康德与黑格尔的思维有机体思想

自古至今，围绕着人类文明发展的核心哲学主题之一就是思维。思维是什

---

① 钱学森. 论人体科学. 人民军医出版社，1988：147～163.

么？人类如何思维？或者知识是什么？人如何认识世界？对这些问题的每一次深刻的认识，都极大地促进了知识进步。

在中华文明发展历史进程中，《道德经》、《黄帝内经》对认知活动的多层次动力学过程有过多层次的形象刻画。古希腊哲学家亚里士多德的《形而上学》和《逻辑学》大量的篇幅是讨论什么是认识，康德在《纯粹理性批判》中更是长篇论述认识论的命题，如认知的先天因素、知觉的建构性以及存在心理表象等。黑格尔在他的《逻辑学》巨著的前言中声称，他研究的就是思维的科学。其实，所谓的唯心主义哲学家都是将注意力集中在对思维的研究上。今天看来，许多论述对于理解思维的本质是极具参考意义的。

在康德之前，认识论的代表观点都突出某一层次的认知能力。而在康德看来，人的认识过程，既包含经验论哲学家（洛克、休莫）等认为的从感觉到理性的过程，又包含理性论哲学家（笛卡尔、斯宾诺莎等）所认为的从理性到感性的过程。康德将人类的认知过程明确分为感性、知性和理性三大层次，每个层次又包含若干子层次。这一描述揭示了人类认知过程的复杂性，为人们理解认知过程创造了一个多层次系统的框架。康德进一步对这一复杂认知过程的产物——知识系统提出了精辟的见解。他说：理性思维的终点是构建出一套关于对象的有机的知识系统。在理性的指引下，"知识……必须构成一个系统，唯有在系统中这些知识才与理性相互支持和相互促进……（这一系统）就是杂多知识在一个理念下的统一……（在这个统一性下）一切部分都相互联系……每个部分都能够在其他部分的知识那里被想起来……所以整体是节节相连的，……"①。可以说，本书所建立的复杂网络模型正是在尝试为康德所说的知识有机体建立一个物理模型。

康德学说发表数十年后，黑格尔把这一哲学思想推到了又一个高峰。首先，黑格尔拓展了康德有机体的思想，认为世界作为整体是个复合的有机体。他进一步把这个信念发展为他的逻辑学说基础，在两部《逻辑学》著作中，黑格尔发展了康德关于理性的学说体系，在康德对形式逻辑二律背反现象阐述的基础之上发展了辩证法，辩证法由正题、反题和合题组成。黑格尔认为，在最好的思维中，思想变得通畅无阻，真和假并不是判然分明的，没有任何认识是完全的假，也没有任何认识是完全的真；思辨的过程对于理解结果来说是必不可少的，这个辩证法的思维过程，最终展现为一套知识有机体。"完善的逻辑就像一个致密的整体，不带高低不平的边缘、没有独立的部分，而是像人体一样，或者说更像有理性的精神一样，结成一个各部分之间互相依存、并趋向同一个目标的有机体"。②

①　Kant I. 纯粹理性批判. 邓晓芒 译. 北京：人民出版社，2004：629～630.
②　Russell B. 西方哲学史. 马元德 译. 北京：商务印书馆，2006：243～294.

通过康德和黑格尔的努力，形成这样一个知识学说：世界是一个有机的整体，通过人类的复杂的认知过程，尤其是理性思辨，最终产生了有机的知识体系。这是我们见到的最早的知识有机体的学说。一百多年后，科学家兼哲学家马赫（Mach）[1] 和迪昂（Duhem）[2] 也分别提出了类似的观点。这些哲学层面的论述，还没有引起科学界的足够重视。我们不禁要问，是否存在一个唯象模型，将康德和黑格尔所倡导的知识有机体完整地展现出来，并能够实现其推理、演绎等功能呢？这就是当代思维研究的重要课题。

3.3.2　当前思维和认知科学的基本问题

在国际学术界，关于思维的科学研究主要由认知科学所承担。诞生于 20 世纪 70 年代的认知科学，最初只研究感觉、知觉、概念等较为简单的认知过程。1978 年 10 月 1 日，认知科学现状委员会把认知科学定义为关于智能实体与它们的环境相互作用的原理的研究。认知科学的教科书通常以知觉和注意作为起始，而终止于对记忆的讨论，反映了认知科学的研究深度。学者们借助于电生理方法和各种脑成像技术，试图建立知觉、学习、记忆、思维和意识等心理现象的生物学基础。这些研究为思维的神经元活动本质提供了广泛的支撑。这些研究初步揭示了三个层面的原理。

（1）多态性。考虑到神经元的数量、联结数量以及连接权重的可能值，神经系统是一个拥有远大于天文数字的巨数微观状态的复杂系统。[3] 最近兴起的理论神经科学研究进展表明，多神经回路之间的相互作用是建立精确模型的难点。[4]

（2）可塑性。人们已经认识到，神经网络结构取决于先天遗传因素和后天经验的塑造，并在个体发展的整个历程中一直在改变。学习过程将引起基因表达的改变，进一步引起突触连接强度和结构的改变，造成大脑中神经元之间连接模式的解剖学上的改变。[5]

（3）多层次性。坎德尔（Kandel，神经科学家，因发现了神经系统中的信号传递获得 2000 年诺贝尔生理学奖）归纳了现代认知神经科学的五大基本原理[6]，

----

[1]　Mach E. Popular scientific lectures. Open Court Publishing Company. 1986：246.

[2]　Duhem P M. The Aim and Structure of Physical Theory. Princeton：Princeton University Press，1954.

[3]　Gazzaniga M S，Ivry R B，Mangun G R. Cognitive Neuroscience：The Biology of the Mind. New York：W. W. Norton，2009.

[4]　Abbottl L F. Theoretical neuroscience rising. Neuron，2008，60（6）：489~495.

[5]　Pinaud R，Tremere L，DeWeerd P. Plasticity in the Visual System From Genes to Circuits. New York：Springer，2006.

[6]　Kandel E R. In Search of Memory：The Emergence of a New Science of Mind. New York：W. W. Norton，2007.

分别对应着脑神经系统的五个层次，即整体层次、脑区层次、神经回路层次、神经元层次和分子层次。整体层次涉及脑与心理的合而为一，它对应于我们对世界的感知，并调节我们的思维和情绪，控制我们的行为；脑区层次对应于各种特殊的心理功能，从最简单的条件反射到最富创造性的语言、音乐和艺术创作，也可以称作为功能层次；神经回路和神经元层次对应于基础的神经活动；最后，在分子层次存在特殊的信号分子，它们在神经细胞内部以及神经细胞之间发出信号，在数百万年的进化中，这些特殊信号分子几乎完全被保留下来。这些知识构成本文对神经系统宏观行为认识的基础。

由于研究方法和技术手段的局限性，当代认知神经科学研究呈现出局部性、微观性、片面性和零散性的特点。相对于人的思维中知识表达和推理运算这样具有整体功能的思维活动，当代认知神经科学的主流方法论的有效性是值得怀疑的。确实，认知神经科学似乎正经历着一个从还原论到复杂系统论的认识上的变革[1]，坎德尔指出："我们必须对怎样研究大脑进行概念上的转变。改变之一就是将还原论的研究方法，……变化到研究大脑中更复杂的系统……要发展一种能够将神经系统与复杂的认知功能相联系的方法……需要确定神经网络是如何组织的，注意和意识是如何调节和重构这些网络的"[2]。

2001 年国际认知科学协会的会议上，来自各国的认知科学家开始探讨人的高级思维过程。2005 年出版的《剑桥思维与推理手册》综合了多个领域的前言学者对复杂思维和推理的研究，包括心理学、认知科学、认知神经科学以及发展心理学、社会心理学、临床心理学、经济学、人工智能、语言学、教育学、法学、医学等领域涉及的思维问题。[3] 这些综述既探讨了思维的一些基础问题，例如，概念有多少种类，概念的分类在思维中起什么作用，人类是如何运用因果知识做出归纳的？也有对思维的一般定义的探讨，例如加州大学洛杉矶分校的心理学教授 Holyoak 将思维定义为"服务于特定的目的，将知识的心理表象系统转变为对世界的实际状态或可能状态的刻画。"

值得关注的是，这本著作还涉及了教育学、法学与医学等实践领域的思维问题，这些问题涉及复杂思维。以医学为例，误诊是对医疗知识的误用，其根本原因在于临床医疗思维的复杂性，也是难以开发高效临床医疗专家系统的原因。认知科学家指出了医学知识的网络结构。认知科学家 Thagard 指出，医学思维不是演绎推理、不是统计推理、也不是单因素的，而应该描述为一种因果网。对于

① Koch C, Laurent G. Complexity and the nervous system. Science, 1999, (284) 5411: 96～98.

② Kandel E R. In Search of Memory: The Emergence of a New Science of Mind. New York: W. W. Norton, 2007: 275.

③ Holyoak K J, Morrison R G. The Cambridge Handbook of Thinking and Reasoning. Cambridge: The Cambridge University Press, 2005: 10～20.

专家而言，不但具备丰富的知识，而且对知识系统进行了良好的整理，消除各种无用连结，形成具有良好层次结构的组织图示来迅速过滤掉无用信息，从而实现高效的网络运算。

总之，当前认知科学和思维科学最前沿的问题是复杂思维的建模问题。将一元二面多维多层次的人体系统科学哲学观应用于思维系统，可以对思维的定义和研究思路给出一系列的新建议，简要阐述如下。首先，思维的一元就是思维的定义，针对 Holyoak 的思维定义，我们给出如下的提法：思维是人体的这样一类意识活动，它寻求与思维对象系统的最大限度的和谐。根据这个定义，我们梳理出思维的四个最重要的概念：思维主体（人）、思维客体（对象）、意识活动（过程）、能量基态（目标）。一个成功的思维决策（不论是简单的还是复杂的），是意识活动在思维主体和思维客体之间达到最稳定（清晰）的能量基态（结构）。这一定义将引发一系列的理论和实践的课题，今后将逐渐对之展开。其次，多维多层次的观点自然引导我们对思维开展定量描述，而这需要采用新型的数学方法。上面介绍的医学网络思维应该是复杂思维的典型形式，我们在新哲学观指导下发展了基于复杂网络的思维模型（见 3.3.3 小节）。值得指出的是，复杂网络是一切复杂系统的数学表示，思维网络只是一个典型的例子。复杂系统多维多层次之间的相互作用和影响将是复杂系统研究的一般性问题，这些多维多层次相互作用的表达方式都可以诉诸复杂网络，但是，一个有效的复杂网络数学还在形成过程中。思维系统的研究成果可以推广到其他系统，而对任何系统建立的（复杂系统）模型，也正是一个个具体的复杂（网络）思维（模型）。因此，对事物的认识、模型、思维等与对思维本身的研究成为一个可以高度统一的问题。这是这里的新哲学观所带来的一个深刻变化。

3.3.3　思维活动的神经网络动力学模型

我们认为，需要将思维和知识作为开放的复杂系统来研究。尽管当代认知神经科学在认识整体思维活动时有局限性，但思维作为一个在网络中神经元激发这个事实是明确的。我们认为，以康德的知识有机体模型作为宏观框架，以认知神经科学提供的网络式微观神经活动为基础，建立系统的、具有进化功能特点的思维和知识系统模型是可能的。这一研究思路是钱学森思维科学认识的进一步发展。

思维的网络动力学模型将知识作为一个存储在网络中的、具有多层次性及开放性特点的复杂系统，网络是一个有机整体，思维是这个有机整体在外界刺激下实现的亚宏观激发，一切思维活动都是具有自组织特性的、有机的神经系统活动。具体地说，人在思维时，在大脑中形成一系列的网络通路激发，这些激发自动完成了自下而上和自上而下的双向组织和调控过程。思维活动所形成的理性知识是在诸多激发中形成的比微观神经回路大、又比人体整体尺度小的稳定回路结构，这些结构是大量微观层次上所观察到的神经回路的亚宏观涌现，我们称之为亚宏观神经回路。

虽然还没有直接的科学证据，我们还是可以从大量的间接证据和前面所引述的著名学者的猜想中归纳出思维网络回路的两个特征。

（1）多尺度动力学行为。认知过程是涉及从大分子到细胞、到神经回路、网络通路、乃至整个人体的多尺度动力学过程。[①] 那么在认知过程中，感性（刺激、感觉、表象等）、知性（直观、知觉、判断、概念等）、和理性（命题、范畴、原理、理念等）也就与不同尺度上的网络动力学过程相对应。因此，亚宏观神经回路是具有多尺度结构。

（2）网络状拓扑结构。大脑神经元之间是典型的网络状结构。实验证明，记忆就是通过神经元之间连接权重的调节分布式地存储在神经网络之中，形成有局部连通回路的网络状结构。[②] 我们推测，这一网络状结构还会发生在比记忆更大的尺度上，对应于众多神经元的同步发放而涌现出的网络斑图。例如，对一个事物的感觉首先经过杂多的视、听、触等引发了一系列神经元事件，然后这些事件逐渐同步，形成对该事物的统一的知觉，形成大尺度的网络斑图。由于神经元之间的基本连接是网络状的，大尺度结构也必然是网络状的。根据康德的理论，知性的最终目标是形成概念，因此，围绕每个概念就会形成一定的网络状结构，正是这样的网络才给出一个概念的具体含义。理性是知性的自然延伸，我们推论，理性思维对应于神经系统的跨尺度的网络斑图，也呈现网络状拓扑结构，具有多方向、多权重的复杂连通性。

根据思维的上述两个特点，我们建立了如下的思维三要素模型。

（1）概念元：理性思维网络的基本元素。

在认知的多尺度结构中，概念元是最基础的结构，知识是围绕概念元构建的亚宏观网络。首先，概念是知识的基本元素之一。康德认为，"直观和概念构成我们一切知识的要素"[③]。其次，概念是思维的标志。爱因斯坦认为，思维是创造概念、运用概念、并且使概念间发生确定式的、函数式联系以及将概念与感觉经验对应起来的过程。[④] 再次，概念的诞生是人类认识进化的产物，是个人思维与人类思维相交流的必不可少的符号，是表征公共思维的工具。因此，我们认

---

① Zhou C, Zemanova L, Zamora G, et al. Hierarchical organization unveiled by functional connectivity in complex brain networks. PRL, 2006, 97, 238103.

② Kandel E R, Schwartz J H, Jessell T M. Principles of Neural Science. New York: McGraw-Hill, 2000: 275~283.

③ Kant I. 纯粹理性批判. 邓晓芒 译. 北京: 人民出版社, 2004: 629~630.

④ Einstein A. 爱因斯坦文集（第一卷）. 许良英 译. 北京: 商务印书馆, 1976: 342~343.

为，对应于理性思维的每一个概念，不是孤立存在的，必定存在以该概念元为中心、与其他相关概念相联结的概念网络。这一网络是通过人与人之间长时期的交流和约定而逐渐稳定下来，具有比较普适的网络拓扑结构。

（2）命题通道：多个概念相互连接的网络通道。

理性思维是运用概念来开展的推理、演绎活动。我们认为，多个概念网络组合成具有一定延展度的网络通道，对应于命题，我们称之为命题通道。形成命题的过程是一个从感性到理性、从肤浅的感知到把握规律、提炼知识的过程。准确把握并细致刻画这个过程的动力学，将是本课题今后研究的核心内容。这里涉及概念网络之间的相互作用，表现为观点和看法之间的竞争，决定于思维整体的某些"能量函数"。最终，某一种认识胜出，形成对应于相关命题的稳定通道。

图 3.1 是《伤寒论》中的以"太阳中风"为概念元的概念网络，包括以这种疾病为核心的众多个医理命题通道（图中用不同的线条颜色表示）。其中，红色的概念和联结表示《伤寒论》中太阳病的定义，即著作的第 1 条"太阳之为病，脉浮，头项强痛而恶寒"；蓝色概念和联结表示《伤寒论》"太阳中风"证的定义和辨病方法，即著作中的第 2 条命题，"太阳病，发热，汗出，恶风，脉缓者，名为中风"；图中绿色联结及其相关的概念表示了《伤寒论》第 12 条中涉及"太阳中风"证的病机、症状以及可以用桂枝汤方医治的三个命题，即"太阳中风，阳浮而阴弱。阳浮者热自发，阴弱者汗自出。啬啬恶寒，淅淅恶风，翕翕发热，鼻鸣干呕者，桂枝汤主之"；粉色和黑色的连线相关概念则表示了《伤寒论》第 38 条指出的"太阳中风"证的可以和不可以用大青龙汤医治的两个命题，即"脉浮紧、发热、恶寒、身疼痛、不汗出而烦躁者，大青龙汤主之；若脉微弱，汗出恶风者，不可服之"。

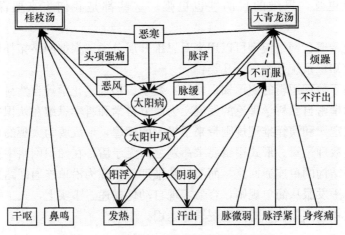

图 3.1　《伤寒论》"太阳中风"概念通道

（3）知识回路：多个命题通道形成的网络回路。

个体大脑中形成一定的命题通道，通过语言的方式与相关人群进行交流，众人的这些通道之间相互激荡、多次迭代，将在一个群体的大脑中形成对应于更稳定的网络回路，这是我们认为象征着真理的知识回路。人类理性知识的公共回路形成一个回路群，形成一个认识集合，这个集合本身处于不断的进化过程中，并在自然选择下不断经历重新表征和提炼。在对自然的适应过程中，人们通过发明和创造不断形成新的知识回路，一部分成为真理回路，其他被淘汰。新的公共整理回路还在不断涌现。

概念元、命题通道和知识回路三要素如何联合起来实现知识表达和推理运算？这里，我们结合与人工神经网络（ANN）的比较来阐述。众所周知，人工神经网络具有学习和判断功能，但又与人的思维有明显的区别。人工神经网络中神经元可以被人为规定为多个层次，神经元之间由有权重的链接所连接，权重是中长期记忆的最基本概念，它决定了神经元电压在传输时的时空动力学性质。因此，ANN 可以通过网络链接权重来数字化地表达知识；神经网络通过数据学习来调节链接权重，来获得知识，是对人类感知觉过程的模拟，但只是一种简单的、机械化的模拟。我们正是将这一模拟推广到更高层次的思维，以概念来替代神经元，以概念之间的关联度来替代神经元之间的连接权重，进一步以自洽的、高权重连接的网络回路来代表网络在学习、实践、认识的思维过程中形成的自组织结构，就是命题。在这个框架下，思维过程就可以形象地表述为一群概念元在外界信息刺激下不断调节概念之间的关联度、从而形成有序地连接通道的过程，与 ANN 的学习和判断有相似之处。图 3.2 是将运用《伤寒论》中多个条目的知识表示成的概念网络，处于同一平面的概念属于同一个知识层次。当然，人脑思维所依据的网络结构更为复杂，对环境输送的信息的筛选性更强，思维的目的性也更强。这些都是我们将来要深入研究的课题。

上述复杂概念网络模型可以用来对思维开展分类。根据网络拓扑性质，我们可以将理性知识系统分为以下几类：

（1）基于数理逻辑的简单知识回路：数学、物理、化学等自然科学知识。

数学和精密自然科学理论的发展，为西方科学和哲学思维在认识中发现基本简单的自然定律和演绎推理规则带来了极大的辉煌，形成蔚为大观的形式逻辑体系，特别是数理逻辑。形式逻辑要求命题之间无矛盾，在知识网络中就表现为具有简单拓扑结构的单连通回路，而演绎和推理就表现为沿单连通回路进行的有序激发，这类激发服从简单规则，容易实现自动化描述。事实上，人工智能的早期发展，很大程度上依赖于对数理逻辑的运用。

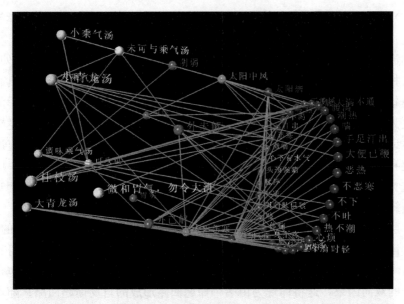

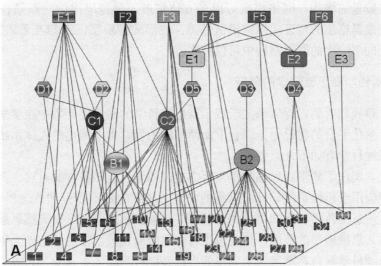

图 3.2 《伤寒论》概念子网络

不同层次的符号表示中医理论中不同层次的概念。其中，症状类概念为，A1 鼻鸣，A2 恶风，A3 干呕，A4 汗出，A5 恶寒，A6 发热，A7 不渴，A8 头项强痛，A9 脉浮，A10 微喘，A11 心下有水气，A12 咳，A13 体痛，A14 呕逆，A15 阴阳脉俱紧，A16 脉浮缓，A17 身不疼，A18 身重乍有轻时，A19 无少阴症，A20 汗多，A21 微发热，A22 热不潮，A23 心烦，A24 不下，A25 不吐，A26 恶热，A27 不恶寒，A28 手足汗出，A29 大便已鞕，A30 潮热，A31 喘，A32 腹满，A33 大满不通。大类病概念为，B1 太阳病，B2 阳明病。子类病概念为，C1 太阳中风，C2 太阳伤寒。病机概念为，D1 阴弱，D2 阳浮，D3 胃实，D4 外已解，D5 外未解。治法概念：E1 未可与乘气汤，E2 可攻里，E3 微和胃气，勿令大泄。方剂概念为，F1 桂枝汤，F2 小青龙汤，F3 大青龙汤，F4 调味乘气汤，F5 大乘气汤，F6 小乘气汤

（2）基于辩证逻辑的复杂知识回路：生物学、医学、经济学、社会学等。

生物学知识具有明显不同的特点。[①] 首先，生物科学包含大量的经验定律。如生物进化，在生物学家所列出的一百条进化定律中，绝大多数都有例外情况。其次，相对于定律体系，生物学家更偏爱概念体系，因为概念比定律更具有灵活性。换句话说，生物科学仍然是一个不断演化的知识体系。医学、经济学的复杂性就更为明显。我们认为，对于这些复杂的知识系统人们应该运用辩证逻辑。但是，辩证逻辑的结构是什么呢？本文提出，由众多命题构成多层次、多连通的命题通道和知识回路，这些通道和回路可以在经验事实的影响下动态变化，应该是适应这类复杂知识系统表述的需要的。这里将产生与数理逻辑不同的一套知识表达和演绎推理的规则。

多层次、多连通的知识网络是对复杂系统多层次和多层面性质表述的需要，也是辩证逻辑发展的必然结果。辩证逻辑不要求命题之间无矛盾，它本身就是在处理有矛盾的命题过程中不断发展的。在我们提出的知识网络系统中，包含康德所提出的双向因果，这将体现为由多个命题回路形成的自反馈超回路；随着概念元和连接数量的增加，网络层次可以多方位拓展，超越层次的回路结构可以形成，为完成黑格尔的辩证法思维提供保障。在形式逻辑层面上相互矛盾的命题，在更广泛的多层次的网络结构中可以存在。

3.3.4　对钱学森思维科学的创新

第 2 章我们看到，近年来关于钱学森思维科学的研究主要集中在多学科知识集成的信息化平台的建设上。综合上面两节的内容，本书阐述的人体系统科学对钱学森思维科学有如下几点创新。

首先，实现了钱学森思维科学与西方主流思维、认知科学的对接。我们将新的哲学观应用于思维系统，针对思维的定义，思维的基本过程和概念展开讨论，与西方主流思维科学、认知科学的思想开展碰撞，将形象思维、灵感思维等复杂性思维纳入思维模型的范围，拓宽思维科学的研究领域，在这一基础上创建一个完整的思维科学学科，奠定一个完整的思维基础科学。

其次，实现了对思维的多层次表述。钱学森指出，脑神经学"从大脑的脑神经作用去解释一些基础的心理现象，……脑神经学和生理心理学更上升一步到（心理）精神论，……（心理）精神论再上升就到了精神学（意识学）……意识的一部分就是思维，……所以再下去就是思维科学……"[②]。事实上，人体的许多复杂现象涉及思维、意识、精神、生理等多个层面。一元二面多维多层次的系

[①]　Mayr E. 生物学思想发展的历史. 涂长晟 译. 成都：四川教育出版社，1990：34～46.

[②]　钱学森. 论人体科学. 北京：人民军医出版社，1988：53～54.

统观将心理现象、精神现象、思维现象置于不同层次，倡导运用网络数学和相似性法则对这些多层次现象展开有联系和有区别的研究，为完整研究人体意识活动提供了可靠的基础，实现了钱学森对思维、意识研究的大构想。

再次，实现了思维研究方法的创新。我们提出了描述复杂思维活动的复杂概念网络模型。值得指出的是，它是一个有待深入发展的新型复杂网络，与当今主流学术界研究的小世界网络和无标度网络等随机网络有明显的区别。同时，复杂网络的研究也将得益于人们对思维过程的直观理解，因此，对两者（思维和网络数学）的研究的推进可以相得益彰。当然，这方面的研究刚刚起步，需要大量的有识之士，应用这里发展的复杂概念网络的思路，对各种典型的复杂思维过程（如中医的辨证论治，社会思维，灵感思维等）开展建模。

最后，我们对思维技术和社会应用过程进行充分的开拓。由于建立起意识、思维和人的神经活动之间的本质联系，思维的应用（人工智能和教育）与意识的应用（精神、心理与生理健康）之间形成良好的互动，对于提升人体健康水平和改善人类素质（健康与智慧）提出了一个系统化的、统一的方案。我们认为，这样的统一性是思维正是钱学森科学技术思想的精湛之处，人体系统科学在实现这一理想方面迈开了坚实的一步。在第 5 章 5.3.4 小节，我们对复杂网络的应用进行了进一步的讨论。

第 4 章　人体的复杂系统本体论

4.1　人体系统科学呼唤新的哲学观

在本章和第 5 章，我们将讨论人体复杂系统的哲学观。它包括本体论、认识论、方法论和实践论等不同层面，其中最基础与最重要的是本体论层面的哲学观。众所周知，这些内容是哲学的主题。为什么在探索一门科学的书中用两章的篇幅来讨论哲学呢？因为在科学发展史上，自然科学及其诸学科都是在相应的哲学观主导下产生并发展的。爱因斯坦曾多次讨论哲学对于基础科学的作用，他说："如果把哲学理解为在最普遍和最广泛的形式中对知识的追求，那么显然，哲学就可以被认为是全部科学研究之母"[①]。长久以来，现代自然科学虽然建立了心理学、生理学、生物学等多个涉及人体的学科，但却尚未发展出以研究人体系统为主题的学科——虽然它是医疗、教育等实践活动所急需的。这表明，传统的哲学观不足以支撑一个广泛深入的人体系统科学的发展。人体系统科学的创建需要一个崭新的哲学观的指导。本章和第 5 章，就是这一哲学观的开拓。

为了探讨新的哲学观，我们必须深刻理解传统科学的哲学观，即还原论。爱因斯坦曾指出："你不能希望用造成问题的思维方式来解决问题"。我们提出这样一个命题，如果仍然沿用传统还原论的思路，就无法在人体系统科学的发展中取得本质性突破。回顾科学发展史我们容易发现，整个系统科学的发展都起源于对还原论的批判。那么，为什么还原论至今仍然从总体上主导着现代自然科学的发展呢？这不仅在于还原论思想所取得的成就，还在于还原论是一套系统的哲学观。还原论不仅是一系列零散的学术观点和主张，而是包含着对世界运动根本图像的一种把握。这种把握有其深刻的真理性，但也存在明显的不足，尤其对于认识跨层次耦合的复杂系统。对还原论的意义和局限性开展全面的理解，也是复杂系统思维本身应该采取的认识路线，这一点在以往的讨论未给予足够的重视。

本章首先讨论人体复杂系统在本体论层面的哲学观。哲学本体论（ontology），又称为形而上学（metaphysics），是探讨世界本质的学说。亚里士多德认

---

① Einstein A. 爱因斯坦文集（第一卷）. 许良英 译. 北京：商务印书馆，1976：519.

为哲学研究的主要对象是实体或本体，是关于本质、共相和个体事物的问题。寻求万物的本原，就是要探求那个"万物始所从来，与其终所从入者"的东西。①从亚里士多德以来，西方哲学普遍认为，研究实体或本体的哲学是高于其他一切科学的第一哲学。在西方近代哲学中，笛卡尔首先把研究实体或本体的第一哲学叫做"形而上学的本体论"。17～18 世纪，莱布尼茨及其继承者沃尔夫试图通过纯粹抽象的途径建立一套完整的、关于一般存在和世界本质的形而上学，即独立的本体论体系，沃尔夫把一般、普遍看做是脱离个别、单一而独立存在的本质和原因。

现代哲学的代表人物康德一方面认为建立抽象本体论的形而上学不可能，主张研究事物的普遍性质及物质存在与精神存在之间的区别；另一方面又发展了一套先验的哲学体系，它代替了本体论，对理性认识开展了系统的研究。从某种意义上说，康德尝试用先验的认识论替代先验的本体论，对现代哲学形成了巨大影响。在现代西方哲学中，虽然一些流派（实证主义、分析哲学等）反对任何形而上学和本体论，但胡塞尔的先验的本体论、海德格尔的基本本体论、哈特曼的批判本体论等也在试图重新建立关于存在学说的本体论，努力借助于超感觉和超理性的直觉去建立概念体系。康德学派的建构正如抽象的学院派探索的必然归宿一样，严重脱离经验科学的养分，同时，也因为不能胜任指导科学发展的任务而受到冷淡。

然而，在科学的发展过程中，科学工作者始终都在有意无意地受到哲学本体论或形而上学的影响。长期开展具有开拓性价值的理论研究者对此有更加深刻的认知。薛定谔把本体论比喻为人类知识生命体的灵魂，对本体论的科学价值给出了最为形象的说明："事实上，如果我们真的排除了一切形而上学，那我们就很难对任何科学领域中哪怕是最明确规定的专业部分，做出什么明白的阐述。……因为真正把形而上学排斥出去，等于使艺术和科学双双丧失灵魂，把它们变成毫无发展可能的枯骨"。"在知识道路上前进的大军中，形而上学无疑是先锋队，它在我们不熟悉的敌境内布下一些前哨，我们不能没有这些前哨，但我们也知道这些前哨最容易遭受狙击。"②

量子物理学家玻姆进一步指出，"形而上学是处理事物第一原理的哲学分支。人们并不知道实在的终极本性，所以许多现代哲学家和科学家都反对搞形而上学。殊不知，形而上学是任何人都回避不了的。问题是对形而上学应采取一种正确的、开放的态度，应该不时地对旧有的形而上学观念进行反思和修正，让更好

①　Aristotle. 形而上学. 吴寿彭 译. 北京：商务印书馆，1981：7.

②　Schordinger E. 科学大师启蒙文库：薛定谔. 赵晓春，徐楠 编. 上海：上海交通大学出版社，2009：64.

的形而上学观念取而代之"①。

　　自然科学在发展关于生理学、心理学等分子生物学等与人相关的研究时，长期以来沿用的仍然是在旧有形而上学观念上的还原论。本体论的还原论主张系统是部分之和，这种还原论与物质主义相结合，产生了原子主义的还原论。应用于对人体系统的认识，就产生了"有一堆生物大分子组成的细胞，一群细胞组成的组织，一群器官和流动的物质所组成的人体"这样一种机械论的人体观。尽管大家都清楚地认识人与环境的密切关联，但是，这些联系只是主体以外的副产品，只是在考虑主体需要附加考虑的因素，这些附加因素往往是在对一些变化现象难以理解时不得不加入的部分。可想而知，这一哲学观主导下形成的关于人的知识难免零碎，难免与环境相割裂。

　　在长达三百多年的时间里，机械论的人体观主导了现代科学对人体的认识。在医学领域，机械论的人体观促进了西医学的大发展，即生物医学模式的诞生，也同时造成了现代医疗的众多难题。直到 20 世纪 70 年代，在系统科学的启发下，人们开始反思生物医学模式的合理性。布鲁姆（Broom）提出环境医学模式，拉隆达（Lalonde）和德威尔（Dever）提出综合健康医学模式，1997 年美国精神病学、内科学教授恩格尔（Engel）针对生物医学模式的缺陷，提出了生物-心理-社会医学模式，其主要内容包括生物遗传因素、环境（包括自然和社会环境）因素、生活方式与行为因素和卫生服务因素。从哲学层面看，这些努力只能认为是从（医学）实践的需求出发提出的零星的新思维模式。正是因为系统哲学观的缺失，这些医学模式并未成为医学主流，它也无法解答现代医学与替代和补充医学之间的关系问题。在中国学术界，中西医两大医疗体系持续进行了长达半个多世纪的学术争论，其根本原因在于对包括人在内的宇宙自然观始终停留在部分组成整体的还原论基础上，因此，科学的人体系统模型始终未能建立起来。

　　以《道德经》、《黄帝内经》等著作作为代表的东方传统的朴素人天观具有突出的系统论特点。它所包含的对人体内部各要素以及人与环境复杂作用关系的整体论认识，曾经为中医学的发展、为古代人类开发人体潜能的实践提供了重要的指导。然而无论从概念结构上，还是从表达方式上，东方传统的人天观都与现代西方哲学和科学相去甚远。东方传统人天观的现代化是东方传统学术现代化的核心难题。

　　在东西方学术传统迥异，并且各自都产生了对人体系统的有实用价值的认识的情况下，究竟什么样的人天观能够支撑人体系统模型的建立、能够指导人体系统科学的发展呢？钱学森认为这样的人天观应该具有现代科学的基础，同时能够

---

　　① Bohm D. 整体性与隐缠序. 洪定国 译. 上海：上海科技教育出版社，2004：12.

融合东方传统的朴素人天观。钱学森曾多次指出人体科学的发展需要人天观的指导。他认为，"人天观是讲人和环境，人和宇宙这样一个超级巨系统的。因此，可以认为人天观有三部分：宇观的人天观、宏观的人天观和微观的人天观。第一部分是把人放到宇宙中去考察，第二部分是考察人体内部与环境的关系，第三部分是考察人天观的量子力学基础"。从哲学的观点来看，钱学森提出的人天观是针对人体复杂系统的哲学本体论探索。

当前，在医学、生态学和社会科学等领域，钱学森的人天观思想正在引起中国学术界的关注。二十多年来，现代科学继续取得丰富的进展，量子真空性质的不断揭示，生物网络等复杂网络研究的新发展，都为构建新的人天观提供了崭新的科学基础。

我们认为，一个成功的人天观必须能够指导人们集成关于人体的多种知识（包括生理学、心理学、物理学和生物学等）。我们在梳理上述学术思想的基础上，探索建立包融古今思想、东西方哲学并集成当代科学成果于一体的人体复杂系统观。这一哲学观具体表述为：人是一个开放的复杂巨系统，它遵循物理宇宙的能量作用原理和生命世界的达尔文进化原理，它是以生命本性作为本体一元、以形体二面作为表现方式、以复杂多维多层次为运动形式的一元二面多维多层次的复杂系统。

研究表明，这一人体的复杂系统观能够指导集成有关人体的知识，并对社会实践活动提供指导。对于人体系统科学，这一系统观指导人们凝练科学原理，提出科学问题。例如，从上述基本认识出发，我们可以提出一系列关于人体系统的科学问题：人体系统的一元、二面、多维、多层次各自体现在什么地方，存在哪些维度的二面，这些矛盾的二面之间是什么关系，应该用哪些维度来刻画人体系统，不同层次之间的要素是怎样关联的等。在这一框架下集成的有关人体的知识，构成了一个崭新的人体系统论模型。本书的第 6 章人体复杂系统科学原理就是这样的尝试。而模型立即会带来理论预言、并引发新的有待探索的问题，由此便可以促进有关人体的各门学科的发展，而人体系统科学将是这些具体学科的龙头和基础。

在开放的复杂巨系统指导下建立人体系统科学，是钱学森指明的方向。钱学森主张采用系统学的观点对人体系统的整体性、开放性和多层次性加以认识，要将还原论和整体论结合起来，形成崭新的系统论来研究人体。20 世纪末发展的系统学也还不完备，还需要创新。为此，我们力图发展一个更为具体的复杂系统本体论，这就是一元二面多维多层次的人体复杂系统观。它为完善复杂系统的认识论奠定了基础。它给出的一个人体心身一体的复杂系统认识论，包括认识的时空相对性、多元化与进化原理、生命结构与功能的二相性原理和认识主客体的相对复杂度原理等。这一认识论将为多层面目标分解、多层次要素集成等复杂系统研究的方法论和实践论的建立提供指导。

4.2　还原论的局限

4.2.1　什么是还原论

还原论是包括本体论、认识论、方法论和实践论等多个层面和层次的认识主张，是一套系统的哲学观。① 本体论是核心，认识论建立在本体论基础上，根据对事物本体特点的界定给出认识的目的；方法论建立在认识论基础上，根据对事物认识的目标来确定研究方法；最后，实践论决定如何对系统实施干预。

1. 本体还原论

本体还原论（ontological reductionism）认为系统仅仅是由少数几种物质（实在）的构成物，即整体等于部分之和，它是机械论的自然观的出发点。这种还原论的观点，促成了人们对世界的基本组成部分及其运行规律的研究。在对生命体的历程中，DNA 的发现是对这一理念的重大支持，由此引发了世纪之交对基因的研究热潮。每一次对世界的基本组成部分的深刻认识，又进一步加强了本体还原论。

2. 认识还原论

与这一本体论自洽的认识论就是：要认识系统，就必须认识系统的组成要素，认识了系统的组成要素就认识了整个系统，甚至只需要研究系统的基本组成要素。认识还原论（epistemological reductionism）认为，科学理论较高层次的定律和理论完全服从较低层次的定律，最终服从基本物理定律。在对人体的认识历程中，首先是解剖学，人体由器官和组织组成；其次是细胞生物学，器官组织由细胞组成；最后是分子生物学，细胞由生物大分子组成。它们先后占据研究的主导地位。认识还原论的一个自然推论是学说还原论。学说还原论认为，在某一复杂度大的科学领域中形成的学说和定律，应该是在另一更加基本的学科领域所形成的学说和定律的特殊情况。② 确实，每次能够取得这样的进展，例如从统计物理学去推动热力学，从量子力学去演算化学，从化学去解释生物学等，都认为是自然科学最出色的成果。

认识还原论的核心是因果还原论（causal reductionism）。因果还原论认为系

① Murphy N, Stoeger W R. Evolution and Emergence: Systems, Organisms, Persons. Oxford: Oxford University Press, 2007: 32～42.
② Mayr E. 生物学思想发展的历史. 涂长晟 译. 成都: 四川教育出版社, 1990: 27～38.

统组成部分的行为决定了系统所有较高层次实体的行为。所有的因果关系都是自下而上的（bottom-up）。这种自下而上的因果还原论应用的一个极端是，尽可能构建忽略环境因素的理想系统来理解和说明系统的行为。

在长达三百多年的历程中，人们由粗到细，先后分析出人体的系统、器官、组织、细胞直至分子等组成部分。那么，这样的细分是否导致对生命现象的有效和深入的理解呢；是否能够仅仅通过理解生物大分子，就能认识人体和生命现象呢？应该说，认识还原论给出的答案是肯定的。但这一答案正在受到越来越多的质疑。

3. 方法还原论

在上述本体论和认识论基础上产生了还原论的方法论，即对系统基本组成部分的分析法。还原方法论（methodological reductionism）主张通过研究系统的组成部分来刻画系统的整体行为。这一主张来自于文艺复兴时期的培根、笛卡尔，并在自然科学诞生之初被伽利略、牛顿所贯彻，并获得了巨大的成功。还原方法论几乎在是所有科学分支中占据主导地位，它决定了科学建模的主要思路。例如在对人体生命现象的研究中，几乎所有的严谨的努力都投入在对细胞和分子的研究上。这里的深刻原因是方法还原论是发展最为成熟、最为系统的方法论，也是最具有可模仿性的方法论。

4. 实践还原论

我们认为，还原论思维方式中还包括实践还原论（practical reductionism），它决定了如何干预和控制系统。而在这一基础上建立的实践论是通过控制系统的组成部分来控制系统的整体行为。人类认识系统总是带着相当现实的目的，即通过认识来改造系统或优化系统。实践还原论认为，改变系统组成部分的运动状态是改变系统整体状态的最有效途径、甚至是唯一途径。这种思维方式在现代医学中是极为普遍的。

这一整套哲学观，主导了现代自然科学三百多年的发展。而在大到宇宙，小到基本粒子，特别是对人们身边的各种声、光、电、磁、热等化学现象的理解以及在这些理解基础上形成的一波又一波产业革命，尤其是信息产业的革命，使人们从心里深处接受了这一套哲学观。当今的人类几乎完全生活在基于还原论的现代科学的成果中是历史的必然。因此，我们决不能简单地排斥还原论。

然而，对于认识包括生命现象在内的复杂事物，还原论也正在受到越来越广泛的质疑。还原论所导致的钟表宇宙的机械世界图景，对于生命现象显然是不合适的。下面我们进一步细致追踪还原论建立的哲学内涵，由此在揭示其局限性的同时，铺就复杂系统研究的新哲学观。

4.2.2　本体还原论的起源和成就

本体还原论的依据是什么，最初它是如何被人们接受的、进而影响科学发展的？对于这个问题，薛定谔在《自然与古希腊》中给出了资料翔实和逻辑清晰的说明。

在古希腊，数学（尤其是几何学）和哲学获得了初步发展，人们思考了这样的问题，"用一个平行底面的平面将一个圆锥体切成两部分，上面是个小锥体，下面是个锥柱，小锥体的下表面和锥柱的上表面形成两个圆，那么这两个圆是相等还是不相等？如果不相等，锥体的侧表面将不是光滑的而是锯齿状的。如果说它们是相等的，这不就意味着所有这些平行的片断都是相等的，并且这个锥体就是一个圆柱了吗？"对于这样的困扰古希腊思想家的难题，原子论者给出了最为简单和清晰的解答：通过把来自几何概念的悖论和挑战转换为对它们的不完备的物理认识，纯几何学的完整性就得到了拯救。他们"将物质看做是由微小的粒子构成的。这些粒子在稀释时相互远离，在凝聚时彼此靠近，这期间保持自身不发生改变"[1]，"为了使它们在有限范围内这样变化，一个必要的条件是它们之间的空间是虚空的，即根本不存在任何东西。就此而论，一个真实的圆锥体的表面或任何一个真实物体的表面，其实是不光滑的，因为其表面是由顶层原子形成的，这样表面布满了小孔，小孔之间有些地方凸起。"这样，原子论成为在物理学的真实物体与纯数学的理想几何形体之间的鸿沟上架起的一座桥梁。

除了帮助人们理解物体的结构性质之外，原子论还以一种简单的方式帮助人们理解事物的运动，"只要在任何时候原子的相继运动是由当前的结构和运动状态独立决定的，那么，世界是由原子和虚空构成的这种模型，就成为'自然本身是可以理解的'之基本前提。在任一时刻所达到的状态，必然会导致另一种状态，后者又引起新的状态，这样继续下去直到永远"[1]。由此就形成了机械论的世界观，并主导了此后自然科学各个领域的发展。

原子论虽然在解释一些自然现象上非常直观和易于理解，但是在理解生命现象和精神现象上却难以令人们满意。因此，经过亚里士多德等人的批判之后，原子论的学说沉寂了。在文艺复兴时期，原子论被伽桑狄（Gassendi）和笛卡尔等人带入了现代科学之中。

在近代自然科学刚刚兴起的时候，人们虽然没有发现出能够直接观察类似原子的微小物质，但是却延续了原子论者的思维方式。针对不同的自然现象，试图去发现它的基本物质组成以及组成部分的相互作用，通过这两者来认识事物的结构和运行规律。例如在天文学领域，开普勒写道，"我正忙着研究（太阳系运动

---

① 　Schordinger E. 自然与古希腊. 颜锋 译. 上海：上海科技教育出版社，2002：138.

的）物理原因。我的目的是表明天空这部机器不是一种神性的、有生命的东西，而是一种钟表机制……因为几乎一切多种多样的运动，都是由最简单的、磁性的和物质的力引起的，就像一架钟的一切运动都是由简单的重量产生的一样"①。开普勒行星运动三定律的发现为上述理想的实现迈出了坚实的一步，而伽利略和牛顿的工作——经典力学的创建，则让人们相信上述理想是可以用精密的数学逻辑来实现。

伽利略接受了原子说，并且详细地讨论了原子在数目、重量、形状和速度方面的差别以及怎样造成气味或声音方面的差别。牛顿则不但希望用微粒说解释光现象、而且还希望用它解释众多物质的性质，在《光学》中牛顿写道，"物体的小质点是不是有某种能力、效能或力量，使这些小质点可以起超距作用，不但作用于光而令光发生反射、折射与弯曲，而且相互作用，造成很大一部分的自然现象呢？……酒石酸盐在空气中的潮解，不是由于它对于空气中的水蒸气的质点有吸引的倾向吗？……硫酸与水依次倾入一个容器，而混合起来的时候变得很热，这不是说明溶液里各部分中有极大的运动吗？而这个运动不是表明这两种液体在混合时，有激烈的结合，因而以加速运动相互冲击吗？"②

由于化学的发展，特别是玻意耳提出元素概念，使得道尔顿（Dalton）将化合现象解释为具有确定重量的相异质点的结合，而每一元素的质点都有其特定的重量，通过定量的研究，根据这种定量研究的思想，他区分出了 20 个元素，把模糊的原子假说变成了确定的科学理论。此后，盖伊-吕萨克（Gay-Lussac）表明气体化合时，其容积有一定的比例，阿伏伽德罗在此基础上指出，可以推断一切同容积的气体所含的原子数必定彼此有简单的比例。此后，当一个新的研究方法应用到化学问题的时候，就常常会发现一串新元素。电流的分解力使戴维在1807 年分离出钾和钠，稍后的光谱分析使人们发现了铷、铯、铊、镓等物质，放射性的方法则使人们发现了镭和它同族一类的元素，摄谱仪则帮助人们发现了许多同位的元素。

随着人们对世界物质构成的微小单元的结构有了深入的认识，原子论的还原论就得到了大大的加强。"在某种程度上，原子论在其漫长的历史中完成了这样的任务，即促进了我们对可感知物体的思考……当氢和氯结合形成氯化氢时，在我们头脑中能把两种原子分成一对一对的，而且认为每一对结合起来形成一个新的小物体，一种化合物的分子。这种计数，这种分对，这整个思维方式，在发现最重要的物理原理方面发挥了重要的作用"。③ 因量子电动力学的贡献获得诺贝

①　Hobson A. 物理学的概念与文化素养. 秦克诚 译. 北京：高等教育出版社，2008：104.
②　Dampier W C. 科学史及其与哲学和宗教的关系. 李珩 译. 北京：商务印书馆，1997：173.
③　Schordinger E. 自然与古希腊. 颜锋 译. 上海：上海科技教育出版社，2002：79.

尔物理学奖的费曼在其享誉世界的物理学教科书中指出，"如果在某种灾变中，所有科学知识都将被毁灭，只有一句话能传给后来的智能生物，我相信那就是原子假说，即万物皆由原子构成。……在这一句话里……有着关于这个世界的极大量的信息"[①]。

上述观点发展为影响广泛的机械论哲学观。物理学家和化学家玻意耳认为，"宇宙像是一架极好的时钟……一旦上好发条时钟走起来，一切就都按照制造它的工匠的最初设计进行，钟的运转……不需要工匠或他雇佣的任何有智能的代理人的特别干预，而是依靠整部机器原来的总体机械装置履行其功能"，"（人是）具有意志的机器"[②]。现代哲学家和数学家罗素说，"人的起源，他的成长，他的希望和恐惧，他的爱和信仰，都只不多是原子的偶然布局的产物……上面所有这些，即使不是完全没有争议，也是相当肯定的，没有哪种否定它们的哲学能够站得住脚"[③]。

4.2.3　生命科学中的还原论及局限

1. 生命科学中的还原论

（1）机械生命观和人体观。

应用于对生命现象的认识，本体还原论就形成了机械生命观。现代自然科学中的生命科学至今仍然受到机械生命观的主导。在不同的时期，人们一直在试图分析出生命的基本物质构成，然后试图用这些基本的物质要素之间的简单关联来理解生命。解剖技术、显微镜的观察技术等，是基于这一哲学观发展起来的分析技术。这一机械自然观还主导着现代科学对生命和人体的认识，并主导着西方医疗体系的建立。波特在《剑桥医学史》中总结了这段历史[④]："17世纪的科学革命给解剖学和生理学带来了变革，它使得健康和疾病的定义发生了质变：健康的机体好比加足了油的协调运转的机械，而疾病就像是由机器抛锚、燃料缺乏或机械摩擦过多引起的机械故障。"

笛卡尔是机械哲学观的主要倡导者，他推测自然界存在两种截然不同的实体——物质性的和人的灵魂或意识。笛卡尔的物质王国包括了自然界的所有存在形式，包括人的肉体及其他生命（动物和植物），这个物质王国是完全遵循机械规律的生命体，是科学研究的对象。笛卡尔认为，人的大脑是奥妙无穷的，而肉体则是袒裸在科学家面前的。这是一种二元论的哲学。

---

① Feynman R P, Leighton R B, Sands M. 物理学讲义（第一卷）. 郑永令，华宏鸣，吴子议 译. 上海：上海科学技术出版社，1989：20.

② Hobson A. 物理学的概念与文化素养. 秦克诚 译. 北京：高等教育出版社，2008：105.

③ Hobson A. 物理学的概念与文化素养. 秦克诚 译. 北京：高等教育出版社，2008：107.

④ Porter R. 剑桥医学史. 张大庆 译. 长春：吉林人民出版社，2000：173.

这一机械观念对于在神学和道德学以外发展医学科学起到了决定性作用。既然机体是纯机械性的，应该如同钟表一样工作，那么我们像认识钟表运行规律一样来认识人体，也就可以用机械理论来解释医学问题。而且，还原论者真正开始认真地对医学问题进行深入思考：用构成整体的部分来解释整体，用简单来解释复杂，用物理和化学概念来解释生物现象。这是一条合理的道路，也是一种引导认识不断深化的道路，具有极大的吸引力。

首先，研究在解剖学和生理学方面获得丰硕的果实：器官感染、血流阻塞、肿瘤形成或病原微生物的侵犯等事实，有力地证明了疾病来自于机体内受到某种伤害的观点。这是 19 世纪创立的实验生理学和细胞生物学的辉煌成就。单一病因学说对于一些疾病给出明确的诊断和治疗方案，如德国微生物学家科赫发现了霍乱弧菌，找出来霍乱的病因。同时，药物或外科手术对疾病的有效缓解和治疗，更是深入人心。20 世纪创立了分子生物学，对生命的微观过程（遗传、发育、发展和疾病）都给出相当精致的描述。显微镜的发明和细胞学说的发展，使肿瘤和其他一些疾病能得以发现。从显微镜的切片上可以看见导致感染的病菌或病毒，还可以区分患病组织和正常组织。而且，生物化学能检测缺陷性疾病和自身免疫性疾病，内分泌学能检测到是否存在激素分泌紊乱，神经生物学能在中枢神经系统水平研究行为紊乱的物质基础，现代遗传学能进一步解释亨廷顿舞蹈病等遗传病的发病机制。这一切为前面所描述的认识还原论和方法还原论的继续发展奠定了基础。

（2）基因决定论。

本体还原论在当代生命科学研究中集中体现为基因决定论。20 世纪 50 年代，受到物理学家薛定谔的《生命是什么》的启发，科学家们在对遗传物质的分子结构探索中取得了重大进展，Watson 和 Crick 首先发现 DNA 双螺旋结构是生命遗传物质的公共化学结构。DNA 结构的发现不仅成为生物学、也成为现代自然科学发展的里程碑，因为这是对生命基本物质的长期追寻的梦想成真，是还原论思维的重大胜利，人类为之欢欣鼓舞。从此，生物学进入分子生物学的时代。生命科学还原论的标志，则是 Watson 的宣言，"过去，我们认为命运是由我们的星座决定的。现在我们知道，在很大的程度上，命运是由我们的基因决定的。"

Watson 的宣言已经成为现代生物学主流所默认的强微观还原论的研究纲领："1. 生命是一种复杂的化学系统，以 DNA 的特殊性质及其编码的蛋白质分子为基础。2. 生命的本质可以通过研究其化学的和结构的组成要素而得到最深层次上的认识。3. 上述原则适用于生命的全部特征"[①]。分子生物学的兴起以及人类基因组计划、蛋白组学、代谢组学、癌症基因组计划的启动，都是在上述还原论

① Rothman S. 还原论的局限. 李创同，王策 译. 上海：上海科技教育出版社，2006：84.

思想主导下顽强地从最基本的层次上认识人体生命过程的尝试。这一尝试试图在基本的层次上一劳永逸地理解疾病的原因，并且给出预测、预防和治疗疾病的终极方法。这些学科和工程的启动，虽然从客观上增进了人们对生命过程的认识，也推动了医学的发展，但是离开它们宣称所要达到和所能够达到的目标却渐行渐远。深刻认识其本质原因，对于未来生命科学的研究意义重大。

（3）机械医疗观。

在上述钟表图像主导下的医疗学，严重低估病人在医疗康复过程中的作用。外科手术就如汽车的保养——打开汽车发动机罩，把坏零件修理一下。医院成了外科手术的地点，麻醉剂和消毒剂使得腹部手术变得非常容易和安全，使得外科手术推动机械医学思想达到了一个新的顶点。现在发展起来的器官移植，允许把修不好的零件用好零件来替换。备件外科是机械论和还原论发展的顶点。[①] 对付癌症，则是用高能量粒子和高腐蚀性化学物质来消灭生命力极强的癌细胞，在抑制癌细胞发展的同时，也造成病人机体的不可逆的损害。在所有这些医学过程中虽然也强调病人的主观能动性，但是根深蒂固的哲学观使得对于病人自身修复能力的研究显得零散。替代医学、补充医学等名词就代表了主流医学对其他医疗手段的轻视。

2. 生命和人体研究中还原论思维的局限性

（1）对基因决定论的质疑。

生物学家 Strohman 在 1997 年《自然》杂志上发表了"生物学的库恩革命"一文，对医学中的还原论思维提出严峻的挑战。他指出，从 DNA 到细胞功能之间，并非是 DNA→RNAs→蛋白质→功能的线性过程，而是存在一个反馈的回路，由 DNA 表达所形成的细胞环境因素对上述的每个层次的要素和过程都起到反馈调节作用，而外界环境因素也对上述过程起到调节作用，这些事实足以打破基因决定论。他进一步提出，运用基因组反馈概念的副遗传生物学（epigenetic biology），不仅仅回答了外遗传过程（epigenetic processes）的一系列问题，尤其是涉及 DNA 在变化的环境信号中控制和调节基因表达模式的变化，而且还揭示了更进一步的机制。这些机制是具有生命系统的真正的复杂性。这些机制提醒我们认真考虑与细胞层次并存的、至细胞以上的各个更高的控制层次的整合和瓦解过程，会形成一个有机的适应过程。

一个形象的类比是，生物学研究的强微观还原论者对基因决定论的认同，如同认为电流产生了电视节目的内容一般。确实，当电流被切断时，电视节目的内容便消失了。但是，电视节目的内容包含更多的属于电流以外的内容。强微观还

---

① Porter R. 剑桥医学史. 张大庆 译. 长春：吉林人民出版社，2007：59.

原论者对生命现象思维的局限性是显而易见的。

（2）医疗实践的局限性。

在医学实践中，还原论暴露出了明显的局限性。医学的目的应该以优化人体系统达到健康状态为目标。因此，医生应该具备关于人体的全面系统的知识。爱因斯坦曾经指出，"由于整体知识的增长，有重大意义的专业化是不可避免的，医学也是如此，可是，在这里专业化有一个天然的界限。如果人体的某一部分出了毛病，那么只有很好地了解整个复杂机体的人，才能医好它；在更复杂的情况下，只有这样的人才能正确地理解病因。因此，对于医生来说，对于普遍的因果关系的深刻理解具有头等重要的意义"[1]。然而基于还原论思想的现代医学教育，使医生的训练呈现高度的专业化，这一专业化与优化人体系统的目标之间造成了不可弥补的鸿沟，造成医学实践与大众需求之间的矛盾。

波特在对现代西医学社会发展史进行系统研究之后，认为"医学正在经历一次严重的危机"[2]。他指出，尽管医学已经取得了巨大的成就，但人们现在对医学失望和怀疑的气氛更浓。20 世纪 60 年代乐观主义的摇旗呐喊已消失殆尽，青霉素发明产生的激动、心脏移植带来的喜悦、1978 年第一例试管婴儿出生的欢呼已不复存在。相反的是，人们对遗传工程和生物技术发展可能出现后果的恐惧日益增长。反应停事件的灾难，医源性疾病的增加，癌症、精神分裂症、多发性硬化、老年痴呆以及其他退行性疾病研究进展缓慢，都加重了人们对现代医学的怀疑。

4.2.4　系统生命观的兴起与挑战

综上所述，还原论所主导的西方传统的机械人体观至今仍然主导着生物学和医学的发展，主导着人们的世界观，但是这种机械人体观已经表露出明显的局限性，遇到了众多难题，越来越受到众多学者、甚至大众的质疑。基于复杂性科学的人体系统观正在兴起。

1. 恩格尔的人体系统观

直到 20 世纪 70 年代，在系统科学的启发下，人们开始反思生物医学模式的合理性。布鲁姆提出环境医学模式，拉隆达和德威尔提出综合健康医学模式。突出的是，1997 年美国精神病学、内科学教授恩格尔针对生物医学模式的缺陷，提出了生物-心理-社会医学模式（biopsychosocial model），其主要内容包括四大因素，即生物遗传因素、（自然和社会）环境因素、生活方式与行为因素和卫生

---

① Einstein A. 爱因斯坦文集（第一卷）. 许良英 译. 北京：商务印书馆，1976：518.

② Porter R. 剑桥医学史. 张大庆 译. 长春：吉林人民出版社，2007：320.

服务因素。生物-心理-社会医学模式构造了人体内四个信息系统：（大脑）心理系统、内分泌系统、神经系统和免疫系统。[①] 这四个系统通过相互作用来维持健康、对抗疾病、并延缓死亡。当它们的功能失效的时候，就会出现人体系统的病态，甚至死亡。这一理论还认识到，人作为生物-心理-社会的一个整体系统的基础在于，神经、内分泌和免疫系统的重要细胞（通过信使分子）都能够接受来自其他系统的信息。从生物-心理-社会的观点来看，心理是大脑的一种活动，这种活动是机体维持健康、对抗疾病、衰老和死亡，保证良好的生命状态的第一关。

2. 系统生物学的系统观

最近提出的系统生物学试图建立生物体的多层次系统模型。它的目标是，从分子途径、调节网络、细胞、组织、器官以致从整个有机体的层次来理解生理和疾病。系统生物学的提出者胡德（Hood）这样描述这门新科学的思路，"系统生物学就是这个思路。它先取得一个生物系统，辨识出各种因素，然后在一个模型系统中使这个生物系统动起来。在 DNA、RNA、蛋白质相互作用及信息网络方面整合所获得的信息，然后开发出能描述系统结构和行为的数学模型。我们目前处于了解数学模型形成的早期阶段，一旦完成这一模型，它将能处理潜在的药物副作用等问题。"[②]

因此，系统生物学是研究一个生物系统中所有组成成分（基因、mRNA、蛋白质等）的构成以及在特定条件下这些组分间的相互关系的学科。系统生物学更加重视要素之间的关系，关注的是基因和基因之间、基因和蛋白质之间以及细胞和组织等不同层次要素之间的相互关系，试图从相互关系着手，通过计算机仿真，建立起从分子到细胞、器官进而到生物体水平的坚实知识结构，从而理解生物系统的整体性质。

但是，系统生物学走的仍然是从部分到整体、从下向上的认识道路。系统生物学的主要兴趣集中在发展计算和信息学工具，试图把还原论数据（基因表达、蛋白组、代谢组数据）整合到调控网络和细胞行为的模型之中。但是，由于生物的复杂性随着系统要素和相互作用数量的增加呈指数式增长，并且随着层次的上升快速递升，因此，这一研究的有效性仅限于在高层次有机体中的简单的组织或者特定的局部通路。即使拥有完备的测量技术和能力，能够表达所有分子的功能和相互作用，计算能力的局限也会阻止我们从分子的层次上理解细胞和组织的行

---

① Engel G L. From biomedical to biopsychosocial. Being scientific in the human domain. Psychosomatics，1997，38：521～528.

② Hood L. Systems biology：Integrating technology, biology, and computation. Mechanisms of Ageing and Development，2003，124，9～16.

为，更不谈人体的全部以及以人为单位的社会。据预测，系统生物学研究对计算机的要求高达 1000 万亿次浮点运算速度①。因此，人们认为，过滤相关信息的方法论，比如运用生物处境（context）和细胞以及高层系统的实验知识，对于系统生物学成功地理解组织的各个层次将会是关键的。这将导致层次观的运用，这正是本书将要发展的新的哲学观。

这一层次观已经在系统生物学对于各个层次之间关系的研究中有所表现。在将系统生物学应用于药物发现的研究中有三个基本的方法：一是在信息学上整合细节数据（自下而上的方法）；二是通过文献中提供的细胞和器官层次的响应信息对疾病和器官系统的生理学建立计算模型（自上而下进行选择）；三是应用人体细胞系统整体对于复杂疾病的生物学效应来解释和预测药物和基因靶点的行为（直接的实验）。这些相互补充的途径，最终必须整合为一个多层次化的、从分子到系统层次的对人体疾病的探索。

在尝试发展出能够有效整合从分子到细胞和器官层次的模型时，系统生物学提出的策略是，先建立高层次要素之间的唯象模型，即把高层次要素当做黑箱，然后，随着数据的积累和数据的不断增加，在用细节的模型不断替换模型中的黑箱。

3. 本书的人体复杂系统观

系统生物学发展中遇到的困难，正是所有复杂系统研究所面临的共同难题。我们认为，对复杂系统的研究不适于简单地走自下而上的路线。与简单系统不同，对复杂系统的观测必然产生大量的、多层次、多层面、甚至相互对立的丰富信息。对这些信息进行综合并形成理论模型的途径是不唯一的，不同理论模型拥有不同的自洽度。事实证明，依靠传统的简单模型的思路来收集数据，通过自下而上的整合信息来获取对复杂系统的认识，在理论和实践上都是极为困难的。经验告诉我们，对任何具体复杂系统的有效认识，必须首先有一个原始的复杂系统论的模型作为出发点，再结合具体系统的知识（数据）形成具体的模型和认识。这样获得的认识一定是初步的，有待深入完善的，必须在应用于实践，然后收集实践效果的真实资料，来重新认识。这样形成的一个迭代检验、修正认识的完整途径，在复杂系统研究中远比简单系统研究中更为重要的地位。

那么，最原始的复杂系统模型从哪里来呢？应该从对复杂系统的本质特征的认识中来。对系统本质特征的严密论述，就上升到了哲学本体论。因此复杂系统研究的突破，在最根本的层次上取决于哲学本体论的突破。复杂系统科学研究需要发展，这就是 4.4.2 小节中讨论的一元二面多维多层次的系统本体论。

对于人体系统，由于人是自然界的一部分，人与自然环境存在复杂相互作

①　杨胜利. 21 世纪的生物学—系统生物学. 生命科学仪器，2004，(2)：5~6.

用，因此人的系统模型必须以自然环境的系统模型为基础，也就是以科学的世界图景为基础。在这个图景中，人们必须回答人体系统涉及多少个层次，这些层次的要素之间是如何发生相互作用以影响人的健康和疾病。下面我们将讨论构建人体系统模型中如何突破本体还原论的机械世界图景。

4.3　传统东西方哲学的人天观

4.3.1　西方传统的人天观

1. 亚里士多德的四因观

在人天观这一课题上，西方哲学形成的最为系统和最有影响力的思想是亚里士多德哲学。亚里士多德是古希腊哲学的集大成者，他在《形而上学》、《物理学》等著作中所阐述的思想曾经主导西方哲学长达上千年。他的著述涉及逻辑学、形而上学、物理学、生物学、伦理学和政治学，几乎每个方面都开创了西方哲学和科学的一个学术领域，在西方哲学史上是绝无仅有的。

亚里士多德认为所有具体的存在都包含四大要素：质料因、形式因、动力因和目的因。质料因是指事物构成的材料，例如木材是木桌的质料因。而形式是质料的规定者和作用者，它比质料更完善，而且是永恒的和不朽的，是事物的本质，而且还是它最终的目的和实现这一目的的力量。于是从形式因中派生出动力因和目的因。从这个意义上说，亚里士多德是个二元论者。质料本身不是它后来形成的东西，因此它是可能性或潜能。而没有形式的质料，亚里士多德称之为原始质料。为了说明运动和变化，亚里士多德进一步区分了推动者和被推动者。形式是推动者，而质料是被推动者。前者作用于后者之上，因为它把后者推向一个确定的形式或实在。亚里士多德认为运动的终极因是一个不被推动的推动者，即第一推动者。如果第一推动者是不被推动的，它就必定是非物质的，是没有质料的形式。第一推动者必定是绝对完善的。他还认为世界是朝着一定的目的运行的一个整体，所以第一推动者只能是一个。

亚里士多德认为时间是无始无终的、形式和质料都是永恒存在的。只有个别的事物才会有生有死。物种是没有起源的，人是向来就存在的。因此世界的起源不需要解释，而只需要解释它的组成和结构。他首先把宇宙分为两个世界，地上的世界和天上的世界。天上世界的星星由以太构成，即第五元素。而地上的事物则由火、气、水和土这四种元素构成。每一元素都有不同的轻重、冷热、干湿等相对立的性质，这些对立的性质引发了事物间的相互转化。例如，火是热与干的结合，气是热与湿的结合，水是冷与湿的结合，土是冷与干的结合。那么，火可以转化为土，土可以转化为水，水可以转化为气，而气又可以转化为火。由此，亚里士多德引出一种世界的统一性，这种统一性也由第一推动者的统一予以保证。再附加上其他的假设，亚里士多德推导出世界是球体的，地球静止在宇宙中心、并且也是球体。环绕着地球的是以同心球形积聚着的水、气和火，接着就是天上的球体。

作为植物学的创始人以及最早的生物学家，亚里士多德把他的本体论自然用于解释生命。他认为，生命在于自我运动的能力。运动有两个先决条件：主动的形式和被动的质料。因此生物的躯体就是质料，而形式则是灵魂。因此，灵魂没有躯体就不存在，它自身也不是某种有形体之物。形式是躯体的最终目的，而躯体只是灵魂的工具。因此，灵魂是生命的本原，是推动生命并把它作为自己工具来构造的力量。亚里士多德认为有三个层次的灵魂：对应于营养部分的植物灵魂，对应于感觉部分的动物灵魂以及对应于理智部分的人类灵魂。此三种灵魂还可以结合成一个单独的灵魂整体。

亚里士多德认为人与其他生物的区别在于心灵。在人体上，心灵与动物的灵魂相结合。动物的灵魂是随躯体一起生灭的，它是肉体的形式，而人的心灵既不是生而有之，也不会消灭。它是从人体外部进入的由父辈传给子辈的灵魂胚胎，它没有任何躯体的器官。亚里士多德把心灵分成被动的和主动的两部分。主动的心灵是引发变化的，但它自身不会受到损害和变化，并且不会因为躯体的死亡而受到影响，它是永恒的和不朽的。而被动的心灵则像白板，在整个心灵与灵魂的结合中会因为灵魂状态的变化而受到影响，其内容是由思维能力所主导的伴随着感觉印象的思想。理性是心灵所主导的思维能力。心灵能够直接领悟最高真理。亚里士多德认为，使人提高到动物之上的精神活动，依靠的就是理性与灵魂这种较低功能的结合。如果欲望受到理性的引导，它就成了意志。亚里士多德从人们普遍地要对自己的行为负责这样的事实来证明存在自由意志。善行就是自由意志所主导的自愿的行为。人的意志的构成决定着行动的终极目的，而目的的正确性则取决于善行。这套学说自然延伸到他的伦理学和政治学之中。而他没有对导致意志作用的内在过程以及意志自由的可能性和范围作更密切的考察。

亚里士多德学说自产生之后就长期主导着西方思想。它拥有思想的系统性和丰富性以及在天文学、植物学和动物学方面与经验材料充分结合而来的具体性。但是文艺复兴之后，亚里士多德的思想遭到了普遍质疑。在物理学方面，哥白尼、伽利略等通过实验证明亚里士多德的众多观点都是错误的，并被近代物理学所取代。在生物学方面，他的学说被后世的植物学家和动物学家所继承、修正和发展。关于人体的观点，则被后来的解剖学、生理学所取代。而亚里士多德的综合哲学的地位，也被培根、笛卡尔等人开创的分析哲学所取代。此后在本体论问题上，西方哲学长期处于唯物、唯心和二元论三大流派的争论之中。

2. 怀特海的有机体自然观

20世纪初期，西方学者就已经发现了本体还原论所导致的机械论世界观的局限。科学和哲学的学术探索表明，物质主义的机械世界观在讨论无机物和生命有机体之间、意识和物质之间、身心之间的关系等问题时不能给出令人满意的答案。而在对人类和地球生态的发展中，机械论的自然观带来了一系列灾难性的后果。因此一个世纪以来，一些西方学者希望在批判还原论，批判机械论哲学观的过程中根据自然科学的新发展来建立新的世界观。

有机体的自然观是现代西方哲学中正在发展的、不同于本体还原论的一个有生命力的哲学观，最初由数学家和哲学家怀特海（Whitehead）所提出。怀特海指出，从17世纪以来的西方分析哲学存在固有的局限性，而近代科学是分析哲学的产物。抽象是分析过程所必需的，但是从自然界和经验构成抽象时，就需要把抽象以外的部分忽略不论。因此，抽象所提供的科学的图像是不完备的。他认为，克服这种局限性的方式就是在思维过程中把整体置于部分之上，并提出了以有机体为核心的过程哲学。怀特海认为，世界上具体而持久的实体是完整的有机体，有机整体的存在影响了其各个部分的特性。例如，一个原子当形成人体的一部分时，其行为就有所不同；它的情况是作为机体的人的性质所决定的。心灵的状态也参加了整个机体的构造，因此可以改变其附属各部分的性质，甚至是电子的性质。一个自由电子可以盲目地行动，但在人体内，它的行动就受到身体整体的规范，包括心灵状态的制约。

把怀特海的有机体观点继续加强，我们可以指出：一个电子在一个原子内是受整个原子结构的制约，与一个在原子以外、游动于空洞空间的自由电子非常不同[①]。由此看出，有机体哲学观不同于还原本体论之处在于系统的局部不是孤立的，它的行为受整体的约束，整体与局部在存在性上是同等的，是相互依赖的。这在认识论上增加了新的元素，因果关系单纯的自下而上是不充分的，还必须补充自上而下的关系。

怀特海的有机体自然观得到了生物学家和系统论创始人贝塔朗菲的呼应。他说，"我们正在探索另外一个基本的概貌：世界作为有机结构而存在。这个概貌将深远地改变我们的思维范畴，并影响到我们对世界的实际态度。我们必须想象生物圈是一个整体……在相互依赖中彼此受惠或受损。我们需要一个各种社会能彼此共生的地球系统，将各种新的制约条件融入一个可塑的组织结构中，并且通

---

① Dampier W C. 科学史及其与哲学和宗教的关系. 李珩 译. 北京：商务印书馆，1997：461.

过对结构的重新调整来面对瞬息万变的局势。"①

3. 拉兹洛的综合哲学观

系统学家拉兹洛继承了怀特海和贝塔朗菲的思想。基于系统科学的新发展，他试图突破分析哲学的局限，从而开辟一个新的综合哲学。他认为，"综合能够把各种类型的非哲学研究材料结合起来，为真正的哲学问题的建设性讨论开辟新的途径"②，"综合哲学的材料来自经验科学；它的问题来自哲学史；它的概念来自现代系统研究"③。如何创立综合哲学呢？拉兹洛认为，必须抛弃那种七拼八凑的方法，因为这种简单的方法不足以形成知识的有机积累，这样的知识难以被用来达到预期的目的。这种新的综合首先需要整体观，它把我们看做是一个相互关联的自然系统的一部分，拉兹洛认为，这一要求是对过去的分类和零碎分析所造成的意义丧失的一种正确的修正，零碎的分析虽然能够分别详述事实，但却与人类关心的关键事物无关。在整体观的基础上，需要着重发现事物之间的关联模式，需要"有学识的'通才'们把发展关联模式的系统理论当做他们主要的事业"④。

展望这门有待发展的哲学，拉兹洛说，"在我们之中必定存在着一些睿智者，他们承担着那些无疑是无利可图的工作，即试图洞察那隐约地把各种专业理论联系在一起的大网，并在我们今天只能看到混乱的地方实现某种聚变"⑤。

4.3.2 东方传统的人天观

1.《道德经》的生命整体观

《道德经》阐述了一个宇宙的系统存在和演化的基本描述："道生之，德蓄之，物形之，势成之"。万物都是由道而生，宇宙是一个有机的整体，这个思想不但贯穿了这本东方圣典的始终，也同样贯穿在中国传统文化的各个方面。万物都是由德所滋养的，每一事物都不是孤立的，宇宙中没有任何一物是绝对地孤立于任何其他事物而独立存在的，那么每一事物都与其他事物保持着一种耦合关系。与其他事物的耦合关系支撑着一个事物的存在。德是联系事物的纽带。事物的形体是以物质原料的聚合所显现的（物形之），但是在物质形体之外还存在一个不可见的势，此势决定了事物运动的规律（势成之），即事物是受周围的大环

---

①　Davidson M. 隐匿中的奇才：路德维希. 冯. 贝塔朗菲传. 陈蓉霞 译. 上海：东方出版中心，1999：23.

②　Laszlo E. 系统哲学引论. 钱兆华 译. 北京：商务印书馆，1998：15.

③　Laszlo E. 系统哲学引论. 钱兆华 译. 北京：商务印书馆，1998：28.

④　Laszlo E. 系统哲学引论. 钱兆华 译. 北京：商务印书馆，1998：17.

⑤　Laszlo E. 系统哲学引论. 钱兆华 译. 北京：商务印书馆，1998：19.

境所支持，以保持其存在，所谓大势所趋、应运而生。将这一哲学观应用于人体，就全面论述了人体发展的全过程（生、养、形、成）。

《庄子·知北游》中具体针对人体进行了精辟的阐述："人之生，气之聚也；聚则为生，散则为死，……故万物一也……通天一气耳"。这一思想也曾引起西方学者的关注，李约瑟做了如下的解读："在古代和中世纪，中国人认为物质世界是一个完美的连续整体。在任何重要的意义上来说，聚集在可感知之物中的'气'都不是颗粒状的，但是个别物体与世界上所有其他物体之间的相互作用和反作用……其作用方式类似于波和振动，取决于两种基本的力——阴和阳，在所有层次上产生有节奏的交替，个别物体于是有了自己内在的节奏，这些节奏都与……宇宙和谐的图像结合成一个整体"[①]。

2.《黄帝内经》的人天相应观

中国传统文化认为，人是自然界的一部分，人的生命存在与演化的全过程都与自然环境有着极为密切的关系。中医学认为自然环境变化必然对人体产生效应，从人体的反应也映照着自然环境的变化，即"人与天地相应"（《黄帝内经·灵枢·邪客》）。

《黄帝内经》突出介绍了六个方面人与环境的相互依赖关系。

第一，人是在环境的能量、信息的支持下才得以孕育。《黄帝内经》中指出："天之在我者德也，地之在我者气也，德流气薄而生者也"（《灵枢·本神》），"人生于地，悬命于天，天地合气，命之曰人"（《素问·宝命全形论》）。由此提出，人乃天地间一气耳，形成对人类个体在宇宙自然中定位的一个原理性认识。

第二，人与自然环境全时间全方位的联通。《黄帝内经·生气通天》指出："夫自古通天者生之本，本于阴阳。……九窍、五脏、十二节，皆通乎天气。"文中指出的生气通天即天人相应之意，明确指出了人体五脏六腑、四肢百骸与自然界的密切关系。

第三，维持人体生存的物质、能量都来自周围的环境，即"根于外者，命曰气立，气止则化绝"（《素问·五常政大论》），这里的气指的是环境中物质、能量的总称。

第四，人体疾病产生的外因是环境中的不利因素，即病邪之气，如六淫（风寒暑湿燥火）之气、疠气、恶气、毒气等。

第五，可以通过环境中的药物来调节人体内部的平衡，例如食药之气，如寒、热、温、凉四气等。

① Needman J. Science and Civilization in China. Vol. IV. Cambridge：Cambridge University Press，1967：8~9.

第六，可以通过主动的心身调节来适应环境从而达到健康长寿的效果。如《素问·上古天真论》指出，"真人者，提挈天地；把握阴阳，呼吸精气，独立守神，肌肉若一，故能寿敝天地，无有终时，此其道生。"又云："圣人者，外天地之和，从八风之理，……形体不敝，精神不散，亦可百数。"

与笛卡尔的精神肉体截然不同的二元论相对比，东方传统哲学始终认为精神和肉体是一个统一体，而两者统一于一个更高层次的存在，气或道。在中国传统哲学和医学认识中，始终是将人体这个小宇宙置于自然这个大宇宙之中，并且以自然大宇宙中系统变化的种种现象、规律来影射身体这个小宇宙内部的事物变化的规律。

"根于中者，命曰神机，神去则机息；根于外者，命曰气立，气止则化绝"（《素问·五常政大论》）。这段文字认为，生命的存在有赖于两大要素，内在的神和外在的气。人体以神为主导，调节、控制体内的生化过程，称之为神机，若神无法发挥主导作用，则生化功能停止；人体的存在又依赖于外在气的物质能量供应，称之为气立，如果断绝了外在气的有效供应，则人体的生化也随之断绝。

4.3.3　西方学术界对东方思想的关注

1. 李约瑟的《中国科学技术史》

薛定谔、玻姆和斯塔普指出了本体还原论所提供机械世界图景的严重缺陷。在建立更为合理的科学本体论的探索中，一些西方学者开始关注东方学术思想。

早在 17 世纪，中国传统思想就开始陆续传播到西方，但主要是在人文学科领域的学者中间。最早系统研究和传播中国传统学术的是英国学者李约瑟（Joseph）。直到 20 世纪 40 年代后期，在国际上已经享受盛誉的生物化学家李约瑟通过偶然的机会接触到了中国传统文化，并对其中所蕴含的科学思想深深着迷，于是用数十年的时间钻研中国古代科学技术资料并撰写了煌煌数卷的《中国科学技术史》。李约瑟在《中国科学技术史》的"本书的计划"中强调说："我们试图回答这样一个问题：在历史上各个世纪中，中国人对纯科学和应用科学究竟做出了什么贡献"[1]。

对于中国在应用科学上的贡献，很快就有了被人们广为认可的答案。英国记者坦普尔（Temple）利用李约瑟收集到的资料，并在其指导下写成的《中国——发现与发明的摇篮》中，列举出中国古代科技的"100 个世界第一"，作者的结论是："在现代世界赖以存在的重大发明创造中有一半来自中国"[2]。

中国古代科学技术对纯科学究竟做出了什么贡献呢？李约瑟研究发现，东方古代科学的繁荣与西方近代科学的腾飞同两地自然哲学的传统差异有关。具体来

① Needman J. 中国科学技术史（第一卷）. 袁翰青，王冰，于佳 译. 北京：科学出版社，1990：41.
② 王国忠. 李约瑟与中国. 上海：上海科学普及出版社，1992：503.

说，中国的有机论与欧洲的原子论在科学发展过程中分别扮演过重要的角色，也各有其发展与传播的过程。在第二卷"科学思想史"最后一章的结论中，他指出："中国人的世界观依赖于另一条全然不同的思想路线。……对于那时中国所可能发展出来的自然科学，我们所能说的一切就只是：它必然是（给出）一个深刻的有机的而非机械的（图像）。"

这些古老的传统与现代科学有什么关系呢？李约瑟有如下的概括："中国的这种有机自然主义最初以'通体相关的思维'体系为基础，公元前 3 世纪已经由道家做出了光辉的论述，又在 12 世纪的理学家那里得以系统化。早期'近代'自然科学根据一个机械的宇宙假设取得胜利是可能的——也许这对它们还是不可缺少的。但是知识的增长要求采纳一种其自然主义性质并不亚于原子唯物主义而却更为有机的哲学的时代即将来临。这就是达尔文、弗雷泽、巴斯德、弗洛德、普朗克和爱因斯坦的时代。当它到来时，人们发现一长串的哲学思想家已经为之准备好了道路——从怀特海上溯到恩格斯和黑格尔，又从黑格尔到莱布尼兹——那时的灵感也许就完全不是欧洲的了。也许最现代的、'欧洲的'自然科学理论基础应该归功于庄周、周敦颐和朱熹等的，要比世人至今认识的更多。"①

2. 薛定谔的物质和意识

如果说，李约瑟注重的是科学思想的哲学层面，那么，薛定谔则从科学层面上深刻阐述了现代科学发展需要融入东方传统思想的迫切性。

在《物质和意识》这部专著中，薛定谔深入探讨了世界图景缺陷所对应的深刻的科学问题②，即已有的科学世界图景中没有人意识的地位。

薛定谔指出科学方法的一个重要原则是客观性原则。但是，人们没有意识到，在将该原则进行严格表述的同时，我们却将认知主体本身排除在被设法理解的对象之外。对于这一点，近代科学的创始人伽利略也有类似的看法。他认为，"如果没有活的动物，我不相信香气或味道或声音，除了一些名称之外，还有什么别的意义"③。人们知道，在常识的生活中，感觉和意识的存在是确定无疑的。我们无时无刻不在直接通过自己的身体感知我们的精神活动，我们的身体与我们的精神有直接且密切的联系，两者共同构成我们"通过感觉、知觉、记忆构建的客观世界的一部分"。这一客观世界延伸到周围其他人乃至整个社会和整个地球生物圈，形成一个丰富的世界。薛定谔指出："我有充足的理由相信，其他人的

①　Needman J. 中国科学技术史（第一卷）. 袁翰青，王冰，于佳 译. 北京：科学出版社，1990：538.

②　Schordinger E. 生命是什么；物质与意识. 罗辽复，罗来欧 译. 长沙：湖南科学技术出版社，2003：127~129.

③　Hobson A. 物理学的概念与文化素养. 秦克诚 译. 北京：高等教育出版社，2008：105.

身体也是与意识相连，或者就是意识的一部分。虽然我不能绝对有把握地接近其他人的意识，但我毫无理由怀疑它们的存在。因此，我愿意把它们也当做客观事物，当做构成我周围世界的一部分。"[①]

于是，对于我们面前的世界，薛定谔阐述了两个悖论。第一个悖论是一个无色、冰冷、无声的世界与我们直接能够体会到的颜色与声音、冷与热这样的感觉之间的对立。也就是说在已有的物理学理论所展示的世界图景中，看不到感觉和意识的存在，而常识却告诉我们感觉和意识是客观存在的。第二个悖论是我们如果认定意识的存在，当我们要寻求意识与物质世界相互作用时，却一无所获。也就是说，我们的所有概念似乎都没有为这样的相互作用预留位置。在科学的图景中，"物质世界的构建是以把我们自己，即我们的意识排除在外为代价的；意识不属于物质世界，因此显然无法作用或被作用于它的任何部分"。神经生理学家、1932 年诺贝尔奖获得者谢灵顿在其名著《人与自然》中也深刻地提出了这个悖论。他说，"我们碰到了僵局。对意识如何作用于物质一无所知。逻辑因果关系的缺乏使我们动摇。这是否是误解？"

心理学家荣格对意识悖论陈述的更为直接："所有的科学都是心灵的活动，我们的一切知识都来源于心灵。心灵是所有宇宙奇迹中最伟大的，它是作为客观世界的必不可少的条件。令人大感不解的是西方世界（除了极少的例外）似乎毫不感念心灵的作用。来自外界的认知对象倾泻而来，使得认知的主体退回幕后，不复存在。"[①]

经过一番深入的考察，薛定谔得出结论，对于意识悖论的解决需要科学态度的重建[②]："我认为，当今的科学完全陷入'排除原则'的深渊，却对此以及由此产生的悖论一无所知。意识到这点是可贵的，但并不能解决问题。仿佛你无法通过议会法案将'排除法则'删去。若要解决这个悖论，科学态度必须重建，科学面貌必须更新，这需要谨慎"。

薛定谔所说的重建科学态度，是指在科学的本体论、认识论、方法论和实践论上必须突破旧的观念，从而将我们直接感知、无法回避的意识现象纳入到科学的世界图景之中，即科学面貌必须更新。今天看来，这仍然是十分必要的。

薛定谔没有就此止步，他试图继续分析意识的性质，提出深刻的科学问题。关于意识现象，薛定谔又提出两个科学悖论。第一个悖论是"看似有很多个有意识的自我，但世界却只有一个"。第二个悖论是"人体由许多个细胞构成，但是

---

① Schordinger E. 生命是什么：物质与意识. 罗辽复，罗来欧 译. 长沙：湖南科学技术出版社，2003：116.

② Schordinger E. 生命是什么：物质与意识. 罗辽复，罗来欧 译. 长沙：湖南科学技术出版社，2003：121.

我们却感觉到意识的统一性，在任何时刻，我们只感到一个意识。"他说："我完全无法想象头脑中的意识（我觉得这意识是唯一的）如何由我身体所有（或部分）细胞的意识整合而成的"。这两个悖论都被薛定谔称之为意识算术悖论的不同表现形式。这两个悖论如何解决？

薛定谔的这番审视，揭示出传统科学的本体论、认识论、方法论的根深蒂固的局限性，他认为，这些局限性的突破，需要东方文化血液的滋养。他说："我们的科学——希腊科学——是以客观性为基础的，它切断了对认知主体、对精神活动的恰当理解之通路。我认为这正是我们现有思维方式所欠缺的，或许我们可以从东方精神那里输一点血。但这绝不是那么简单，我们必须谨慎提防其中的谬误——输血总需要非常小心地防止血浆凝结。我们不希望失去我们的科学思想已达到的逻辑上的精确，那是任何时代任何地方都无法比拟的。"本书基本上继承了薛定谔上述的思想，设法从东方传统哲学人天观的思想中提炼出系统论的原理，但与现代科学的精妙逻辑相结合，以复杂系统一元二面多维多层次的系统观化解上述的各个悖论。不断保留科学的严谨性、逻辑性、客观性，同时找回一个生动活泼的、充满感觉的完整的世界。这个过程是细致的、谨慎的，初步实现了这位物理学思想家的愿望。

3. 普里高津和哈肯的自组织观

耗散结构的理论创始人、诺贝尔奖获得者普里高津（Prigogine），则从认识复杂系统的自组织性的角度，认为应该用中国的传统学术来构建新的自然观。在《从存在到演化》一书中，普里高津指出耗散结构理论"对自然界的描述非常接近中国道家关于自然界中的组织与和谐的传统观点"[①]。在《从混沌到有序》一书中他指出，"现在是我们把传统的欧洲思想和古典的中国思想进一步结合起来的时候了"，并认为"道家的思想，在探究宇宙和谐的奥秘、寻找社会的公正与和平、追求心灵的自由和道德完满三个层面上，对我们这个时代都有新启蒙思想的性质。道家在两千多年前发现的问题，随着历史的发展，愈来愈清楚地展现在人类的面前"，进一步指出"中国道家对人类、社会和自然之间有着深刻的理解，这对西方哲学家和科学家始终是个启迪的源泉"，他认为新的自然观"将把西方传统连同它对实验的强调和定量的表达，同以自发组织世界观为中心的中国传统结合起来"[②]。

而协同论创始人哈肯（Haken）在《协同学——自然成功的奥秘》的序言中

---

① Prigogine I. 从存在到演化. 曾庆宏 译. 北京：北京大学出版社，2007：2～5.

② Prigogine I. 从混沌到有序：人与自然的新对话. 曾庆宏，沈小峰 译. 上海：上海译文出版社，2005：3～6.

说:"协同学含有中国基本思维的一些特点。事实上,对自然的整体理解是中国(道家)哲学的一个核心部分。"

从上面这些资料来看,西方的一些学者站在科学发展的前沿,认为新的世界观的建立需要综合东西方传统。当然,由于语言上的障碍,西方学者对东方学术传统的了解都存在某些局限性。在构建现代科学和文化新图景的宏大事业中,中国学者必须担当其应有的责任。李约瑟说:"我们从没有对科学——作为一种最高文化的组成部分,丧失信心。并且我们相信科学对人类所作的有益的贡献远胜于它的危害……同时,也很明显……现在每天都在做出各种对人类及社会有巨大潜危害的科学发现。对它的控制必须主要是伦理的和政治的,而正是这方面,中国人的特殊天才,可以影响整个人类世界"。①

4.4　人体的复杂系统观

4.4.1　钱学森的人天观理论

西方学者对中国传统思想的关注,期望它在未来科学图景的构建中发挥重要的作用。在这些学者中,普里高津的建议最为明确,"把西方传统连同它对实验的强调和定量的表达,同以自组织世界观为中心的中国传统结合起来"②。李约瑟的期望最为殷切。但是在李约瑟的认识中,物理学、化学和生物学这些自然科学学科仍然是与伦理学和政治学等人文学科相分离的。而钱学森所提出的人天观思想,恰恰要在这一科学文化的鸿沟上搭建一座桥梁。

1. 钱学森的开放的复杂巨系统观

钱学森指出,"人是个极其复杂的、物质的巨系统,这个巨系统又是开放的,与周围的环境,与宇宙有千丝万缕的关系,有物质和能量的交换,因此可以说,人与环境,人与宇宙形成一个超级巨系统。而系统科学的原理——系统论告诉我们,要理解如此复杂的物质系统,搞清它的功能,只用还原的方法一级一级分解下去,从人到人体各系统,到各系统的组织学,到细胞,到细胞器,到细胞核,到染色体,……一直到分子生物学,是必要的,但也是不够的。我们还要用整体的观点来理解人体巨系统所自然形成的多层次结构,每一层次的不同功能,层次之间的关系等等。我们要把还原观和系统论结合起来,综合起来研究人体和环境。"③

①　Needman J. 中国科学技术史(第四卷). 汪受琪 译. 北京:科学出版社,2003:285.

②　Prigogine I. 从混沌到有序:人与自然的新对话. 曾庆宏,沈小峰 译. 上海:上海译文出版社,2005:3~7.

③　钱学森. 论人体科学. 北京:人民军医出版社,1988:34.

从系统论的视角出发，钱学森看到了人与环境的复杂相互作用。人天观的建立，实际上是要构建一个多层次的整体观。这一整体观不是笼统的，而是要能够具体指导人们去发现人体不同层次的关系。如果一个哲学观不能指导科学发展，那么它的意义就是有限的。

2. 钱学森三个层次的人天观

钱学森说："我现在以为，人天观是讲人和环境，人和宇宙这样一个超级巨系统的。因此，可以认为人天观有三部分：宇观的人天观，宏观的人天观和微观的人天观。第一部分是把人放到宇宙中去考察，第二部分是考察人体内部与环境的关系，第三部分是考察人天观的量子力学基础。"[1]

（1）宇观人天观。

"从物质的本性上说，人和宇宙，也就是人和太阳系、银河星系，以及整个宇宙都是相关的。这是宇观的人天观。研究宇观的人天观当然要靠宇宙学，现在宇宙学的研究虽然有很大的成就，但也有许多问题还定不下来，有待于今后天文学家的努力。所以宇观的人天观还要进一步发展。"[1]

我们广义地将人与地球以外的天体的关联归结为宇观层次，那么，人与月球的运动也有特殊的关联。值得研究。

（2）微观人天观。

"微观的人天观是由量子力学的测量理论开始的。由于量子力学所提出的理论体系，如果具体化到测量客观世界，就与经典的观点不相容，……测量问题上的矛盾如何解决？我以为，从人天观的角度来看，以上理论中的所谓'实际的'仪器还是设想的仪器，真正实际的仪器是人用来认识客观世界的感觉器官，而感觉器官内部的神经元，以及处理信息的大脑也是微观的，是量子力学的过程，大脑处理感觉的结果才是人认识到的测量，才是人认识到的客观世界。所以彻底解决量子力学测量问题必须用人的感觉系统为测量仪器，而不是用设想的仪器。这也是实际把人的认识过程推进深入到微观层次，（到）量子力学的层次，这门学问可以称为量子认识论。量子认识论才是研究人与环境的微观理论，所以要靠量子认识论才能解决微观人天观的问题。这也是今后要努力完成的任务。"[2]

（3）宏观人天观。

"有没有宏观部分的素材？如果有素材，怎样把它们组建起来"。钱学森说，我对上述几个问题的回答是宏观人天观的素材是中医对人体的理论和古代道、释、儒三家讲修身养命的学问。

---

① 钱学森. 论人体科学. 北京：人民军医出版社，1988：34.

② 钱学森. 论人体科学. 北京：人民军医出版社，1988：65.

　　为什么根据这些资料来构建宏观的人天观是可能的呢？钱学森认为，包括中医在内的中国传统生命修炼学问"绝不是没有根据的。相反，它们包括了中国几千年人民实践的总结，是有实践依据的，尽管限于时代的条件，它们都不能说是现代意义的科学"。钱学森认为，"中医理论是经典意义的自然哲学，是事实和臆想以及猜测的混合。既然是自然哲学，我们就可以用马克思主义哲学这部科学的哲学去整理它，使它成为真正的哲学。"

　　钱学森同时指出，整理并用现代语言阐述包括中医学在内的中国传统生命科技资料是一件工作量极大的研究工作。它们要求研究工作者要有比较高的古汉语水平和马克思主义哲学的素养。对此，中国的科学工作者是责无旁贷的，一定要担当起这项艰巨的任务。

　　钱学森说："有了这样的基础，宏观的人天观大概也就形成了，这时宇观的人天观和微观的人天观一定也由于宇宙学和量于认识论的发展而大大充实了。那么人天观的三个组成部分，在建立发展过程的相互支援之后，终于可以结合成为一部比较完备的人天观。"①

　　上述钱学森的人体观思想，概括起来，所需进一步解决的两个重要课题是：

　　（1）从量子力学的新发现出发，构建新的认识论。

　　（2）实现中国传统文化的现代化或系统化表述。

4.4.2　一元二面多维多层次的人体复杂系统观

　　这里，我们进一步发展钱学森的开放复杂巨系统观与人天观，形成一个一元二面多维多层次的人体复杂系统观。这一哲学观有如下特点：

　　首先，我们秉承东方哲学的一元论。但这不是机械的物质论或是精神论，而是以物理世界的自组织原理为依据、以海德格尔的存在论为基础的一元存在论，即任何系统都有自身存在宇宙中的这样一个自组织中心，它的一切性质都是围绕着这个中心来展开的。同时，任何事物（系统）都存在两面性，即形与体，虚与实，阴与阳，静与动等相互对立的、但又是不断相互转化中的两个方面所完整地刻画，缺一不可。这一点植根于系统的量子物理特性，即任何系统都是量子真空的宏观激发，而任何宏观激发，相对于量子的微观本质而言，都具有多维度多层次的复杂结构。当代物理学所能精确刻画的只是其中一小部分的简单系统，如从基本粒子到重子和轻子，从质子、中子、电子到原子，从原子到简单分子等。当设计到复杂的生命大分子时，理论的描述就开始变得非常唯象和不完整了，当涉及更加宏观的生命体时，理论的刻画就更少了。而突出的一点不完整就是将波函数的相位信息丢了，这也是薛定谔所说的世界图像的缺失。例如在化学描述时，

---

　　①　钱学森. 论人体科学. 北京：人民军医出版社，1988：65.

我们一般只关注密度矩阵，这对于简单化合物的化学反应也许不严重，但对于生物大分子的功能来说，是非常严重的。于是，人们在刻画生物大分子的运动时就人为地引进各种唯象模型，例如供体-受体的钥匙-锁模型、基因调控的启动子模型等。这些模型的引进满足了生物定性研究的需要，但在理论上远远不能认为是圆满的。如果我们问为什么这个钥匙对这个锁，到底有多少钥匙，多少锁？生物化学家是难以回答的。我们认为，波函数的关键的一面被丢失了，影响了对整体的刻画。只关注局部是难以回答一些整体性关键参量的。这一点对于人体的研究来说更为关键。这里，我们将一元两面性作为所有系统的特点提出来，作为本体论模型提出来，是还系统之量子本源。

因此，物质和意识作为生命系统的两个互补的方面始终共存，这是本书所建立的本体一元二面论。物质意识两者对于人体来说，各有侧重，互补互生。科学图景中应该自然包含意识，意识是人体系统的自然存在的一个方面，也是当然的物质的一面。如此，当我们将人这一认识主体列为认识对象时，人自然应该是一个活生生的科学研究对象。人体系统科学的诞生正是顺应了从薛定谔的两个悖论中解脱的需求。我们主张从根本上完善对事物的一元两面性的认识，摒除狭义的物质观，正确认识意识的物质性，即量子现象本质。这样，薛定谔的悖论才能迎刃而解。

进一步，我们追随钱学森的复杂系统思想，并充分吸收非线性科学这几十年来对多尺度和复杂现象研究的成果，从本体论上确认所有宏观系统的多维度和多层次特性，这是开放的复杂巨系统的一般性特征。当我们从多个层次、多个维度来认识人这一开放的复杂巨系统，将人放在宇宙、自然、社会这个大系统里进行考察，将人的微观物理过程、宏观化学、电、热等过程分层次地进行考察，并寻求建立对人的宏观状态开展多层次定性定量描述时，人体的复杂系统模型就会具有科学价值了。特别是，当将人的意识状态作为人的宏观状态的一部分，与其生理、心理、思维等进行统一描述时，我们将开始对人形成完整的认识。将上述这些思想集成起来，就是一个综合性的人体复杂系统观：人体是一个一元二面多维多层次的开放的复杂巨系统。

1. 人体系统的一元性

任何复杂系统都具有一元性，这是系统在自组织原理作用下形成的在宇宙（自然）中构成自身一个完整整体的特性。系统的一元性，也称为系统的本质特性，是系统最为抽象的本性，它与海德格尔所表述的存在性异曲同工。因此，用具体的语言来刻画系统的一元性往往是困难的。正所谓"道可道，非常道"。系统的本性往往是通过其他具体的性质（如二面多维多层次特性）来表现。

人体系统的一元性来自于大自然中生命起源和进化过程中所实现的自组织性，是在生物、动物、智能动物发展进化过程中逐渐完善、仍在不断完善过程中的一种特性。对于一个个体而言,其完整的个性从诞生起就始终存在,这样一个抽象的整体就是其一元。

生命系统的整体一元性又是与开放性密切联系在一起,任何生命的个体无不例外地生活在一个生命群体之中,与外界保持着密切的联系,与外界合起来形成一个生态系统。这样的联系是多层次的。因此,人体的一元性与其多维多层次特性是紧密联系在一起的。

人体系统整体一元性的形成机制与生命起源的物理机理息息相关。在第 6 章6.6.3 小节里,我们讨论了生命起源和智能起源这一当代科学的重大前沿问题,对这一问题的思考是与对宇宙、人体的一元本体论的探索密切相关的。我们认为,生命起源是宇宙演化史上的自然过程,是宇宙量子场对称破缺所形成的多层次量子耦合结构的自然产物,是围绕着一个自组织中心产生的。

人体系统的一元与简单事物的一元最明显的差别在于其多维多层次的意识场,而这一点的根据是生命现象的量子力学解释。这一观点已经渐渐成为一批物理学家的共识。我们在这里将这一思想置于哲学本体论的框架下,将它视为宇宙演化、生命起源和进化的自然产物,使之在今后的探索中成为一个公理。我们将时刻牢记,生命是一个量子现象。在这一点上,我们将西方哲学强调本体论的传统与东方朴素实用的哲学生命观进行了融合。具体地说,生命体与生俱来的量子特性,为理解中国传统文化中气的本质提供了基础,也使我们很容易破解薛定谔的悖论,在物理世界中找到意识的位置,以及刻画意识与物质的相互作用。①

人体系统的整体一元性秉承了东方哲学的传统,正如《道德经》所描述的道的本性时称:"道生一、一生二、二生三、三生万物"。在事物发展的源头,都有一个"一",就是事物的整体性。经典哲学长期陷入一元论和二元论之间的争执,确实各有各的道理。然而,从海德格尔的存在论的意义上来看,系统的存在性才是其本质一元,而物质论和精神论都是该一元的二面。量子物理场与真空的现代阐述终于弥补了传统认识上的漏洞:传统可见的物质只是量子真空场涨落的一个侧面,是波函数的振幅的这一面,传统的不可见的精神也是量子真空场的一个侧面,是波函数的相位结构的表征,后者还有待进一步的科学的证明。正如第 6 章6.6.3 小节所讨论的生命起源、意识本质等重大问题所要澄清的那样,我们需要用更加细致的逻辑来论证,生命体自然形成一个能够构成多层次耦合的相位场,即意识场,来主导一个复杂的、具有自适应能力的过程,实现适者生存的宏观功能。我们在一元的层次上实现了人体物质与精神的统一,一元就是这样一个统一体。

深刻理解量子真空作为整个世界的背景,将使我们对于生命、世界、人、社

---

① Schördinger E. 生命是什么:物质与意识. 罗辽复,罗来欧 译. 长沙:湖南科学技术出版社,2003:116.

会产生新的认识。

2. 道是万事万物的本源，是天下之一元

中国传统科学认为，道是万事万物的本源。我们这里提出，道是物理宇宙诞生过程中从量子真空中涌现的有序结构。因此，随着宇宙的演化，尤其是随着生命的起源，智能的诞生和人类的诞生，道这一量子真空结构也在演化，不断在一元的外围形成许多维度的二面性和多层次的结构。因此，道是万事万物的本源。它无所不在，含有大量的、甚至无尽的能量和信息，它创生了、还在继续创生着宇宙的物质，特别是生命物质。由于道是处于最基础的量子真空，它是天下之母。

在量子真空层次，道创造了宇宙中所有的基本粒子，包括正物质和反物质，这一过程在物理上称之为真空极化。也正是基于对这一原理的运用，今天的人类已经可以人工制造出反物质——例如正电子，它已经成功运用于民用技术——例如医疗中的正电子成像技术。在构成我们宇宙的正物质的类别中，在微观真空层次，道创生出两大类粒子，一类构成物质（重子），另一类构成传递基本相互作用的介子。因此，物理学对基本粒子规律的探索，正是从最微观的层面上理解道。

在宇观层次上，自宇宙大爆炸以来，宇宙中的基本粒子从奇点喷薄而出，暴涨成为我们当今宇宙学所估计的数百亿光年的空间尺度。而四散而出形成重子的粒子和形成相互作用介质的轻子，这也对应着事物发展的两面性。前者具有静止质量，属于阴；后者刻画相互作用，以运动为主，属于阳。两者合起来，构成宇宙物质的两面性。

在这个过程中，宇宙的发展经历了光与物质的脱耦以及原子分子的诞生。处于量子真空层次的道也进一步演变，成为维系所有物质原子稳定的力量。在这一层次，我们发现了量子力学的规律。可以说，量子力学描述的是在量子真空上涌现的亚原子尺度上的时空结构，也就是在亚原子尺度上的道的涌现。量子真空场的这一涌现结构，维持了围绕原子核高速旋转的电子，使之不会由于电磁辐射而落入原子核之中，造成原子的塌缩。从这个意义上说，道生育了万物，辅助万物，即《道德经》所说的"渊兮似万物之宗"、"可以为天下母"，万物都是"道生之"。

宇宙中所有的物质存在都来自于真空，它们本来就处于一种量子耦合态，只是长期的演化使这种耦合态呈现高度复杂的结构。可以设想，在宇宙大爆炸的惯性作用下，所有物质粒子在空间彼此分离后，彼此之间仍然保持着一些耦合关系，随着粒子之间相互作用的复杂度增加，这种初始的量子耦合关系被淹没了。但是，所有粒子的信息以及粒子之间相互耦合的关系的信息，仍然被存储到了巨大的量子真空之中。作为量子真空中涌现的结构——道，万物之母永远珍藏着事物诞生初期的信息。

因此，道是在宇宙诞生以后、在最基本的量子真空层次产生的宇宙结构，这

一结构是万事万物的生成与变化之源。"可以为天下母"。

3. 人体系统的二面性

宇宙进化过程中量子时空每一次显著的相变（对称破缺）都产生一个新的维度，形成相互对立的、又相互补充的事物的两个方面。意识和物质、形和体正是人这一高级智能系统在地球生物圈中诞生时所产生的特殊维度的两方面。

《道德经》对事物二面性有着充分的刻画，奠定了本书哲学观的基础。《道德经》用了四十多个二面概念来刻画宇宙、社会与人生，我们在这里列举若干，例如：有无、阴阳、大小、多少、长短、正反、轻重、黑白、雌雄、虚实、清浊等，这些二面性用以刻画事物的一般状态；高下、左右、前后、曲直、生灭、兴废、进退等用以刻画事物的时空属性；刚柔、动静等用以刻画事物的运动特性；得失、成败、福祸、吉凶、荣辱、主客、利害、贵贱、治乱、寿夭、不足与有余用以刻画社会与人生的发展；美恶、善与不善、明昧、巧拙用以刻画人的心理与行为；难易、大细用以刻画事务的复杂性；母子、彼此用以刻画事物之间的相互关系；损益、有为与无为、争与不争用以刻画主体的行为等。上述的各类二面性概念对于任何一个给定的复杂系统都是可以通用的，这些成对的二面性概念就扩展为一个包含 40 多个维度的相空间，对每个具体的系统（包括人）都构成了丰富的刻画。

对事物两面性之间关系的刻画就构成对事物的原理性认识，这些原理性的认识又直接指导实践。例如"天下万物生于有，有生于无"是对事物演化规律的刻画，因此对待事物的一般心态应该是"有之以为利，无之以为用"；又如"既以为人，己愈有；既以与人，己愈多"是对人与人、人与社会自然相互作用关系的原理性认识，因此老子主张为而不争，以德为本的行为原则。

4. 生命系统的形体二面性——形的量子场本质

人体系统中一个特殊的维度是形与体的两面性。开放的复杂系统的运动总是遵循两大科学原理，即物理宇宙的能量守恒原理和生命世界的达尔文进化原理，其运动表现形式可以概括为形体二面复杂多层次性。其中，显现的一面是体，隐现的一面是形。体以结构为表现形式，形以功能为表现形式，数学上表现为场，或形态，与体结构相伴而同时存在。

宇宙和生命都经历了一个漫长的演化和进化过程，这个过程中的一些基本规律已经在物理学和生物学原理中有所揭示，尤其是量子力学原理，热力学原理，和生物进化原理，这些原理描述了世界发展变化的基本规律。在宇宙进化过程中，生命起源是最重要的事件，其科学过程还有待深入的研究。生命起源产生了体和形的分化。《道德经》中阐述的一生二开启了"阴阳相生相克"，世界进入二元（物质＋精神）的进化历程。世界（宇宙，存在）无可非议包含物质的一面，我们称之为体。但在生物起源以后的世界演化过程中，围绕生物体产生的一系列生命现象的背后，隐现出另外一个实在，我们称之为形。形以场的形式存在，与体相伴而同时存在。对于生物系统而言，形相对于体更具有整体性的含义，在现代生物学的研究中通常以结构出现，然而我们认为它是生物系统和生命世界的基本要素，是与相对应的生物体具有同样地位的客观存在。人类这一特殊高级生命拥有更高级、更复杂、具有高度智能性的形世界。东方文明的大量理论和实践是对形世界发展变化规律的阐述，而西方科学则在体世界的研究中成果卓著。我们认为在人类当代文明中，体和形，物质与精神具有同等重要的地位，因为离开形的体对于人类不具有真正的意义，离开体的形乃无源之水。

形体二面的存在性直接源于量子物理的观点：如果确认波函数是对宇宙的精确描述，则复杂生命系统同时存在宏观的振幅密度分布和相位梯度场，前者可以直接观察，后者可以通过前者的运动来推知。一个形象的比喻是天空中飘浮的白云和推动白云运动的气流。可见之云为体，不可见之气（流）为形，气流推动云的运动，气流和云共同形成一个整体。

薛定谔早就指出了形世界的存在性。他说，"粒子，比如原子、分子。旧的观点认为，它们的特性是基于它们所组成的物质而体现的。这个理论是毫无根据的，与我们刚刚的认识刚好相反，同种粒子可以组成不同的物质。新的理论认为，粒子的特性在于其所组成物质的形态和组织结构。事实上，我们日常的预言习惯欺骗了我们，当我们听见'形状'（shape）和'形态'（form）这两个词的时候，我们就会联想到物质的外形或者形态，它是辨别物质的基础。亚里士多德在《形而上学》中提出了四种'因'，其中有'质料因'和'形式因'，他认为形式因蕴藏在一切自然物体和作用之内，开始这些形式因是潜伏着的，但是物体和生物一旦有了发展，这些形式因就显露出来了。在具体事物中，没有无质料的形式，也没有无形式的质料，质料与形式的结合过程，就是潜能转化为现实的运动"。[①]

生物体与机械系统最明显的差异是，生物有机体始终在进行着多层次的内部自我更新——以细胞的凋亡和分离生殖和细胞内的分子代谢为代表。在生物体内部，几乎不存在始终不变的物质构成。从这个意义上来说，生物体系统的本质特征是它的运行模式，即形结构。这是一个令人惊讶、而又有深刻意义的事实。1955年，物理学家费曼在美国科学院所作的《科学的价值》的演讲中特别强调了这一点，"一篇科学论文说：'鼠的脑中放射标记的磷在两周中减了一半。'这是什么意思呢？它的意思是鼠脑中（你、我的脑子也没什么差别）的磷有一半已经不是两周前的原子了，它们已被替换了。那么我要问："究竟什么是载有意识的分子呢？

① Schordinger E. 科学大师启蒙文库：薛定谔. 赵晓春，徐楠 编. 上海：上海交通大学出版社，2009：22.

子虚乌有么？这些全新的分子能承载一年前在我脑中的记忆，可当时发生记忆的分子却早已被置换了。这个发现就像是说我这个体仅仅是一个舞蹈的编排。分子们进入我的大脑，跳了一场舞就离开了；新的分子又进来，还是跳和昨天一模一样的舞蹈——它们能记住!"[1] 人工生命理论创立者兰顿说，"生命是一种形式性质，而非物质性质，是物质组织的结果，而非物质自身固有的某种东西。无论核苷酸、氨基酸或碳链分子都不是活的，但是，只要以正确的方式把它们聚集起来，由它们的相互作用涌现出来的动力学行为就是被我们称为生命的东西"[2]。我们这里明确指出，物质和其动力学行为正好反映了形与体的两面性，这是对人工生命理论的补充和发展。

作为人生理现象的一个两面性的例子，我们来考察人的神经系统。现代生理学发现，人有交感神经与副交感神经两个系统，两者之间的生理作用一般是相互拮抗的。交感神经在机体危急时活动最强，所产生的行为被医学概括为 4 个 F 过程：fight（格斗）、flight（逃跑）、fright（惊恐）和 sex（性）。副交感神经促进各种非 4F 过程，如消化、生长、免疫反应和能量储存，涉及能量的产生和储存以及机体的修复。大多数情况下，自主神经系统两个部分的活动水平是相反的：当交感神经的活动加强时，副交感神经的活动就减弱；或者当副交感神经的活动加强时，交感神经的活动就减弱。交感神经强烈地动员机体，以损害机体的长期健康为代价来实现短时的应急；而副交感神经相对平和地开展活动，以保持机体长期的良好状态。从人体系统科学的哲学观来认识，交感神经和副交感神经正是处在同一维度的两个对立而又相互补充的方面，两者不可能同时强烈地兴奋，因为它们的目标是矛盾的。两者合起来，才构成完整的系统。

5. 人体系统的多维性

人体复杂系统在多个维度上拥有这样相互对立、又相互补充的两面。人体系统科学可以应用于挖掘那些还没有被充分认识的维度中相互补充的两面。

多维通常指多自由度，指系统包括大量的子系统。但是，在这里，多维是指复杂系统存在多个相互独立、互补的不同侧面。例如，粒子与场是属于第一个维度的两面，动与静是属于另一个维度的两面，外在的和内在的属于第三个维度，这些维度联合起来，才能构成对于一个开放的复杂巨系统的恰当的刻画。对于一个复杂现象，也正是涉及多个维度。维度的多少是事物复杂性的一个量度。

建立人体系统的多维性可以从两个方面来进行，第一是经验性的，从对人体的观察现象中提炼相似性，进行归类，建立具有独立和互补性的维度。钱学森从人

---

[1] Feynman R P. 你干吗在乎别人怎么想. 李沉简，徐杨 译. 长沙：湖南科学技术出版社，2005：230.

[2] Langton C G. Artificial Life (1). NewYork：Andson-Wesley Publishing Company，1998：41.

体的多功能态的角度提出了人体的多维性，他说，"我们不妨看一看门捷列夫的元素周期表，……化学知识那么多，点点滴滴，把它综合起来变成一个元素周期表，……我们人体科学的任务要比门捷列夫的元素周期表还难上不知多少倍。元素周期表是二维的，而人体是多维的……立足点就在于人体是一个开放的复杂巨系统，……要描述这个复杂巨系统不是几个参数可以描述的。简单化不行，要用几百个上千个参数，怎样拢起来？比门捷列夫当时要复杂得多，要汇总各方面的知识"[①]。

第二个方面是思辨性的，即从对系统的基本认识的角度，针对我们对宇宙、社会、人体的哲学思考，对系统的多维度进行描述。例如，上面对人体的形体二面的刻画，构成了一个维度，这是精神与物质的维度。前面总结的《道德经》对世界事物发展的四十余维度，构成了一个相对十分完整的刻画。今后，我们将对系统的多维展开细致的归纳。这将成为人体系统科学研究的主要内容。

6. 人体系统的多层次性

在同一个维度上，人体系统具有跨层次、跨尺度的结构和功能，正因为多层次性，才构成复杂系统。多层次性是复杂的自组织性的体现，层次的数目刻画了系统的复杂性。系统跨层次的结构容易被发现，但不容易被理解，往往是困扰理论的难题。因此，理解复杂系统的多层次性，构建系统跨层次的耦合，是复杂系统研究的重中之重。

以人体生命系统为例。核酸、蛋白质、细胞、组织、器官、系统、人体等属于多层次的体系统结构形成丰富的体世界，同样，人体形系统也存在对等的多层次结构。与体系统的结构性相对立，形系统的数学形态是场，通常的运动形式是波，两者形成鲜明的对照和互补。思想、观念、认识、意识等都是个人的形世界中的子结构，这些结构的变化和演化，就是社会变化发展的主要内容。

系统各层次之间的关系是什么？因果还原论主张，系统的组成部位的行为决定了高层次实体的行为，所有的因果关系都是自下而上的。虽然尚未达成共识，但越来越多的学者开始支持自上而下的因果关系的存在。[②] 物理学家 Davies 提出了两种自上而下的因果类型。第一种是整体-局部因果，在这里，局部的行为只有在整体的背景下才能得以理解。第二种因果类型称为层次纠缠，指高一级的概念层次对低一级的概念层次具有因果效力。

物理学家 Ellis 对从日常生活、到物理学、生物学理论进行考察之后，认为，"复杂性层次结构中的高层次要素，具有自治的因果效力，它们在功能上独立于

① 钱学森. 论人体科学. 北京：人民军医出版社，1988：65.

② Murphy N, Stoeger W R. Evolution and Emergence: Systems, Organisms, Persons. Oxford: Oxford University Press, 2007: 42~50.

低层次过程。自上而下的因果如同自下而上的因果一样在发生作用，高层次背景决定了低层次功能的展现，甚至调制低层次组元的性质"①。

如果对于复杂系统，我们不但承认自下而上的因果关系，而且还承认自上而下因果关系的存在，那么我们不但能够理解，复杂疾病是由从基因、到细胞、到组织、到人的行为以及环境等多因素所造成的，而且，还为对复杂系统行为的预测和干预敞开了大门。对于医疗，这就意味着，处理复杂疾病不一定只有复杂的手段，而是可以有更简洁的方法。Rees 以恶性贫血等复杂疾病为例来说明这一点。② 他总结到，"成功的治疗不依赖于对原因的发现，因为，'原因'在这里可能对应着多种操作方式上的定义。成功的治疗在于发现疾病赖以发生的'阿基里斯之踵'，这使得能成功地进行干预。疾病并不是因为其自身的原因而存在，而是因为复杂系统的动态平衡遭到破坏。医学，看上去，不在于对引起任何疾病状态的无数的路径给出完全地描述。相反，医学的目标是注重实效的：它通过怎样成功地进行干预来定义病因，通过在数量有限的途径中，哪一个是可以被智取的。医学更像是工程，而不是盛大豪华的理论"。阿基里斯之踵相当于一个关键变量、或者称之为序参量，而不是一些细节的要素。

实践论的还原论基于自下而上的因果观认为，改变系统组成部分的运行状态是改变系统整体状态的最重要途径、甚至是唯一途径。而无论是理论上、还是现实生活的操作中，自下而上、自上而下以及同层次的因果关系是并存的。例如一潭浑浊发臭的死水，如果我们希望它恢复清澈、气味清新，该如何处理？根据还原论思想的做法是，通过对水质的化验，我们可以发现，水中的腐败菌大量滋生繁殖，我们可以就此认为，腐败菌是潭水发臭的根本原因，希望用杀死腐败菌的方法——比如喷洒化学药物来改变水质，从而达到水质澄清的目的。我们也可以选择另外一种方法，比如寻找一种能够在水中生存而且是腐败菌的天敌的微生物，把它们引入水塘。这就是运用同层次的因果。我们还可以有第三种选择，即认为水浑浊发臭的根本原因是潭水失去流动性后，其整体生态平衡遭到破坏，形成了适合腐败菌滋生繁殖的环境，从而出现水质浑浊发臭的现象。由此，可以引入活水，把水潭与周围的自然流动的水系联系起来，通过整体的改变水潭的大的生态环境，我们也能够达到目的。这就是利用的自上而下的因果关系。

以上的讨论提出了一个开拓性的哲学框架。一元二面多维多层次的系统本体论模型将人这一复杂系统的内涵和外延进行了有机的拓广，为描述人的意识行为构建了一个指导性框架。其合理性将在进一步的讨论中逐渐明晰，其正确性也将在发展、推动对人体的深入研究中得到检验。

① Ellis G F R. Physics, complexity, and causality. Nature, 2005 (435): 743.

② Rees J. Complex disease and the new clinical sciences. Science, 2002, 296: 698~700.

第5章　人体系统科学的研究方法

钱学森的开放复杂巨系统思想与本书所提出的一元二面多维多层次的复杂系统本体论为人体系统科学研究提供了一系列新的认识论原理，为人体系统模型的构建提供了方法论指导，并对综合集成人体知识，实践综合集成法，发展大成智慧构建了合适的思想框架。在本章中，我们将初步阐述这些内容，以便为构建多层次的人体系统科学，提炼人体系统科学原理，发展优化人体系统的技术，创新社会系统工程奠定必要的基础。

5.1　人体系统科学的认识论

5.1.1　钱学森的中介认识系统论

所谓中介认识系统（简称中识系统），是指在认识过程中相对于认识主体和认识客体而言中介环节的系统。钱学森复杂系统思想的一个独特之处就体现在对中识系统的认识上。钱学森指出，认识复杂系统的主体不应该是抽象的个人，而应该是一个由具备多方面知识和经验的群体。这是因为，用来认识和优化复杂系统的知识是多样化的，不仅包括成文的知识，而且包括专家的直觉和经验。后者在对复杂系统的认识过程中起到极为重要的作用。[①] 要对复杂系统的深刻认识和有效干预，就必须将这些中介系统的要素调动起来。这些要素就构成了中识系统。

具体来说，中识系统包括先前的认识对于认识主体所产生的影响（直觉和经验）以及当前认识过程产生的认识结论对未来行动目标和方法所产生的影响（决策和实践）。对中识系统的认识是研究思维过程的核心要素之一。对中识系统展开研究更是研究思维创新的关键。科学发展遭遇到瓶颈，正暴露了传统思维的局限性。以物理学为例，爱因斯坦曾指出，在遇到发展瓶颈的时刻，如果科学家"不去批判地考查一个更加困难得多的问题，即分析日常思维的本性问题，他就不能前进一步"[②]。对思维本性的认识就是哲学认识论。爱因斯坦指出，"科学要是没有认识论——只要这真是可以设想的——就是原始的混乱的东西。"[③]

---

① 钱学森. 创建系统学（新世纪版）. 上海：上海交通大学出版社，2007.
② Einstein A. 爱因斯坦文集（第一卷）. 许良英 译. 北京：商务印书馆. 1976. 341.
③ Einstein A. 爱因斯坦文集（第一卷）. 许良英 译. 北京：商务印书馆. 1976. 480.

5.1.2　人体系统科学的三条认识论原理

在继承钱学森复杂系统思想的基础上，特别是结合第 4 章阐述的复杂系统本体论的内容，我们提炼了复杂系统认识论的三条原理，即认识主客体的相对复杂性原理，认识的时空相对性原理以及理性知识的层次性和可综合性原理。

认识主客体的相对复杂性原理是指高级复杂系统拥有更大的复杂度，才能概括和表达低级复杂系统的特点。科学哲学家雷舍尔指出，"认识论最基础性的原则之一就是，较低智商必定被更高智商所迷惑"。[①] 从更积极角度看待这个规律，就是要充分提高认识主体的复杂度，运用高复杂度的认知系统来概括低级复杂系统的特点。由此产生的一个关于认识论的基本命题：为了研究一个复杂系统，首先必须界定问题的性质和其复杂度；然后，选择适当的研究工具，也包括选择适当的研究主体。钱学森从定性到定量的综合集成法的认识论基础就在此。

认识的时空相对性原理。一般来说，人们将稳定的公共认识称为真理。真理本质上是人类文明（形世界）在长期进化过程中形成（涌现）的稳定的公共认知结构。历史告诉我们，没有恒定不变的认知结构，真理具有相对性。复杂系统本体论指出，形体世界具有一元二面的特性，它们的密切相互作用是推动真理这个认知结构产生演化（观念进化）的动力。传统的真理观只注重真理的时间相对性，这里倡导的认识时空相对性原理同时还注重空间的相对性，即不同的人群可以拥有其相对稳定的、内容独特的认知结构。生命世界和文化的多样性发展，必然带来认识的多样性，这是复杂系统科学相对于自然科学真理观的挑战，值得深入探讨。这一原理对未来世界大同、多元文化和谐共存的生存图景有着重要意义。

理性知识的层次性和可综合性原理。理性知识是人类拥有的一类特殊认知结构。在古代文明中，哲学是表达理性知识的基本形式。近代科学的发展极大地丰富了理性知识体系，形成了人类文明史上最为庞大的知识体系。但是，随着科学技术的进步，人们可以从多个角度获得见解和知识——由于复杂性，在一般情况下，这些知识和见解之间存在冲突，这是复杂性的来源。层次性和可综合性原理的正命题表明存在一个多层次的复杂整体，将互相冲突的知识安置在合适的层次和层面。我们将这一整体性的认知结构形象地表述为知识宝塔。知识宝塔的存在性是基于复杂系统的自组织性。无论系统如何复杂，它在现实世界中依靠自组织形成一个有机的整体，知识宝塔是与这个现实的整体最贴近的表述。相互冲突的见解，如果它们在客观上是合理的，就是对事物的不同侧面和不同层次性质的反映。发现知识宝塔，就是找到了综合这些合理见解的途径，也就解决了冲突——

---

① Rescher N. 复杂性：一种哲学概观. 吴彤 译. 上海：上海科技教育出版社，2007. 32.

在更高层次上统一了相互冲突的知识。

上述认识论原理无论对于认识复杂系统现象，集成观察数据，开展科学建模以及指导实践都具有指导性意义。如果用于指导研究思维本身的具体的和微观层次的规律，这就是思维科学的内容。

5.2　人体系统科学研究的方法论

人体系统科学研究的方法论的基本问题是如何构建人体系统模型，或者如何集成关于人体系统的经验的、理性的、片面的、历史的各种知识。为了构建这样一个方法论，我们首先回顾一下自然科学的还原论观点，并顺着系统论的思路，在继承钱学森复杂系统思维观的基础上，实现一个方法论的集成，为后面开展具体的研究提供指导。

5.2.1　还原论方法论

一门科学的诞生是以发现相关自然现象的新知识为标志的。17 世纪以来，还原论方法一直是自然科学发现新知识的主要方法，这一思维方式随着还原论机械观的建立而不断得到加强。在对人体系统开展认识的道路上，还原论方法也做出了卓著的贡献。血液循环、细胞结构、细菌传播、DNA 密码等，都是以还原论方法为主导所产生的科学发现。与之相应，人们建立了解剖学、细胞学、分子生物学等生命科学学科。在还原论的道路上，未来人们还将不断发现关于人体生命现象的新认识。

但是，还原论方法的分析性本质存在着其致命的弱点。它回避了人体在系统层面的多层次现象和相关的科学问题。而在对同一现象的认识中，还原论方法所得出的结论或者互不相干、或者相互矛盾。例如在对癌症本质的认识上，基因决定论、染色体论、血管紊乱说、生活方式说、环境有害物质论等观点不一，学者们对于这些要素中何者为因、何者为果的问题上往往各执一词。在还原论的唯一真理观的思维框架下，不同机制机理的集成面临着不可逾越的障碍。对于这一困境，复杂系统论将给出解决方案。

5.2.2　系统科学的研究方法

Simon 曾将系统科学研究分为三个阶段[①]。系统研究的第一阶段，发生在一次世界大战之后，导致了整体论（holism）和涌现（emergence）概念的诞生，以及对格式塔（又译为完型，是心理学中的表示整体性的术语）和创造性进化的

---

① Simon H A. The Sciences of the Artificial. Cambridge：MIT Press，1996：176～184.

热衷。第二阶段发生在二次世界大战之后，信息、反馈、控制论和一般系统论成为热门词汇。而第三阶段则产生于 20 世纪 80 年代后期到 90 年代初。直到 1996 年（Simon 著文的时候），人们对复杂性的研究主要在混沌、自适应系统、遗传算法和元胞自动机。21 世纪以来，人们对复杂性的研究主要集中在系统的多层次性和复杂网络上。

1. 早期系统论的研究方法

系统论的一般方法有两种：第一是经验论的方法，是以贝塔朗菲为代表的系统学家所采用的方法。这一方法尽可能将系统保持其原样，通过提炼其中出现的各种子系统，将观察到的经验事实抽象为对子系统的某些规则性的说明。它的优点是接近实在，可以很容易地借助于个别科学领域中的例子来表述甚至加以验证。但同时，它缺乏数学的优美性和推理的力量，从数学上来挑剔，就显得幼稚和不系统。但是这种方法的力量不可低估，因为像整体性、层次性、涌现性等基本概念，都是基于经验-直觉而提出来的。

第二个方法是演绎的方法，是系统学家阿什比等人所采用的方法。阿什比说，"不是先去研究第一个系统，然后第二个，然后第三个，等等，它采取另一个极端，即考察一切可以想象的系统，然后把这个集合减小到一个更为合理的大小"。[①] 阿什比认为，系统的内部状态及其环境状态唯一地决定了它要进行的下一个状态。如果变量是连续的，这个定义对应了动态系统的一种描述，即用以时间为自变量的常微分方程组的描述。这个方法的优势在于定量。而它的局限性也是显然的，微分方程组的描述范围有限，不能为出处存在不连续变量的生物系统和计算机建立理论。

贝塔朗菲指出，"没有通往一般系统论的金光大道。就像任何一个其他的科学领域一样，它不得不靠着经验、直觉和推理手段的配合使用而发展。如果说直觉方法在逻辑严密性和完备性上难孚众望，那么推理的方法则面临着基本项选得是否正确的问题。这并不是某一个别理论和个别科学家的问题，而是科学史上相当普遍的现象"，他认为"一般系统论应当被当做一个工作假说：作为一个务实的科学家，他主要看理论模型在解释、预言和驾驭那些直到现在未被探索的现象时的功能。"[②]

在系统论发展的同时，信息论、控制论也相互交织地诞生和发展起来。信息

---

① Bertalanffy L V. 一般系统论：基础发展和应用. 林康义，魏宏森 译. 北京：清华大学出版社，1987：88.

② Bertalanffy L V. 一般系统论：基础发展和应用. 林康义，魏宏森 译. 北京：清华大学出版社，1987：92.

论和控制论的基本思想都源于统计力学。信息论用熵（无序）的减少来解释组织化的复杂性，系统（例如生命体）从外源吸取能量并将其转化为模式或结构，就可实现熵减。在信息论中，能量、信息和模式都相应于负熵。[①]

1948 年数学家和控制工程师维纳出版了《控制论》，指出它是关于动物和机械中控制与交流的科学。[②] 维纳引入了三个重要的概念：控制、交流和负反馈。相对于贝塔朗菲指出的生物目的性行为的存在，维纳则进一步揭示了动物和机械中目的性行为机制，即负反馈。在系统实现一个目标行为的过程中，关于与现存目标产生任何偏离的行为信息被传送出来，然后根据这个信息采取纠正行动使该行为恢复到指定目标的方向。控制论的思想在揭示生理现象的体液、体温调节的机制中获得了具体运用（见本书第 6 章的自组织原理）。

2. 动态系统的方法

在系统科学的第二次热潮诞生了突变论、耗散结构论、协同学以及混沌理论等，这些理论都起源于动态系统理论（dynamical system theory）的发展。它们的方法可以概括为对动态演化的系统建立偏微分方程模型，然后通过对方程的定性分析以及用计算机数值模拟的方法来认识系统的行为。

20 世纪 70 年代年数学家托姆（Thom）发展出一套坚实的数学理论，其任务是对非线性动态系统的行为模式进行分类。[③] 突变事件发生于一类特别的系统，这类系统可以采取两种（或更多）不同的稳态（例如，静平衡或周期运动）。但是，当系统处于可能的状态之一时，系统参量的微小变化就会使系统突然转向另一种稳态——或进入一种系统变量的幅度无限增大的不稳态。托姆根据可能或不可能经历的突变情形，构造了双变量和三变量系统的一个拓扑学分类。托姆的数学模型能够对某些生物现象进行建模。例如，一个芽卷蛾虫种群侵袭一片云杉林的过程。[④] 迅速繁殖的芽卷蛾虫很快达到了最大密度的平衡点。与此同时，云杉林遭到越来越大规模的破坏，直到其达到无法满足蛾虫的需求的临界点，于是蛾虫大量死亡，而云杉林获得再度生长繁殖的机会，直到某一天，芽卷蛾虫又再次爆炸式繁殖。虽然突变论能够解释一些现象，但是它能够导致进一步分析的情形不多，也难以引发进一步的科学问题。

---

① Shannon C，Weaver W. The Mathematical Theory of Communication. Urbana：University of Illinois Press，1949：12~18.

② Wiener N. Cybernetics. New York：Wiley，1948：37~49.

③ Thom R. An Ountline of a General Theory of Models. Reading：Benjamin，1975：43~50.

④ Allen T F H，Starr T B. Ecology：Perspective for Ecological Complexity. Chicago：University of Chicago Press. 1982：59~68.

　　混沌理论则起源于对非线性微分方程的定量研究①。长期以来，人们已经有了关于线性微分方程系统的理论，并且知道如何在闭合形态下求解。而对于非线性微分方程的系统就很不令人满意了。在特定的简单边界条件下，一些重要的非线性微分方程系统能够求解。绝大多数情形下，人们的知识就仅限于一些对于局部行为的定性分析（稳定还是不稳定）。超出这些定性概括以外，研究非线性系统就主要靠计算机的数值模拟了。随着计算技术的发展，非线性微分方程组可以对原子反应堆、大气、湍流系统等大自由度动力学特征进行数值模拟。今天，人们越来越多地求助巨型计算机对偏微分方程系统的行为进行数值模拟，构建对大自由度系统的定量认识。

　　20 世纪 60 年代初，气象学家洛伦兹（Lorenz）在对一个简化的大气运动的近似的微分方程组进行数值模拟时发现，该系统的演化方式对初始状态中的微小变化极其敏感。与此同时，其他研究人员在其他学科中，从生物种群到水龙头滴水等现象中广泛证实了洛伦兹的发现。对混沌现象的研究提出了奇异吸引子的数学概念。在古典非线性数学理论中，一个系统一般有几个稳定平衡状态，一个是定常态，另一个是在一个极限环内永久振荡，呈现周期运动。然而，混沌系统还可能进入另外一个状态，即奇异吸引子。在奇异吸引子之内，运动不会停止，也不可预测。尽管系统的运动是确定性的（有很简单的确定性的微分方程），但系统的演化表现出不可预测的随机性。也就是说，如果进入奇异吸引子时的方向略有差异，或是在奇异吸引子内部时稍受扰动，都会使系统进入完全不同的演化路径。

　　被称为耗散结构的自组织现象是动态系统理论发展的又一项成果。该理论的要点是：受驱动远离平衡的开放系统似乎能够进行组织并达到一种新的有序状态。它们可能通过自发性的组织朝复杂性更大的方向演化。化学家普里高津是这一学说发展的主要贡献者②，并于 1977 年获得诺贝尔化学奖。他认为传统科学重点研究处于热力学平衡状态的系统，但却忽视了远离平衡的系统。传统的观点认为，如果将一个系统推向远离平衡的方向，系统可能崩溃瓦解。然而，普里高津认为，在某些状态下，化学系统可以经过随机过程并形成耗散结构，达到一种新的有序水平。形成这种有序结构的重要前提是系统需要源源不断地从环境中获得能量。

　　上述的动力系统的方法可以认为是演绎系统论方法的具体体现，这些研究体现了定量化和一般性。作为局部动力学行为的描述是很重要的。但是，复杂系统一般是大自由度系统，当动力系统的变量数变得非常巨大时（例如湍流），人们

---

①　Gleick J. Chaos：The Making of a New Science. London：Abacus，1987：115~119.

②　Prigogine I, Stengers K. Order out of Chaos：Mana's New Dialogue with Nature. New York：Bantam Books，1984：6~20.

就必须思考如何构建一个多层次的描述。这是当今动力学研究的前沿问题。

3. 桑塔菲学派的研究方法

1984年，在三位诺贝尔奖获得者盖尔曼、安德森和阿罗的支持下，由考温牵头在美国建立了世界上第一个以研究复杂性为主题的学术机构，即桑塔菲（SFI）研究所。这是一个开放的研究组织，世界各国的学者都可以作为访问学者参与其间，他们的动向受到各国同行的关注，被誉为世界复杂性研究的中心。桑塔菲学派把复杂系统划分为适应性和非适应性的两类，天体运行、地质变动、气象与河流等属于非适应性复杂系统，而免疫系统、生态环境与城市管理等属于复杂适应性系统（complex adaptive system），桑塔菲只研究后一类系统。他们的基本命题就是适应性造就复杂性。

桑塔菲学派的主流研究方法是自下而上的计算机模拟，其方法论仍然没有脱离还原论的框架，尽管一直在努力开拓。其研究方法的第一步是找到类生命系统中的具有主动性、能够从经验中学习的适应性的主体（agent）作为系统基本元素。虽然这些主体具有一定的自主性，但是人们希望以主体的大数量集体行为来解释自然界所出现的各种复杂现象，反映还原论的基本思路。桑塔菲学派的研究者所研究的主体包括免疫系统的细胞、植物、市民以及股市投资者等。通过构建主体间相互作用的规则，再付诸计算机模拟，他们发现了这些主体对环境不断适应的行为以及主体群体所表现的各种趋向于特定目标的宏观动力学行为。这样构成的系统称为复杂适应性系统，它们表现出实际免疫系统、生态系统、政治系统与经济系统等的某些特征。

按照苗东升的分析[①]，桑塔菲学派对复杂性研究的主要贡献有四点：

（1）发展了复杂系统研究的自组织进路。发展了涌现、学习、适应性、混沌边缘以及报酬递增等概念。把自组织理论从物理化学领域推广到生物、生态、经济、文化以及社会领域。

（2）扩展了复杂性研究的信息论进路。无论是整个具体的复杂适应系统，还是作为基本元素的适应性行动者，它们同环境的关系被规定为刺激-响应关系。行动者被描述为一组信息处理的规则，接受环境的信息，经过运算后，转变为对环境做出反应的行为信息，而完全不涉及物质能量问题。

（3）丰富了复杂系统研究的生成论进路。控制论、运筹学、耗散结构论与协同学等本质上都是构成论的复杂性研究。SFI探索的是复杂性如何从简单性中产生出来，初步阐明了一些复杂性如何生成的内在机制。

（4）开辟了复杂系统研究的涌现论道路。贝塔朗菲把涌现概念引入系统科

---

① 苗东升. 开来学于今—复杂性科学纵横论. 北京：光明日报出版社，2009：55～56.

学，但直到经过 SFI 的科学论证和系统阐述，涌现的概念才真正获得科学内涵，成为系统科学和复杂系统研究的基本概念[①]。SFI 指明，复杂性是从简单性中涌现出来的，复杂性并不存在于系统的组分中，而是存在于系统的组织结构中，简单事物经过组织而涌现出复杂性。

直到现在，基于主体的模拟仍然是国际复杂系统研究的主流。Grimm 等认为，自下而上的模拟建立了一个虚拟实验室[②]，在这里，可控的实验将系统的组织信息与噪声区分开来。特别地，可供实验检测的关于相互作用的主体行为的假设将导向理论的积累，它们用来解释分子、生态和经济中的动力学系统是如何从底层过程中涌现出来的。Grimm 等认为，这种途径或许会改变整个科学理论的观念。直到目前，科学理论是基于物理学的，而复杂系统的理论或许永远都不会被还原为简单的分析式的方程式，而更有可能是概念性的简单机制（比如，达尔文的自然选择）构成的集合群，这些机制在不同的环境中产生不同的动力学和输出。

基于主体的自下而上的模拟方法，面临着两个重大挑战：第一是复杂性，第二是不确定性。极大的注意力是放在如何表示主体，模型的结构常常是任意选取的，模型的正确性是靠一些宏观的整体的行为来后验性地建立。基于主体的自下而上模拟方法，与所有的二层次的模拟方法（比如元胞自动机）的共性问题是主体简单、层次不够丰富，难以获得有效的自上而下的指导。虽然主体的概念比粒子的概念有扩充，但基于主体的复杂系统建模的思维还是比较简单。而复杂系统（如免疫系统）的性质特征往往是多层次的、多维度的，希望用简单的主体间作用规则来实现多层次、多维度的整体行为，将随着模型的进一步细化，或者随着解决实际问题的价值需求提高，被证明是不可取的或者无法达到的。至今，桑塔菲学派的研究成果离开实际复杂系统的应用还有遥远的距离。

4. 复杂网络的研究方法

当代复杂网络的研究框架来自于图论[③]，它研究一个有限点集，其中点与点之间相互关联。针对一个实际系统，人们首先构造出一些可区分的元素，构成网络的节点，这些元素之间的相互关联用可量化的边来表示，称为联结。联结可以是有向的、也可以是无向的、还可以赋予权重。点和联结构成的网络用网络图来

---

① Holland J. 涌现：从混沌到有序. 陈禹 译. 上海：上海科学技术出版社，2001：21～30.

② Grimm V，Revilla E，Berger U，et al. 2005. Pattern-oriented modeling of agent-based complex systems：Lessons from ecology. Science，2009，310：987～991.

③ Butts C T. Revisiting the foundations of network analysis disentangling the web of life. Science，2009，325（5939）：414～416.

表示。这样一种形式化方法，为一类复杂系统的定量研究提供了基础。蓬勃兴起的复杂网络研究针对生物调控、互联网以及经济等实际复杂系统的大量观测数据，开展的网络建模。2009 年 7 月 24 日，《科学》杂志"复杂系统与复杂网络"专辑文章综述了过去二十年里人们在网络研究领域取得的成果，并对未来的重要的发展方向进行了展望。①

　　基于图论的网络研究，从 20 世纪 60 年代就已经开始了。为了描述通信和生命现象中的网络，1959 年数学家 Erdos 和 Rényi 建立了一个简单的随机网络模型，他们的基本假设是网络中的结点都是随机的联结在一起的。随机网络的一个重要的预测是绝大部分节点的联结数目会大致相同，联结数目比平均数高许多或低许多的节点都十分罕见。实际上，随机网络中的节点的分布方式遵循高斯分布。随机网络模型，解释了小世界现象。一个典型的小世界现象是人们在 20 世纪 30 年代就发现的所谓的六度间隔现象，即一个人和任何一个陌生人之间所间隔的人不会超过六个，也就是说，一个人最多通过六个人就能够认识任何一个陌生人。

　　自从 20 世纪 90 年代以来，互联网的出现、大规模生物观测数据的产生以及计算机软硬件技术水平的大幅度提升，使得人们有可能对实际的复杂网络系统建立较为切实的网络模型，复杂网络的研究蓬勃兴起。其中，无尺度网络，是另一个重要的成果。

　　上面提到的随机网络虽然能够在实际生活中出现，但是模型的基本假设——网络要素之间的随机关联，并非普遍存在。人们很快从万维网的研究中发现，一个有 k 个链接的网页的概率符合标度律分布，不是随机网络所预言的高斯分布。此后，人们发现，从细胞的代谢网络到科学文章的引用网络，再到计算机硬件组成的互联网，再到人的社会关系网络等都有这种标度律分布。标度律分布表明了一种尺度不变性，被称为是无尺度网络，也是自然（社会）中广泛存在的一种网络。

　　另外，现代网络理论的最令人惊讶的发现就是网络拓扑结构的普适性②：许多真实的网络都具有相似的结构，独立于它们的年龄、功能、范围。这种普适性，使得不同领域的研究者把网络理论作为一个一般的研究范式。

　　对无尺度网络形成的动力学的研究催生了一些重要概念，如生长性（growth）和优先联结（preferential attachment）。传统的网络模型假定网络的

---

　　① Barbara R，Eliot M. Introduction to special issue：Connections. Science，2009，325（5939）：405.

　　② Barabási A L. Scale-Free networks：A decade and beyond. Science，2009，325（5939）：412～413.

结点数量是确定的，而无尺度网络的形成机制要求某种优先性，或称为富者越富的规则，它倾向于向有高度联结的结点赋予更多的联结。人们通过计算机模拟显示，具有优先联结的特性并且持续成长的网络，确实会发展成无尺度网络，并且节点的分布也遵循标度律。

无尺度网络的一个特征是大部分节点只有少数几个联结，而某些节点却拥有与其他节点的大量联结，这些节点被称为集散节点（hub node）。在无尺度网络中，没有具有绝对代表性的节点。这样的网络具有一些特殊的行为特性，例如，对意外故障具有惊人的鲁棒性，但面对协同式攻击则很脆弱。基于这些性质以及网络模拟方法，人们正在对于电力和通信网络的安全设计以及基于生物调控网络的药物开发、流行病的控制等方面进行深入研究。

当然，许多系统如高速公路系统、电力网络系统、材料科学中的大部分网络都不是无尺度网络。食物链网络由于网络太小则难以断定，人脑的内部连接的大规模结构图还不清楚，因此它的网络特征还难以断定。总之，人们对复杂网络的研究尚且处于对普适的统计规律与拓扑性质的提炼阶段。而具备统计知识和网络一般拓扑结构的知识，只能了解系统行为与全面特性的一部分。更为重要的是，网络的局部行为和整体效能之间的关系还很不清楚。比如对于运输、传输和通信系统而言，主要的问题是某些特定联结的拥堵：某一特定联结的流量过大，将导致该联结中断，而其他联结接受处理过剩流量，也可能会跟着失效。

从 2009 年《科学》杂志发表的"复杂系统与网络"的专辑文章来看，Simon 的结论——复杂系统研究尚未解决重大的学术和实践问题，还是成立的。我们认为此起彼伏的热潮有需求、有不足。需求有两方面，一是解决实际问题的需求，二是信息技术的发展，使我们掌握了海量信息。于是，出现两类复杂性：与环境多变引起的状态多样化的复杂性和多尺度多层次结构信息爆炸的大自由度复杂性。复杂系统科学理论应该为解决这两类复杂性提供方法论指导。

5.2.3　人体系统科学研究的方法论创新

五十年来的复杂系统研究，最大的贡献是使整体观和系统观深入到各个具体复杂系统的研究领域，并且发明了一些新的工具。但是，仍然没有产生重大的科学发现，或者尚未在解决重大问题上产生突破。复杂系统的研究在某种程度上陷入了困惑。这个困惑有赖于重新对认知和思维进行新的理解，也就是对认知规律和思维规律进行重新把握。当前复杂系统研究最需要的是新的认识论和方法论。而新的认识论和方法论需要在解决自然科学和社会科学的重大问题上有突出的建树，例如经典物理的湍流世纪难题、复杂思维的计算机模拟问题以及生命起源和智能起源问题等。为了实现这样的目标，需要结合具体的复杂系统来开展哲学思辨。

1. 关于集成知识和发现知识的讨论

钱学森提出的从定性到定量的综合集成方法是对复杂系统本质认识的运用。综合集成法把专家集体的知识和存储在计算机里的丰富系统信息有机结合起来，开展综合模拟和分析。这一方法的运用，把人的思维成果、经验、知识、智慧以及各种情报、资料和信息加以综合集成，从整体的模糊的定性认识细化到局部的精确的定量认识。

综合集成法凝聚了钱学森多年从事科学研究和工程管理的经验，具有丰富的实践基础。综合集成法是复杂系统研究的宏观方法论，它告诉我们如何调动、协调更大系统的认知要素来认识复杂系统，但是却没有提示如何构建具体的科学模型。人们普遍关注，如何运用综合集成法？多学科的知识如何集成？从理论上来说，首要的科学问题是通过怎样的宏观思维来确定复杂系统的维度（广度）和层次度（深度），对系统形成合适的知识宝塔。这是有效集成多学科知识的前提。其次，对局部的精确建模也十分重要，这就涉及复杂系统具体建模的方法论。

第 4 章的复杂系统论的本体论提示我们应该关注人体系统的哪些现象和哪些科学问题，而复杂系统认识论的主体与客体的相对复杂性原理为综合集成法提供了认识论基础，理性知识的可集成性原理则告诉我们，任何复杂问题必定是存在近似答案的，都是可以在人体的多维多层次的知识宝塔模型下实现集成的。对于复杂度高的系统，例如人体和社会系统，必须依靠一个专家群体，运用多学科的综合知识，才能构建全面和深入细致的理解，形成有价值的模型和较为全面的行动方案。

那么，复杂系统的认识论如何回答关于人体系统层面的问题，如何综合集成有关人体的知识？长时间思考使我们得到下列认识。从自然科学（硬科学）的角度看，虽然复杂系统研究方面没有出现很重要的成果，但是，毕竟各门学科各自有了很大的发展，那么，一个逻辑的结论是：没有出现在还原论价值观下面的突出成果。DNA 可以被认为是一个典型的与还原论认识论相适应的成果。这时，逻辑上有三种可能性。

（1）复杂系统根本不存在如此意义上的基本结构，分解到微观层面上的基本作用规律（如分子间作用的牛顿原理）与宏观层面上决定宏观自组织规律的复杂系统原理（宏观的统计动力学原理）之间没有必然的联系。因此，复杂系统研究应该注重发现宏观层面上的规律。诸如耗散结构、协同学原理与自适应等概念正是在这种认识论下发展起来。拉兹洛的广义进化原理也是一个例子。

（2）事物总是存在基本结构和基本原理。对于复杂系统而言，这些基本结构和基本原理更隐秘，需要通过长时间的摸索。与基本结构和基本原理相脱离的宏观原理是没有生命力的，因为没有明确的实验的依据。不明确的、模糊的宏观原理更是不唯一的，是似是而非的。至今为止没有能找到满意的基本结构和基本原理也没有关系，这只是认识长河中的小插曲，必须坚定地去发现在复杂系统背后起关键作用的基本原理。换句话说，复杂系统也有简单原理。这是最接近传统科学认识论的观点。

（3）上述两点的论述都有一定的道理，它们之间也并不完全相互排斥，如果不进行机械式教条式运用。复杂事物必然是多层次的（Simon 的观点是深刻的），不仅因为复杂系统的结构是多层次的，我们对复杂系统认识的需求也是多层次的。复杂系统最内核的结构和原理应该是简单的，我们需要充分运用硬科学中发展的方法也分析和发现这些基本的原理。但是，我们注意到，仅仅认识这些最基本的原理是不够的，复杂系统的观察数据、知识和人们对复杂系统了解和理解的渴望要求我们要深入理解各种复杂的现象，这就要求我们探讨系统在多层次上所表现的规律。随着系统层次越来越趋于宏观，系统的规律将表现得更为统计，更为模糊，而相关的原理也表现得更加哲学化。这些是当今复杂系统研究的特征，有待突破。我们期待有能在宏观层面上对系统运动规律进行定量描述起到明确指导作用的原理出现。

2. 复杂系统研究的新方法论

认识到上述的三个逻辑上的可能性，复杂系统研究的任务可以分解为如下三个部分：

（1）在微观层次上充分把握系统基本组元之间的相互作用规律，即建立所谓的 DNS（直接数值模拟）系统。这是在当今信息化高科技时代的一个必然。一般来说，这是一个具有大数自由度的系统，这个系统对于我们从理论上探讨跨越层次的、定量的宏观统计规律是非常重要的。

（2）在宏观层次上充分归纳各种复杂现象，明确定量描述事物的方向和目标。复杂系统是个多层次系统，在同一个层次上又具有多个层面上的性质，我们倡导研究系统的性质谱。系统在某个层次上的性质必须由多个频段上的激发来完整表述，其中任何一个性质频段上的激发可以定义为一种运动模态，对其运动规律需要进行定量刻画。例如，对于蛋白质分子、氨基酸原子和水分子的描述就占据了不同的层面，或性质谱的不同频段；氨基酸的碳原子和侧链原子也处于性质谱的不同频段，它们对于蛋白质运动的影响也就会出现在运动规律的不同层面（如蛋白质折叠-残基原子之间的作用以及与水分子的相互作用，蛋白质-蛋白质相互作用）。因此，我们倡导，对系统在某个层面上的复杂性质谱进行类似于对物理场的傅里叶分解，分解出不同波数的结构，对之进行分别的描述。当然，有时候不同波数不同频段的结构之间有相互作用（通常有非线性作用引起），我们就要考虑非线性耦合。注意，性质谱的分解是在宏观层次上进行展开，采用的不是 DNS 的自下而上的思维。这里的两个方向的数学描述,如果能够得到有机的统一,就是对事物认识出现突破的先兆。

(3) 在上述两个方向的研究成果的基础上,进一步探讨复杂系统运动的基本原理。我们认为,复杂系统运动的基本原理不仅体现在系统的内核和最微观的层次(这是还原论的假设),而且存在于联系各个层面和层次之间,甚至更主要地体现在宏观层面对微观层面的约束。后者是系统自组织原理的运用,我们称之为层面耦合原理或层次耦合原理。湍流的层次相似律就是一个层次耦合原理。将系统的自组织原理表述为一系列层次耦合原理和层面耦合原理的合成,将是系统论发展的必然。这里,自组织原理是十分具体的、对定量理论有直接应用价值的。

基于上述分析,我们清晰地看到复杂系统研究方法演化的脉络。

以贝塔朗菲为代表研究方法是自上而下提炼系统的宏观规律和原理,但定量不够,并与系统的微观动力学脱节,难以验证,难以修正和提高。动力系统的方法、SFI 的主体模型都是自下而上的方法,它们注重宏观系统的微观机理,特别注重定量的演化规律。SFI 将自下而上的方法有所拓展,假设系统基本元素——主体具有一定的智能性,借助于计算机模拟,给出了丰富的演化动力学。但由于建模完全依赖于微分方程,必须诉诸大量的自由度,使得最终微观动力学与宏观的涌现结构和特征之间难以建立逻辑的联系。这是当今计算科学的所谓直接数值模拟所面临的公共问题。复杂网络学派把握住复杂系统的一个共性的结构特征,即网络。但却对主体的性质和主体间的相互关系进行了过于简化的抽象——即节点和边,因此,得出的结论主要是统计性的和定性的。

我们这里倡导的复杂系统研究方法是以哲学本体论来完成自上而下的原理构建,同时与自下而上的计算模拟高度结合,综合集成系统科学与复杂系统研究各个学派方法的精华。

针对复杂系统动力学和网络研究,我们认为复杂系统研究有两大挑战,这与人类认识复杂事物的两个基本需求有关:第一,可理解性;第二,实用性。可理解性意味着,人们希望认识规律,理解规律。基于主体的模型结构的选取存在任意性,那么,在还原论的框架下,人们的理解就会排斥这样的模型,除非人们对事物的对称性有新的理解。在本书倡导的新的系统思维下,模型的不唯一性不一定构成困难,因为主体的设置是对系统某一层次特性的简化和近似,彻底的系统思维并不赋予主体一种绝对的、最基本的角色,而将主体认为是一种亚宏观的涌现。对于这类涌现,可以用不同的表象来表示,不同的表象下,主体之间就可以有不同的相互连接,就可以构成不同的主体模型。而主体的宏观模拟结果与实际情况相近,就表明主体确实代表了一种涌现,而涌现结构之间的相互作用方式也与假设的规则接近。整个的主体模型,对应于一种系统模型,是我们对自然(包括人)复杂系统的一种认识。由于是一种对系统的认识,可以不断在主体上附加各种性质。例如，主体可以对系统整体所形成的大尺度结构（整体行为）产生反馈，主体的行为也可以受系统整体行为的控制。在数学上，这对应于积分约束下的微分动力学。人的思维具有自上而下的特性，具有先整体后局部的特点。体现在视知觉上，比如，我们看一个物体，总是先看整体，再看细节。进一步，人是高级自组织意识的，其意识就体现在目的性，这是将行动置于对长远效应的预估（一种积分计算）的控制下。这时，宏观动力学行为中必然包含一种对未来发展趋势的估算，将这样的估算纳入动力学行为的数学模拟中，允许这样的个体与群体之间的耦合，一定会产生许多崭新的动力学行为，丰富对复杂系统的动力学的描述。近年来，对于与学习相关的神经网络动力学研究，采用的就是这一类既有局部动力学规则，又有宏观学习规则的多尺度耦合动力学模型。今后，这一类模型将更加普遍应用于复杂系统动力学的模拟。

在多年从事复杂力学系统建模的基础上，我们提炼了如下复杂系统建模的方法论策略。

首先，复杂系统建模必须有明确的目标和问题。因为复杂系统包含着巨大数量的要素，而且还具有永恒的动态性，因此通常表现为数据众多而理论不足，在数据与目标、问题之间显现出巨大的鸿沟。所以，首先要对系统的问题目标展开理性的思辨和优化确定。明确阶段性认识目标，合理地规划对数据的分析，是首要任务。为此，必须从本体论原理出发，最大限度地利用复杂性共性实现对系统的触类旁通，并以此为基础鉴别所观察的信息和所提出的问题的价值。这就是知识宝塔的重要性，信息都应该在知识宝塔上有正确的定位，其重要性取决于它与系统研究目标和所解答的问题的相关度。

其次，充分理解复杂系统的多层次结构性和动态性，不能期望一劳永逸地解决问题。其认识论依据是理性知识的多层次性和可综合性原理。为此，对复杂系统要梳理出多层次的目标和问题，明确分阶段的优化目标以及相关问题的重要程度和迫切程度，开展多层次和迭代重复的表述。每一次表述都不是终极的，它为下一次表述做准备。

在上述原理指导下形成的复杂系统方法论策略为"多层表述，逐级定量，多次迭代，逐步近似"。

什么是多层表述？就是对人体系统的现象要进行多层次的刻画的集成。在集成过程中，要超越还原论的线性因果描述，而代之以回路反馈因果以及网络因果的表述。

什么是逐级定量？就是在多层次网络表述的过程中，根据系统不同层次的复杂度和当前的认知水平，不断推进表述的精确性以及基于系统模型预测的精确性。

什么是多次迭代？复杂系统的认识论告诉我们，对于世界的认知不是一劳永逸的。因此，在人体复杂系统模型的构建过程中，需要不断在不同时空背景下的知识之间进行迭代、在认识与实践的相互检验中迭代。在多层表述、逐级定量、多次迭代的循环往复的过程中，我们逐步推进对人体系统的阶段性的近似认识。

5.3　人体系统科学研究的实践论

与人体系统科学相关的实践论涉及两个方面的问题：第一，如何通过实践，来检验和修正已有的认识；第二，如何发展人体系统科学的技术，应用于人体系统的优化，改良或改善健康。一方面，由于人体系统的复杂性，必然导致认识的相对性和不唯一性，因此，实践对于人体复杂系统的认识而言，具有更为重要的意义。另一方面，提高人体的健康水平，应该是人体系统研究的主要目标。既然对于人体复杂系统的认识不具有唯一性，与其争取达到认识上的一致（这是当今自然科学研究的主流价值观），不如实现知行合一、以优化人体健康为目标的认识进步。因此，人体系统科学应该以社会实践的有效性作为科学发展的第一目标。

5.3.1　还原论的实践论

还原论的实践论与机械论世界观、还原论的认识论和方法论是一脉相承的，即通过定量实验来绝对化地证实或证伪命题，主张采用抓住问题要素并纠正之的分而治之的干预策略以及从局部到整体的组装设计策略。

实验验证命题是自然科学采用的方法。通常，人们设计一些理想实验，摒除实际系统的复杂化因素，用以验证一些理论命题。这样的验证具有结构清晰、逻辑严谨的特点。但是，对于复杂系统，尤其对于人，构建理想系统是不可能的，而且，由于多种复杂因素交错在一起，从事简化实验也是没有太大意义的。另外，自然科学常常采用一票否决制，即如果一项实验不通过，那么该命题就在绝对意义上不成立，或者被认为不具有普遍性价值。对于复杂系统，不应该继续沿用这样的标准。因为，复杂系统具有多层次的特性，在不同维度上的特性可以相互对立，形成互补。不能以某一个层次、某一个维度上所展示的性质来以偏概全，同样，也不能以某个实验事实来否定另一个层次的命题。

在系统控制和干预层面上，分而治之论已经在现代科学技术和社会实践中取得了广泛的应用，例如医疗领域的外科手术、内科的抗生素运用等，再例如教育领域的分门别类的教学和知识灌输。还原论的认识论把事物分成了两个对立面，真与假、好与坏、正常与非正常，其方法论提供精确的划分标准和区分，而实践论则试图一劳永逸地在实践中解决问题。对于复杂系统而言，由于存在着多维度的表述和多层次的耦合，这种简单的干预策略和措施一方面无法达到期望的一劳永逸的效果，另一方面短时间的效果显著，却往往带来复杂的、难以控制的长期的后果。例如环境污染、医疗领域的抗生素滥用、保健领域的维生素、蛋白质泛滥。教育过程中存在分门别类的教学和知识关注的组装设计策略造成了人们的学习兴趣淡漠、主动性缺失、创造力不足等现象。在更为广泛的社会实践中，则产生了各自为政的局面。复杂系统的实践论必须开辟新的实践策略。

5.3.2　基于复杂系统思想的实践论

第一，对复杂系统进行认识和顶层设计的主体是专家研讨厅体系。这是钱学森的重要创建，是他对从事了二十多年的组织和实施两弹一星大规模科学技术工程实践的智慧提炼。还原论的实践论倾向于依赖个人或少数人对系统实施干预和设计。而专家研讨厅本质上是一套理性的运用众人之力、探索复杂系统规律和处理复杂系统问题的实践方法。专家研讨厅的实施需要具备怎样的条件？我们在多学科、跨领域的科技奥运攻关的具体实践中总结出，专家研讨厅的成功实施需要四个条件：有目标、有方案、有标准和定期研讨。

第二，复杂系统的优化目标、方案和标准是在认识与实践的迭代中不断改进的。通常，人们对系统的干预有两类驱动模式，问题驱动和目标驱动。还原论的实践论强调问题驱动，关注局部问题的解决。人们对此形象比喻为头疼医头，脚疼医脚。这种实践策略常常陷入顾此失彼、左支右绌的局面。集成中医学标本兼治、下医医病，中医医人，上医医国的智慧，复杂系统的实践论主张问题解决和目标驱动相结合的灵活策略。还原论也有目标驱动的干预策略。但是它强调完美和一劳永逸。类似于机械的建筑设计，设计好理想的蓝图后，余下的工作就是按照蓝图施工。但是对人体、社会这样的复杂系统，不存在像工程图纸似的一劳永逸的蓝图。复杂系统优化的目标、方案和标准是在认识与实践多次迭代的过程中不断优化的。它追求的不是问题的解决、或理想目标的达成，而是不断的改进、与进步。

第二，复杂系统的实践论突出了干预方法的多元性。由于系统的复杂多样性，干预方法也必然是多元化的。其中特别指出的是，由于复杂系统的自组织性，在一定的条件下，不干预也是一种重要的干预模式，即《道德经》指出的无为而治。

第四，复杂系统的实践论突出了认识与实践相互迭代的高效性。因为复杂系统具不是静态的，而是高度动态演化的。这就决定了，干预方法具有时效性限制。

第五，复杂系统的实践论突出了主体的进化性。主体的知识水平和认识能力是不断进步的。一方面，对复杂系统认识的有效性和局限性在系统工程实践中能够得到充分的检验和彰显。另一方面，工程实践则突出地提出人体复杂系统的科学问题，从而为人体系统模型的提炼提供方向。在迭代过程中，研讨厅的认识能力也在不断进步。进一步地，实践主体也要对自身开展认知、进行主动的自我优化。

5.3.3　大成智慧的实践论——专家研讨厅体系

钱学森提出的从定性到定量综合集成研讨厅体系是他领导并组织实施的两弹一星大规模科学技术工程实践经验的结晶。本质上这是一套理性的运用众人之力，处理复杂系统问题、探索复杂系统规律的实践方法。综合集成研讨厅体系的目标是集大成智慧来解决实践中的复杂问题，钱学森指出，"大成智慧……就在于微观与宏观相结合，……既不只谈哲学，也不只谈科学；而是把哲学和科学技术统一结合起来。哲学要指导科学，哲学也来自科学技术的提炼。这似乎是我们观点的要害：必集大成，才能得智慧"[①]。

钱学森把运用综合集成法的集体称为总体设计部，他希望将之建设成国家进行长远规划、解决各种复杂系统问题的决策咨询和参谋机构。从中央到地方、从军事到法律、从科技到文艺等不同层次、不同部门、不同系统，都可以设立自己的总体设计部。并指出，总体设计部作为领导部门的决策咨询机构应由德高望重、学识渊博、勇于开拓的总体设计师及各行各业具有团结、务实、创新精神的科技专家组成。

总体设计部的实施对于中国社会的发展具有特殊的意义。那么，它的成功实施需要具备什么条件？我们将钱学森的总体设计部思想广义化到普遍的社会系统，形成所谓复合型团队的思想。复合型团队是包含多个领域的专家团队的运作。能够实现一个复合型团队的高效运作，即是成功运作了大成智慧。那么，如何实现复合型团队的有效运作呢？我们认为有如下几点。

首先，理论探索和实践之间要形成快速迭代。为此，需要满足目标清晰化和组织结构稳固化两大特征，这是一个有可以提供高效保障的社会系统。其次，复合型团队需要具有目标型、学习型、创新型、实现型与综合型五大类成员。目标型成员明确目标和方向；学习型成员负责快速集成现有知识；创新型成员提出创新设想与技术路线；实现型成员将新设想付诸实施；综合型成员根据实施情况，做出判断，反馈给目标型成员。完成这样一个循环，就构成对复杂系统认识的一个提升。循环往复，我们对系统的认识就会不断逼近真实。这是一个由系统论主导的过程，既充满了东方思维特色，又合理运用了西方科学的精确思维特点。五支力量有机凝聚，大大提升系统功能。

人是复杂的，人的思维和行动更是复杂的，人的活动充满了不确定性。通常，这些复杂性包含在人脑中，由我们大脑的量子计算来实现，它受到人个体的

---

①　钱学敏. 钱学森科学思想研究. 西安：西安交通大学出版社，2010：85.

经验和脑力的有限性所限制。由一个团队来实现，由不同特长的专家来担当不同的角色，并由经验、胆略、魄力超群的首席学者来主持，将经验与理性相结合，可以实现钱学森的大成智慧工程。当然，在实际运作中，需要面临着跨领域和稳定的社会保障等方面的巨大挑战。

综合起来，复合型团队的成功运作需要满足四个条件，即有目标、有方案、有标准和定期研讨，这也是复合型团队的专家研讨厅高于常规的开会之处。一个持续的、多轮迭代的运行是成功的关键。为此，还需要有三点保障：①人心需要安稳；②组织须有结构；③目标需要崇高。实现这些条件的关键是人才和组织支撑，人才的关键在于专家研讨厅的首席科学家，他的目标、胸襟、才干、方法以及人生积累，是集体智慧能够不断集成的关键要素；组织支撑是团队高效率和可持续性运行的保障。两者缺一不可。

5.3.4　人体系统研究的技术平台——复杂概念网络

无论高效迭代还是目标的全面设计、问题的全局分析，都依赖于一种网络思维。不但开放的复杂巨系统的研究需要这样一个理论（数学）工具，而且，综合集成多学科的知识和高效运作复合型团队也需要这样一个技术平台。我们把这个平台定义为知识集成和思维可视化的平台。这是怎样一个平台呢？这应该是新一代的专家系统表达知识的平台。下面，我们以医学专家系统的研制历史为例阐述新一代专家系统的需求，并提出复杂概念网络这一新型工具，为构建复杂系统的分析提供一个广泛性的技术平台。

复杂概念网络是在对神经科学、思维科学和复杂网络认识的基础上提出来，作为综合集成人体系统知识的建模工具和知识创新手段，[①] 它本身也是复杂系统本体论、认识论和方法论的产物。以医学知识的集成为例，我们尝试发展人机结合的中医专家系统，提出用复杂概念网络来表达中医知识，用多层次概念网络激发的网络动力过程来模拟中医思维，并进一步提出基于智能知识网络的新一代专家系统的设想。

1. 当前专家系统知识表达的局限性

Peleg 等指出，当前医疗专家系统的研究正处于一个转折期间。[②] 当代医疗专家系统的研制面临以下几大方面的挑战：①与医疗操作流程的可整合性；②时

---

① 佘振苏，倪志勇. 论思维的复杂系统模型暨新一代专家系统的设想. 北京大学学报（自然科学版），2011（9）：987~991.

② Peleg M，Tu S. Decision support，knowledge representation and management in medicine. Methods Inf Med，2006，45：72~80.

效性；③疗效性；④可评价性；⑤可进化性。目前，已有的医疗专家系统，与上述五项技术目标还有很大的差距。

2009 年初，Babita 等综述了医疗专家系统的技术发展，对当前三大类基于知识的专家系统进行了细致分析。[①] 基于规则的推理仅仅能够表达模块清晰的知识，但是医学知识具有内在的复杂性，如果硬性归结为"如果…那么…"的逻辑规则，则将形成数目巨大的规则集，即使最先进的计算机也难以承受。基于案例的推理优势在于，能够表达专门的知识、表达的自然性、模块化、容易进行知识获取、易更新、能够处理意外或者输入错误情况、推理的高效性，但它的问题在于不能够表达普适性知识、不能够提供解释。基于模型的推理提供了解释功能，在一个稳定的框架下能处理大量的病例，但它的问题在于难以建模、缺乏建模者以及难以与其他方法进行整合。为了提高效能，当前的专家系统大多采用的各种知识表达和推理方法相融合的途径。

中医专家系统的研制原理上仿照了世界上主流专家系统设计原理，也具有国际医疗专家系统同样的局限性。我国中医诊断专家系统的研制起步于 20 世纪 70 年代中期。80 年代，全国范围内研制出了 140 多个中医专家系统，都是基于产生式知识表达和基于规则的决策推理，原理上仿照斯坦福大学研制的 MYCIN 系统，即以"如果…那么…"模式为基础来表达知识，其推理规则是单一通道的形式逻辑的运用，称之为第一代中医专家系统。90 年代，随着中医理论形式化的深入研究和人工智能技术的发展，人们发展了根据模糊判别模式模拟临床经验的技术、采用协同分布式方法进行中医诊断以及采用神经网络模型建立中医辨证系统等，发展为第二代专家系统。周昌乐等指出，这些系统"多数直接采用了人工智能现有的推理方法，而推理规则的获取则直接从病例中归纳，……总体上依然是人工智能方法的应用，没有从根本上解决中医内在辨证论治原理的描述问题"[②]。

从上述情况看，真正的瓶颈在于当代人工智能系统没有在思维复杂系统研究上突破，难以完成真正模拟中医辨证论治原理的专家系统。Luger 对当前专家系统的水平进行了精辟的刻画：①知识局限于非常狭小的专业领域；②表征的知识非常肤浅；③没有深入思考的逻辑；④思维单调，缺乏鲁棒性和灵活性；⑤对结论的验证困难；⑥从经验中提取知识的能力差。[③] 这些困难的本质在于知识和思

---

① Babita P. Kowledge and intelligent computing system in medicine. Computers in Biology and Medicine，2009，39：215～230.

② 周昌乐，张志枫. 智能中医诊断信息处理技术研究进展与展望. 中西医结合学报，2006，4（6）：560～566.

③ Luger G F. Artificial Intelligence：Structures and Strategies for Complex Problem Solving. Harlow：Addison-Wesley，2005：34.

维的复杂性。克服这些困难，也是新一代专家系统突破的标志。

当代专家系统研制为什么未能取得突破？一个事实是，计算机软硬件技术飞速发展，其存储和计算能力比四十年前刚刚开展专家系统研制的时候所使用的计算机有天壤之别，而专家系统的研制显然没有产生类似的飞跃。专家系统的核心是知识表达和推理，专家系统的突破取决于在这两方面上的突破。事实上，自20 世纪 90 年代以来，人工智能领域的学者就已经理解了每种知识的表达方法的思想根源和局限性，感觉到需要根据对所描述系统的特点来创新知识表达。但十几年来，人们仍然没有在这方面取得足以创造出新一代专家系统的创新。原因何在？在于方法论。

戴汝为先生回顾人工智能的发展时指出，人工智能"由于方法论及追求的目标存在着问题，却为后来的研究者埋下了束缚思想的桎梏"。作为人工智能的专家系统的研究方法论主要延续了近代自然科学在研究简单系统中形成的传统的还原论路线：忽略复杂性，依赖基本单元，模拟孤立系统行为。人工智能研究的发起人之一、产生式知识表达的发明者 Simon 在其著作《人工科学》的"思维心理学"一章中，对人的认知和记忆的基本假设是"一个人，若视作行为系统，是很简单的。他的行为随时间而表现出的表观复杂性是他所处环境的复杂性的反应"[①]。将人的思维和智能做出过于简化的假设，是当代专家系统研制未能充分吸收认知科学最新成果的重要原因之一。而思维和推理的科学研究表明人不只有相对简单的逻辑思维，还有立体化、多层次的复杂思维。这些研究成果，是新一代专家系统研制的重要参考。

概括而言，迄今为止所有专家系统的知识表达，从最传统的产生式、框架式表达，到中期的语义网络，再到最新的概念图都是还原论思想的产物。它们希望用一系列刚性的表达规则来一劳永逸的解决知识表达问题。但是，知识经过这些方法表达之后，具有较为清晰的微观结构，但难以造就有机的宏观结构，因为宏观知识结构绝不是大数微观命题结构的简单堆砌。因此，在实现了知识的精确性的同时却丢掉了体现人类知识调用的灵活性。一个后果就是，主流的医学专家系统普遍使用的产生式知识表达，将所有的知识还原为"如果…那么…"的语句以及基于基本规则的推理，而还原的规则数量超过几百个的时候，系统就无法工作了。人类知识调用的灵活性反映了知识和思维存在着非常丰富的多尺度结构，这些在不同尺度、不同层次上形成的结构无法以简单的微观结构的堆砌来实现。同时，产生式知识表达与思维的规律相背，与决定思维的知识网络结构的动态变化相左，这是本文后面将要着重阐述的观点。

把智能作为孤立的现象进行研究和模拟，是人工智能研究的更深刻的局限。

---

① Simon H A. The Sciences of the Artificial. Cambridge：MIT Press，1996：143.

即忽略人体和人的思维的开放性，把智能的个体划分为若干结构和功能单元，再用若干规则表示的这些单元的相互作用来模拟个体的行为（包括思维行为）。而离开了人与人的相互作用、人与文化（人类的创造物）的相互作用，个人只能具有作为生物的人的智能，而无法具备作为社会人的高级智能——思维。

从开放的复杂巨系统思想出发，钱学森先生早在 1991 年就指出"我们要研究的问题不是智能机，而是人与机器相结合的智能系统。不能把人排除在外，应该是一个人-机智能系统"，[①] 倡导建立思维科学，并把思维科学作为人工智能工程技术的基础学科。戴汝为提出的"智能科学与工程"发展了这一思想，指出"智能科学与工程强调人类的'心智'与机器的'智能'相结合，追求的是人与机器相结合的智能系统，从体系上讲，人作为一个成员综合到整个系统中去，利用并发挥人类和计算机各自的长处，把人和计算机结合起来形成新的体系。强调人在未来智能系统中的作用，是对传统人工智能研究和传统自动化研究目标的革命，这将带来一系列在研究方向及研究课题上的变革"[①]。对于中医专家系统的研制，戴汝为指出"前期的'专家系统'缺乏'名医'的感知，机械地在问题空间搜索是做不到真正辨证论治的，所以以人为主、人机结合的观念，应该贯彻在创新发展的中医药研究之中"[②]。

上述三个方面的分析表明，当代人工智能尚未站在模拟思维的高度来进行专家系统的研制。那么运用什么样的方法论能够实现人工智能的革命呢？将人体系统科学的思想运用于新一代专家系统的研制，我们提出下述研制原则和途径：

（1）将综合集成法运用于新一代专家系统研制的各个阶段。因此需要构建一个由系统学家、知识工程师、领域专家以及程序员等人员构成的复合型研究团队。

（2）新一代专家系统要建立在思维科学的研究成果之上，是对人的思维过程的模拟，又反过来促进思维科学的发展，促进人类对自身思维的认识。因此，要将知识和思维作为开放的复杂巨系统来看待，建立知识和思维的复杂系统模型。

（3）对于复杂思维系统，知识表达和推理规则不是僵化的、先验给定的，而是在多次迭代的优化过程中逐渐涌现出来的。专家系统运行的精确性和正确性，是通过多次迭代、逐步逼近来实现的。

（4）新一代专家系统是人机结合的智能系统的一部分，它始终向人类智能开放，依赖人类的智能实现功能的不断进化。它并不完全取代人类专家，而是作为专家的辅助决策系统。

---

① 戴汝为. 人-机结合的智能科学和智能工程. 中国工程科学，2004，6（5）：24～28.

② 戴汝为. 我国中医药的创新发展—从"信息时代"迈向"概念时代"谈起. 北京中医药大学学报，2007，30（6）：365～368.

2. 中医复杂网络知识系统

基于医学知识和医学思维的复杂性以及中医药知识的网络医学特点，我们建议用复杂概念网络来表达中医药知识：采用多层次概念网络来表征中医名词以多层次连结的命题通道来表征中医经验知识，以多通道并行择优选择建立中医思维决策来表征中医辨证思维过程，并将上述这几方面综合成一个智能型中医知识网络系统。

下面我们首先来分析为什么需要用复杂概念网络来表达中医知识和思维，我们设想的概念网络系统有什么特点。

人脑知识是网络状存储的神经系统，具备天然的网络结构。人运用知识来开展思维，是许多神经元的一种合作激发的活动。因此，人的知识必然是以网络结构的形式存储在神经系统之中的。知识的概念网络表达方式本质上是对知识在人脑中存储的模拟。由于现代认知神经科学还无法通过实验来研究知识的微观存储机制，知识的概念网络表达还只是一个理论的设想，没有直接的科学证据，它的合理性就需要通过思维模拟器的实践效果来检验。

3. 立体式的复杂知识推理

医学思维的认知科学研究已经发现，医学的解释具有网络特征，医学技能的发展规律必须运用知识的网络结构进行解释。认知科学家 Thagard 指出，医学解释不是演绎推理、不是统计推理、也不是单因素的，人们应该把医学解释考虑为是一种因果网例示。[①] 对于每种疾病，医学调查和生物学研究建立了涉及该病产生的病因系统，这个系统就构成一个因果网络。重要的是，这个网络中的诸多节点之间的联系可以用条件概率的形式来表达，这些概率可以通过多方面知识的综合来获得，这些知识包括各种致病因素以及人体内部运行的规律概括。这种因果网络例示具有普遍性，在进化生物学、生态学、遗传学、心理学、社会学和经济学等涉及复杂系统的领域都有重要的应用。

此外，对医学技能发展的研究，也提出了医学知识网络结构的概念。人们发现，医学学习者在成长为专家的过程中，其推理能力并不是单调递增的，而是随时间呈现波浪形曲线，有上升和下降交错出现的现象。[②] 人们把其中的推理能力下降的阶段称为中级效应。为了解释这种效应，人们引入了医学知识的网络结

---

① Thagard P. How Scientists Explain Disease. New Jersey：Princeton University Press，1999：56.

② Patel V L，Arocha J F，Zhang J J. Thinking and Reasoning in Medicine//Holyoak K J，Morrison R G. The Cambridge Handbook of Thinking and Reasoning. Cambridge：Cambridge University Press，2005：368.

构。初级水平的学习者，基础知识很稀疏，只包含很少的连结。在连结明确的情况下，推理能力随着连结数量的增加而提高；中级水平的学习者，已经获得了大量知识，但知识尚未形成良好的组织，不相关的连结充斥其中，还没有以高效能的方式将这些知识进行快速编码和提取信息，所以造成推理能力的下降；对于高级学习者，也就是专家而言，不但具备丰富的知识，而且对知识系统进行了良好的整理，很好地消除了各种无用连结，形成了具有良好层次结构的组织图示来迅速过滤掉无用信息，从而大大提高了推理效率。医学知识在大脑中的网络式存储的上述合理的分析，为医学知识的概念网络表达提供了思维科学的依据。

4. 医学思维具有明显的网络化特征

医学推理是基于医学知识的推理，如果医学知识具有网络结构，那么医学的推理就是网络化的推理。这正是医学哲学家得出的结论。Blois 指出，因为医学知识极其复杂，医学推理不同于物理学推理，医学推理需要多种推理策略。[①] 物理学、化学以及某些生物学分支领域的知识具有平面组织结构，这种结构通过假设-演绎（hypothetico-deductive）的方式组织起来，特殊命题从一般命题中产生出来，因果性具有首要地位。这种通过形式化因果关系把一个概念与另一个概念连结起来的推理方式，被 Blois 称为平面式推理（horizontal reasoning）。Blois 认为，医学推理还需要垂直式思维（vertical thinking）。垂直式思维更多地运用类比。这种观点认为，基于垂直式思维的类比，比基于因果关系的平面推理更重要。

医学推理的立体式与传统的产生式和框架式的知识表达大相径庭，对网络型的医学知识表达方式是明显的支持。

5. 传统中医是典型的网络医学

复杂网络学家、无尺度网络研究的创立者 Barabási 最近提出了网络医学思想[②]，认为"尽管主流医学界常常把疾病孤立起来进行处理，但是人类的大多数疾病都是彼此相关的。多数疾病都与人体功能模块的失效有关，这些功能模块最好用复杂网络的子网络来进行刻画"，同时认为"理解细胞、疾病和社会网络中的相互关系都是网络医学的组成部分"。根据这一观点，中医药学是名副其实的网络医学。中医学将人体系统刻画为各要素之间相互作用的复杂网络，包括身体

① Blois M S. Medicine and the nature of vertical reasoning. New England Journal of Medicine，1990，318：847～851.

② Barabasi A L. Network medicine-from obesity to the "diseasome". New England Journal of Medicine，2007，357（4）：404～407.

各要素之间的相互作用、身心相互作用、个体与社会以及自然环境要素的相互作用。在这个以人体为核心的复杂网络中，中医学描述了各种疾病之间的相互关系，并且在辨证施治的过程中体现出同病异治、异病同治的个体化医学特点。阴阳、五行学说，就是对这种网络动力学中的普遍特征进行的高度抽象和概括。因此，基于概念网络的知识表达，能够体现中医知识的本质特征。并且，复杂网络是当前最为重要复杂系统研究工具，因此用概念网络表述中医知识研究中医命题，是用"现代系统科学与复杂科学等理论和方法，对中医药学蕴涵的生命科学问题开展广泛深入的研究和探索"的有益尝试。

6. 中医网络知识系统的三大特点

本书建议的中医网络知识系统有如下的特点：

第一，系统性。知识网络系统应该将中医典籍的知识梳理为一个统一的、系统化的结构，这种结构模仿了中医知识在人脑中的存储方式。系统化结构要求对来自不同源泉的知识进行条件设定，因此增加了不同来源的知识的可叠加性。

第二，可运算性。概念网络是配备了多层次、多等级权重连接的知识表达，这一表达丰富了知识运算的规则。网络运算是分布式的竞争决策过程，不是"如果-那么"的僵硬推理（但也包含后者）。知识网络的可运算性是传统的简单逻辑运算所无法比拟的，因此可以模拟中医的辨证思维过程。网络运算将通过概念的高维拓扑空间所表示患者的特点，从临床症状和症候出发，提取相关的概念回路，完成病症的医学诊断。

第三，可进化性。在知识网络系统中，知识是通过赋权重的概念网络通路来表示，权重决定了知识的可靠性。由于权重是动态的、可调整的，因此网络是可以定期进行改造的，网络知识是可以进行重组的。这一重组将在思维动力学原理指导下，从与经验事实（中医临床资料）的比较中来开展。因此，网络知识系统是可进化的，具备将经验转化为知识，并影响思维推理模式变化的能力。这将迈向计算机智能化的又一个平台，正是当代人工智能研究亟待突破的关键点。

7. 智能中医网络推理系统

我们现在来讨论如何实现智能中医的网络推理。上述讨论给出了中医的知识表达形式，即基于网络多层次连接、可进化拓扑结构、多通道激发运算的知识表达。根据康德的观点，知性创造概念，理性整理概念并调用概念。我们这里建立的知识网络模型就是对知性产物进行的理性建模，它适用于表达所有的理性认识，包括抽象思维产物，尤其适用于表达中医知识。

我们建议，采用多层次概念网络来表征中医名词，以多层次连接的命题通道来表征中医命题，并以多通道择优选择建立知识回路来表征中医辨证思维规则的智能型中医知识网络系统，这是一个可以通过自主调节网络连接权重和择优策略函数中的参数，实现从经验事实中学习规律，改善改良决策判断效果的网络知识进化动力学模拟。这是一个基于对思维决策过程多尺度动力学的认识，是与康德的知识有机体思想相符合，与当代认知神经科学的发现相适应的新一代专家系统。如果这个设计思想得到实现，我们将产生新一代的能够表征复杂辩证思维逻辑、能够根据经验事实获得知识的智能网络。设计中的中医网络知识系统具有如下特点：

（1）全面表述中医知识。知识网络系统将中医典籍的知识梳理为一个统一的、系统化的结构，这种结构模仿了中医知识在人脑中的存储方式。系统化结构带来的直接效果是知识的可叠加性，来自不同典籍的知识可以顺利进行嫁接。

（2）模拟辩证思维过程。概念网络配备一系列连接权重，这些权重决定了网络的运算规则。网络运算是分布式的决策竞争过程，不是如果-那么的僵硬推理（但也包含后者）。因此，可以模拟中医的辩证思维过程。网络运算，可以结合患者的特点（由概念的高维拓扑空间所表示），从临床症状和症候出发，提取相关的概念回路，完成病症的医学诊断。

（3）知识具有进化功能。中医的具体知识（例如症状与病理、疗术的相关性）是通过赋权重的概念网络回路来表示，权重决定了运算过程。但权重可以动态地调整，可以在思维动力学原理指导下根据经验事实（网络中存储的效果好的临床资料）进行调整。随着积累的资料增多，会不断形成新的概念回路，实现从经验到知识的转化。因此该网络是具有学习功能的智能网络系统。这一点正是当代专家系统亟待突破的关键问题。

我们正在与中医界人士合作构建这一系统，已经初步完成原型设计和《伤寒论》中记载的病例的初步运算，下面对之进行一个简单介绍。

8. 基于概念网络系统的思维运算

用概念网络来模拟中医思维动力学，分为两个步骤：第一步，实现可运算；第二步，实现可进化。

（1）用概念网络的有序激活模拟推理。

亚里士多德认为，"所有通过论证而给出或者接受到的指导，都是从事先已经存在的知识出发的"。[①] Churchland 认为"没有某种理论，就不可能发生任何认知活动"。[②] 我们可以说，没有一个预设的概念系统（即知识），就不可能发生

---

① 陈嘉映. 西方大观念. 北京：华夏出版社，2008：353.

② Churchland P M. A Neurocomputational Perspective：The Nature of Mind and the Structure of Science. Cambridge：The MIT Press，1993：153～196.

任何理性思维活动。上述讨论建设的中医知识的概念网络，正是这样的概念系统为进一步的网络运算奠定了基础。

那么，推理又是如何利用已有知识系统的呢？按照心理学家詹姆斯的看法，推理，是心智的一种选择性活动。我们把推理理解为在概念网络系统中的一种选择性的过程。这种选择性的过程并不是任意的，而是选择了知识网络系统中的某条通路。霍布斯曾把推理看成是一种用名称进行的计算，而这种计算则完全依赖于对名称的意义是如何决定的。他认为，我们对词语而不是数字进行加法或者减法的时候，这种加减运算实际上等同于"逐次考虑各个部分的名称；或者，从整体以及某一部分的名称出发达到另一个部分的名称"，而这"只不过就是对约定好的通名序列进行计算（也就是加和减）"①。在知识的概念网络模型下，我们将上述哲学家对推理的描述进一步刻画为，在知识的概念网络中，概念按照某种算法的有序激活。推理所达到的效果就是，若干概念链条在激活过程中从知识网络中浮现出来。

（2）用回路输出模拟医疗推理的结论和深层解释。

而理想的医学诊断过程是一个目标明确的、不断优化的过程。具体而言，就是从诊断信息的获取，到进行一系列复杂推理（中医称之为辨证论治），进而给出诊断结论的过程。值得注意的是，高水平中医专家的诊断结论，并不仅仅是给出病因和方剂，而是往往给出从症状到病因到治法到方剂的一个系统的说明。

当前的专家系统无法达到上述要求，Negnevitsky 指出，当前的专家系统"不能提供深入的解释。它可以显示用来解决问题的规则序列，但无法将积累的、启发式的知识与对问题阈更深刻的理解关联起来。例如，他们通常不能说出'为什么'要选取某种方法"②。

基于复杂概念网络的专家系统，则尝试给出诊断结论的明确解释。我们将网络运算的输出定义为：含括症状、病机、病因、病名和治法、方剂等要素的一系列概念回路。这些概念回路，既包含了诊断结论、治疗方法，同时又包含为什么诊断为某种疾病以及为什么采用某种治疗方法的解释。

（3）用多层次概念的逐层激活模拟推理的方向性。

医学推理的研究表明推理的方向性与推理效果密切相关。③ 人们把从数据资

---

① 陈嘉映. 西方大观念. 北京：华夏出版社，2008：354.

② Negnevitsky M. Artificial Intelligence：A Guide to Intelligence Systems. New York：Person Education Limited，2007：154.

③ Patel V L，Arocha J F，Zhang J J. Thinking and Reasoning in Medicine//Holyoak K J，Morrison R G. The Cambridge Handbook of Thinking and Reasoning. Cambridge：Cambridge University Press，2005：372.

料到假设的思维过程，称为前向-驱动推理或数据-驱动推理，把从假设到数据资料的思维过程，称为后向-驱动推理或者假设-驱动推理。1986 年，Later 等研究了基于知识的问题解决策略，他们对心脏病专家在处理复杂医疗问题时的病理生理学解释进行了研究。结果表明，做出准确诊断的医生运用了前向-驱动推理；相反，做出错误诊断或者做出部分正确诊断的医生倾向于运用后向推理。人们对这一现象进行了解释。专家在运用数据-驱动推理时，需要依赖于一个包括证候和症状的高度组织化的病理知识库。因此当医生具有丰富的经验时，才可能运用前向推理。当遇到不常见的或者复杂的病例时，医生们则倾向于运用后向推理，因为他们的知识基础不足以支持模式匹配过程。

　　多层次的复杂概念网络倡导同时模拟上述两种方向的推理。所谓数据-驱动推理，即从概念网络的症状层向病理层进行概念网络激活；而假设-驱动推理，即是从概念网络的病理层向症状层进行概念网络激活。那么对于基于中医药知识的推理，可以想象的三种推理模式——数据-驱动推理、假设-驱动推理或者二者兼而有之的推理中，哪种推理的效率和准确性高，为什么？运用多回路激活并引入竞争动力学，将系统地回答这些问题。

　　（4）用多回路激活与竞争动力学模拟中医辨证论治。

　　国医大师路志正先生指出，"辨证是一个精确而客观的过程，并非模棱两可、路路皆通的主观思辨"。[①] 那么这种复杂而又精确的思维是如何实现可能的？在于网络的多维、多层次性和精确性。上文指出，专家的医学知识是以层次结构的形式存储。医学专家的思维水平越高，概念的层次、维度划分得就越细致；概念网络的维数、层次数量越多，精确性就越高。值得指出的是，由于人体神经系统的特点，这种存储的层次的数量可以是一个巨数。概念网络模拟了神经系统的这个特点，新型计算技术使概念网络的层次和维数可以无限拓展。

　　那么辨证是怎样的过程呢？国医大师邓铁涛指出中医诊病是一个从辨证-辨病-辨证的不断深化的过程，"如果说辨证是既包括四诊检查所得，又包括内外致病因素与病变，全面而又具体地判断疾病在这个阶段的特殊性质和主要矛盾的话，那么，辨病不同之点是：按照辨证所得，与多种相类似的疾病进行鉴别比较，把各种类似的疾病的特征都加以考虑，因而对患者的证候进行一一查对，查对的过程中，便进一步指导了辨证，看看有没有这种或那种疾病的特征，再把类似的疾病一一排除掉，而得出最后的结论。在得出结论之后，对该病今后病机的演变，心中已有梗概，在这个基础上进一步辨证，便能预料其顺逆吉凶；而更重要的是经过辨病之后，使辨证辨病、治疗原则与方药结合得更加紧密，以达到提

　　① 路志正. 读《证素辨证学》有感. 湖南中医药大学学报，2009，29（1）：1.

高治疗效果，少走弯路之目的"①。

上述诊断过程，反映了邓铁涛的临床思维过程的特征，它们可以用复杂概念网络的激活和网络通道、回路的竞争过程来刻画（对于一次具体的临床思维过程，可以用复杂概念网络的激活来模拟）。首先，邓铁涛指出他在初步辨证过程中，大脑中的概念激活次序：症状→证（主要矛盾）←病因、病变。即在中医的多层次概念网络中，症状、病因、病变概念层作为刺激信号的输入层，最终刺激信号要激活若干证的概念。具体而言这个过程是，从四诊检查所得信息激活了中医知识网络的症状层次的概念，四诊意味着多维度症状概念的激活。随后这种激活从症状层向证层概念传递，激活了若干证概念。而且，内外致病因素层次与病变层次的相关概念，也激活了若干证概念。这种激活的结果是形成由多个层次的概念连结而成的多个概念通道。全面是指多维度概念激活产生的多回路，具体是指每条被激活的回路都是清晰具体的。在众多被激活的概念回路中，每个概念回路和回路上概念的权重不同，权重大的回路和概念就代表着特殊性质和主要矛盾。

其次，邓铁涛指出了从初步辨证结果出发到辨病再回到辨证的过程，即：辨证→鉴别疾病→查对证候→排除类似疾病得出结论→病机→辨证。这个过程发生在概念网络中，其概念激活次序就不是线性的了，而是个迭代过程。按照辨证所得，与多种相类似的疾病比较，是指初次辨证所得的若干可能的证概念激活了多种相类似的疾病概念。为了确定究竟是哪种疾病要进行进一步的运算。这种运算，就是从被激活的若干疾病概念再分别激发各自所对应的症状概念（一一查对），观察这些被激发的症状概念，是否跟患者的实际症状相符合。如果不符合、或者符合度很小，激发了这些症状概念的疾病概念，就被排除掉了，如此就把类似的疾病一一排除掉，而得出最后的结论。在这个基础上可以进一步辨证：上面一一查对排除后剩下来的疾病概念，是进一步辨证的基础。因为"病，是一个疾病全过程。每种疾病都有特定的病因、病位、病机和预后转归"②，也就是说在中医知识中疾病概念与病因、病位、病机和预后转归概念相连结的，即一个疾病概念和与之相关的上述类别的各个概念构成概念网络的一个子网络。邓铁涛所说的，知道疾病就对今后病机的演变心中已有梗概，是指以该疾病概念为核心的子网络被激活了。于是，上述辨病所得的疾病概念的子网络，连同四诊所得的症状概念再向证概念层激活，最终产生若干权重最大的若干证概念，这就是进一步指导了辨证。

上述过程是多回路激活，并且通过同一层概念的多次激活实现了回路竞争最

---

① 邓铁涛. 辨证论治是中医学的精髓. 中医药通报，2005，4（1）：1～4.
② 路志正. 论中医病证研究的思路和方法. 实用中西医结合杂志，1990，3（6）：332～335.

终使得某一回路胜出的过程。

（5）用多次迭代、逐级逼近实现思维收敛并提高准确性。

专家系统研制的一个关键问题是如何实现系统运算的收敛性。对复杂概念网络的运算，收敛性问题等价于停机问题和回路筛选问题。这些问题是中医思维模拟器有待探索的课题，这里先作初步分析。对于一个由数万个概念相互连结构成的复杂网络，从给定的一些输入出发，进行网络概念的激活，可能的过程和结果是多种多样的。一种可能的情况是，网络产生了普遍地激活，却没有任何回路凸现出来，这就是不收敛的情况，它对应的是百思不得其解的思维过程。专家的思维很少出现上述情况，一般是有结论的思维，即网络运算是收敛的。邓铁涛论述的辨证论治思维过程——辨证-辨病-辨证就反映出他通常是如何使推理过程收敛的方法，即在一些原理指导下的多次迭代、逐级逼近。多层次的概念网络决定思维过程中各个概念激活的层次顺序，但是，实现收敛性的原理来源于中医专家头脑中平时不易察觉的思维终结指令，即临床观察事实与经验（记忆）和原理知识相容的指令。对这些原理指令的挖掘是专家系统研制过程中的重要步骤，也是决定专家系统运算质量的核心要素。显然，概念激活顺序是不唯一的，不同的医学专家会有不同的特点，这里设计的思维模拟器可以对不同专家的辨证思维进行定量模拟。一种可能的算法是设定一定的回路阈值，当运算达到一定时间后输出所有的超过阈值的回路，作为思维运算结果。而回路阈值作为系统的一个可调参数，在实践中进行调节。值得指出的是，概念网络运算的收敛并不意味着一定出现某一个结论，即有可能出现几条权重最高的回路权重值相同的情况。这种多回路涌现的情况有两种可能性：第一种是反映中医学的一病多因、同病异治的特点；第二种可能性，是运算错误。

那么如何实现网络运算的正确性？首先确立正确的标准。对于基于概念网络的中医思维模拟器，我们定义运算的正确性为网络运算的结果与医案记载的成功病案资料的结论相一致。同时，成功医案的为网络运算的多次迭代、逐级逼近提供了目标。其次是如何实现过程的准确性，这与医学知识存储和推理有关。医疗推理和决策差错的研究表明，推理和决策结论错误的形成是多因素的，包括不正确的知识、不完全的知识、知识误用、偏见、错误的启发式搜索以及信息超荷载。上述因素可以分为两大类，即知识基础和推理方式。对于专家系统，则分别对应知识库和推理机。因而，提高推理准确度，有两条路径：扩大和优化知识库和优化算法。扩大和优化知识库，在构建中医概念网络部分已有讨论。下面，我们讨论如何优化算法。

9. 思维运算的例子

下面我们从临床案例中，选择一个应用桂枝汤方（这个方子出现在上述构建的局部中医知识网络中）治疗的医案①，按照上述的运算规则，看是否与医生的诊断相一致：

"患者女性，40岁。头痛，腰背痛，肢酸乏力，微自汗出，恶风寒，鼻塞流清涕，微咳，腹痛，大便溏，舌淡红，苔薄白，脉浮缓。体温37.5摄氏度。此属伤风，宜桂枝汤。川桂枝10g，赤白芍各4.5g，炙甘草6g，生姜10g，红枣10枚掰开。服1剂，微似有汗，全身温暖舒适，各症均消"。

在这个病例中，患者的体质为：40岁，女性。

患者症状为"头痛，腰背痛，肢酸乏力，微自汗出，恶风寒，鼻塞流清涕，微咳，腹痛，大便溏，舌淡红，苔薄白，脉浮缓。体温37.5摄氏度"。出现在我们构建的《伤寒论》中的局部概念网络中的症状为："A1鼻鸣，A2恶风，A4汗出，A5恶寒，A6发热，A8头项强痛，A9脉浮，A12咳，A13体痛，A16脉浮缓。"

诊断为，中风。治疗方法是，桂枝汤。

按照上文所述的网络算法，根据症状计算治疗方案。

第一阶段，抓主症。

仅仅输入A1鼻鸣，A2恶风两个症状，进行网络运算，得到如图5.1所示的结果，在这种情况下，只有一个子病类太阳中风和一个方剂桂枝汤被激活。在上述引用的医案中，之所以把这鼻鸣，恶风两个症状放在首位，其原因可能有两个。第一个原因是这两个症状最为鲜明；第二个原因是医生是一位经验丰富的、善于抓主症的医生。

第二阶段，辨证。

随后，再逐个加入相对模糊的症状，如A4汗出，A5恶寒，A6发热，这个时候如图5.2所示，多个回路都得到激活，其中以太阳中风和桂枝汤为代表的回路依然是最突出的。

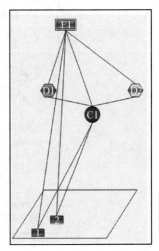

图 5.1

第三阶段，确诊。

随后，再逐个加入更加模糊的症状，如"A8头项强痛，A9脉浮，A12咳，A13体痛，A16脉浮缓"，这个时候如图5.3所示，多个回路都得到激活，其中以太阳中风和桂枝汤为代表的回路依然是最突出的。这时，就可以确诊，并进一步确定治疗方案，即桂枝汤。

① 柯雪帆. 伤寒论临证发微. 上海：上海科学技术出版社，2008：239.

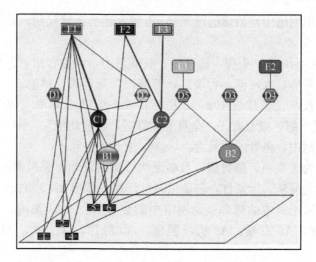

图 5.2

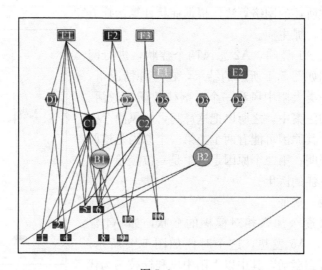

图 5.3

　　可见，中医的诊断过程可以分为三个阶段，抓主症阶段——主要回路激活，继续辨证——多回路激活，确诊阶段——主要回路在辨证中胜出。

　　上面的网络所用到《伤寒论》原文的百分之一，是不完全的网络。因此，上述的运算过程是基于伤寒论的不完全诊断。比如，在上述医案中，患者的体质特点——40 岁女性，部分症状——肢酸乏力，鼻塞流清涕，腹痛，大便溏，舌淡红，苔薄白，都未出现在示例的概念网络中。在完全的伤寒论网络中，这些症状都会影响运算的结果。但由于智能化的中医知识网络系统的易拓展性，使得它能够给出《伤寒论》的完全网络，不但如此甚至能够给出由诸多中医著作所构成的巨型的知识网络而且能够给出明确的诊断过程和诊断结论。

10. 智能概念网络系统的展望

人类文明发展至今已经积累了大量的知识，人们希望利用先进的信息手段，来帮助整理和运用这些知识，于是就产生了专家系统的概念。当知识涉及概念之间的复杂连接、经验与逻辑并存的推理和演绎时，目前的专家系统所基于的逻辑对于管理知识具有明显的弱点，我们必须构建更符合知识特点、更符合思维规律的知识模型。这里提出的多方位概念网络、多层次拓扑连接、多通道知识回路以及网络竞争思维等思维复杂系统模型，综合了前人关于知识有机体、辨证思维、因果网络等学说，并结合现代认知神经科学和人工智能研究的发展，并具体应用于思考中医的多层次知识网络的知识表达和推理运算方法，开展了对新一代专家系统的设计。尽管有待进一步研究的成果来论证和完善这里提出的观点的正确性和实用性，所论述的理论思维在逻辑上是自洽的，其应有前景是诱人的。

更确切地说，这里设计的专家系统是一个思维模拟器，是一个真正模拟人脑思维的机器。在这个机器里开展的是仿人脑的计算，或者称思维计算。近期发展的人工神经网络、模糊推理以及遗传算法等软计算[①]已经在突破传统的数理逻辑方面迈开了步伐，但还没有取得实质性突破。这里，我们明确提出构建医学知识推理演绎的实例，并为之构建坚实的理论框架，在专家系统的运行过程中来检验思维模型的有效性，使之成为细致研究复杂思维和知识系统的工具。这是一个正在开拓中的事业。

---

① Luger G F. Artificial Intelligence：Structures and Strategies for Complex Problem Solving. New York：Addison-Wesley，2005：22～30.

第6章 人体复杂系统科学原理

人体系统科学的使命是提炼人体生命现象中的普遍科学原理。在本书第4章阐述的复杂系统本体论以及第5章阐述的复杂系统研究方法的指导下，我们初步提炼了人体系统五大科学原理：自组织原理、开放性原理、层次结构原理、能量原理和进化原理。在这些原理框架下构成的人体系统论模型，将为提炼和发现新的科学问题提供指导，并给出新的理论预言、引发新的有待探索的问题，由此可以促进有关人体的各门学科的发展。

6.1 人体系统的自组织原理

任何系统都有其一元性，表现为该系统在宇宙中的特殊位置和功能。物理学家对物理系统的自组织性研究的最多，尤其是涉及多尺度、多相、多组分系统的整体行为，必然要提出自组织的概念。系统时刻处在其内部各个要素之间的相互作用以及系统要素与外界形成多层次耦合作用，我们把系统保持自身特有的结构和功能的这一特性表述为其自组织性，并把形成自组织性的诸种机制所拥有的普适共同的科学原理表述为自组织原理。

自然界所有可以被区分的系统都具有自组织性，但不同功能层次的系统拥有不同层次的自组织原理。人体复杂系统的自组织原理描述了人体（高级智能的生命体）这一特殊系统的自组织过程。进一步说，自组织原理是系统在遭遇到可能导致其解体的威胁和干扰情况下表现出凝聚力的科学原理。

例如，一个生命体在生命受到威胁时表现出一种保持自身生存的愿望，在这一愿望（一种神经活动）下可以产生各种生理、心理反应，这一过程是生命体自组织过程的典型表现。植物、动物、人具有尺度和强度不同的自组织过程，因此也就具有层次各异的自组织原理。对于人体复杂系统，其自组织性还突出的表现为自修复、自更新、自适应等高级功能。

从无序向有序的转变，形成新的自组织中心，形成新的结构（如耗散结构）。新的结构具有降低自由能等特性。对于复杂系统（尤其是人）的高层次的自组织原理的科学探索还基本上处于空白，一些讨论还停留在哲学的抽象层面上。下面将对人体内发生的一些典型的自组织过程，尤其是近代科学对这些过程的研究结果进行较详细的描述，目的是确认系统的自组织性，从宏观层面上对这些现象从一个新的视角来考察，从而提出新的科学问题。

6.1.1　自组织原理

　　哲学家康德在理解生命现象的时候第一次提出自组织概念，并将生命定义为自组织、自产生的过程。[①] 通过理性思辨，康德认为有机体必须具备两大特征：①整体决定部分，即"各部分（按其存有和形式）只有通过其与整体的关系才是可能的"；②各部分在交互的因果关系中自发形成整体，即"它的各部分是由于相互交替地作为自己形式的原因和结果，而结合为一个整体的统一体的"。有机体的这一特质决定了它不是一个由它以外的理性的设计之物，而是一个自己就是自己的原因和结果的自然物。由于具备了上述两个方面的特征，有机体就成为一个"有组织的和自组织的存在者"。他认为，在有机体中，每一个部分的存在和起源都要归之于其他部分，它的功能归之于整个生命有机体，而有机体则涌现自整体的所有部分。他将生命体的这种复杂的状态定义为自组织。这使得他质疑经典物理学的因果原则是否能够解释生命，并且建议一种新科学来研究目的和手段是如何复杂的交织在一起的。

　　自组织的科学概念首先在研究非生命体的物理和化学领域建立起来。热对流和化学反应形成的螺旋波是最突出的自组织现象。对自组织机制进行完整的形式化表述来自普里高津对耗散系统的研究工作[②]，以及哈肯的协同学的研究[③]。在现代科学界，哈肯首次对自组织给出了明确的定义，"如果系统在获得空间的、时间的或功能的结构过程中，没有外界的特定干预，我们便说系统是自组织的。这里的'特定'一词是指系统获得的结构和功能并非由外界强加的，尽管外界总是以某种非特定的方式作用于系统"[④]。如果不是这样，则称为他组织。

　　当系统的组元进行动力学相互作用产生了宏观涌现性质，而这些性质不能从单个组元的个体性质中直接预测出来，我们就说，上述涌现出来的宏观性质就是自组织的。自组织过程通常伴随着系统能量的耗散，因此，普里高津称之为耗散结构。热对流现象是物理系统中最典型的自组织现象之一。

　　当盛有液体的平底锅受到来自底部的均匀加热时，会在液体中产生温度梯度。底部的分子比顶部的分子的运动更强烈，使得底部的液体更轻。当温度达到一定的临界值时，分子开始展现集体行为，从局部的不稳定性导致系统整体的对称性破缺。对于不同的液体，临界温度不同。在容器的不同位置，流体会产生顺时针或者逆时针的翻卷。当温度被提升到临界值时，系统演化分岔，或者顺时

---

① Kant I. 判断力批判. 邓晓芒 译. 北京：人民出版社，2002：224～226.
② Prigogine I, Stengers I. Order Out of Chaos. Toronto：Bantam Books，1984：2～20.
③ Haken H. 协同学. 凌复华 译. 上海：上海译文出版社，2005：3～29.
④ Haken H. 信息与自组织. 郭志安 译. 成都：四川教育出版社，1998：29.

针、或者逆时针。分岔基于局部的涨落，并且几乎是不可逆的，这来自液体分子的集体行为，大量的分子在翻卷的一侧向上运动而在另一侧向下运动。系统中的分子建立起了长程相关：容器中整体的翻卷斑图涌现自容器的几何形状、液体的分子性质，但这个整体行为无法从任何组元的性质中预测出来。

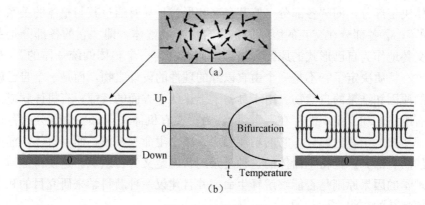

图 6.1　贝纳德对流

（a）平底容器中，分子的热运动是无规则的，在任何选定的区域中都有朝着各个方向运动的分子；（b）容器中的液体受到来自底部的持续加热，并且在温度到临界点的时候自组织形成翻卷（图中是翻卷的剖面）。在这个临界值上，分子开始进行集体运动，在容器的给定区域上（图中0的位置）大量分子或者集体向上运动、或者集体向下运动。翻卷方向的选择是不可预测的，与在临界温度时的局部涨落相关

　　当液体的类型和容器的集合形状被给定时，液体的结构演化仅仅取决于温度。"单个组元好像由一只无形之手促成的那样自行安排起来，但正是这些单个组元通过它们的协作才转而创建了这只无形之手。我们称使一切事物有条不紊地组织起来的这只无形之手为序参量……序参量由组员的协作而产生，反过来，序参量又支配组员的行为"。[1] 每当系统的宏观行为改变时，序参量变得十分重要。一般来说，这些序参量是慢变量，它们支配着组员的行为——快变量。

　　自组织机制有什么应用价值呢？哈肯曾指出，"认识这些机制，可以使之为我们服务。正如运用杠杆定律可用较小的力举起极大的重量，应用协同学的规律也可用较小的努力获得极大的效益。在这个意义上，我们可以利用'大自然构成的奥秘'为自己谋福利"。[2] 自组织机制的揭示为优化复杂系统提供了"杠杆定律"，使得我们能够用较小的努力取得极大的效益。自组织机制和序参量的存在，使得人们可以不必去调节系统每个要素，而通过调节几个序参量就能实现优化一个具体的复杂系统的结构和功能的目标。

① Haken H. 协同学. 凌复华 译. 上海：上海译文出版社，2005：7.
② Haken H. 协同学. 凌复华 译. 上海：上海译文出版社，2005：10.

6.1.2　人体的功能态与系统的内稳态

钱学森在讨论人体研究时多次提到的一个概念是人体的功能态，它本质上就是人体系统的多层次自组织结构。人体是多层次的系统，宏观的生理功能依靠围绕宏观平衡点的反馈调节（自组织）机制来实现，人体的功能态与坎农提出的生命系统的内稳态（homeostasis）异曲同工。

高级动物的生命能够延续的条件是很严苛的。体温只要有摄氏半度的变化，一般就是疾病的征兆；如果有长时间的五度变化，就不能保持生命。血液的渗透压和它的氢离子浓度必须保持在严格限度内；体内的废物在浓度达到有毒之前必须排泄出去。此外，白细胞和抵抗感染的化学防疫作用必须保持在适当的水平；心率和血压必须既不太高也不太低；钙代谢必须既不使我们的骨质疏松，也不使我们的组织钙化。生理学家坎农指出，"当我们考虑到我们的机体结构的高度不稳定性，考虑到机体对最轻微的外力所引起的纷乱的敏感性以及在不利情况下它解体的迅速出现等情况，对于人能活几十年之久这种情形似乎是令人不可思议的"，有机体"本身并不是永恒不变的，而是在活动的磨损和裂解中不断地解体，且有凭借修复作用不断重建时，更要使人感到惊奇"①。人体在环境各种干扰因素（例如射线、细菌、病毒以及气温的变化等）的侵袭下，仍然能够存活，其本质就是人体系统的自组织性。

本着这种惊奇之感，坎农做出了一个划时代的发现，他认为任何生命组织都必须具有一种基本的性质，这就是组织内部必须有"稳态"。他指出，有机体每时每刻都处于来自内部和外部的干扰之中，但有机体具备这样一种能力：条件一旦发生偏离，便会得到迅速纠正。坎农把生命体的这种保持稳定的状态成为内稳态，而把躯体维持内稳态的机制称之为拮抗装置。他认为，正是由于这种拮抗装置的存在，才能把各个部分组织成一个整体，使得生命系统能在各种内外干扰下长期存在。他说的这种维持内稳态的机制正是我们所说的自组织原理主导下的自组织运动。

他说，"内稳态这个词不是表示某种固定不变的事物，表示一种停滞状态。它表示这样一种情况——一种可变的而又保持相对恒定的情况"①。

研究高等动物为了保持稳态所采用的手段，可以为建立、调节和控制复杂系统状态提供若干一般性的原则，这些原则也可以应用于社会。事实上，任何复杂组织，当遭受压力作用时，为了防止其功能遭受抑制或结构迅速瓦解，都会产生或多或少的有效的自我调整。这是更为广义的自组织原理主导下的生物复杂运动。

---

① Cannon W B. 躯体的智慧. 范岳年，魏有仁 译. 北京：商务印书馆. 1985：8.

坎农在《躯体的智慧》一书中，大量描述了血液中水含量、盐含量的恒定、血糖、血液蛋白、血脂、血钙与血液中性的稳定，充足供养的维持、体温的恒定以及机体的天然防御等保持内稳态的生理过程，但他没有涉及内稳态的机制。在

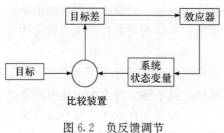

图 6.2　负反馈调节

他提出内稳态概念十几年之后，数学家维纳和坎农的助手罗森勃吕特提出了"负反馈调节"的机制。

维纳和罗森勃吕特提出，一个组织系统之所以具有受到干扰之后能迅速纠正偏差恢复恒定的能力，关键在于存在着如下"负反馈调节"机制（见图 6.2）。

系统必须有一种装置来测量受干扰的变量和维持有机体生存所必需的恒值（称之为控制目标）之间的差别，这种差别称为目标差，然后由目标差来控制效应器，只要效应器的作用能使目标差逐步缩小，那么系统变量在受干扰后能依靠这种调节机制自动恢复到目标值，以保持内稳态中各种变量的稳定。负反馈调节机制的关键在于：由目标差到效应器一直到系统状态变量组成一个封闭的回路。在负反馈调解中即使效应器仅仅做出机械反应，但作为整体却能达到调节的目的。

维纳提出了维持生理稳态的反馈调节机制的几种最为简单的类型，但他没有就这个问题深入下去，在《控制论》中他说，"对于本书，与其说对这个问题已作了一个概要的论述，不如说只是作了一个引导。上述稳态过程的理论需要比较详尽的一般生理学知识"。现代生理学对人的内稳态的研究，基本上是以控制论为理论框架，在人体内部寻找具体的反馈回路。

钱学森的人体功能态在概念上比上述作者的内稳态走得更远，它包含对生命系统的特殊功能的一些抽象的想象。我们认为，在自组织原理上，它们是一致的，是生物系统长期进化的产物。简言之，围绕任何生物功能，都存在着一个自组织过程，它在自组织原理主导下，决定了系统在（开放系统的）平衡点附近的运动，尤其是回归平衡点的自修复运动。了解人体内部的各种自组织活动，并对其开展定量的模拟研究，对于健康工程，是头等重要的。

6.1.3　人体系统的自组织过程研究

我们认为，人体系统所有层次的结构和功能的维持都是自组织机制所主导的。从细胞的新陈代谢、到器官、系统层次的运行，从能量代谢到免疫防御，这些自动化的过程都是人体系统自组织的表现。下面，我们有选择地讨论几个认识比较清楚的自组织过程。这些讨论为认识更多的自组织过程，尤其是意识动力学的自组织过程，提供一定的借鉴。

1. 自动平衡过程

生理学对包括饮水行为在内的人体体液平衡的生理调节机制已经有清晰的认识[1]，它就是一种典型的自组织过程。身体包括三个主要的液体分区：细胞内、细胞间和血管内。细胞内液和血管内液必须维持在精确的界限内。细胞内液由细胞间质的溶质浓度控制。正常时，细胞间质与细胞内液等压，细胞内溶质的浓度和环绕细胞的胞间液体是平衡的，这样水分就不容易进出细胞。一方面，如果细胞间质水分流失（变得更浓缩或高渗性），水就会排除细胞外；另一方面，如果细胞间质储水（变得更加稀释或低渗性），水就会进入细胞内。以上两种情况都会危及细胞。水分的流失将使细胞失去进行很多化学反应行为的能力，而补充水又可能导致膜的破裂。因此，对细胞间质浓度的调节必须不断进行，其调节回路如图 6.3 所示。

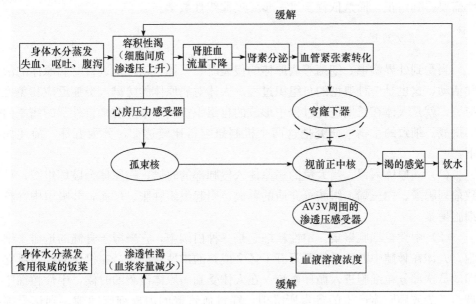

图 6.3　体液调节的自组织过程

人体系统大量的细胞的溶质浓度的变化，会产生宏观效应——口渴。当细胞间质变得高渗性时，细胞将水排出，出现渗透性渴。这种情况，可能由身体的水分蒸发或是吃了一顿很咸的饭菜所引起的，并被第三脑室的前腹侧区域的渗透压感受器（AV3V）检测到。渗透压感受器的激活刺激饮水行为。

容积性口渴是身体通过蒸发导致液体流失而产生的，伴随渗透性口渴出现。

① Carlson N R. 生理心理学（第六版）. 苏彦捷 译. 北京：中国轻工业出版社，2007：237.

纯粹的容积性口渴是由失血、呕吐和腹泻所致。到达肾脏的血流量下降会刺激导致容积性口渴的肾素分泌，肾素可将血管紧张素原转换为血管紧张素Ⅰ。血管紧张素Ⅰ接下来就会转变为其有效形式，血管紧张素Ⅱ。血管紧张素Ⅱ作用于脑的神经元并产生渴的感觉。这种激素也能使血压升高，能刺激垂体和肾上腺激素的分泌，肾上腺激素抑制肾脏排出水和钠并引起对钠的需求（钠有助于保存血浆容量）。容积性口渴也能被心脏心房的压力感受器刺激形成，心房能检测到血液容量的减少，并能将此信息传至脑。

对上述过程的细致考察，是西方生理学研究的重要特色。但是，仅仅对自组织过程进行精细化表述，是不够的。一方面，表述的意义在于理解宏观的生理现象，而这有赖于对涉及许多细胞在内的宏观过程的定量刻画，从微观定性的机理向宏观定量的研究进军，必须完成一个宏观统计研究的步骤。另一方面，个体的差异性也在这个从微观到宏观的过程中表现出来。西方生理学研究在这方面的草率需要得到纠正，而这依赖于进一步发展非线性数学。

2. 炎症反应过程

当受到外界病毒、细菌等病原体的侵袭时，人体自动化地进行对病原体的清除活动，这也是一种典型的自组织过程。人体对病原体的防御，炎症反应和免疫应答，就是人体在长期进化过程中形成的自组织机制，来应对来自外部的病原体的挑战。细致的生物学研究把这两个机制研究得比较透彻，分为五部，简述如下：

（1）病原体入侵。当大量的病原体入侵肺部的时候，病原体会破坏组织，导致前列腺素、白三烯、组胺等介质的释放，引起组织肿胀、疼痛，并吸引中性粒细胞聚集。

（2）中性粒细胞聚集。中性粒细胞是一种白细胞，它来源于骨髓的造血干细胞，人体在骨髓中贮备了约两万五千亿个成熟的中性粒细胞，在机体需要时可立即动员这部分粒细胞进入循环血流。在人体受到病原体侵袭的时候，中性粒细胞被白三烯或病原体产生的毒素所吸引，穿过血管壁的内皮细胞间隙，到达受损组织。

（3）抗体结合。针对某种病原体产生的特异结合——抗体与中性粒细胞产生受体结合。

（4）细胞吞噬。病原体被中性粒细胞吞入，经过消化后，被包裹形成吞噬小体。

（5）病原体被破坏。病原体被中性粒细胞消化后形成吞噬体，未被消化的病原体残余物被中性粒细胞的细胞膜分泌或储存在细胞内。

3. 免疫应答过程

如果感染不能被炎症反应清除，机体将自动启动两种特异性防御——抗体防御和细胞防御，这两种防御被称作免疫应答。免疫应答依赖于 B 淋巴细胞和 T 淋巴细胞的作用，保护机体以后不再被感染。

在抗体防御中，B 淋巴细胞能够识别抗原，就是病原体带来的异己分子，它们与机体内自身的蛋白质不同。抗原可刺激 B 细胞增殖，其中一些 B 细胞发育成浆细胞，能够产生抗体。在细胞防御中，抗原刺激 T 细胞增殖，其中一些转化为记忆 T 细胞。杀伤性 T 细胞可以识别受感染的体细胞所携带的抗原，然后以淋巴因子攻击。

4. 情绪自动调节过程

近几十年的研究表明，心理应激能够降低人的免疫力。而最近的研究表明，积极情绪能够改善人的免疫力，在改善遗传性过敏湿疹和皮炎等疾病症状时起到重要作用，积极情绪还能够立即影响基因表达的变化、并且对增加自然杀伤细胞活性的促进作用，并对糖尿病有改善作用。例如 Berk 一项研究指出，观看一部幽默电影就能够提高免疫参数，例如，能够增加自然杀伤细胞的活性。[1] Bennett 和同事们的系列研究支持了 Berk 的发现，他们在报告中指出，幽默电影能够降低主观压力，以及增加自然杀伤细胞活性。[2] 日本学者在 2005 年的一篇论文中指出，欢笑疗法（mirth therapy）影响了风湿性关节炎患者的炎症细胞因子（inflammatory cytokine）水平。研究过程中，让被试患者听一场落语表演，以引发他们的欢笑。落语是一种幽默艺术表演，类似于中国传统的单口相声。随着落语引发的欢笑，患者们的炎症化学标识物水平发生了变化，而且有趣的是，变化程度与患者的疾病严重程度有关。[3] 发表于 2001 年和 2003 年的研究报告指出，观看一部令人愉悦的电影能够降低观看者们的主观压力水平，而且观看者的自然杀伤细胞活性发生了显著增加。

在积极情绪和消极情绪的产生过程中，压力或者应激起到枢纽的作用。而压力是一个包含了许多变量和过程的概念，是扰乱机体自平衡系统（homeostatic

---

① Berk L S，Tan S A，Fry W F，et al. Neuroendocrine and stress hormone changes during mirthful laughter. The American Journal of the Medical Science，1989，298（6）：390～396.

② Bennett M P，Zeller J M，Rosenberg L，et al. The effect of mirthful laughter on stress and natural killer cell activity. Altern Ther Health Med，2003，9（2）：38～45.

③ Matsuzaki T，Nakajima A，Ishigamis S，et al. Mirthful laughter differentially affects serum pro- and anti-inflammatory cytokine levels depending on the level of disease activity in patients with rheumatoid arthritis. Rheumatology，2006，45（2）：182～186.

systems）的主要因素，自平衡系统——如身体与病菌之间的平衡。随着我们对这些系统知识的增长，新的观念被提出。McEwen 介绍了两个新概念[①]：

协同稳态（allostasis），产生于组织系统之间的迅速而复杂的相互通讯。它连接大脑——觉察新的和有威胁性的情景；内分泌系统（主要是肾上腺）——主要动员机体的其他系统；和免疫系统——负责内部防御。McEwen 用去稳态负荷来描述"当协同稳态系统功能失调的时候产生的破坏"。

无论人们更喜欢传统的概念——压力，或者去稳态负荷，是在什么条件下发生的？需要考虑两个要素：一是个体所处的环境（真实的或想象的环境）所产生的需求，这些需求可能很少或很多，可能简单也可能很复杂；二是个体的应对技能或资源。压力发生在当个人具备的技能少于他所认为应对某个特定环境的需求所必须具备的技能的时候。特别值得注意的是，重要的不在于个体具备或者不具备哪些技能。重要的是，它们相信自己具备或不具备哪些技能。类似地，除了在某些显然的物理环境下——比如自然灾害，生命需求的重要决定者是我们对环境的感知。

Selye 的研究引起了大家对于压力的关注，他指出，个体的应对技能决定了心理的平衡度。[②] 应对技能有许多组成部分，应对技能都是可学习的、而不是遗传的；它们不是自动运行的，而是需要有意识的努力。心理学家关注的应对技能有如下四种，这些研究是对人的自组织过程的深入阐述。

第一类应对技能是知识——关于我们生存于其中的世界的知识。世界是如何运行的？决定我们周围世界盛衰、消长的杠杆和滑轮是什么？是什么在影响人的健康、人的康乐，以及人的寿命？一个人对周围世界知道得越多，一个人在其间可理解、可控制以及能够有效应对的就越多。

经验知识能够帮助人们更好的应对当前的环境。同时，研究发现，比应用经验知识来处理生活中的事件更为重要的是吸收知识过程中的态度。伴随着知识、信息而来的是一种胜任感，人们会相信世界是可理解的、可控的和友好的。最令人感到压力的情形是，人们由于意识到自己没有足够的和完整的信息所产生的不确定感。因此，知识、信息在一定的程度上增加了人体系统的自组织能力。

目前还难以对知识进行测量，一个方便的指标是用受教育的时间来衡量知识，那么，我们可以预见，受教育时间越长，人就越长寿。经验研究果然发现，受教育与健康，有着非常直接的关系，对于男性和女性都是如此。从学前班到大

---

① McEwen B S. The End of Stress as We Know It. Washington：Joseph Henry Press，2002：89.

② Justice B. Critical life events and the onset of illness. Comprehensive Therapy，1994，20：232～238.

学研究生，受教育水平越高，死亡率就越低。[1] 对于这个现象，有许多可能的解释，真正的解释很可能包含多个变量。[2]

第二类应对技能，被称之为内部资源，它是我们每个人在成长的历程中所获得的一组信念。内部资源并不是经验，而是由经验所转化的信念、假设和预期。一个对内部资源的测试是，把装有半杯水的杯子呈现在每个孩子面前，然后问，"杯子是半满的？还是半空的？你如何看？"关于内部资源，人们已经做了大量研究、发展出了大量的理论。

第三类应对技能，是社会支持，是指我们形成和培养的人际间的关系。一般的结论是，对于个体，社会支持的系统越大，死亡率就越低。[3]

第四类应对技能，是精神性或曰灵性（spirituality）。二十年前，灵性和宗教还处于心理学和卫生保健的边缘。而目前，人们已经在行为科学中用更好的问题和研究方法，以及基本假设的转变，把这些研究带入了主流[4]。《学术医学》2003 年 4 月号的一篇文章[5]评价到，"灵性在医疗实践中的作用的研究，在近年来已经萌发"，文章还讨论了需要在培训和教育中"拓宽对意义和信念作用的理解"。

这四项应对技能——知识、内部资源、社会支持和精神信仰——还难以轻易地被定量和测量，但是人们已经尝试着对它们进行研究了。我们认为，这些都是对于人体的自组织能力的不同层次的描述，随着研究的深入，一个人体多层次自组织的图景将会定量地呈现。

5. 睡眠与疲劳恢复过程

睡眠是典型的人体系统自组织现象，是人体系统维持正常健康状态的一种自动的行为。所有的哺乳动物、鸟类和爬行动物都需要睡眠。不同动物的睡眠时间之间差异很大，蝙蝠一天需要睡 18 小时，而马和长颈鹿一天只需睡 3 小时，人类则一天平均睡 8 小时。在睡眠中的大部分时间里，机体会变得软弱无力并处于植物性状态，其余的时间则充满幻觉。迄今为止，科学界对人为什么要睡眠还没有形成共识[6]。从已有的证据可以看出，睡眠是机体的自我保护，是涉及机体多

---

① Kitagawa E M，Hauser P M. Differential Mortality in the United States：A Study in Socioeconomic Epidemiology. Cambridge：Harvard University Press，1973：36.

② Pincus T，Esther R，DeWalt D A，et al. Social conditions and self-management are more powerful determinants of health than access to care. Annals of Internal Medicine，1998，129：406~416.

③ House J S，Landis K R，Umberson D. Social relationships and health. Science，1998，241：540~545.

④ Sloan R P，Bagiella E. Religion and health. Health Psychology，2001，20：228.

⑤ Scheurich N. Reconsidering spirituality and medicine. American Medicine，2003，78：356~360.

⑥ Bear M F，Connors B W，Paradiso M A. 神经科学－探索脑. 王建军 译. 北京：高等教育出版社，2004：275.

层次活动的自组织过程。

实验发现，使大鼠长时间地保持清醒，尽管增加食量，它们的体重仍然不断减轻，变得虚弱，胃部不断生出溃疡和内出血，最后甚至死亡。对于人来说，有两种情况导致困倦和嗜睡。第一类情况是高强度的精神活动之后，第二类情况是在感冒和流感等感染性疾病的过程中。前者对应着神经系统的剧烈运动。这些资料都显示，睡眠可能是机体神经系统的自我保护机制。

（1）睡眠与大脑神经疲劳的恢复。

研究表明，睡眠对大脑的恢复效应比对身体的恢复效应更重要。

Ryback 和 Levis 发现健康的被试验者躺着休息六个星期之后，他们的慢波睡眠和快速眼动睡眠没有改变。[①] 如果睡眠具有补充身体运动造成消耗的功能的话，这些被试验者应该睡的很少。同样，当睡眠量减少的时候，人们的运动能力也没有受到显著影响。Horne 回顾了 50 个睡眠剥夺实验，报告说，对大多数睡眠剥夺者而言，睡眠剥夺没有影响他们的身体运动能力。[②] 此外，也没有发现睡眠剥夺能产生生理压力。因此，睡眠的首要作用似乎不是身体的休息和恢复。但是，睡眠剥夺却使得被试验者的认知能力受到了影响，一些被试验者出现知觉扭曲甚至幻觉，而且难以集中注意在心智任务上。这表明，睡眠似乎为大脑的休息提供了机会。

研究还表明，心理活动增加睡眠。在一项研究中，Horne 和 Minard 发现了一种能增加心理活动但不影响生理活动且不产生压力的实验方法。[③] 研究者要求被试验者执行一次具有智力挑战的脑力任务，完成之后，研究人员告知被试计划改变了，他们被邀请游玩一天，由试验者付费。于是，被试验者用一天的时间参观了一个艺术展、购物中心、博物馆、游乐园、动物园和一个有趣的公寓，在乘车游览完乡村风景之后还在当地剧院看了场电影。在这个过程中，被试验者确保没有因身体运动而导致显著能量消耗。看完电影后，他们回到睡眠实验室。他们的睡眠持续时间正常，并在醒后感觉恢复良好。但是，他们的慢波睡眠持续时间增加了。这表明，这一天的参观带来了可观的心理活动，大脑似乎需要更多的休息。这与我们的常识相符。在经历了剧烈的情绪波动之后或者进行高度的心智活动（例如一次强度很高的智力考试），人更容易困倦。

---

① Ryback R S, Lewis O F. Effects of prolonged bed rest on EEG sleep patterns in young, healthy volunteers. Electroencephalography and Clinical Neurophysiology, 1971, 31: 395～399.

② Horne J A. A review of the biological effects of total sleep deprivation in man. Biological Psychology, 1978, 7: 55～102.

③ Horne J A, Minard A. Sleep and sleepiness following a behaviourally "active" day. Ergonomics, 1985, 28: 567～575.

（2）脑活动的能量消耗。

研究表明[①]，在慢波睡眠期间，大脑新陈代谢率和血液流动减缓，减至觉醒水平的 75%。在觉醒期间活动水平最高的区域，在慢波睡眠期间活动水平最低。因此，在大脑某一特定区域出现慢波，似乎表明这个区域正在休息。人们发现，高强度的脑活动增强了能量消耗。要求觉醒和心理活动的任务的确加速了大脑中葡萄糖的新陈代谢，正电子断层扫描器的测量显示，代谢率在前额叶的加速最为显著，而慢波睡眠期间，这里的慢波最为强烈。[②] 另一项研究得出了进一步的结论。Kattler，Dijk 和 Borbely 用震动器刺激被试的手，此震动器刺激对侧躯体感觉皮层。第二天晚上，被试的脑电活动记录表明，脑区出现了更多的 δ 波。据此推测，皮层神经元的活动增加了大脑的能量消耗，并增加了夜间的休息时间。[③]

（3）大脑能量消耗促进睡眠的机制。

如果说睡眠是一种脑状态，那么是否有类似"开关"的机制在控制着睡眠和觉醒呢？这正是神经科学家和生理学家所问的问题。既然睡眠和觉醒主要是由大脑引发的，那么对应这两种状态大脑中不同区域的激活应该有所不同。而且既然睡眠跟大脑能量消耗的恢复有关，那么大脑中的能量代谢水平应该与控制睡眠的"开关"脑区的激活有关。

Saper 等的研究表明，腹外侧视前区与促觉醒脑区的相互抑制具有触发器电回路的特征，这种机制为睡眠和觉醒的切换提供了基础。[④] 触发器存在或开或关两种状态，也就是说因为这两个脑区相互抑制，这两个区域的神经元不可能同时被激活。因此，要么是腹外侧视前区处于激活状态，此时觉醒状态区域处于抑制状态，要么是促进觉醒状态区域处于激活状态，此时腹外侧视前区处于抑制状态。

人们发现，大脑的能量代谢与上述控制睡眠"开关"脑区的激活相关。首先，Benington 等的研究表明，核苷神经递质——腺苷，在控制睡眠中起主要作用。[⑤] 大脑的主要营养物质是葡萄糖，由血液输送到大脑。如果大脑某个区域变得异常活跃，那么那个区域的细胞消耗的葡萄糖会多于供应的葡萄糖，这种情况

① Maquet P. Sleep function (s) and cerebral metabolism. Behavioural Brain Research，1995，69：75～83.

② Roland P E. Metabolic measurements of the working frontal cortex in man. Trends in Neurosciences，1984，7：430～435.

③ Kattler H，Dijk D J，Borbély A A. Effect of unilateral somatosensory stimulation prior to sleep on the sleep EEG in humans. Journal of Sleep Research，1994，3：159～164.

④ Saper C B，Chou T C，Scammell T E. The sleep switch：Hypothalamic control of sleep and wakefulness. Trends in Neurosciences，2001，24：726～731.

⑤ Benington J H，Kodali S K，Heller H C. Monoaminergic and cholinergic modulation of REM-sleep timing in rats. Brain Research，1995，681：141～146.

下，星形胶质细胞提供额外的营养。① 星形胶质细胞以肝糖的形式保持少量营养储存。不可溶的碳酸化合物被肝脏和肌肉储存，葡萄糖代谢促进腺苷水平的增长，神经调节器产生抑制效应。Benington 和他的同事认为，积累的腺苷会增加夜间 δ 波活动。此区域细胞处于休息状态，而且星形胶质细胞更新了葡萄糖的存储。同时，研究者们还发现，当他们采用一种药物来刺激腺苷受体时，动物慢波睡眠中的 δ 波就会增加。Porkka-Heiskanend 等发现，大脑内腺苷水平在觉醒状态时升高，在睡眠状态时缓慢降低，尤其是在包含乙酰胆碱神经元的基底前脑区。②

　　研究表明下丘泌素有兴奋性和促进觉醒的作用，下丘泌素神经元退化是引起人类嗜睡症的重要原因。Estabrooke 等发现，觉醒状态增加了下丘泌素神经元的活动，因此有理由认为，维持动物的觉醒状态是通过激活这些神经元做到的。③

　　综上所述，我们可以将当前生理学揭示的控制睡眠/觉醒的机制归纳如图 6.4 所示。

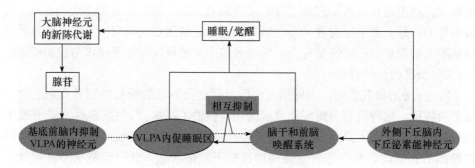

图 6.4　调节睡眠和觉醒的回路

　　当前的研究表明睡眠和觉醒是由两个相互抑制的回路决定的。大脑神经元的新陈代谢产生腺苷，而腺苷积累使得基底前脑内抑制 VLPA 的神经元受到抑制，由此产生促睡眠的 VLPA 脑区的激活，并使得脑干和前脑唤醒系统得到抑制，人体进入睡眠态。在睡眠态中大脑代谢水平降低，腺苷分泌下降到一定程度，VLPA 被抑制，人自然觉醒。而强制觉醒的状态则激活了外侧下丘脑的下丘泌素能神经元，它们激活了脑干和前脑唤醒系统，这个系统抑制了 VLPA，人体保持在觉醒态

　　从上述机制可以推断，调节下面六个环节可以减少慢波睡眠和昏昏欲睡的时间：①降低大脑神经元的代谢率，如减少情绪的剧烈波动等；②增强大脑中的腺

① Swanson R A，Choi D W. Glial glycogen stores affect neuronal survival during glucose deprivation in vitro. Journal of Cerebral Blood Flow and Metabolism，1993，13：162～169.

② Porkka-Heiskanen T，Strecker R E，McCarley R W. Brain site-specificity of extracellular adenosine concentration changes during sleep deprivation and spontaneous sleep：An in vivo microdialysis study. Neuroscience，2000，99：507～517.

③ Estabrooke I V，McCarthy M T，Ko E，et al. Fos expression in orexin neurons varies with behavioral state. Journal of Neuroscience，2001，21：1656～1662.

苷代谢率，使得腺苷的积累能够长时间的低于临界水平；③增强基底前脑内抑制 VLPA 的神经元的活性；④降低 VLPA 脑区的活性；⑤增强脑干和前脑唤醒系统的活性；⑥激活外侧下丘脑内下丘泌素能神经元的活性。当前对腺苷在大脑中的代谢和下丘泌素神经元激活的控制还在进一步的研究之中。

从自组织原理来分析，这六个环节不一定是相互独立的，如果我们能够抓住恰当的自组织序参量，针对人体慢波睡眠的独立机理可能更少。因此，这方面的研究还有待深入。同时，从人的健康发展和潜能开发的角度，我们期望发现能够对上述六个环节进行调节的健康的方法，即具有可持续性、能够起到积极作用又不产生损害健康的方法。例如，减少情绪剧烈波动的认知疗法或心理训练方法，原则上就能够降低大脑神经元的新陈代谢，并且根据上述机制可以预期这样的训练将能够减少人的睡眠和昏昏欲睡的时间。静坐、冥想应该是这一类理想方法中的代表。

6.1.4 进一步的科学问题

在一元二面多维多层次系统观指导下，我们对自组织原理所主导下的现象可以提出新的科学问题。当代生理学的特色是对人体内部的过程描述，力主简单易懂。但是，由于人的身体素质不同，不同人体内部所发生过程的强度之间可以存在相当的差异。如何正确使用这些定性的知识以及如何使其对于定量理论提供指导，从而成为个体化治疗的依据，将是一个重要的课题。自组织原理告诉我们，机体的防御功能是人体系统自组织能力的表现，应该存在宏观刻画自组织能力的序参量。于是，定量描述（尽管复杂）也是可能的。例如，免疫防御的序参量是什么？情绪是否可以作为人体免疫系统的序参量？

再如，决定睡眠的一些二面因素有哪些？传统文化中所建议的阴阳与睡眠有一定的对应，人体（神经系统）还可分表里，睡眠的深浅状态是否可以从"表里"与"阴阳"相乘的空间来描述（如里阴代表深度睡眠）？以此推广，可以更为丰富地讨论以睡眠为核心的自组织过程。同样，对应人体在极端状态下的反应，例如，运动员在重大比赛时，航天员的训练，等等，我们都可以开发出更为细致、又紧扣核心的科学表述。

在《躯体的智慧》一书的序言中，坎农引用生理学家施塔林（Starling）的话"只有懂得了躯体的智慧，我们才能达到控制疾病和痛苦的目的，从而使我们解脱人类的负担"[①]。稳态、自组织的提出为人们理解躯体智慧打开了新的大门。然而我们看到，现代医疗研究仍是传统的还原论思想，注重对微观结构的调节。

人体系统的运行，由一系列的宏观序参量所主导，例如睡眠量、食物量、运

---

① Cannon W B. 躯体的智慧. 范岳年，魏有仁 译. 北京：商务印书馆，1985：79.

动量、工作量以及社会网络大小等，对这些宏观序参量的调整会影响体内的生理结构和功能的变化，进而影响人体的健康。未来对多个序参量的综合调控对人体产生的影响将成为重要的研究课题。这些研究是未来人体系统科学的重要研究内容，其成果将是健康学的理论基础。

6.2　人体系统的开放性原理

人体是一个开放的复杂巨系统。开放性原理是人体复杂系统的一个重要原理。人体的生命过程受到各种物质能量与信息的支撑，从饮食、光照到人与人之间的交流和文化学习活动，都对人的生理、心理和行为产生各个层次的影响，同时，人体在长期进化过程中形成了一套利用外界各种物质、信息的渠道、通路。从这些渠道和通路来理解和认识人体的行为，就是运用开放性原理。

人体系统的开放性本是一个生活常识，人的饮食排泄、呼吸与学习等本能活动始终在自动化的与环境交换物质、能量和信息。人类的活动始终以保证上述要素的充分有效交换为主题，例如个人的"衣、食、住、行"，是为了保障基本的生活需求，而文化活动创造了心理和社会的有序结构。

人体的开放性有"质"和"量"两个层面的效应，在质的层面上，首先要需要区分有害（例如粉尘、环境噪音、吸烟等有害交换）和有益的交换，为此首先要了解人体系统的多层次的组织和功能方面的特性。在量的层面上，人体的开放性满足动态平衡原理，人体系统能够承担的物质能量信息的摄入有利于人体系统的优化，过分的摄入则会产生有害的效果。长期大量地滥用某种物质，人体系统就会丧失对这种物质利用效率的精细调节能力。因此，主动的调节人与周围环境要素的交流模式，提高人体系统的处理物质能量信息的能力，是提升人体素质的重要途径。

如何度量人体的有序度？物质能量信息交换又是如何影响人体系统有序度的？人体如何处理和利用各通路从而影响人的身心秩序？这些问题将是开放性原理指导下的重要基础科学研究课题。这些课题的研究将有助于优化人体系统技术的开发。

6.2.1　人体系统多层次开放性与负熵流

人类在很早就对人体的开放性有深入的认识。中国传统文化中对人的最高境界的描述是天人合一，就是人与大自然之间的高度一致，这必然以高度的开放性为基础的。中国早期的医疗技术也是通过调节人体与环境的物质能量信息交换来调节人体功能。例如中医的草药、针灸、祝由就是通过运用外界的物质能量刺激来改善人体的功能。特别地，中医学强调，即使对人体有利的物质、能量和信息，都要有"节"、有"度"的运用，超过了一定的"节"和"度"就会产生有害的效果。例如《黄帝内经》强调"饮食有节"、孙思邈在《千金要方》指出"饮食过多则聚积，渴饮过多则成痰"；甚至对于治病救人的药物，《黄帝内经》也反复强调运用不当所造成的毒性，即"毒药为真"。此外，中医学特别强调人体系统对外界刺激的响应是不断变化的，因此所有的治疗都需要"因时、因地、因人制宜"。这些观点至今仍指导着中医临床实践，而且对当代人的生活方式的优化具有深刻的价值。

　　贝塔朗菲是较早从系统的角度考虑生命体的有序状态，也因此注意到生命系统的开放性。他指出："一个开放系统可以'主动地'趋向于更高级的组织状态，也就是说，由于系统内部的条件，它可以从较低的有序状态过渡到较高的有序状态。由于'学习'，即把信息馈送进系统中，反馈机制能'反应性地'达到较高组织状态"。[①] 他将生命系统的多层次性（也称等级性）与开放性并列为生命本质的两大要素。基于这两个要素，贝塔朗菲给生命有机体下了一个定义："活有机体是一个开放系统的等级秩序，它依靠该系统的条件在诸组分的交换过程中保持其自身的存在"[②]。而且，生命的等级组织是开放性的结果。从分子到细胞、到生物个体和种群，存在着从一个较低层次到较高层次的陡坡，其关键点不在于个体的协变复制能力，而在于达到更高的组织水平，达到稳态的无数物理-化学过程的有序模式。

　　根据贝塔朗菲的思辨，生命系统的"稳态"就是系统开放性的效应，"这个开放系统不停地将物质排出给外界，又从外界吸收物质，但是它在这种连续的交换中以稳态方式维持其自身，或在它的按时变化中接近于这样的稳态"[③]。人体系统的开放性，在新陈代谢的过程中体现得极为壮观，生理学人体系统是一个时刻都在发生巨大变化的系统，"人体由一千万亿个细胞组成，细胞数比银河系中的星星还多一万倍。在这一细胞群体中，每天有约六千亿个细胞死去和同样多的细胞再生——每秒约有一千万个细胞生死。皮肤细胞平均仅存活约 2 周；骨细胞每 3 个月就全部更新。每 90 秒钟就有数百万抗体被合成，每个抗体约有 1200 个氨基酸；每个小时有 2 亿个红细胞再生。根据里奇（Ridge）实验室所进行的放射性同位素的分析结果，在一年时间里组成有机体的 98％ 的原子也被置换了。躯体中没有一种物质是不变的，尽管心脑细胞持续的时间比其他器官的细胞更长

---

① Bertalanffy L V. 一般系统论：基础发展和应用. 林康义，魏宏森 译. 北京：清华大学出版社，1987：141.

② Bertalanffy L V. 一般系统论：基础发展和应用. 林康义，魏宏森 译. 北京：清华大学出版社，1987：133.

③ Bertalanffy L V. 一般系统论：基础发展和应用. 林康义，魏宏森 译. 北京：清华大学出版社，1987：129.

一些。而且，在一定的时间里同时存在的躯体内的物质每秒钟都要产生数千次生物化学反应"①。因此，贝塔朗菲说，"生命系统表现为一种由大量的反应组分构成的极度复杂的稳态"。②

　　直到 20 世纪 40 年代，人们才开始对人体系统的开放性开展物理原理性的认识。薛定谔在《生命是什么》这部名著中首先探讨了这一课题。热力学第二定律表明，任何封闭系统——系统孤立于环境，都会走向平衡态——即微观态的最可几状态，这意味着结构的消失、系统走向无序。热力学第二定律也称为熵增原理，熵的定量表达式为

$$S = k\ln W$$

其中，S 代表熵；k 是波尔兹曼常数（$k = 3.2983 \times 10^{-24}\,\text{cal}/℃$）；$W$ 是对系统的无序性的定量度量。薛定谔考察了如何在热力学定律与生命之间构建合适的桥梁，以唯象的概念来反映非平衡的物质流、能量流与信息流对生命系统带来的影响。

　　以食物为例，薛定谔问到"在我们的食物里，到底含有什么样的宝贵东西能够使我们免于死亡呢？"他指出，"自然界中正在进行着的每一事件，都意味着这件事在其中进行的那部分世界的熵在增加。因此，一个生命有机体在不断地产生熵——或者可以说是在增加正熵——并逐渐趋近于最大熵的危险状态，即死亡。要摆脱死亡，要活着，唯一的办法就是从环境里不断地汲取负熵……有机体是靠负熵为生的。或者更明白的说，新陈代谢的本质就在于使有机体成功地消除了当它活着时不得不产生的全部的熵"。③

　　薛定谔进一步猜想，如果 W 是无序性的度量，那么它的倒数 $1/W$ 就可以作为有序性的直接度量。因为 $1/W$ 的对数正好是 W 的负对数，那么，波尔兹曼的方程式就可以写为

$$负熵 = k\ln(1/W)$$

取负号的熵正是有序度的定量度量。薛定谔说，"这样，一个有机体使它自身稳定在一个高度有序水平上（等于相当低的熵的水平上），所用的办法，确实是在于从周围环境中不断地汲取序（即负熵）"。因此，食物被认为正是负熵流的来源之一，薛定谔指出被动物"作为食物的、不同复杂程度的有机物中，物质的状态时极为有序的。动物在利用这些食物以后，排泄出来的则是大大降解了的东西。动物在利用这些食物以后，因为植物还能够利用它（当然，对植物来说，太阳光

　　① Bertalanffy L V. 一般系统论：基础发展和应用. 林康义，魏宏森 译. 北京：清华大学出版社，1987：176.

　　② Bertalanffy L V. 一般系统论：基础发展和应用. 林康义，魏宏森 译. 北京：清华大学出版社，1987：133.

　　③ Schordinger E. 生命是什么：物质与意识. 罗辽复，罗来欧 译. 长沙：湖南科学技术出版社，2003：70.

是'负熵'的最有利的供应者)"[1]。

既然食物能够带来负熵和能量，那么是否摄入的食物越多越好呢？薛定谔没有讨论这个问题。但是现实经验告诉我们，并非如此。薛定谔的负熵学说给出了一个唯象的、大胆的命题，但也具有明显的简单化的趋势，因为食物虽然能够带来负熵，但是食物和负熵具有不同的本质。根据普里高津理论，开放系统中熵的总变化量可写为

$$dS = d_eS + d_iS$$

其中，d_eS 代表由于环境输入引起的熵的变化；d_iS 代表有序系统内不可逆过程而产生的熵，例如化学反应、扩散、热的传递等，根据热力学第二定律，这一项总是正的。但是，传递熵可以是正的，也可以是负的，后者由于输入携带自由能或"负熵"的物质势能载体而引起的。因此，为了考察事物的作用，仅仅运用热力学原理是不够的，还需要加上生理学的约束条件：人体的消化代谢能力和免疫能力是有限的。从原理上来看，生命体的有序度越高越好，这就意味着从环境中汲取的负熵越多越好。但食物并不总是提供负熵，饮食无度可能带来正熵，从而增加生命体的无序度（见 6.2.2 小节）。

6.2.2　饮食对人体系统的多层次效应

在人体与外界环境的开放性交换中，通过物质产生的交换最为显著。这里，我们着重考察饮食对人体系统产生的多层次的影响。

从现代生理学和医学中派生出来的营养学，主要延续了还原论的思维，即分析人体的微观构成和过程。营养学的思路是通过考察人体细胞是由什么物质要素构成的，从而发现人体系统的营养素。随后，再广泛研究自然界哪些事物中有这些要素，进而补充到人体系统之中。如此，营养学就特别注重人体中各种蛋白质、氨基酸、矿物质的含量和摄入等。这是一个机械论的观点，是一个耗费巨大的研究思路，只能掌握人体的一部分营养，而且，根据这种营养学说确定的补充营养的策略（如维生素片等），长期来说，对人体还可能有难以预知的负面影响。下面我们以动物蛋白为例，考察传统的营养学思路。

（1）高蛋白营养与肥胖症。

自从荷兰化学家穆德勒发现蛋白质以来，营养学界就不断发现并宣传蛋白质的重要性，并成为政府和民众的共识。例如人们发现动物蛋白质和人体蛋白质接近，这些蛋白能够提供给人体所需要的多数氨基酸，而且这些氨基酸也能被人体所吸收和利用，因此这些蛋白质被称为高品质蛋白。在动物来源的食品中，牛奶

---

① Schordinger E. 生命是什么：物质与意识. 罗辽复，罗来欧 译. 长沙：湖南科学技术出版社，2003：72.

和鸡蛋中的氨基酸和我们身体所需氨基酸的匹配性是最好的，因此也容易被认为是品质最高的蛋白质，相比之下，某种植物蛋白质可能缺乏一种或几种必需氨基酸，于是就被划为"低品质"的了。

早期营养学界对高品质蛋白的这一认识被不断夸大并推向社会。例如，20世纪早期的知名营养专家鲁勃纳认为，蛋白质的摄入，即肉类摄入，本身就是文明的象征，大量的蛋白质供给量是文明人的权利。1970年，联合国粮农组织的官员奥垂德积极倡导"利用一切可能的科学技术资源，开发新型富含蛋白质的食品，或是尽可能利用那些尚未被充分利用的自然资源，更好地满足人们的蛋白质需求"。1972年马里兰大学教授斯蒂尔指出，"补充足够数量的动物蛋白通常被看做是最有效地、也是最理想的改善世界蛋白质营养的方法"。

还原论的思维使得人们只是关注营养素什么样的摄入量是足够的，而较少考虑营养过剩的问题。这种思维方式加强了大众对于补充营养方面的观念，有利于增加消费，但直接造成了困扰西方社会的肥胖症问题，而体重超重和肥胖症又是心血管疾病、高血压病、糖尿病、中风和多种癌症等多种身心疾病的诱因。坎贝尔指出，"长期大量地滥用某种物质，身体就会丧失了对这种物质利用效率的精细调节能力，这是生物学的一种铁律"[①]。营养过剩是造成困扰当代人类社会的肥胖症、糖尿病等众多富贵病的重要原因。到本世纪初，西方社会的肥胖症问题已经非常严重。2002年，美国肥胖症协会举证的与肥胖有关的医疗费用则高达1000亿美元。

从20世纪80年代以来逐渐凸显的肥胖症、富贵病问题，开始让学术界更为关注膳食结构问题。于是开始了一系列的膳食比较研究，直到今天还在进行着大量的这类研究。

（2）饮食结构与人体健康。

从1983年～1989年，美国康奈尔大学、英国牛津大学和中国医学科学院、中国疾病预防与控制中心联合主持了一项饮食结构差异对身体健康的影响的研究。调查组在中国农村地区调查了65个县130个自然村和6500名成年人及其家庭成员，看是否存在不同膳食、生活方式和疾病模式。报告共获得8000组具有统计学显著意义的相关关系。许多关系都指向同一个发现：动物性食物摄入最多的人，慢性病最多。

2006年，坎贝尔集成数十年的科研成果，以动物蛋白为中心，写成了轰动营养学界的《中国调查报告》。在这本著作中，他梳理了836篇营养学和流行病学研究文献研究从"点"到"点"的线性因果研究结论[①]，逐渐呈现为一个个的

---

① Campbell T C. 中国健康调查报告：膳食与疾病的惊人发现. 张宇晖 译. 长春：吉林文史出版社，2006：209.

因果网络（见图 5.2）。他得出的明显的结论是，过高的动物蛋白摄入会导致以下现象：

① 显著增加胆固醇水平，从而使心脏病的发病率就越高。

② 骨质疏松症发病危险越大。

③ 增加女性生殖激素的生成，会导致女性患乳腺癌的风险增大。

④ 老年人血管疾病而产生老年性痴呆的危险也是最高的。

⑤ 尿液中钙和草酸的浓度在几小时之内就会显著升高。肾脏持续长期地处在高浓度的草酸及钙的环境当中，非常容易形成肾结石。

⑥ 机体产生更多的 IGF-1（胰岛素样生长因子），会刺激癌细胞的形成。

⑦ 抑制活化维生素 D 的生成。机体容易产生各种癌症，还会诱发自身免疫疾病、骨质疏松症和其他疾病。

与上述动物性膳食增加多种疾病发病率相反，大量翔实的证据证明，纯天然素食：

① 能够逆转心脏病的病情。

② 能够有效地改善患者血糖水平、胆固醇水平和胰岛素水平。

③ 能够逆转 Ⅱ 型糖尿病，让患者摆脱对药物的依赖。

④ 是预防糖尿病和自身免疫疾病的最佳选择。

⑤ 是预防肾脏疾病、骨骼疾病、眼科疾病和脑病的最佳选择。

⑥ 能够预防、甚至治疗各种慢性疾病。

中国膳食结构朝着肉食比例增加方向的变化正在损害人民体质。由于物质生活丰富，同时，也由于食品工业的发展和背后巨大的利益链，造成中国肥胖症患者，尤其是儿童的肥胖症比例不断增加。2002 年全国营养与健康调查显示，我国成人超重率为 22.8%，肥胖率为 7.1%，估计超重和肥胖人数分别达到 2 亿和 6000 多万。与 1992 年比，成人超重率上升 39%，肥胖率上升 97%。[①]

（3）人类膳食与生态环境的负熵。

Fiala 计算了肉食生产所带来的温室气体排放。[②] 根据联合国粮农组织和全球大气研究计划排放数据资料，现在的肉类生产（全球平均水平）每年会向大气排放 65 亿吨二氧化碳当量的温室气体，约为全球温室气体排放总量（360 亿吨二氧化碳当量）的 18%。高于全球除了能源以外的所有形式的排放量，大于运输业与工业。以牛肉为例，2009 年世界牛肉消费量为 7200 万吨，牛肉生产所排放温室气体的二氧化氮胆量为 11 亿吨。

---

① 王陇德. 中国居民营养与健康状况调查报告之一 2002 综合报告. 北京：人民卫生出版社，2005：48~52.

② Fiala N. How meat contributes to global warming. Scientific American. 2009，4.

Branswell 则评估了动物饲养所可能带来的流行病①，本应受到密切监控的猪群，却成为流感监控系统的致命缺环：来自人类、禽类和其他猪群的流感病毒在猪体内发生基因重组，产生人类免疫系统无法识别的新型流感病毒，一旦发生人类感染病例，就可能引发大流感。然而，由于涉及猪肉生产商的利益，猪流感监控受到层层阻挠，使得猪群成为流感监控的死角。"或许下一场流感危机，已经在猪圈里悄然酝酿了"。

我们把上述研究中所揭示的，人类膳食中肉食摄入的全过程中对人体系统产生的多层次的效应的全过程用概念网络图表示如图 6.5 所示。

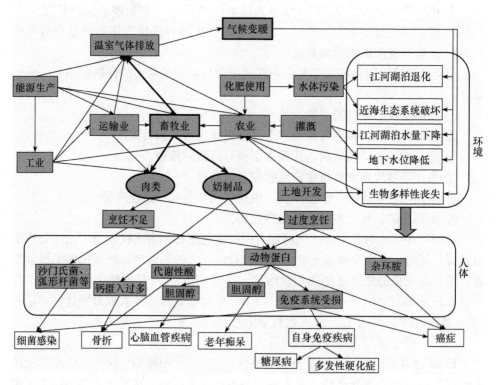

图 6.5　动物蛋白摄入对人体与环境产生的多层次影响

以动物蛋白为例的上述对人体系统营养过程分析，带来以下关于人体系统开放性研究的科学问题：如何系统分析、预测人体对某一刺激的响应？蛋白质已经发现 100 多年了，并且一直是营养学中的重要研究对象，直到 2006 年坎贝尔才得出动物蛋白在多方面对人体有害的上述结论。其原因在于还原论的思维方式。未来借助于复杂系统思想，集成人体生理学知识，我们有可能构建人体的复杂网

① Branswell H. Flu factories. Scientific American January, 2011, 2: 46～51.

络模型，运用这一模型，对人体综合利用营养的机理开展定量的刻画，定量描述身体对营养要素的响应，推动人类采用新型营养概念，推动食品工业不断发展健康（绿色）食品，有重大的意义。

6.2.3　社会群体对人体系统的作用

信息也是重要的负熵来源，薛定谔没有考察信息对人体生命系统的影响。从环境中汲取一定的信息能够增进人体系统有序度，例如读书、欣赏艺术作品等文化学习活动。但是，由于人对信息加工的能力有限，即使是高度有序的信息，如果摄取过量、超出人的信息加工能力，也会降低人体的有序度，从而成为有害的。东方传统学术对此有深刻的认识，例如《道德经》指出"五色令人目盲，五音令人耳聋"。这对当今信息爆炸时代的人类生活有密切的关系。

人类与动物的最大区别就在于人类生活在社会文化系统之中。人体系统的第三类开放性是指社会文化因素会对人体功能产生影响，这一影响随着信息时代的到来变得更加明显，最近的科学发现揭示了其重要程度。

在社会系统里，各种社会关系的变化，通过视觉、听觉、嗅觉等感官信息的输入都会直接影响到人体意识的变化，进而影响人体的各种功能状态的变化，例如社会人目前普遍的焦虑症。人们发现，社会支撑网络的大小与人的健康状况密切相关。Berkman 等在 1979 年的一项研究中考察了个人的社会网的大小和类型与健康和死亡率的关系。[1] 这项研究对美国加州 Alameda 郡的 7000 多人进行了持续 9 年的跟踪调查研究，研究中考察了这些人的个人习惯、生活经历以及背景，发现当其他因素得到控制（比如，吸烟、体重等因素相同）的时候，个体在 9 年中的死亡率与他或她的社会支撑系统的大小有关。一个对 50 项研究的综述发现，"与具有较弱的社会支撑的个体相比，那些具有高度社会支撑的个体们，较少的患有低血压"。[2] 另一个对 19 项研究的综述报告指出，"与具有较弱的社会支撑的个体相比，那些具有高度社会支撑的个体们，具有更强的自然杀伤细胞（能够杀死肿瘤细胞）反应"。[2] Spiegel 发表在著名的 New England Journal of Medicine 杂志上介绍癌症群体疗法的文章里甚至认为，"社会支撑和死亡率的关联强度，就如同高胆固醇与死亡率，或者吸烟与死亡率一样"。[3]

社会群体对人体系统影响的另一个例子是群体节律的存在。所谓人类的群体

---

[1]　Berkman L F，Syme S L. Social networks，host resistance，and mortality：A nine-year follow-up study of Alameda County residents. American Journal of Epidemiology，1979，109：186~204.

[2]　Uchino B N，Uno D，Holt-Lunstad J. Social support，physiological processes，and health. Current Directions in Psychological Science，1999，8（5）：145~148.

[3]　Spiegel D. Mind matters—Group therapy and survival in breast cancer. New England Journal of Medicine，2001，345：1767~1768.

节律，是在群体水平而不是在个体中能够检测出的节律。因此，现代社会中一日三餐的进食节律不属于群体节律。群体节律，例如，基于多年数万个出生记录的几项研究表明，始终可以找到一个峰值在正午前后的分娩日节律。例如在以色列Rambam 医学中心对 8 年时间里 41 626 次分娩的每小时分布显示，分娩在 8:00～16:00 的数量最多。[①] 由于在这个时间段对应的是医院职员的正常日班工作时间，因此人们怀疑是否是由于医生们的便利而决定了分娩时间。如果分娩的日节律模式是由于医生工作便利的缘故，那么紧急分娩的情况就应该不存在这种节律模式。而同一研究却发现，即使是对于紧急分娩，也呈现出与总体分娩相似的生物节律。来自加拿大的一项研究则发现产程发动（它发生在准妈妈的家里并且不会受到医生们的方便性影响）也表现出日节律[②]，其峰值在 8:00～14:00。这些研究提示，分娩的日节律是一个真正的生物节律。其他的一些群体节律，例如一天4:00 A. M. 交通事故发生率是其他时间的五倍[③]，自杀倾向多发生在早晨或者下午早些时候[④]，心脏病发作也一样[⑤]；精神病患者的攻击性行为常发生在 1:00P. M. 左右，而儿童意外事故在 1:00 P. M. 更为常见。形成群体节律的生理学过程目前还是未知[⑥]。但是，检测到的群体节律这一事实意味着组成群体的个体同步化了。如果他们没有同步化，他们各自的过程将会分散在一天各个时段之中，并且不会出现一致的群体模式。

　　以往，人们认为社会文化对人的影响仅限于心理层面，类似上述的大量资料表明，社会文化对人体生理功能和健康状况产生切实而重要的影响，甚至在一定程度上决定着人的寿命，这些是越来越受到科学界重视的"心身医学"研究的主题。而近年来的神经科学发展则深刻的表明，社会文化环境还对人体的深层结构——遗传分子产生重要的影响。哥伦比亚大学认知神经科学家 Kandel（2000 年诺贝尔医学或生理学奖获得者）在"精神治疗和神经科学的一般构架"一文中指出，"社会因素对基因表达的调节，使得所有的机体功能，包括所有的脑功能，都对社会影响是敏感的。这些社会因素具有生物功能，它们能够改变特定脑区里特定神经细胞的特定基因的表达。这种社会因素引起的改变是通过文化传递的，而不

---

① Goldstick O，Weissman A，Drugan A. The circadian rhythm of "urgent" operative deliveries. Israel Medical Association Journal，2003，5：564～566.

② Fraser W D，Mclean F H，Usher R H. Diurnal variation in admission to hospital of women in labour. Canadian Journal of Surgery，1989，32：33～35.

③ Akerstedt T，Kecklund G，Horte L G. Night driving，season，and the risk of highway accidents. Sleep，2001，24：401～406.

④ Gallerani M，Avato F M. The time for suicide. Psychological Medicine，1996，26：867～870.

⑤ Spielberg C. Circadian，day-of-week，and seasonal variability in myocardial infarction：Comparison between working and retired patients. American Heart Journal，1996，132：579～585.

⑥ Roberto R. 近日生理学（第二版）. 陈善广，王正荣 译. 科学出版社. 2009：268.

是通过精子和卵子而遗传的。对于人类,学习活动能够显著的调节基因表达,这就产生了一种新的进化模式:文化进化。人类的学习能力如此发达,以至于人类由文化引起的改变大于通过生物进化引起的改变"。[1]

社会群体对人体作用的点滴事实,揭示了人类群体在大尺度上的某种涌现现象,这些现象的解释将对人体的认识产生深刻的影响。下面关于人体节律的讨论,进一步延伸了这方面的思考。

6.2.4 人体系统的生命节律

人和其他生物的生命节律现象,都与周围环境物理场的周期性变化密切相关。如引力将组成人体的每一个原子和整体宇宙的发展联系起来,电磁波将人体与近距的自然事物联系起来,如太阳光照的强弱、地球的周期运转,特别是月球围绕地球的运转,更是明显地影响到人体的物质代谢和能量代谢,进一步影响到人体各种功能状态的变换。例如,人的觉醒和睡眠的交替,就是由地球、月球和太阳的周期性的相对运动所引起的。中医学对此早有认识,如《黄帝内经》中指出的"圣人春夏养阳,秋冬养阴,以从其根,故与万物浮沉于生长之门"等卫生方法,认为人需要主动根据外界环境的变化规律来调整自身的饮食起居等行为方式,从而达到促进健康的效果。对人体系统第一类开放性的现代研究的一个重要方面,就是研究生物节律规律,并且运用于对人体功能的调节。

地球上存在大量的环境节律,这些环境节律中哪个影响生物体并形成生物节律,研究生物节律的科学被称为"近日生理学"[2]。

下表所示,环境节律振荡周期从几毫微微秒(10^{-15} s)到数万年不等。有些节律是人造的,如 $50\sim60$ Hz 的交流电以及 7 天一个星期,而有些节律则是由地球、月球和太阳运动规律形成的。例如,海洋潮汐主要由于月球引力,其次由太阳引力形成。

表 6.1 地球上的环境周期

周 期	现 象	周 期	现 象
2×10^{-15} s	可见光电磁波的振荡	30 d	月(月球绕地球的旋转)
2×10^{-2} s	交流电电压振荡(家用电)	365 d	年(地球围绕太阳的旋转)
60 min	从钟塔发出的钟铃声音	22 000 年	春秋分二分点的岁差
12.4 h	潮汐(太阳和月亮的吸引力)	41 000 年	地球斜度的变化(轴的倾斜)
24 h	天(地球的自转)	96 000 年	地球轨道偏心率的变化
7 d	大多数文明世界中的工作-休息周期表		

---

① Kandel E R. A new intellectual framwork for psychiatry. American Journal of Psychiatry,1998,155(4):457~469.

② Roberto R. 近日生理学(第二版). 陈善广,王正荣 译. 科学出版社. 2009:1~8.

大多数环境节律都能够影响生物体，并能够产生出某种"生物节律"。

其中，超日节律是周期比近日节律更短的生物节律。包括心脏节律、呼吸节律、神经内分泌节律、胃肠道节律、潮汐节律和其他节律。许多超日节律是由某种内源性起搏点产生的，而只有潮汐节律与环境周期同步。

1. 超日节律

心跳和呼吸呈现典型的超日节律。心搏周期由位于心脏窦房结的起搏点驱动，并且受到交感和副交感神经系统的调节。[①] 窦房结中的单个细胞具有起搏点的功能。尽管自主神经系统对心率的调节通常不受意识支配，它依然会因条件反射而改变（即行为医学中的生物反馈过程）。[②]

大多数生命形式的呼吸依赖气体通过表皮或者内在的通气管道系统时产生的被动扩散，脊椎动物利用腮或肺主动从环境中吸取氧气和排除二氧化碳。脊椎动物的呼吸频率和身体大小成反比，例如一只大鼠在休息时呼吸频率每分钟超过70次，一匹马的呼吸频率每分钟少于10次，而人的呼吸频率则在20次左右。在哺乳动物亚群中，空气通过肺的流动由许多肌肉的协调运动实现，包括横膈膜（在胸廓内像泵一样上下运动），胸部和腹部中的几块辅助肌以及喉部和咽部的上呼吸道肌。[③] 这些肌肉在中枢和外周水平的收缩都是协调的，然而节律模式似乎是由脑干下部的呼吸运动前神经元集合产生的。前包钦格复合体可能就是呼吸起搏点的位置[④]，但是在腹侧髓质中的各种细胞群也显示了前吸气活性，它们也可能起主要作用[⑤]。

中枢神经系统中的神经细胞通常具有每秒几个脉冲的静息代谢率，意味着它们具有周期为几十分之一秒的节律行为。[⑥] EEG 测量出的脑电波频率为 $0.5\sim 30Hz$ 的节律模式。[⑦]

---

① Hutter O F, Trauwein W. Vagal and sympathetic effects on the pacemaker fibers in the sinusvenosus of the heart. Journal of General Physiology, 1956, 39: 715~733.

② Miller N E. Biofeedback and visceral learning. Annual Review of Psychology, 1978, 29: 373~404.

③ Hilaire G, Pasaro R. Genesis and control of the respiratory rhythm in adult mammals. News in Physiological Science, 2003, 18: 23~28.

④ Koshiya N, Smith J C. Neuronal pacemaker for breathing visualized in vitro. Nature, 1999, 400: 360~363.

⑤ Onimaru H, Homma I. A novel functional neuron group for respiratory rthym generation in the ventral medulla. Journal of Neuroscience, 2003, 23: 1478~1486.

⑥ Lydic R. Geneal pattern-generating neurons and the search for general principles. FASEB Journal, 1989, 3: 2457~2468.

⑦ Kandel E R, Schwartz J H, Jessell T M. Principles of Neural Science. 4th Edition. New York: McGraw-Hill, 2000: 235.

人体的脑电活动、呼吸率和心率，是人可以直接控制的生理活动。而这三大生理活动分别对应人体的中枢调节系统和能量供应系统。在后面的章节我们将会看到，对这三大系统的调节，是优化人体系统的结构和功能的重要途径。

胃肠道的平滑肌以每分钟 3～10 个周期的频率有节奏地收缩。[1] 人类的情绪也呈现超日节律。例如在一项研究中，人类被试下午被单独锁在一间小屋中 5h，他表现出节律性焦躁，表现为自发活动的突然增多。对不同的被试来说，这个超日节律的周期范围为 0.5～2.5 小时，但对于每个个体来说周期是相当稳定的。[2]

内分泌腺体也具有超日节律。生殖激素（如黄体生成素和卵泡雌激素），以及皮质醇和胰岛素等其他激素，都以大约 1 小时的间隔有节律地分泌。

2. 亚日节律

亚日节律是周期比近日节律更长的生物节律（约 28 小时）。包括发情节律、周节律、月节律、年节律和其他节律。许多亚日节律是由某种内源性起搏点产生的，只有月节律和年节律能够与环境节律完全同步，周期与其内源性周期相近。

亚日节律中最明显的是周节律。世界上大多数国家通常把 7 天编组为一个单位成为周，并且安排工作 5 天或者 6 天，休息 1～2 天。这种每周活动时间表就产生了某些明显的人体生物节律。例如，人们往往在星期五和星期六的晚上比平日多睡 1～3 小时。[3] 还往往会在周末（2000kcal/d）比在工作日（1800kcal/d）吃得更多。[4] 周末人的出生率比平日低，可能是因为产科医生自觉或不自觉地想要维持他们每星期工作和休息的时间表。患有纤维肌痛（广泛的肌肉疼痛）的患者报告在星期日和星期一比其他日子更加不适合疼痛。普通人群中的心脏病发作（心肌梗死和心跳骤停）的频率也显示出周节律性，不同研究中的峰日变化在星期五至星期一之间。

年节律构成了亚日节律的一个非常普遍的类型。具有年节律的生理学参数包括体重、寒冷诱导的产热、事物摄取、异温性、褪黑素分泌、更换毛皮和生殖能

---

①　Sanders K M，Ordog T，Koh S D，et al. A novel pacemaker mechnism drives gastrointestinal rhymicity. News in Physiological Sciences，2000，15：291～298.

②　Grau C，Escera C，Cilveti R，et al. Ultradian rhythms in gross motor activity of adult humans. Physiology and Behavior，1995，57：411～419.

③　Roenneberg T，Wirz-Justice A，Merrow M. Life between clocks：Daily temporal patterns of human chronotypes. Journal of Biological Rhythms，2003，18：80～90.

④　De Castro J M. Weekly rhythms of spontaneous nutrient intake and meal pattern of humans. Physiology and behavior，1991，50：729～738.

力。很多年节律是内源性产生的，并能与年环境周期同步化，但并非所有的年节律都这样。

许多实验研究都证明近日节律（或者昼夜节律）存在于认知行为中。无论是总体警觉性[①]、反应时间[②]、记忆、对时间判断的准确性或者视觉搜索速度等，人体绩效总是在清晨时最差（觉醒前后），傍晚或者晚上最好（体温达到峰值左右），绩效峰值和谷值之间有 20%～30% 的波动。

6.2.5　进一步的科学问题

认识到人体始终处在物质流、能量流、信息流的作用下的开放性原理，进一步的科学问题就是，如何描述"流"与形态之间的关系？换句话说，我们要在系统的外界来"流"与系统内部的"结构与形态"之间建立有机的联系，这一理论至今还没有完善地建立。

人体开放系统的复杂性在于，人体系统对任何外界刺激的响应都是多层面、多层次的。因此，人体系统的开放性原理的应用应该是多层次的。这时，重大的科学难题出现了，不同层次的开放性过程之间是什么关系？可以说，当前人们对人体认识的混乱也都集中暴露在对各个层次的开放性的认识方面的模糊。需要在正确的理论框架下，建立系统的比较策略，才能将人体系统的科学研究深入系统地开展下去。这是本书的核心观点之一。

人体复杂系统研究关键的难点在于复杂性。如此开放，必须完全在环境中来研究系统，必须以多层次、多层面的视野来研究系统，同时，系统有自主性，这两者的复杂相互作用，使得系统性的研究一直没有能够有效展开。核心概念在于：开放的多层次性。我将以饮食为例来分析人体系统对外界刺激所产生的多层次性响应。这里，关键的科学问题是，有多少层次、如何划分层次、各个层次的来源、各个层次的影响，等等，结合一个具体的系统来谈，例如健康（生理系统），开放性原理如何体现？简单地说，从开放性原理看健康，就会将饮食放在首位，应该科学地认识饮食、药品、生活方式、情志等各个方面在开放性原理下的含义。

另外，多层次性还反映在人体还有许多子系统，各个子系统的运作同样满足开放性原理，于是中医经络理论就自然形成。由此，引出了经络理论的问题，每个子系统与哪些系统有联系？是如何联系的？这些联系与季节、时辰有什么关

---

① Horowitz T S, Cade B E, Wolfe J M, et al. Searching night and day: A dissociation of effects of circadian phase and time awake on visual selective attention and vigilance. Psychological Science, 2003, 14: 549～557.

② Graw P, Krauchi K, Knoblauch V, et al. Circadian and wake-dependent modulation of fastest and slowest research times during psychomotor vigilance task. Physiology and Behavior, 2004, 80: 695～701.

系？等等。在开放性原理指导下，这些问题就成为正当的、正统的科学问题了。

开放性原理与自组织原理相结合，构成系统研究中迄今最为复杂的科学问题，而通过多层次的耦合，解释人生最丰富多彩的现象。科学研究重在把握这些斑斓多彩的图像背后的科学的、理性的规律。这一点，也要结合实际例子来阐述。例如，学习总是在已经形成的知识回路（自主性）与外界输入的信息（开放性）两者之间的相互作用，这一作用形式，决定了我们的学习效果。那么，就引出了有关学习过程中的科学问题：例如，什么是虚心？什么是固执？什么是死记硬背？什么是联想？

如何研究这些问题？要结合前面讲的认识论和方法论来进行。特别要强调的是在"逻辑性和实践性"的指导下建立模型，积累资料、总结规律、并在实践中开展应用。

由于这一研究特色，这里阐述的科学原理与实践有着密切的关系。列举已经广泛应用的人体调控技术，例如，因特网使人的思维活动产生了前所未有的开放性，因此，人的开放思维活动，以及与人的行为的关系，必然成为一个重要的研究领域。我们在开放的"复杂系统"论下提出的"多层次性的开放"的概念，将对上述研究有一定的作用。

6.3　人体系统的层次结构原理

任何宏观系统都具有层次结构，这是一条普适的原理。例如，电子与核子按一定方式序化而构成原子，这是一个层次；随后，原子以多种方式构成各种物质，形成分子，进而液体、固体、气体，或者晶体、非晶体等，就形成多层次的结构，这一过程继续延伸到行星、恒星、星系、星系团乃至人用科学仪器进行探测所能及之最远处，宇宙。

量子物理学家玻姆（Bohm）认为，"自然界的演化过程，包括人及其智力知觉的发展，至少潜在的具有显然的无限序，也就是说，该有序结构不被其中任何部分的秩序所完全确定。每种秩序可以成为新的更高级秩序之基础，并形成连续演化着的等级系统，导致新的结构，这些新的结构控制着较为简单的结构的运动（如神经系统控制肌肉细胞的机械运动）。由此可见，自然界是一个创造过程，其中不仅仅总是产生各种新的结构，而且总有各种新的结构秩序在形成"。[①]

人体系统的多层次耦合作用原理是指人体的多个层次结构（如分子、细胞、组织、器官、系统、人体和社会）之间存在自下而上和自上而下的双向因果作用关系，即对其中的一个层次施加的干预，不但会在该层次上而且会在其他层次上

---

① Bohm D. 论创造力. 洪定国 译. 上海：上海科学技术出版社. 2001，10～11.

产生效应。这是复杂系统思想应用于人体系统所产生的一个重要的原理性认识。开放性原理阐述了环境对于系统的影响，多层次耦合作用原理，则包含了多个层次的开放性原理——系统较高层次的要素构成了子系统的环境，因此高层次要素会作为环境制约子系统的行为和功能。

6.3.1　地球生命系统的结构层次性

地球生命系统的结构方面可以划分为如下五大层次：生物圈、生态系统、人体（社会、人体、器官＋组织）、细胞与分子。这一划分不是终极的，将会随着认识的不断深入而补充。生物圈是生命体的宇宙系统，生态是人的"天体系统"，人体是人的宏观系统，细胞是人的细观系统，分子是人的微观系统。

1. 生物圈

生物圈（biosphere）的概念是由奥地利地质学家休斯（Suess）在 1875 年首次提出的，是指地球上有生命活动的领域及其居住环境的整体。生物圈包括地球上所有的生物群落，从热带雨林中丰富的生命到海洋中的光和浮游生物。生物圈是地球系统的一部分。地球系统指由大气圈、水圈、陆圈（岩石圈、地幔、地核）和生物圈（包括人类）组成的有机整体。地球系统科学就是研究组成地球系统的这些子系统之间相互联系、相互作用中运转的机制，地球系统变化的规律和控制这些变化的机理，从而为全球环境变化预测建立科学基础，并为地球系统的科学管理提供依据。[①] 地球系统科学研究的空间范围从地心到地球外层空间，时间尺度从几百年到几百万年。

人是生物圈中占统治地位的生物，能大规模地改变生物圈，使其为人类的需要服务。然而，人类毕竟是生物圈中的一个成员，必需依赖于生物圈提供一切生活资料。人类对生物圈的改造应有一定限度，超过限度就会破坏生物圈的动态平衡，造成严重后果。在地球上出现人类以后大约 300 万年的时期里，人类与其周围的生物和环境处于合理的平衡之中。人在生物圈中的地位，从对生物圈能施加的影响而言，并不明显地超过其他动物。食物缺乏以及疾病等因素限制着人口密度。

人类的活动正在前所未有地改变地球生物圈，使得环境压力日益加重，进而深刻地影响着地球上几乎所有的物种。[②] 大约 1 万年以前，人类学会栽培植物。农业技术和储存方法的改善，使人类生活不再局限于天天采集必需的食品，而能够从事更多的创造性活动。随着生产力的提高，人口逐渐增加并向城市集中，制

①　毕思文，许强. 地球系统科学. 北京：科学出版社，2002：179.
②　Raven P H, Johnson G B. 生物学. 谢莉萍 主编. 北京：清华大学出版社，2008：597.

造商品的手工业日益发展，人类活动对环境的影响和冲击也日益增加。尤其是产业革命以后的近几百年，开矿、挖煤、采油、伐林、垦荒、捕捞等规模迅速扩大，生物圈的面貌也发生了极大变化。这种变化不仅影响着生物圈里的其他成员，也对人类自身产生巨大影响。人类工农业活动使大量有害化学物质进入生态系统中。全球工业化导致大气中二氧化碳浓度显著上升，致使气候变暖，并由此改变了地球的水循环。煤的燃烧使得硫进入大气，并与水化合形成酸雨降至地面，对生态系统造成破坏。释放到大气中的氟氯烃在低温下与臭氧反应，将它们还原成氧气，这破坏了地球的保护层，将地表暴露在不断增强的紫外辐射中。而紫外辐射严重影响了人们的健康。据估计，大气中的臭氧浓度每下降 1%，皮肤癌发病率就会上升 6%。在中纬度地区，臭氧层浓度已经减少了 3%，而皮肤癌的发病率估计将高达 20%。热带雨林、湿地的面积锐减。此外由于环境污染，表层土壤、地下水和生物多样性这三种重要的不可再生资源，都在遭受严重的破坏。

2. 生态系统

生态系统是比生物圈低一个层次的生命系统。在一个生态系统中，物质的循环、能量的获取和消耗是由所有生物体共同实现的。包括人类在内的所有生物都必须依靠其他生物体——植物、藻类、真菌以及一些细菌——来反复利用组成生命的基本元素。人类的生存、发展取决于与生态系统中其他生命的关系。人类是生态系统的一部分，人体内部也存在一个生态系统。

生态系统包括自养生物和异养生物。自养生物包括绿色植物、藻类及一部分细菌，它们能吸收太阳光中的能量，为自身生长制造食物。异养生物包括动物、真菌、大多数原生生物及细菌，还有非绿色植物，为了满足自身生长的需要，它们必须从自养生物那里获取有机物。自养生物也被称为初级生产者，而异养生物也被称为消费者。

能量一旦进入了生态系统（主要靠光合作用），它便随着代谢作用的进行而缓慢释放。首先获取这些能量的自养生物为异养生物提供了所需的全部能量。组成生态系统的所有生物实际上延长了能量向空间的释放时间，这些能量是从太阳光中获得的。作为陆地生态系统初级生产者的绿色植物，通常只能将照射在它们叶片上能量的 1% 转化成储藏在食物中的能量。

消费者存在几种不同的级别。初级消费者，或者称为食草动物，直接以绿色植物为食。次级消费者，包括食肉动物和动物性寄生生物，它们以食草动物为食。食腐者以生态系统产生的肥料为食，包括食腐动物和将其他生物体内的有机物分解的分解者。

所有上述级别的生物存在于每一个生态系统中。它们代表了不同的营养级。每层营养级的生物，以捕食和被捕食的关系而构成一个系列，称为一条食物链。

通常，每种生物都以两种或两种以上的生物为食，并且同时成为几种生物的食物，因此生物之间的捕食与被捕食的关系构成食物网。如果以连结数量的多少为生物划分层次，那么人类处于食物量或食物网的顶端。在食物网中，人类作为整体被称为顶级食肉动物。

当前大量的证据表明，人类的活动正在造成生物多样性危机。而生物多样性不但具有直接的农业、林业、医药、审美等价值，而且它还是维持生物圈平衡的关键因素。20世纪90年代诞生了保护生物学这门新学科，它探索如何保护物种、群落以及生态系统。它同时也研究引起物种数量减少的原因，并且尝试利用各种手段来避免物种消失。[①]

3. 人体系统

人体系统从大到小，又分为如下的多层次系统：人类社会、国家、民族、社会团体、家族以及家庭等社会系统。

一个特别的层次是个体的人体系统：每个人都是一个独立的智能生命体。

个体人体系统往上发展涉及下列两大系统：人对于所发生事件的思维和感受组成一个思维（意识）系统，人的行为组成一个行为系统，文化是这两个系统综合而成的社会系统。文化具有传承性。

个体人体系统往下发展也涉及三大类系统：器官，组成人的体系统；组织，负责维持器官的功能；以及神经系统，负责调控。

在人类文明的早期，研究器官的主要方法是解剖尸体，这是实证论认识人体的第一步。近几十年来人们发展出多种其他方法、能够在活体人身上对器官进行检查。这些方法包括X射线、CAT扫描（计算机轴断层扫描，即使用X射线和计算机组合来自不同角度的器官影像）以及超声波扫描（即用极高频率的声波穿过身体，产生反射回声，对回声进行分析以组成内部器官的图像）。

第二类是组织系统，如内分泌系统、免疫系统、骨骼系统、肌肉系统、心血管系统、呼吸系统、消化系统、泌尿系统以及生殖系统等，这些系统由各类细胞、生物大分子和复杂的化学物质组成，往往分布于全身各个部位，它们的存在，才使器官产生功能。

第三类是神经系统，它是人体思考和创造的部位。脑通过脊髓及其发出的遍布全身的脊神经分支控制着人体所有的运动。神经系统与内分泌系统相互作用，影响着其他系统乃至全身的功能。

4. 细胞

当代生物学发展的一个里程碑式的成果就是细胞，因为，这一概念是对上述

---

① Raven P H，Johnson G B. 生物学. 谢莉萍 主编. 北京：清华大学出版社，2008，599.

诸多系统的一个统一：绝大多数生命物质都是由细胞构成的。但是，细胞还是存在许多类，尽管它们有类似的主体结构。

生理学揭示出，"人体由一千万亿个细胞组成，细胞数比银河系中的星星还多一万倍。在这一细胞群体中，每天有约六千亿个细胞死去和同样多的细胞再生——每秒约有一千万个细胞生死。皮肤细胞平均仅存活约两周；骨细胞每三个月就全部更新。每 90 秒钟就有数百万抗体被合成，每个抗体有约 1200 个氨基酸；每个小时有 2 亿个红细胞再生。根据里奇实验室所进行的放射性同位素的分析结果，在一年时间里组成有机体的 98％的原子也被置换。躯体中没有一种物质是不变的，尽管心和脑细胞持续的时间比其他器官的细胞更长一些。在一定的时间里同时存在躯体内的物质每秒钟都要产生数千次生物化学反应"。①

特定组织和器官的细胞是专门化的——用于执行分配给那一特定器官的任务，但所有的细胞具有某些共同的特性。每个细胞是一个可见小囊，含有被称为细胞质的液体，而细胞质被围在称作细胞膜的外皮中。细胞内部是细胞核（除了在红细胞中）和总称为细胞器的某些专门化的结构。各种细胞器——细胞核、中心体、线粒体、内质网、核糖体、高尔基体、细胞膜、溶酶体、细胞膜、空泡、小泡、核仁以及细胞架，执行专门化任务。细胞膜控制着营养物质进入细胞中和废物排出细胞外。细胞核是调节所有细胞主要功能的控制中心，主要含染色质和蛋白质。颗粒状的染色质由细胞的遗传物质 DNA 组成。细胞内的核仁由 RNA 和蛋白质组成。线粒体是细胞内的能量产生装置，它产生三磷腺苷（ATP），ATP 是所有细胞的能量载体。核糖体呈细小的颗粒状，在蛋白质装配中起关键作用。中心体则是由两个空心小管组成的结构，在细胞分裂中起重要作用。

5. 生物分子

根据现代细胞理论，所有细胞的组成单位为分子。几乎所有的分子都是由两种或两种以上相互连结的原子组成。分子在大小和复杂度上有很大差异。生物大分子分为四大类：脂类、糖类、蛋白质、核酸。脂类是细胞膜的主要成分，并且是储能分子。糖类储存能量，并提供构建生命体的材料。

细胞的化学功能由下列六类蛋白质来实现：①支撑，由纤维蛋白来实现；②催化，由酶蛋白质作为生物催化剂，使得特定的化学反应速度加快；③防御，由能够识别外来的微生物和癌细胞的受体蛋白质担任，它们形成了机体内分泌和免疫系统的核心；④转运，一类球蛋白可以运输特定的小分子或离子；⑤运动，肌肉的收缩是依靠两种丝状蛋白，即肌动蛋白和肌球蛋白的相对滑动而实现的；⑥调控，由激素小分子扮演着细胞间信使的角色。在细胞内，蛋白质也起着各种各样

①　Laszlo E. 微漪之塘：宇宙进化的新图景. 钱兆华 译. 北京：社会科学文献出版社，2001：172.

的调控作用，比如在发育过程中激活或关闭某些基因，另外蛋白质也是信息的接受者，在细胞膜表面充当受体。

　　蛋白质是由 20 种氨基酸按照特定顺序排列构成的复杂而多样的大分子。在有机体内，蛋白质氨基酸序列的信息是以 DNA 中核苷酸序列的形式编码的。DNA 的双螺旋结构和 DNA 的编码过程被认为是二十世纪生命科学的最重大发现。DNA 序列中编码蛋白质或 RNA 等具有特定功能产物的遗传信息的基本单位，被称为基因。

　　基因的要点在于它具有双重功能。首先，基因作为模板可以忠实的进行复制。在身体的每一个细胞，每一个基因都执行着这种模板功能。这个功能使得后代们具有每一个基因的复本。它只能被突变所改变，而突变是极其稀少而随机的事件。基因的这一遗传模板功能，在个人和社会的控制能力之外。其次，基因决定表型：它在具体的细胞中得到表达，通过表达决定着这个细胞的结构、功能以及其他的生物学特征。基因的这一功能被称为转录翻译功能。

　　人体中只有部分基因——大约 10%～20%，得到表达（转录）。肝脏细胞之所以是肝脏细胞，脑细胞之所以是脑细胞，正是因为每一个细胞仅仅表达了所有基因中的某一组特定的基因。模板功能，基因序列是不受环境经验所影响的，但是，基因的转录功能是可以被高度调节的，这种调节依赖于环境因素。内在的和外在的刺激——大脑发展的每个阶段、荷尔蒙、压力、学习以及社会作用——改变着转录调节者与增强子的结合，以这种方式，转录调节着的各种不同的组合被调用。这种基因调节，有时被称为表观遗传（epigenetic）。

　　上面是对地球生命系统的完整的多层次描述。这些层次是基本上被公认的。复杂系统的研究应该注重于理解跨层次的耦合，甚至是多层次的耦合。这些耦合对于生命系统的长期演化是有重要意义的。

6.3.2　人体系统的多层次耦合作用原理

　　传统的生物学和生理学也希望增进对包括人体在内的生物体的"普遍因果关系的深刻认识"。但是，基于还原论的简单思维注定了一种只是希望从分子层次（主要是 DNA）一劳永逸地理解生命现象的倾向，注定会出现对人体功能的分子（基因）决定论。越来越多的科学发现表明，上述设想是不现实的，人体系统的多层次结构和功能之间存在复杂的因果关系。首先，在生理学领域，真正由单基因决定的疾病是罕见的，而更多的如癌症和心血管疾病这类常见疾病包含着多基因的异常；其次，从 DNA 到细胞功能之间，并非是"DNA——RNA——蛋白质——功能"的线性过程，而是存在着反馈的回路，由 DNA 表达所形成的细胞环境因素对上述的每个层次的要素和过程都起到反馈调节作用，因而外界环境因素对上述过程也起到调节作用。

　　Strohman 认为这些事实足以打破基因决定论，他进一步提出，"运用基因组反馈语言的表观遗传生物学（epigenetic biology），将仅仅是一个局部的答案。现在被认为 DNA 的处境化机制的表观遗传过程，即在变化的环境信号中控制和调节产生基因表达模式的变化，是一个巨大的进步。然而，这些研究仅仅揭示了更进一步的机制。它们肯定是复杂的机制；它们将会用到生命系统的真正的复杂性，它们将会再度强调我们需要考虑，与细胞层次并存的、细胞以上的各个更高的控制层次——它们整合并瓦解这些复杂的机制并形成一个有限的适应过程。在生物功能实现的过程中，将会有在基因组之外的更多的调控层次"①。

　　在医疗领域，一些学者已经提出新的理解疾病的层次观。1996 年，在一篇名为"为流行病学选择一个未来Ⅱ：从黑箱到中国套箱和生态流行病学"的文章中，流行病学家 Susser 提出了对流行病进行多层次分析的理论框架，"在生态学的脉络中提出的新的范式中，我们吸收并发展了关于主体和宿主的早期表达形式——它们在一个多层次的系统所构成的环境中相互作用。……更恰当的流行病学的方法是在组织的各个层次上分析决定因素和输出。这种处境相关的分析（contextual analysis）将在内部和多层次引入新的信息系统。随之而来的行动，需要在最有效的层次上寻找'杠杆作用'……中国套箱的隐喻或许不会在每个层次上都是恰当的——在那些不仅由于尺度而且是由复杂性构成的层次结构情况下，在层次与层次之间以及层次内部存在多种相互作用。外层是物理环境，它又包含社会和群体（流行病学地带），单个的个体，以及个体的生理系统、组织和细胞，最终是（生物学）分子"②。

　　2003 年，心血管疾病专家 Sing 等提出了对心血管疾病的新的认识构架，认为需要对疾病进行多因素和多层次的认识，"所有的心血管疾病的病例都包含复杂的多因素的病因。无论是遗传学或者是环境因素自身都无法引起疾病。关于个体的基因组成或者暴露于不利的环境的全部知识都不足以预测疾病的发生、发展和恶化。疾病的发展，是'初始条件'——编码于基因型，和暴露于环境因素——时空中高于基因组的多层次的调节网络的相互作用的产物"③。

　　神经科学的大量发现也证明，人体的多个层次结构（如分子、细胞、组织、器官、系统、人体、社会）之间存在自下而上和自上而下的双向因果作用关系的最直接的证据。我们将人体系统多层次耦合作用原理阐述如下：

　　人体是由多层次的结构和功能要素构成，形成复杂、动态的网络斑图。每个

　　①　Strohman R. The coming kuhnian revolution in Biology. Nature Biotechnol，1997，15：194.

　　②　Mervyn S. Choosing a future for epidemiology-Ⅱ：From black box to Chinese boxes and eco-epidemiology. American Journal of Public Health，1996，86（5）：668～673.

　　③　Sing C F，Stengard J H，Kardia S L. Genes，environment，and cardiovascular disease arterioscler. Thrombosis and Vascular Biology，2003，23，1190～1196.

层次的要素和网络都有双向因果作用。作为机制、影响上一层次要素或网络的运作，作为环境和约束条件，影响下一层次网络要素或子网络的运作。因为双向因果作用，对于每一层次所施加的干预，也必然会作用于其上层和下层。

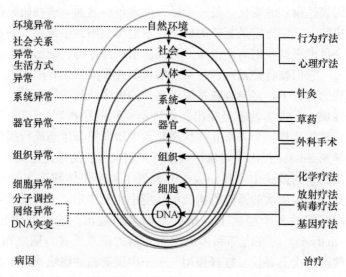

图 6.6　基于人体系统多层次耦合作用的疾病机制和干预方式的相互关系

　　人体系统的多层次耦合作用原理，将对医学、教育和体育理论和实践产生新的启示。例如，基于这一原理，我们提出疾病和健康的新的观点：疾病，是由一系列致病因素引起的人体网络向病态转换的过程，恶性的变化是从单一层次的紊乱扩展到多层次，直到人体生命网络的瓦解；而治疗，首先是切断病源，并借助特定的手段，使得处于病态的网络向健康态转变的过程。医学的重要内容就是，识别各个层次的健康与疾病相关的网络斑图，并进行干预。在图 6.6 中，我们基于人体系统的多层次耦合原理，对人体疾病的机制和干预手段进行了多层次分类，揭示了它们之间多层次的因果作用关系。

6.3.3　多层次的意识能量模型

　　一元二面多维多层次的哲学观认为，人体存在体和形的平行的多层次结构。主流生命科学研究比较充分的是体空间的结构，而人的意识是形空间的存在，也存在多层次的结构。心理是意识结构的功能体现。传统心理学较多的是研究心理作用的功能层面，即人的行为，而每一次对于意识从存在意义上的结构描述，必然大大推动对心理现象的理解和认识。最为突出的是以弗洛伊德（Freud）为代表的心理动力学派的产生。

　　弗洛伊德开创了精神分析理论，首次提出无意识的概念，第一个揭示了意识的多层次结构性。他认为无意识是人格中未被个体觉察的部分（一种结构），它包括婴儿时期所隐藏的希望、愿望和需求，由于它们具有令人烦恼的本质，因而被隐藏于有意识的觉知背后，但它们却是人们日常行为发生的主要原因。根据弗洛伊德的理论，每个人的人格包括三个部分：本我、自我和超我。本我（id）是人格中未经加工和组织的、天生的部分，它代表了与饥饿、性、攻击和非理性冲动有关的原始内驱力。本我遵循的是快乐原则（pleasure principle），追求的目标是满足的最大化和压力的缓解。自我（ego）是人格中理性与理智的部分。自我在个体外在的现实世界和内在的原始本我之间起着缓冲器的作用。自我所遵循的是现实原则（reality principle），其机能是抑制本能的冲动以维持个体的安全，并帮助个人整合到社会之中。超我（superego）代表的是个人的良知，用以区分对错。超我形成于个体的 5~6 岁的时候，从父母、老师和其他重要人士那里习得而来。

弗洛伊德学说的最大贡献在于揭示了人的心理活动的复杂性和多层次性。由于其理论中的很大部分仅仅是基于有限的样本——那些生活与严格禁欲、极端拘束时代的奥地利中上层个体，它是否适用于更广泛的多文化群体遭到许多质疑。一类质疑指出，心理动力学观点对过去的行为提供了描述，但对于未来行为的预测却是不严密的。[①] 教育学家蒙台梭利则基于实践指出弗洛伊德学说几乎只关心病理状态而对正常人作用不大，认为"弗洛伊德看到了大海，却未能探索它，他只是把它描绘成一个多风暴的海峡"，因此，其理论和技术不能治愈心理疾病，同时，也与社会传统、古代经验的积累不相容。

蒙台梭利吸收了弗洛伊德的无意识的概念，并试图通过观察儿童对环境的反应来追踪儿童心理的发展，尝试走出一条有助于人们从根本上来研究人的途径。基于数十年从事幼儿教育的观察，蒙台梭利发现儿童的心理发展普遍经历了一系列的对某类刺激特别敏感并且主动增加相应活动的阶段，她将这些阶段称之为敏感期，例如"秩序敏感期"、"手敏感期"、"行走敏感期"、"手敏感期"、"语言敏感期"，等等。基于这些观察，并类比于动物的胚胎发育，蒙台梭利认为人在出生时就已经具备心理活动，并且具有类似生理胚胎的"精神胚胎"，正是"精神胚胎"指引着儿童的心理发展，并呈现出一系列在儿童中普遍存在的敏感期现象。[②]

蒙台梭利进一步推断，人的精神胚胎主要包含三类本能要素。第一种称为"爱的本能"，第二种称为"主导本能"，第三种称为"工作本能"。爱的本能是最内核的。蒙台梭利通过大量的观察指出，婴儿的自然行为中体现出对环境、父母、同伴以及动植物的爱，因此爱是一种本能。她认为，爱是与宇宙意识（cos-

① De St. A E, McAdams D P. The generative society：Caring for Future Generations. Washington：American Psychological Association，2004.

② Montessori M. 童年的秘密. 单中惠 译. 北京：人民教育出版社. 2005：36.

mic consciousness）相通的，是一种能量①。中层的本能，蒙台梭利称之为"主导本能"，决定所有物种的生存。新生儿所拥有的力量能使自己适应于外部世界，并防止外部世界伤害的"自我保护本能"。主导本能包括一系列的子本能，包括探索认知周围的环境的本能、学习本能，也包括"母性本能"等。其次是工作本能。工作是目的性明确的一系列心身操作过程。工作本能从一开始就已经在婴儿身上体现出来了。蒙台梭利认为，婴儿在从事一项意义重大的工作，即成为人。婴儿通常表现为全神贯注做事情（看、听、摆弄东西、或者安安静静的"冥想"），这也是工作本能的表现。三类本能的自然发展，伴随着生理和心理的成长，并在活动中形成正常的品质、智力和知识。而成人对儿童自然本能的压抑，则造成了各种类型的"心理歧变"。基于这些原理，蒙台梭利开创了近代幼儿园的雏形，并开发出一系列的早期教育方法，包括准备适当的环境、提供适合儿童使用的家具和教具，有限的辅助但不干涉儿童的自发活动等。当代美国儿童早期教育学家 Morrison 说，蒙台梭利教育方法"得到一代又一代教育工作者的肯定，当代的很多教育方案都应用了她的思想。蒙台梭利对儿童早期教育方案与实践做出了极大的贡献"②。蒙台梭利的模型适用于儿童，但不适用于成人。

从一元二面多维多层次的哲学观出发，并结合现代神经科学的研究，我们可以对意识建立一个多层次的唯象模型。我们这里提出一个人体意识的三层次模型，分外层、中层和内层。外层意识是认知和思维，包括对社会准则的认同，科学知识的学习，和结合短期目标的思维，我们称之为心理层。中层意识是人体自动化的功能、习惯和思维观，包括人体自动调节生理状态的各种神经意识活动，我们称之为心智层。而内层是发自内心的愿望、理想和人生观，是人体意识结构与广大生命空间其他生命体的交汇处，这一层结构常常被人们忽视，是人的所谓"良知"的所在，我们称之为心灵层。三个层次的意识活动应该分别与神经系统的不同层次的活动相对应。近代的神经科学的研究主要关注的是外层和中层的意识活动，对应于大脑皮层——神经系统的表层的活动，中层意识活动对应于小脑、脑干等中层神经系统；而意识活动的内核对应神经系统的整体模态，但这一点还有待于未来神经科学发展的证明。三个层次的意识活动的性质不同，能量级别也各不相同。下面从几个方面进行一定的展开论述。

1. 稳定性

内层比中层稳定，中层比外层稳定。表层的认知和思维过程可能瞬息万变，

① Montessori M. 蒙台梭利幼儿教育科学方法. 任代文 译. 北京：人民教育出版社，2009：378.
② Morrison G S. 当今美国儿童早期教育（第八版）. 王全志 译. 北京：北京大学出版社，2001：91～115.

而且知识在短时间内（从几分钟到几天）就可以获取，同时也容易遗忘，而技能则属于中层意识的产物，形成需要几个月到数年的时间，并且一旦形成就不容易遗忘。内层是个人长期形成的世界观、人生观，一旦形成，将不容易改变。儿童和少年时期是形成内层结构的重要时期，因此，早期和基础教育至关重要。我们要充分重视教育的主体思想，避免在儿童和少年教育期间灌输功利思想、竞争意识，而这又与社会的整体发展模式有莫大的联系。

2. 开放性

一般来说，越往内层，与外界的关联度越小。外层接受外界的信息越多，受环境的影响大，也因此多变；中层受饮食、生活节律的调节；内层只能受到社会整体文化和生命群体的大能量的影响。但是，一旦内层受到触动，那么，影响内层的源也一定具有很广大的面。杰出的艺术家就是通过挖掘心灵深处通向广大人群的通道来达到与广大艺术欣赏者的共振。从这个意义上，内层一旦开放，其开放度最大，能量也就越高。

关于意识中层的开放性，2010 年的一项研究发现，杏仁核（人体大脑的一个与情绪调节相关的结构）的大小与社会网络大小成正相关。[①] 美国东北大学等机构的研究人员利用磁共振成像技术测量了 58 名志愿者大脑中杏仁核的大小，并通过问卷调查的方式询问了他们的社交情况。结果显示，杏仁核越大的人，通常具有更大的社交圈子，两者之间存在明显关联。研究人员巴雷特说，这项研究展示的是一种相关性，暂时还不清楚背后的因果关系，究竟是杏仁核更大的人一开始就拥有更强的社交能力，还是更多的社会交往会使杏仁体变大。杏仁核在大脑记忆他人的面容、名字等方面发挥着重要作用。大脑许多部位都是越用越发达，此前曾有研究显示，在一些灵长类动物中，社会性更强的动物的杏仁核往往更为发达。我们理解，这种相关性至少说明体空间的结构（杏仁核）与形空间的结构（广泛的社交网络）是存在良好对应关系的，是相互支撑的。

3. 对机体的作用

外层意识的过度活跃会造成情绪（是中层外围意识场）的波动，而情绪的剧烈波动本身会对人体中层意识活动造成紊乱，影响人体自动化的调节机能，进而损害机体健康。中医学对情绪与机体健康的关系有着深刻的认识，例如《黄帝内经·素问》指出"怒伤肝、恐伤肾、思伤脾、忧伤肺"，"暴怒暴喜，始怒后喜，皆伤精气；精气竭绝，形体毁沮"等，认为情绪可以导致疾病。因此中国传统文

---

① Bickart K C，Wright C I，Dautoff R J，et al. Amygdala volume and social network size in humans. Nat Neurosci，2011，(14)：163~164.

化和中医学主张通过平抑外层意识的过度活跃来保持身体健康。如《道德经》指出，"五色令人目盲，五音令人耳聋，五味令人口爽，驰骋田猎令人心发狂，难得之货令人行妨，是以圣人为腹不为目，故去彼取此"，主张通过限制外界刺激来保持意识活动的稳定性，从而促进健康。再如唐代名医孙思邈的《千金方》指出，"养生有五难，名不去为一难，喜怒不去为二难，声色不去为三难，滋味不绝为四难，神虑精散为五难"，也阐述了同样的方法。

从上面的描述，我们可以推想，内、中、外层意识场的能量级别不一样。概括地说，内层意识涉及的是社会整体（还包括从古至今历史传承）的大尺度社会道德结构、良知结构等，因此，能量级别最高。中层意识是生物群体的共同的遗传结构，也具有相当大的能量。相比之下，外层的心理能量最小，它是与思维、认知相关的。例如，由于个人的短期名利目标所引发的行为往往不具有持续性，而对亲人、良师的感恩之情会带来相对持续性较长的动力，有理想和远大志向所驱动的行动具有更大的克服困难的动力。当然，不同的思维事件和思维内容也具有不同的能量级别。我们将在 6.4 节讨论能量原理时再展开讨论。

6.4　人体系统的能量原理

能量过程是系统运行的最直接、最重要的物理层面的过程。一百年前，哲学家、心理学家詹姆斯作为对人体潜能开展现代学术研究的先驱，就关注人体的生理和心理能量过程，并且敏锐地认识到"每一个人在任一确定的日子里都知道在他身上沉睡着各种能量，只是这一天各种刺激物没有激发这些能量，但是，假如那些刺激物的刺激更大一些，他就会展示出这些沉睡的能量。……与我们应当做到的相比，我们只是半睡半醒而已"[①]。由于时代的局限，詹姆斯虽然提出了人体能量的概念，但是却仅仅给出了人体能量的某些现象描述。现在，由于化学和生命科学的发展，我们已经能够对人体的生理能量过程进行原理性的阐述。但是，对于心理调节的能量过程，仍然没有系统的模型。这里，我们对生命的能量过程进行一个凝练，给出一个能量原理，目的是推动对于人体的能量过程的细致研究，从而为医疗、健康事业提供新的视角，并为心身协同训练提出系统的理论框架。

下面，我们运用一元二面多维多层次的哲学观来研究人体的能量原理。

首先，个体生命系统的自组织中心在于生命自身，即"生"，即运动。在人体系统科学框架下，这些运动都拥有丰富的层次结构，即具有多层次性。这一运动特别包含形式丰富的意识和精神活动。生理结构是多层次的，意识结构也是多层次的。核心层通常拥有系统的最高能量。这一核心"内层"，也正是人生的意义和价

---

① James W. 詹姆斯集. 万俊人 编. 上海：上海远东出版社，1997：252~269.

值所在。对这个核心的"物质"层面，古人称为"元气"。我们认为，其精神和思想层面还有丰富的内涵，即理想、志向、良知等，它们构成人的精神的核心层。

人体内部的能量过程也就与人体的层次结构有密切的关系，不同层次的子系统将拥有不同级别的能量。这一点还没有收到足够的重视，对于我们理解心理能量至关重要，也是我们发展人体系统优化工程技术的重中之重。开发生命个体的高能量，就要打通与自身的自组织中心的通道，也就是说，提升理想和志向。从物质层面上，就是对应于开发自身的元气。它是人体素质提升的核心力量。

6.4.1　生理能量

能量通常被定义为做功的能力，可认为有两种状态存在：动能和势能。生物界中，自养生物主要通过光合作用将太阳的辐射光能转化为势能存在形式的化学能以供自身利用，而异养生物靠自养生物转化的能量为生。地球上的生命的能量来源最终来自太阳能，光合作用对地球上生命的存在具有基础性作用，这里有必要简单介绍一下。光合作用在多种细菌、藻类和绿色植物的叶子里（有的在茎等器官中）进行。光合作用可分为三个阶段：从阳光中捕获能量；用这些能量来制造 ATP 和具有还原能力的化合物 NADPH；以 ATP 和 NADPH 来推动空气中的二氧化碳合成为有机分子（碳的固定）。光合作用一般在叶绿体内进行，在叶绿体的类囊体膜内，光合色素（叶绿素和类胡萝卜素）聚集在一起，组成了光系统。光系统内的每个色素分子都能捕获光子，当适当波长的光照射在光系统的色素分子时，色素分子内的电子被激发，随后被导出和传递，这样能量以受激电子的形式传递到与叶绿素分子接触的膜蛋白，用来制造 ATP、NADPH 和有机分子。值得一提的是，最近美国科学家发现在绿色植物中的光合作用中的能量传递过程涉及了量子效应，这使得叶绿体中捕光复合物分子捕获的光子能量以激发电子的形式传输给反应中心的复合物分子的过程中的能量传输效率接近 100%。量子效应对于理解自然界能量在分子间的传递和如何更好地利用自然界能量具有重要意义，特别的对于探索人体能量的新来源和利用模式很具有启发意义。

人体的一切生命活动都需要能量，如物质代谢的合成反应、肌肉收缩、神经传导以及吸收分泌等，维持正常生理功能一天最少所消耗能量在 1300 千卡左右（具体数值随年龄，性别等因素变化）。同时人是异养生物，其能量主要来源于食物中的化学能。化学能储存在有机物分子（食物）的化学键上，如碳氢键和碳氧键。在化学反应（氧化还原反应）中，反应物中的化学键断裂，形成产物中的化学键，在这一过程中，能量伴随着电子的传递而得到转移。

1. 生理能量的来源

食物中的碳水化合物（糖）、脂肪和蛋白质是人体三大能量来源物质，通过消化和吸收过程被人体利用。

现代生物学对这个过程有如下的表述。食物首先在口腔内通过咀嚼肌，舌及牙齿的动作而被磨碎，涎腺分泌的唾液对食物有较弱的化学性消化作用，但食物在口腔内停留的时间较短，此阶段食物主要对口腔内各种感受器的刺激可反射性地引起胃、胰、肝胆等活动加强，为下一步的消化和吸收做好准备。在口腔内的食物经过吞咽动作经食管进入胃，在胃内受到胃液的化学性消化和胃壁肌肉运动的机械性消化。在胃内，粉碎的食物与胃液混合，形成食糜，被向小肠方向推进。小肠内消化是整个消化过程最重要的阶段，在这里，食糜受到胰液、胆汁和小肠液的化学性消化以及小肠运动的机械性消化，此时食物中的复杂的有机大分子已经被分解为可以被吸收的小分子。

对于食物中的碳水化合物（又称为糖）而言，在消化道里糖在淀粉酶、麦芽糖酶等消化酶的催化作用下被分解为单糖后在小肠上皮细胞吸收，单糖的吸收属于一种主动转运，能量来自钠泵，在肠黏膜上皮细胞内存在着一种转运体蛋白，它能选择性的把葡萄糖和半乳糖从肠腔面转运入细胞内，然后扩散入血，或被细胞利用，或经合成代谢以肝糖原和肌糖原的形式储存起来，或转化为脂肪和蛋白质，如图 6.7 所示。氨基酸的吸收也是主动过程，与单糖类似。氨基酸和单糖随血液循环通过肝门静脉运送至肝脏。对脂肪而言，在消化酶的作用下水解为脂肪酸和单酰甘油，进入小肠上皮细胞，并重新形成三酰甘油，随后与载脂蛋白结合成乳糜微粒后被毛细淋巴管吸收，在颈部进入静脉。

2. 人体生理能量的利用

人体的生理能量主要用于维持体温和基本的生理功能（如血液循环，呼吸，体温），肌肉运动，精神活动（脑力活动）等，通常情况下大脑消耗约 20% 的能量，骨骼肌 18%，心脏 7%，肾脏 10%，剩下的用来消化吸收，分泌、转化为热能和能源物质储存起来。

对于细胞而言，能量主要用于细胞的分裂和复制，细胞骨架的维持和形变，主动运输，物质的合成分解和热能等。

一个细胞利用能量的例子就是心肌细胞的收缩。心脏每天约跳动 10 万次，约向全身泵出 10 吨血液，消耗约 6kg ATP——是其自身重量的 20～30 倍。这一运动过程能量来源主要是心肌细胞摄取游离脂肪酸和葡萄糖，通过其氧化代谢产生高能磷酸化合物 ATP，ATP 在酶的催化作用下与肌酸反应生成磷酸肌酸和 ADP，磷酸肌酸从线粒体扩散到肌原纤维里，在那里在酶的催化下重新合成 ATP，同时反应物肌酸也扩散回线粒体内。肌球蛋白头利用 ATP 的能量产生运动从而完成肌肉的收缩。

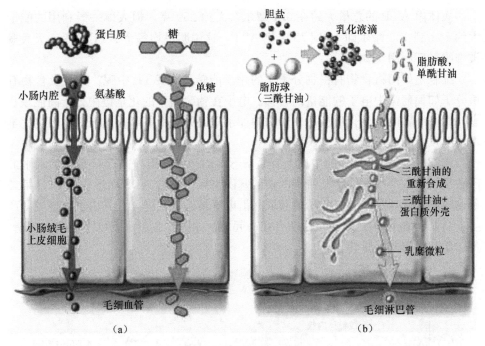

图 6.7　消化产物的吸收

（a）单糖和氨基酸进入毛细血管；（b）脂肪酸和单酰甘油被小肠吸收，并在小肠上皮细胞中转化为三酰甘油，这些三酰甘油被蛋白质包裹，形成乳糜微粒，进入毛细淋巴管[①]

3. 人体生理能量转化过程

糖、脂肪与蛋白质虽然是人体的能源来源物质，但人体细胞的活动只能直接利用 ATP。ATP 分子中的不稳定磷酸键的活化能很低，容易断裂，断裂的时候会放出大量的能量，同时生物中几乎所有的吸能反应所需要的能量都小于 ATP 水解释放的能量，由于以上原因 ATP 成为优越的供能分子，是细胞的最主要的能量流通货币，在涉及 ATP 的大多数反应中，只有最外面的高能磷酸键发生水解，ATP 变为 ADP 和 Pi，并放出约 7.3kcal/mol 能量，细胞在呼吸作用中利用食物分子中的化学能将 ADP、Pi 重新合成 ATP 供细胞利用。需要说明的是，ATP 一般并不用来储存能量，而是推动吸能反应，细胞主要利用 ATP 水解放能与吸能反应的耦联来利用能量，例如由谷氨酸、氨合成谷氨酰胺需要吸收 3.4 kcal/mol 的能量，这时就需要 ATP 水解所释放的能量，再比如糖酵解反应的准备阶段需要将葡萄糖转化为两个磷酸化三碳化合物，需要 3.2kcal/mol 能量，这就需要与 ATP 水解反应耦联。

① Raven P H, Johnson G B. 生物学. 谢莉萍 主编. 北京：清华大学出版社，2008：1026.

人体内 ATP 的总量大约在 0.1 摩尔，大约 250 克，但人体一天利用的能量大约 100 到 150 摩尔即 50 到 75 千克 ATP，这说明平均每个 ATP 分子一天大概被细胞循环利用 1000 多次。

细胞是如何将食物有机物分子中的化学能转移到 ATP 中呢？这涉及食物有机分子如葡萄糖中电子的能量的转移。电子在葡萄糖中的化学键中处于高能级状态，而在细胞内的生化反应后在产物中如水里则处于低能级，这与汽油燃烧化学本质上没有什么区别。

在细胞中 ATP 具体的生成上有两条不同的途径：第一条途径是底物水平的磷酸化，由一个中间体将其带有的磷酸基团直接传递给 ADP 而形成 ATP；第二条途径是有氧呼吸，随着电子被获取并沿电子传递链传递，最终由氧气接受，产生了 ATP。这两个过程通常是联合在一起的，如图 6.8 所示。以下分别介绍糖、蛋白质和脂肪的能量转化。

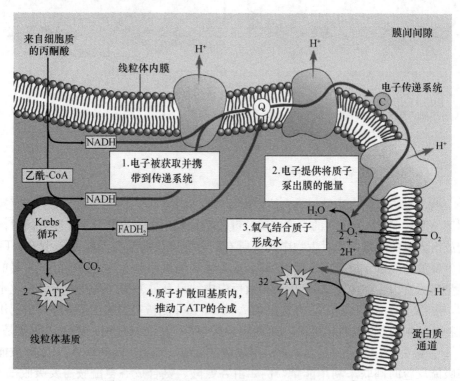

图 6.8　Krebs 循环和电子传递链中 ATP 的合成[1]

对于糖代谢而言，糖类首先在消化道内被分解为单糖后被小肠吸收，再扩散入血输运到其他细胞，在氧气存在下，细胞经由一系列复杂的酶促反应从葡萄糖

---

[1]　Raven P H, Johnson G B. 生物学. 谢莉萍 主编. 北京：清华大学出版社，2008：175.

获取能量制造 ATP。上述反应具体可分为四个阶段：第一阶段是糖酵解反应，在细胞基质内发生，无需氧分子的参与，通过一个 10 个步骤组成的顺序反应，将葡萄糖转化为两个含有三碳的丙酮酸分子，每转化 1 分子葡萄糖，细胞通过底物水平的磷酸化净收获 2 分子 ATP；第二阶段是丙酮酸的氧化，这一过程是在线粒体内进行的，丙酮酸经脱羧转化为二氧化碳和乙酰辅酶 A，每转化一分子丙酮酸就有 1 分子 NAD＋还原为 NADH，其中产物乙酰辅酶 A 是 Krebs 循环的起始原料，几乎所有的供能分子都优先转化为乙酰辅酶 A，然后根据生物体能量的需求进入脂肪合成途径或产生 ATP 的途径；第三阶段是 Krebs 循环，这一阶段也在线粒体的基质内进行，乙酰辅酶 A 进入由九步反应构成的 Krebs 循环，在该阶段，ATP 由底物水平的磷酸化产生，同时得到的许多电子被用于将 NAD＋还原为 NADH；第四阶段是电子的传递，线粒体内膜上的五个蛋白质构成电子传递链，NADH 和 $FADH_2$ 携带的电子通过这些蛋白质进行传递，在传递过程中释放能量将线粒体基质内的质子泵出线粒体内膜，接下来质子向线粒体基质内扩散回流，驱动了以化学渗透的方式合成 ATP。

对于蛋白质代谢而言，蛋白质首先分解为单个的氨基酸，接着分子中的氨基通过脱氨基作用而移去，然后再经过一系列反应将脱氨后剩余的碳链转化为参与糖酵解或 Krebs 循环的分子。

对脂肪的代谢而言，脂肪首先分解为脂肪酸和甘油，脂肪酸在线粒体基质中发生氧化（β-氧化），酶从脂肪酸带有羧基的一端移走乙酰基团，直到整个脂肪酸链都变成乙酰基团，解离下来的乙酰基团与-CoA 结合成乙酰-CoA，然后进入 Krebs 循环。

在无氧情况下，细胞必须依赖糖酵解来产生 ATP。从糖酵解获得的氢原子被传递给一种有机物，这一过程称为发酵，都是利用某个有机物分子从 NADH 接受氢原子，使 NAD＋得到再循环，例如肌细胞的乳酸发酵，肌细胞利用乳酸脱氢酶，将 NADH 的氢原子返还糖酵解的产物丙酮酸，这一反应将丙酮酸转化为乳酸，同时 NAD＋得到再生，这就形成了代谢循环。

4. 人体生理能量的调节

细胞可以利用各种能源底物，如葡萄糖、脂肪酸、酮体（ketone bodies）、乳酸以及氨基酸等，进行细胞呼吸作用从而满足机体能量需求。这些能源底物是从食物或者是体内储存的物质（如糖原、脂肪、蛋白质）分解而来。

细胞可根据其能源底物的储备水平进行不同途径的能量代谢：当糖有充足的供应时，葡萄糖被氧化利用；当糖供应过剩时，多余的葡萄糖被转化为脂肪；当糖供应不足时，脂肪被分解利用产生能量。生物细胞能够从一种途径向其他途径的转换称为生理能量代谢的调节。

能量代谢调节随时出现在人体中。例如，进食后血糖浓度升高，这会增加胰岛素的分泌，减少胰高血糖素的分泌，从而降低血糖浓度值并增加体内能量储备物质如脂肪蛋白质等，而当禁食时胰岛素分泌减少而胰高血糖素分泌增加，胰高血糖素刺激肝脏内糖原的分解产生葡萄糖，从而将体内血糖浓度水平维持在一个稳定值附近。

5. 总结

代谢过程是人体最基本的生理能量过程。它是长期进化的产物，它与人体的许多其他基本过程密切相关。如果这个环节出现问题，将需要长期的努力才能恢复。糖尿病的复杂性就在于此，是难以通过一两个药物来解决问题的。同样，一个人进食习惯的改变也是涉及一个人体的生理能量的调节。一个集成性的复杂系统研究可以通过进食习惯改变过程中的人体生理、心理状态的研究，建立人体系统能量代谢过程的更为完善的理论。

6.4.2　心理能量

上述的研究成果来自于对人体生理过程的长期细致的化学过程的研究，已经成为一个较为完整的系统。但是，对于心理系统来说，对于能量过程的理解，就远远没有深入到定量的层面上。同时，心理现象是一个大尺度的涌现现象，它与生理现象相比，具有极大的差别。是否应该循着研究生理能量同样的思路，来研究心理能量？这是一个值得商榷的问题。下面，我们主要从唯象的层面上讨论人体心理过程的一些规律，期望启动对于心理能量的细致的深入的研究。

1. 迈向高水平的动力

我们首先以高水平运动员为例来讨论训练人的自信、意志、全神贯注的投入是什么含义。这些心理素质，应该是各行各业的顶尖人物所必须具有的基本素质，因此，这里的讨论具有普遍性。

一个运动员要想成为冠军，就必须通过长期的训练来达到上述这些高端心理素质。一个训练过程，是使一个运动员从当前的非顶尖的状态向目标的顶尖状态实现有效的定向改变。这个改变的过程中包含运动员本人的心理努力，同样包含着训练者（教练、指导员、社会）的心理付出。因此，首先我们需要指出的是，复杂系统的开放性原理是研究心理能量过程中至关重要的要素。尤其对于高水平运动员，他们的顶尖运动水平的发挥涉及极高的心理能量，一定涉及意识内层的调动，而意识内层具有更大的开放性，更需要得到外界的支持。

关于来自运动员自身的超常努力，这是大家比较熟悉的，也是容易认同的。例如，在纪录片《极限乔丹》（Michael Jordan To The Max）中，乔丹谈到：

"我筋疲力尽，但唯有如此，我们才能达到目标。每个人都必须拼尽全力。输了球就只能打包回家，没有明天……我们的心永不疲惫！这才是最重要的。"这里描述了优秀运动员的一股拼劲。但同时，我们可以问一下，是什么让这些优秀运动员感到心永不疲惫？同样，曾经的世界第一罗迪克在一场激烈的网球对决赛之后，是这样评价他的对手费德勒的："他（费德勒）还拥有一股强大的心理力量。如果你将这两样东西合而为一的话，那便成为一种无比强硬的组合"[①]。大量的资料显示，在谈及训练和比赛过程时，运动员往往会提到心理的"力量"、"能量"或者"动力"，它们在高水平竞技发挥中起到至关重要的作用。

在人体开放性的基本原理下，超强心理能力支撑的存在性和普遍性是容易理解的。我们可以推理出，高端的心理素质背后，反映了两点，一是运动员本人的超常的努力，高度的投入和长期训练形成的超常的抗干扰和克服困难的能力；二是运动员背后强大的支撑，这一强大的支撑同样具有能量的效应。两者缺一不可。

研究表明，运动员感觉到特别有能量，甚至感到"无所不能"、"一切尽在掌握中"，这些巅峰竞技表现的关键要素需要一定的要素支撑，换句话说，超常发挥以超常的外界能量为支撑。那么，这一能量的运动机理是什么？认识心理能量的来源，了解它的运动机理，对于开发心理能量和正确运用心理能量，是十分重要的过程。从普通运动员到冠军运动员的道路，本质上也就是运动员和教练员共同把握自身心理能量的过程和道路。一开始，对心理能量的调动和掌握一定是不稳定的，忽隐忽现的，甚至带有明显的偶然性。随着训练的深入以及参加比赛次数的增加，运动员和教练员不断磨合，甚至整个运动队不断磨合，最终能够在提高技术水平的同时，不断提升整个比赛团队认识并掌握心理能量系统，并对自身的心理能量进行主动的维护，使之具有持续性、爆发性以及抗干扰性，从而进入一个稳定发挥的境界。这就是一个成熟的冠军运动员的心理素质。

2. "心有余而力不足"的分析和心理能量的界定

心理能量与生理能量密切相关，它们之间也有本质的差别。"心有余而力不足"和"力有余而心不足"，这是人们所常常遇到的现象，反映出两者是不同步的。在从事一项活动中，虽然动机强大，但是因为生理上的疲劳而体力不充沛而无法持续工作的情况。而力有余而心不足，则相反，虽然体力充沛，但是没有心理上的追求（动机）去从事某项活动。运动员训练过度，会出现前者；而心理支撑不足，则出现后者。

我们从人体系统科学的角度来解释可以将这两个现象统一起来理解。心有余，是心理的追求得到强大的（外界的）支撑，力则是由人的身体内部神经系统

---

① Stauffer R. 费德勒的故事：追寻完美. 张奔斗 译. 北京：中信出版社，2008：75.

（尤其是肌肉系统）的通畅情况决定的。过度训练造成血乳酸堆积，造成神经传导效率下降，"心"难以有效地指挥身体各个部位完成高质量的动作。因此，"心有余而力不足"，是指心理系统"外达"而"内不通"。反之，"内达"而"外不通"则造成"力有余而心不足"。因此，运动员缺乏训练的动力，我们要进行具体分析，到底是"外不通"还是"内不通"：对于前者，我们要整体性的调整，从教练员、指导员层面来进行分析，分析整个系统如何为运动员提供强大的心理支撑；对于后者，我们要让运动员有适当的休息和恢复，虽然我国的运动水平提升很快，但我们的科学训练系统还有很大的提升空间。

从这里的分析来看，运动员的心理和生理能量，都涉及人体的神经系统，前者与意识的三个层次有关（心灵、心智、心理），后者与身体各部分的运动神经系统（肌肉，神经传导）的运动技能相关。在这些过程中，都涉及能量以及人体内部相关神经系统对内对外的通畅程度。健康的机体（心理＋生理）应该拥有通畅的渠道，保证身体内外部齐心协力，稳定地完成一些高难度的动作。

根据这些分析，我们将人体的心理能量定义为人体执行心理愿望的能力。这一能力的大小可以有两方面的内容：一方面是愿望所涉及人和事的难度，难度越大，能量越高；另一方面取决于在执行过程中克服的困难的难度。前者有一定的绝对的含义，后者完全是一个相对的概念。两个方面综合起来，可能构成对于心理能量的一个完整的体现（这也是一元二面哲学观的运用）。这一定义是从实用的意义上提出的，今后还需要在理论上进一步完善。这一定义的实用意义在于，我们可以根据这一定义，对每一件任务的执行所需要的心理能量进行估算。例如，对于运动员的一项具体的训练任务。如果是机械地重复一个动作，比从事一项复杂性运动（如激流，体操等）所需要的心理能量小。如果需要长时间的专注，那么所需要的心理能量就更大。深入了解这一特点，对于科学化训练非常重要。因为，如果心理能量需求大，我们就必须开发心理能量的渠道。对于运动员的心理能量影响的因素的总结见图 6.9。

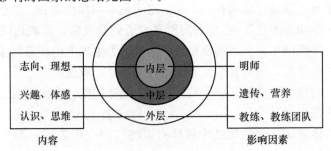

图 6.9　影响心理能量的三层意识要素

内层（志向），中层（兴趣、情绪），外层（认知、思维）。影响心理能量的外在因素：
内层对应于明师，中层对应于"遗传、营养"，外层对应于"教练和教练团队"

3. 心理能量的本质

人与其他生物之间最大的区别，就在于多层次的心理能量。可以说，心理能量主宰了每个人的各种活动，从基本的生理活动，如新陈代谢到克服困难，再到升华人生的理想，涉及一系列的心理过程，涉及一系列从易到难的活动，这些活动中贯穿着人体运动的规律，贯穿着能量的转换。理解心理能量的概念和这些活动的规律，将形成开发心理能量的理论，将再一次从根本上改变社会发展的进程。这是一项意义重大的研究。

从人体系统科学的基本原理出发，人的心理不是封闭的，而是一个开放的系统。人的动机和心理能量与环境有密切的关联。只有从心理系统的开放性出发，我们才可能认识人的学习过程、情绪变化的动因以及心理能量的来源。在人体系统科学的开放性原理指导下，我们可以从与人活动相关的事物中寻找心理能量的来源。在日常生活中，来自亲人、朋友、师长的关怀与鼓励以及社会的认可等，对一个人在学业和事业上投入的时间、精力都具有显著的影响，这是人们共有的生活常识。这些线索就构成一个研究的思路。在对这些事物长期考察的基础上，我们提出以下关于人体心理能量的命题。

心理能量是人与周围发生多层次深刻作用的外在体现。加强与社会和自然的有机联系，是实现自己心理能量提升和升华的正确方法。能够长期取得优异成绩的运动员，一定在依靠个人的先天素质和在后天与社会、自然保持着出色的有机联系的过程中，获得持续的心理能量的补充和升华。从上述视角来审视冠军选手的传记，就容易发现，他们都是与周围人以及社会保持积极关联的优秀典范。而这一点并不局限于运动员，社会的各行各业的优秀人员都具有类似的丰富资料。

Greene 说，"当乔丹出现在球场聚光灯下，他会审视着看台，然后意识到，当晚看台上可能有些观众从来没看过他表演，可能以后也没机会看到。于是又一个'乔丹时刻'将出现，他会宣称，他为了球迷而表演。"

在网球天王费德勒的传记中，瑞内·施道弗讲述了大量关于费德勒与父母、教练、队友、朋友、球迷以及各国记者，甚至是素不相识的人之间积极地联系[①]。

纳达尔说，"费德勒不仅是一位优秀的世界头号球员以及一个取得伟大成就的人，他还很安静、沉着，而且最重要的是，他是个好人……他耐心、易于合作、乐于助人并且注意倾听。他对贫穷的人、弱势群体以及他自己的慈善基金会都倾注了真心。他讲究公平、值得信赖并且对所有的事情都直接而坦诚……他人情练达、没有狭隘的偏见并且能说多种语言……他谦逊、不矫饰、忠诚可靠、充

---

① Stauffer R. 费德勒的故事：追寻完美. 张奔斗 译. 北京：中信出版社，2008：216.

满智慧并且富有同情心……费德勒按照那些已经确立的原则与价值观生活，它们中的大部分无疑是他多年来从他的父母那里获取的……"

类似上述的资料，不但在体育界超一流选手的传记和报道中，而且在各样各业的杰出人士的传记资料中。例如爱因斯坦在《我的世界观》中说过下列一段话[①]，能够体现出他的心理能量的某种来源：

不必深思，只要从日常生活就可以明白：人是为别人而生存的——首先是为那样一些人，我们的幸福全部依赖于他们的喜悦和健康；其次是为许多我们所不认识的人，他们的命运通过同情的纽带同我们密切结合在一起。我每天上百次地提醒自己，我的精神生活和物质生活都是以别人（包括生者和死者）的劳动为基础的，我必须尽力以同样的分量来报偿我所领受了的和至今还在领受着的东西。

这些资料无不支持着这一原理：心理能量来自于人与周围的深刻作用，加强与社会和自然的有机联系，是实现自己心理能量提升和升华的正确方法。

人体系统科学的基本原理进一步揭示，人的内层意识（潜意识、良知等）是与广泛的社会密切关联的，换句话说，人的潜意识中储存着自己与他人、社会乃至自然系统的关联信息，如果我们激发这一关联，就会获得广泛的支撑，我们的心理就拥有大的能量。因为我们个体的意识结构与人群、社会的更大的意识结构相互融洽、相互共振，我们会觉得动力无限。这些意识深处的内容往往不是在每天的日常生活中被感知的，而是在事业发展到关键之点时的必然，例如，运动员从事重要的比赛。由此推论出一个任务受到的潜意识中的支持因素越多，即执行这一任务的"理由"越多，那么人从事这个任务的心理能量就越大。

因此，强大心理能量的开发，可以认为是对潜意识中人与社会宇宙更大系统的有机关联性的开发。心理能量越强，人在相关任务上专注程度越强、时间越长，抗干扰能力也就越强。那么，与他人、社会进行有机关联的机制如何启动呢？每个个体对日常生活的大多数时候，关注的身边的小事情，这也是正常的。但是，在人与自己的内心进行交流、或者与他人进行心灵交流的时候，就会激发起对深层次的愿望的体会、感知和梳理，这就是一个深层次的心理能量的激发过程。可以说，当人与自己的内心、或心灵进行交流时，是下意识和潜意识启动的时机，而诞生的发自内心的能量是巨大的。

6.4.3　心理能量研究的展望

迄今为止，心理能量在心理学研究中还没有受到广泛的重视和深入的研究，原因之一是，西方心理学的研究对象主要锁定在精神系统处于不正常的人士。但是，东方传统文化更加注重解读超凡入圣的人士，从《道德经》对道的描述，从

---

① Einstein A. 爱因斯坦文集（第一卷）. 许良英 译. 北京：商务印书馆，1976：259.

《黄帝内经》对真人、至人的描述，从《论语》对君子的描述等，我们看到一幅幅真实的高级心理能量的图画。围绕着这些杰出人士开展的心理能量研究，可以类比于从行星的运动来研究引力，可以更快地使研究抓住规律。可以想象，如果牛顿注重于从地球上运动的事物去总结引力定律，恐怕会一事无成，因为，地球上的事物的运动往往受到太多的干扰。因此，对于心理能量基本规律的阐述，是一个东西方文化交融的课题。随着研究的深入，这样的问题会自然涌现：生理能量与心理能量有什么差别？是否存在与生理的能量系统类似的心理能量系统？如何测量心理能量？它是否可以定量？心理能量的变化是如何发生的？具体而言，什么样的行为导致心理能量提升、什么样的行为导致心理能量下降？是否存在与生理能量系统类似的心理能量系统的训练方法？这些问题都有待进一步研究，而本文为此做出了创新性的探索，走出了坚实的一步。

6.5　人体系统的进化原理

达尔文进化原理是由达尔文通过物种进化的研究首先公开提出的，这一原理对上述的自然宇宙演化原理的补充之处在于，生命系统具有选择优化生存空间的进化能力。因此，生命系统不再是机械地演化，而是拥有类似于"期望"和"行为控制"方式的进化能力。这是"进化"和"演化"之间的区别。生命系统的进化和物理化学系统的演化最终能否在量子力学的基本原理上获得统一，这是一个十分有吸引力的自然科学命题，是一个涉及生命起源但还没有得到解决的命题（见6.6.3小节）。

人体神经系统的独特性使得人的进化过程展现出高度的特殊性，它具有明显的多层次性。首先，在个体层面上。神经科学的发现揭示了神经系统和意识活动的可塑性，神经系统沉浸在人体机体之中造成了身体活动对神经系统以及意识活动的塑造性影响，作为一种反馈意识活动对技能和人体功能又产生塑造性作用。其次，在群体和社会层面上。由于意识活动的开放性，文化进化正在成为人类群体进化的重要因素。最后，在地球生态系统层面上。因为生命系统的进化，生命系统的表观规律也会随着时间改变，生命系统的多样化还会造成表观规律随物种变化而变化。病毒、细菌、植物、动物与人都生活在地球这一生态系统中，各种生命既遵从普适的生物学原理（在蛋白质与遗传学层次），拥有各不相同的功能性原理，但又相互依存、相互影响。因此，人体的进化原理，既有生物学意义上的进化规律，也有人体神经活动所拥有的智能型生物特有的进化规律，还有社会层面上的文化与文明进化的规律。以往，这些不同层次的进化规律是不同学科研究的对象，生物学长期只关注第一类进化，今天的神经科学开始关注第二类进化，但还没有产生有影响的突破，第三类进化还完全没有提到科学认识的高度，只是在社会科学的若干部门受到关注。人体系统科学将三者在统一的意义上来进行阐述，推动对这一关键问题的科学研究的深入。

6.5.1 人体系统的可塑性

针对人体系统的进化，我们将专注在第二类进化的探讨上，即涉及人体神经系统的可塑性的进化过程。这一进化过程的重要基础在于，基因表达的过程受细胞环境的影响。或者说，改变了细胞环境就改变了基因表达的过程。因此人的整体的行为，包括思维和肢体运动，都能够影响机体的细胞环境从而影响基因的表达。下面我们就来考察这个过程。

1. 基因表达与环境的关联

DNA 被称为人体的蓝图。基因是 DNA 的片断，它编码人体内蛋白质（构成细胞的基本材料）和荷尔蒙（一种物质，通常为肽或类固醇，影响生理活动，例如生长或新陈代谢），因此，DNA 主导人体内的每一个化学反应和功能。一个人的基因与其他人的基因 99.9% 都是相同的，而另外的 0.1% 则形成了人与人之间的种种差别。在生命活动中，DNA 能够遭受破坏，也能够被修复。我们的基因型（genotype）是指我们基因所包含的内容，而我们的表型（phenotype）是指我们基因的表达状态（即各种蛋白质和荷尔蒙的合成比例）。许多基因的激活比例失调与疾病的产生和发展相关联。因此，基因具有两大重要性质。

首先，基因作为模板可以忠实地进行复制。在身体的每一个细胞，包括配子（配子，具有染色体的单倍数的生殖细胞，尤指一个成熟精子或卵子能与相对性的配子结合而产生受精卵）中的，每一个基因都执行着这种模板功能。这个功能使得后代们具有每一个基因的复本。基因——这一模板的复制是高度保真的。而且，这个模板不会被各种类型的社会经验所调控。它只能被突变所改变，而突变是极其稀少而随机的事件。

其次，基因决定表型。它在具体的细胞中得到表达——翻译为构成细胞的基本成分蛋白质，进而通过表达决定着这个细胞的结构、功能以及其他的生物学特征。基因的这一功能被称为转录功能。尽管身体中几乎所有的细胞里都具有这个个体的所有基因，在任一特定的细胞（如肝脏细胞或脑细胞）里，却只有部分基因——大约 10%～20%，得到表达（转录）。而其他的基因都被有效地抑制了。肝脏细胞之所以是肝脏细胞，脑细胞之所以是脑细胞，正是因为每一个细胞仅仅表达了所有基因中的某一组特定的基因。当基因在一个细胞中得到表达时，它就影响着这一细胞的表型：基因决定着蛋白质的合成，而蛋白质的结构又进一步影响着细胞的性质。

人们的 DNA 或者基因在通常情况下（没有化学和辐射造成的损伤）是保持

稳定的。但现在人们认识到，基因的可变性远远超乎人们以往的想象。在决定基因的发展、表达和修复的核心要素中，就包括精神状态（mental state）。换句话说，虽然基因的模板功能，基因序列以及机体复制序列的能力是难以被环境经验所影响的，但是，基因的转录功能——特定的基因决定特定类型蛋白质的合成的能力——是被高度调节的，这种调节依赖于包括精神状态在内的环境因素。

具体地说，一个基因有两个区域。编码区，编码 mRNA，从而编码特定的蛋白质。调节区，通常位于编码区的上游，包含两个 DNA 元素。在启动子的位置，一种酶——称为 RNA 聚合酶，开始读取和翻译 DNA 以制造 mRNA。增强子解释蛋白质信号，以决定在哪个细胞以及何时编码区被聚合酶转录。因此，很少的蛋白质，或者转录调节者以及不同区域的增强子联合起来，决定 RNA 聚合酶结合在启动子上转录基因的频率。内在的和外在的刺激——大脑发展的每个阶段、荷尔蒙、压力、学习以及社会作用——改变着转录调节者与增强子的结合，以这种方式，转录调节着的各种不同的组合被调用。这种基因调节，有时被称为表观遗传（epigenetic）。

因此，环境因素以及人的整体的行为，包括社交活动、思维和肢体运动，都能够影响机体的细胞环境从而影响基因的表达，进而深刻地影响着人体的生理结构和功能。上述发现已经证明，曾经一度盛行的、机械的基因决定论是具有相当的局限性的。人类基因组计划的首席科学家 Collins 曾说道，"我们可能不会通过了解人类 DNA 序列来认识对于我们来说重要的'爱'……如果人性开始将自己看做机器，被 DNA 编程了的机器，我们会丢掉很多真正重要的东西"。[①] 这一说法与薛定谔的科学图景的讨论是一致的（见 1.3 节）。

2. 神经系统的可塑性

神经系统的可塑性是指，它可以改变自身的结构，包括细胞的类型、位置以及细胞间的联结方式。处于发育期的婴儿、儿童和青少年的神经系统具有高度的可塑性，这早已被人们所了解。而成年人的大脑则相对僵化。直到最近，人们还普遍认为成年人大脑不能发生重大改变。但近年来的科学发现，完全颠覆了上述传统观点。人们发现，即使对于成年人，神经系统在脑区层次、神经元层次和神经突触的层次都有明显的更新能力。"可塑性"（plasticity）已经成为当前神经科学的最频繁出现的关键词，它给人类的健康和潜能开发带来了巨大的希望。2003年发表于《科学美国人》杂志上的"行为重塑大脑"（The Mutable Brain）一

① Kaku M. Visions：How Science Will Revolutionise the 21st Century. New York：Anchor Books，1998：78.

文，总结了该领域若干重要研究。[①]

（1）脑区重组。

1980年以来，人们对猴子进行的若干实验，证明动物的大脑皮层的功能区并不是固定的。例如，一个接受并处理身体特定部位神经信号的脑皮层功能区，在身体部位受损之后，该功能区会接受和处理来自身体其他部位的信号。肢体损伤造成的是脑功能的被动重组，而此后的一系列研究表明可以通过学习、训练来主动的重组脑功能。Jenkins等在1990年进行的一项实验发现，大脑皮层的身体感觉定位具有一定的拓扑结构，运动在其形成中起到了重要作用。[②] 在这项研究中，成年猴子被鼓励使用三根中间的手指。经过几千次的训练后，脑皮层上代表三根中间手指的身体感觉定位图区域明显扩大了。

Leslie及其同事研究了成人大脑运动皮层的可塑性。[③] 他们请志愿者用一只手完成一项简单的运动任务，这项任务要求被试用大拇指按特定顺序触碰其他手指。他们每天只需花几分钟的时间做这项任务，通过练习，他们手指-大拇指触碰的准确性都提高了。对训练过和没训练过的志愿者，科学家们利用功能性磁共振成像（FMRI）技术测量了这些被试的运动皮层与活动相关的血流量变化的大小。结果发现，几周后，训练者的运动皮层血流量与对照组相比明显变大。这说明，训练过的手指对应的大脑皮层发生了变化。

（2）突触可塑性。

在学习和记忆活动中，神经突触起到至关重要的作用。这是神经科学和认知科学在过去二十年的重大发现之一。长久以来，人们都希望理解，学习和记忆是如何可能实现的？短期记忆是如何转化为长时记忆的？Kandel等的研究揭示了其中的分子细胞生物学机制。

当人看到一个事物的时候，大脑皮层（视觉皮层）相关的神经元突触发生了蛋白质磷酸化的过程，这个过程使得相关神经元之间的通讯加强，从而形成了神经回路。正是这个形成的回路，使得在刚刚看到的事物消失后，我们仍能够立即回忆起来。这就是短时记忆的分子细胞生物学机制。随着我们对该事物的持续注意或者回忆，相应神经回路的神经元之间的神经递质传递强度不断增强。当这一强度达到一定阈值并持续足够的时间，就形成了长时记忆。人们发现，长时记忆的形成意味着相应的神经回路得到巩固。巩固的过程是由神经元细胞内部的一系

① Holloway M. The mutable brain. Scientific American，2003，289：78～85.

② Jenkins W M，Merzenich M M，Ochs M T，et al. Functional reorganization of primary somatosensory cortex in adult owl monkeys after behaviorally controlled tactile stimulation. Journal of Neurophysiology，1990，63：82～104.

③ Karni A，Meyer G，Jezzard P，et al. Functional MRI evidence for adult motor cortex plasticity during motor skill learning. Nature，1995，377：155～158.

列复杂的生物化学变化所完成的，最终被激发的神经回路神经细胞长出了新的突触，它们使这个神经回路巩固并且很容易被激活——这就是我们回忆起这个事物的时候所发生的神经过程。Kandel 正是由于发现上述记忆的神经细胞分子机制而获得 2000 年生理学或医学诺贝尔奖。[①]

众多发现使人们认识到如果大脑运用的方式发生改变，大脑也就随之改变，无论是行为、心智活动，还是体育技能，都会使大脑发生改变。神经可塑性研究的领袖学者之一 Merzenich 总结到："我们（现在）知道了，人的大脑在一生中始终都是可塑的，无论在童年期或是成人阶段"。[②] 他把大脑皮层比喻为一片广阔的冲积平原，"某一年洪水可能向东流，沿途冲蚀出众多的小支流，第二年它又可能在平原中央冲蚀出一条深浚的河。一年之后，冲积平原的地图看起来完全改观了：众多大小河流都蜿蜒向西流去"。这完全是一幅进化的图案。

（3）神经元的再生。

神经元再生是近年来关于神经可塑性的又一重大发现。过去生物学家一直认为，只有在发育期，大脑才会产生新的脑细胞，但是最近 10 年来的神经科学发现颠覆了这一传统观点。

Gold 发现，成年动物的大脑竟然还会长出新的神经元，尤其发生在与学习和记忆相关的海马区。例如，在成年大鼠的海马区内，每天会长出 5000～10000个新生神经元。此后，人们发现，成人大脑内也存在新的神经元。2009 年《科学美国人》杂志在一篇题为"拯救新生脑细胞"的文章中，Shors 介绍了学习活动对于新生神经元的保护作用。[③] Shors 等对动物的研究表明，"两周内，除非动物努力学习新技巧，否则大部分新生脑细胞都会死亡。学习新东西需要付出巨大的努力，但这能让新生脑细胞保持活力"。至今为止，人们还没有总结出新生神经元的生成时间和数量上的规律，但是已经确认，包含学习、体育锻炼和加强环境变化，都会刺激海马中神经元的生成。同时，压力、糖皮质素与酒精都会抑制神经细胞的生成，进而导致记忆能力下降。[④]

6.5.2　人体生理功能增强的神经活动机理

神经系统与机体整体生理功能的紧密关联性，是人体进化原理的又一有力支撑。又由于 6.5.1 小节指出的神经系统高度可塑性，就有可能通过优化神经系统从而增强人体生理功能。这一自然推理，已经被大量的实验所证实。

---

① Fields R D. Making memories stick. Scientific American，2005，292（2）：75～81.
② Holloway M. The mutable brain. Scientific American，2003，289：78～85.
③ Shors T J. Saving new brain cells. Scientific American，2009，300：47～54.
④ Sapolsky R. Bugs in the brain. Scientific American，2003，288（3）：94～97.

集成一百多年以来生理学、神经科学领域的科学发现，人们得出一个明确的结论：人体的神经系统是一个接受环境和身体信息并且对行为进行多方面调控的系统，它由多个层次的神经回路构成。因此，神经系统是自组织生理功能增强的重要机理之一。具体地说，神经系统的活动与人体生理功能有密切的关联，二者形成反馈回路、产生相互作用，人体其他系统的生理功能支撑神经系统的运作，而神经系统的活动则调节甚至塑造人体其他生理结构和功能，进而影响自身的结构和功能，最后决定着人体系统的整体。这是人体生理功能进化的完整图像。

图 6.10 是神经系统与生理系统的关联。[①]

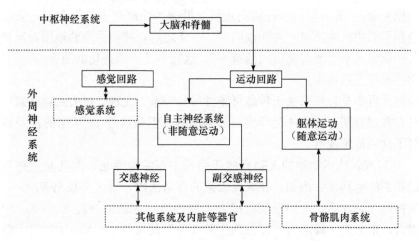

图 6.10　人体神经系统与生理系统的关联

1. 自主神经系统与生理活动的关联性

20 世纪最伟大的生理学发现之一是人体的主要生理功能由自主神经系统（包括交感神经系统和副交感神经系统）所调控。自主神经系统支配三种组织：腺体、平滑肌和心肌。因此，机体几乎每个部位都是自主神经系统的靶组织：

支配分泌腺（唾液腺、汗腺、泪腺和各种黏液腺）；

支配心脏和血管以调节血压和血流；

支配器官以满足机体对氧的需求；

调节肝脏、胃肠道和胰腺的消化及代谢功能；

调节肾脏、膀胱、大肠和直肠的功能；

对生殖器和生殖器官的性反应具有重要作用；

① Bear M F，Connors B W，Paradiso M A，et al. 神经科学－探索脑. 王建军 译. 北京：高等教育出版社，2004：278.

与机体免疫系统相互作用。

20 世纪初，哈佛大学的生理学家坎农（Cannon），刻画了人体内部的动态平衡，他创造了内稳态（homeostatis）的概念，刻画动物（从老鼠到人）所共有的行为和生理模式，他命名其中之一为"战斗或逃跑"。坎农发现，所有的脊椎动物对于威胁都产生一致的反应，不管危险是来自袭来的暴风还是其他食肉动物的威胁。这些反应包括，心脏调动和呼吸频率的增加，大肌群的紧张度增加，身体变冷和发汗，胃肠活动的降低以及瞳孔放大。

坎农发现的所有这些现象，都是交感神经系统显现出来的功能。交感神经系统是自主神经系统的两个分支之一。交感神经系统和与之对应的副交感神经系统，都被位于大脑的下丘脑（下丘脑，在大脑中位于丘脑下边的部分，构成中脑腹部的主要部分，作用是控制体温、某些新陈代谢过程以及一些下意识活动）所调节。它不但与肺、心以及动脉进行持续交流，而且与肾上腺髓质相沟通。在肾上腺髓质那里，它引发肾上腺素和去甲肾上腺素的释放，这进一步激发了心脏跳动和呼吸频率。所有的这些交感活动为动物和人类的逃跑和战斗做好准备。

在当代心理生理学中，坎农的"战斗或逃跑"的发现，被称为高度唤醒。它是一个整体性的过程：环境和心理的刺激，通过作用于大脑皮层激活下丘脑，进而引发自主神经系统的激活和内分泌系统的反应，引发身体的唤醒。它使身体为采取行动做好准备；使得身体产生了大量的变化，人们要为消耗大量的能量做好准备。此时心率加快、血管收缩。这两种反应共同促进血流量的增加。肝脏因此释放葡萄糖以提供应激的能量；脾则释放红细胞，对输送氧气具有重要作用。身体停止消化活动，但将脂肪释放到血液中转化为能量。同时排汗增多，这对身体消耗大量能量时降低体温具有重要作用。唾液和黏液的分泌量下降，使得人们感到口干舌燥。肌肉紧缩，瞳孔扩张，身体的敏感度提高。

当运动员准备参赛时，就需要有上述的"高度唤醒"的行为模式——称为高"兴奋度"，这必然在交感神经系统中产生大量的刺激和回路。这些刺激会产生神经疲劳，这在我们从事的运动实践中得到证实。运动员在大赛之后的休整期，与其说养体力，不如说是"养精神"，这就是神经活动剧烈消耗后的人体自动调整。本文研究的目标之一是如何优化这一复杂系统的神经回路过程，方法已经提炼在表象训练三部曲中。

与交感神经系统的功能相反，副交感神经则促进能量的产生和储存以及机体的修复功能，如消化、生长、免疫反应和能量储存。大多数情况下，自主神经系统两个部分的活动水平是相反的：当交感神经的活动加强时，副交感神经的活动就减弱；当副交感神经的活动加强时，交感神经的活动就减弱。交感神经强烈地动员机体，以损害机体的长时程健康为代价来实现短时的应急；而副交感神经平和地活动，以保持机体长时程的良好状态。交感神经和副交感神经不可能同时强烈地兴奋，因为它们的目标总是矛盾的。而且，当一个系统活动增强时，中枢神经系统内的神经环路可抑制另一系统的活动。这是自主神经系统的"二面"性的体现。

肠神经部——人体的小脑，是自主神经系统的重要组成部分。自主神经系统的肠神经部（enteric division）有时被称为"小型脑"（little brain），"小型脑"是一个独特的神经系统，它包埋在似乎是不可能的部位：食道、肠、胃、胰腺和胆囊。它由两个复杂的网络组成，每个网络都有感觉神经元、中间神经元和自主运动神经元，这两个网络分别称为肠肌层神经丛和黏膜下神经丛。它们调节从口腔到肛门与食物运输和消化有关的许多生理过程。肠神经系统并不小，它含有的神经元数量大约相当于整个脊髓的神经元数。

自主神经系统的肠神经部分之所以被称之为"脑"，是因为它的作用具有很大的独立性。肠感觉神经元监控胃肠壁的紧张性和伸展性、胃肠内容物的化学性状和血液中的激素水平。肠中间神经元环路利用这些信息调控肠传出运动神经元的活动水平，肠运动神经元调节平滑肌的运动、黏液和消化液的分泌、局部血管的口径。肠神经并不是完全自主的，它通过交感神经和副交感神经轴突可间接地接受来自"真正"脑的传入冲动。这种调控对肠神经的调节起补充作用，并且在某些情况下还能替代肠神经的作用。例如在剧烈的应急期间，交感神经系统的强烈活动抑制了肠神经系统和消化功能。

中国传统的道家内功训练方法普遍注重下丹田的修炼，例如张三丰《玄机直讲》中指出的"垂帘观照心下肾上一寸三分之间，勿忘勿助"。下丹田的部位恰恰就是肠神经部——"小型脑"的中心部位。我们猜想道家内功训练方法中对下丹田的观念，能够改善肠神经部的结构、并优化它的功能。经过长时期的修炼之后，这个部位就有可能能够长时期的"自动化"的发挥良好的功能，为人体更有效的提供能量。这一猜想，有待于未来的生理学实验验证。从当前国际上对冥想（meditation）进行的多层次的实验研究来看，当前的科研水平能够对上述猜想进行检验。

2. 神经系统与肌肉系统的关联性

肌肉系统的训练是多数运动项目的重要部分。科学研究表明，力量水平不仅仅取决于肌肉质量（性质和体积）而且还取决于神经募集能力，后者对于爆发力尤其重要。最近的神经生理学研究发现，神经系统的活动对于肌肉系统有塑造性作用。

Mark 等发现，肌肉的性质仅仅是由它所接受的神经支配的类型决定的。如果肌肉接受一个来自快运动神经元的突触连接，它就成为快肌纤维；反之，如果它接受一个慢运动神经元的突触连接，它则成为慢肌纤维。[1] John Eccles（神经科学家，诺贝尔医学与生理学奖获得者）和他的同事们做了一个实验，他们将支配快肌的神经去除，并用支配慢肌的神经来代替，结果这块快肌表现出了慢肌的特性。[2] 肌肉的新性质不仅表现在收缩特性（慢速，耐疲劳）上，而且在很大程度上发生了生物化学方面的改变。这种生物化学变化是肌肉物质特性的一种转变——肌肉所表达的蛋白质类型被新的神经支配改变了。

　　进一步，如果支配肌肉的神经元的类型不变，那么肌肉是否能够被神经元活动的形式所改变？答案是肯定的。挪威的 Lomo 和同事们的工作表明：肌肉物质特性的转变，可简单地通过将运动神经元的活动形式从快速的类型（间歇性的、每秒 30～60 个脉冲的爆发性放电）变为慢速的类型（每秒 10～20 个脉冲的稳定放电）而实现。[3]

　　如果意识和神经系统是人体系统的形体二面，那么可以推测，个体力量水平可以通过意识训练得到加强。这一猜想得到了神经生理学实验的证明。从 20 世纪 90 年代初期，人们就开始了对精神训练影响身体力量的实验研究。2004 年 Ranganathan 等在一篇名为"从精神力量到肌肉力量——运用精神获得力量"的文章里，对相关研究进行了综述，并且揭示了这种力量训练对应的神经系统变化[4]。在实验中，科学家对被试人员的小指和肘屈肌，进行了精神诱导的力量训练（在不进行身体动作练习的情况下进行想象的力量训练），并且在这一过程中，对大脑皮层在这两组肌肉最大力量收缩的调节过程的电信号进行了定量的测量。实验发现，小指的精神训练组力量增加了 35％；肘部精神训练组力量增加 13.5％；小指进行实际肢体训练组力量增加 53％；而对照组（没有进行任何训练）在小指和肘部力量上没有明显的变化。进行训练的志愿者，在肌肉力量提高的同时，伴随着大脑皮层的电势变化（脑电图显示），测试表明电势变化与肌肉主动收缩的控制直接相关。因此，精神训练增强了大脑皮层的输出信号，而这使得肌肉的激发度更高、进而提升了力量。

　　我们在科技奥运活动中对神经系统作用于改变肌肉质量这一课题开展了积极的探索和实践。我们创新了训练模式，将大脑静耐力训练（心理训练）和正常的

　　① Bear M F, Connors B W, Paradiso M A, et al. 神经科学-探索脑. 王建军 译. 北京：高等教育出版社，2004：239.

　　② Eccles J C. Evolution of the brain：Creation of the self. New York：Routledge，1991：231.

　　③ Bliss T V P, Lomo T. Long-lasting potentiation of synaptic transmission in the dentate area of the anaesthetized rabbit following stimulation of the perforant path. The Journal of Physiology，1973，232：331～356.

　　④ Vinoth K R, Vlodek S, Jing Z L, et al. From mental power to muscle power—gaining strength by using the mind，Neuropsychologia，2004，42：944～956.

力量训练相结合，对青年运动员彤女士开展了系统训练（见 7.4 节）。在 2007 年 6 月的专项技术力量测试中，德国皮艇资深专家 Sperlich 评价说，（彤女士）已经接近世界级水平，成为国家队女子皮艇中专项力量最大的运动员。

3. 大脑神经与生理机能的关联性

神经科学家发现，脏腑器官不但作为营养物质的来源哺育了神经系统，而且通过血液传播化学物质影响着神经系统的运作。而反过来，神经系统的活动影响着人体的其他系统的生理机能。

神经科学家 Damasio 在名著《笛卡尔的错误》中总结到，"脑和身体通过相互将对方作为生物化学和神经系统回路的靶器官，结合成一个不可分割的整体"。脑和身体呈现出如下错综复杂的关系①：

（1）身体的几乎每一个部分，每一块肌肉、每一个关节和内部器官都可以通过周围神经向脑发送信号。

（2）身体活动所产生的化学物质可以通过血液到达脑，并可直接或间接地通过激活例如穹隆下器官等特殊的脑部位来影响脑的运转。

（3）反之，脑可以通过神经作用于身体的所有部位。其执行者是自主神经系统（又称为内脏神经系统）和肌肉骨骼神经系统（又称为随意神经系统）。

（4）脑也通过生成或命令生成化学物质释放到血液里来作用于身体，这些化学物质包括激素、神经递质和调质，如图 6.11 所示。

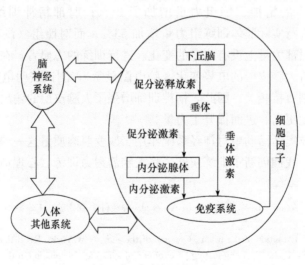

图 6.11　脑神经系统与人体宏观功能网路的关系

①　Damasio A R. 笛卡尔的错误：情绪、推理和人脑. 毛彩凤 译. 北京：教育科学出版社，2007：98.

总之，人体的生理功能和神经系统的活动密切相关。这些研究对于调动人的主动意识，开展系统训练，增强人的生理与心理素质，产生重要而丰富的影响。下面，我们继续这一主题的探索。

6.5.3　意识对人体生理心理的塑造性作用

1. 意识活动的医学研究

意识活动在这里泛指人有意开展的心理活动。从上述理论的分析，可以得出如下的推论：意识活动可以影响个体的健康水平，这一点已经被现代科学研究的大量实验所证实。

哈佛大学心理学教授 Langer 在 1979 年做了一个著名的实验。[①] 实验中，研究人员找来 75 岁以上的老年人，把他们送到一座别墅里。这座别墅是以 1959 年为主题的，音乐来自 1959 年，报纸杂志也是 1959 年的，以及室内的所有装饰都是 1959 年的。这种布置使得被试的这些老年志愿者仿佛回到 20 年前。在实验前后，研究人员对他们进行了各种测量，发现一周之后，这些老年志愿者的心理和生理年龄都减小了。例如，他们在各项测试中变得更灵活，他们的手掌、双腿、身体都变得更强壮。他们的记忆力都有明显改善。智力水平有明显改进。研究人员测量了志愿者的指骨间距，按照生理规律，人越老，骨骼间空隙变得越小，指骨间变得更紧凑。而一周后的测量表明，他们的手指间距变长。他们的视力和听力都有所改进。在心理上，无论是自我评估还是家人的心理问卷评估都表明：他们变得更快乐、更自立而较少依赖他人。上述实验所产生的效果，主要归之于安慰剂效应，环境的因素使得这些老年志愿者认为他们年轻了，这种信念产生了实验所发现的一系列生理和心理功能的改善。

另外，心身医学以及神经科学（特别是认知神经科学）的最新研究也揭示了意识活动对人体功能和结构的多方面的综合调节作用。三十年前，心身医学还被视为异端，而近年来的一系列新发现彻底改变了这一局面。大量的临床观测和实验表明，人的情绪、认知等心理作用会对癌症在内的多种疾病的产生和康复产生重要的效应。随着实验技术的提高，人们发现，神经、免疫与内分泌系统之间存在密切的相互作用关系，三个系统的重要细胞上都拥有一种特殊的信使分子，使这些细胞能够接受来自其他系统的信息，这类发现催生了一门新的学科——"心理神经免疫学"，并逐渐成为身心医学的理论基础之一。

2004 年在一篇题为"心智是如何治愈和伤害身体的"文章中，心理学、精神病学和药理学教授 Ray 综述了社会和行为因素通过对大脑的作用进而影响健

---

① Langer E J. Old age：An artifact? // McGaugh J I, Kiesler S B. Aging：Biology and Behavior. New York：Academic Press，1981：255~282.

康、疾病和死亡。^① 结合来自各个领域研究数据的支持，作者提出了理解健康与疾病的新建议。他认为，大脑是身体对抗疾病的第一道防线，精神是大脑的涌现功能，这一提法与诺贝尔奖学者斯佩里（Sperry）的意见一致。精神为大脑功能的实现提供了基础，在这个基础上，其他变量才发挥各自的作用。这一心身关系表明，信念系统（精神）与希望如同生物化学、生理学和解剖学一样重要，改变思想意味着改变大脑，也因此改变身体的生物功能。2006 年，"欧洲分子生物学组织报告"杂志发表了一篇题为"身心研究进入主流"的文章，Vicki 综述了身心医学三十年的发展历史，并且介绍当前在哈佛大学医学院、美国 NIH 等一些著名的研究机构中，身心医学越来越受到重视的发展局面。^②

　　在对人体系统的认识上，过去二十年，更引起人们广泛关注的是意识科学的兴起。由于认知神经科学的快速发展，人们已经有可能对意识活动所对应的神经过程进行丰富而细致的观察；人们揭示了心理表象的神经科学证据——实际操作一件事情与想象同一件事情时同样的神经通道被激活了。人们发现学习活动对于新生神经细胞的存活产生重要影响，发现意识活动能够影响脑区的生理结构甚至能够使成年人的大脑皮层变厚。^③ 所有这些发现都已经部分地用于精神疾病的治疗。这些发现，都使得心理层面的作用，在医学和竞技体育里，越来越受到人们的重视。同时也引发了人们对人体系统的重新认识。

2. 意识活动对染色体的影响

　　意识活动究竟在多大程度上影响人体系统？从多位多层次的本体论出发，考察意识活动的影响力，需要考察意识活动的作用层次。近年来的实验研究发现，意识活动能够影响到机体的基因表达。这是人体进化原理的又一重要科学基础。

　　一段时间以来，人们已经发现心理压力能够导致 DNA 损伤。细胞修复这些损伤的能力可以通过 DNA 修复能力（DRC）来测量。一些压力，例如创伤压力能够增加氧化压力，同时刺激补偿性 DNA 修复机制。^④ 染色体是动物细胞核和植物细胞中一条线状的 DNA 链和辅助蛋白，携带了传递遗传信息的基因和功能团。越来越多的发现表明，遭受各种压力的动物的染色体失常明显增加，例如姊

---

① Ray O. How the mind hurts and heals the body. American Psychologist，2004，59（1）：29~40.

② Vicki B. Mind-Body research moves towards the mainstream. European Molecular Biology Organization Reports，2006，7，4：358~361.

③ Zelazo P D，Moscovitch M，Tompson E. The Cambridge Handbook of Consciousness. New York：Cambridge University Press，2007：269.

④ Oldham K M，Wise S R，Chen L，et al. A longitudinal evaluation of oxidative stress in trauma patients. Journal of Parenteral and Enteral Nutrition，2002，26，3：189~197.

妹染色单体交换并作用于 DNA 修复酶（例如甲基转移酶）。动物实验[①]和更多的人体实验[②]研究发现，精神状态影响着基因功能。精神压力增加了基因变异的数量，削弱了人体自我修复的功能[③]。

例如，最近针对健康的医学院学生开展的研究证实了，在高度压力时期——例如在考试期间，相比于低压力时期——例如假期后，所有的研究对象的 DNA 修复能力指数都增加了。[④] 这是对 DNA 损伤的适应性响应，也就是说，在高压力期间，DNA 损伤明显增加，因此造成 DRC 的活跃。有趣的是，如果压力很大、长期处于高压力水平以及情绪波动很大的学生，他们的 DRC 是低的、或者是没有变化的，这表明他们体内的 DNA 修复响应已经被削弱了。

DNA 损伤显然是诱发癌症的重要因素。[⑤] 不但 DNA 的功能、损伤和修复能够由心理状态引发，而且心理状态还会影响基因的老化。

端粒（telomere）是位于 DNA 链底端的 DNA 片断，它们通过保护 DNA 免于解体从而避免引发细胞凋亡。一项针对前更年期的女性开展的研究发现，心理压力——无论是短期、还是长期压力，都明显地产生下列影响：较高的氧化压力（oxidative stress）水平、较低的端粒酶（telomerase）活性（端粒酶是一种能够修复端粒的酶）以及较短的端粒长度。这些因素都被证明是与影响细胞凋亡和寿命的因素相关。具有最高氧化压力水平的女性，相比于低压力水平的女性的端粒要短，这段缩短的距离相当于老化 9～17 岁的年龄。[⑥]

尽管横向研究显示端粒长度随着年龄的增加而缩短（平均水平），最近的纵向研究却显示，在相当比例的人群中，外周血液单核细胞的端粒长度能够增长。这些发现为确定潜在的调节端粒长度变化速度的可塑性调节因子敞开了大门。

端粒酶的活性是细胞长期生存能力的预测器，它随着慢性心理痛苦的增加而降低活性。而佛家传统宣称冥想能够降低心理痛苦并且促进身心良好状态。因此，2010 年，诺贝尔生理学奖获得者 Blackburn 带领的科研团队考察了 30 名志

① Adachi S，Kawamura K，Takemoto K. Oxidative damage of nuclear DNA in liver of rats exposed to psychological stress. Cancer Research，1993，53，18：4153～4155.

② Fischman H，Pero R，Kelly D. Psychogenic stress induces chromosomal and DNA damage. International Journal of Neurosciences，1996，84（1～4）：219～227.

③ Kiecolt-Glaser J，Glaser R. Psychoneuroimmunology and immunotoxicology：Implications for carcinogenesis. Psychosomatic Medicine，1999，61（3）：271～272.

④ Cohen L，Marshall G，Cheng L，et al. DNA repair capacity in healthy medical students during and after exam stress. Journal of Behavioural Medicine 2000，23（6）：531～545.

⑤ Levine A. The tumour suppressor genes. Annual Review of Biochemistry，1993，62：623～651.

⑥ Epel E S，Blackburn E H. Lin J，et al. Accelerated telomere shortening in response to life stress. Proceedings of the National Academy of Sciences of the United States of America，2004，101（49）：17312～17315.

愿者从事 3 个月每天 6 小时的冥想训练，并与另外 30 名在年龄、性别与体重相匹配的对照组相比较。这项研究提出了两种应急参量：控制感和神经质，前者使应激参量减小，后者使应激参量增加。此外，他们还采用了两种品质指标：正念（mindfulness，觉察性）和人生目标（purpose in life），来描述人的思维变化。

　　训练的参与者接受了关于集中注意的冥想技术指导，并进行培养慈善心态的辅助练习。在训练前后对志愿者进行心理测试。训练后采集外周血液单核细胞样本以检测端粒酶活性。结果显示，在训练结束后，训练组成员的端粒酶活性明显高于对照组。而且训练组成员的控制感增加、神经质下降，正念和人生目标感的增加度都较大。中介模型的分析显示，冥想训练对端粒酶活性的效应被控制感增强和神经质降低所介导。进而，控制感和神经质的改变都部分地由正念和人生目标的增强所介导。此外，人生目标增强直接介导了端粒酶活性的群体差异，而正念的增强则不具有同样作用。

　　这是将冥想和积极的心理变化导致端粒酶活性改变的第一项研究。数据显示控制感的增强和负面情绪对端粒酶活性增强有贡献作用，这意味着端粒长度的增加和免疫细胞寿命延长。进一步，人生目标被冥想训练增强，它直接影响着控制感和负面情绪，并且直接和间接的影响着端粒酶活性。[①]

3. 意识活动对神经系统的塑造性

　　意识活动对人体结构和行为的可塑性原理，已经为众多的科学实验所证实。研究发现，患者在接受心理治疗的方法治疗前后，脑的局部的代谢状况会发生变化。2003 年在"神经成像"杂志上发表的题为"改变心灵就改变了大脑"一文中，Vincent 介绍了一组对患有恐惧症的病人进行心理治疗前后的脑成像研究[②]，发现治疗前后，在给患者呈现同样的情境时，患者的脑部的激活区域发生了明显的变化。这表明，心理治疗能够修正功能不良的神经回路。也就是说，在心理水平上的变化，能够在功能上重新连接大脑神经回路。

　　意识活动的可塑性原理已经被应用于对精神疾病进行治疗、提升常人的心理素质。对其微观的神经生物学机制展开解释，是当今认知神经科学、神经心理治疗学等学科的前沿研究领域。[③]

　　充分认识学习和记忆过程的规律、提升知识和技能的学习效率，是这一研究

　　① Jacobs T L, Epel E S, Lin J, et al. Intensive meditation training, immune cell telomerase activity, and psychological mediators. Psychoneuroendocrinology, 2011, 36: 664~681.

　　② Vincent P. Change the mind and you change the brain: Effects of cognitive behavioral therapy on the neural correlates of spider phobia. NeuroImage, 2003, 8: 401~409.

　　③ Schwartz J M, Begley S. The Mind and the Brain: Neuroplasticity and the Power of Mental Force. New York: Harper, 2002: 271.

的另一个非常重要的应用领域。学习和记忆也是通过各种增强印象（例如集中注意、多次重复）的方法，来重新"塑造"意识。哲学家们对这种意识的塑造性曾进行了深入的思考，例如哲学家 Churchland 在著作《科学实在论和心智可塑性》中，应用了神经科学的发现，讨论了感知觉的可塑性和理解的可塑性，以及这些科学发现对于心身关系，以及认识论所产生的深刻影响[①]。当前，意识（或心智）的可塑性已经引起了人们的广泛关注。

意识训练在促进技能的提高方面的效应，也是大家普遍认同的。人所有的技能，都是需要神经系统的参与，都对应着一定的神经回路。那么，即使没有外显的动作，而只是想象在进行动作的想象，就可以促进人的技能水平的提高。这种训练被称为表象训练（mental rehearsal）。表象训练有两个理论基础，一是神经肌肉假说，二是表象与知觉的神经同通道假说。人们通过精心设计的实验，观察到表象运动与实际运动中的肌肉电活动之间的同步对应，"这说明与动作操作相关的运动神经通路在心理训练的过程中激活了。运动神经通路的激活有利于建立和强化适当的调节模式，促进技能学习"[②]。表象与知觉的神经同通道假说是一项认知神经科学领域的成果。[③] 人们通过各种神经成像技术（PET、fMRI 与 TMS 等）对表象过程进行测试，发现：① "知觉产生于信息直接登录感觉的时候；心理表象不必仅仅简单回忆以前知觉过的物体或事件，它们也能通过新的组合方式或修改储存的知觉信息而生成。" ② "表象能激活同通道知觉系统中的大部分神经，从而激活相关运动系统，并使之像真实的知觉体验那样影响躯体。" "运动想象不仅训练了相应的脑区，而且还在协调不同脑区中的执行——这反过来加快复杂任务的完成。"

事实上，意识活动能够对神经系统产生重要的定向塑造作用。人们发现，某些心理训练，比如冥想训练，甚至能够使得大脑皮层变厚。[④] 皮层增厚可以由神经元的树突和轴突分枝增多、神经胶质体积增大或者血管丰富引起，这些要素对于神经功能非常重要。大脑皮层区域与注意力、体内感受、信息处理密切相关。研究发现中等水平（平均每天进行 40 分钟冥想练习，持续 9 年）的冥想练习者的大脑皮层比对照组（没有进行冥想练习）更厚。

① Churchland P M. A Neurocomputational Perspective: The Nature of Mind and the Structure of Science. Cambridge: The MIT Press, 1993: 153～196.

② Richard A M. 运动技能学习与控制. 张忠秋 译. 北京: 中国轻工业出版社, 2007: 343～344.

③ Kosslyn S M, Ganis G, Thompson W L. Neural foundations of imagery. Nature, 2001, 2 (9): 636～642.

④ Lazar S, Kerr C, Wasserman R, et al. Insight meditation experience is associeated with increased cortical thickness. Neuroreport, 2005, 16: 1893～1897.

6.5.4　进一步的科学问题

综上所述，人体系统的一个重要部分，神经系统，具有极强的可塑性，这为人体的进化研究开辟了一个重要的领域，即第二类进化。在上面介绍的这些微观机理和过程的研究中，还缺乏一个宏观层面的系统性的研究。为此，我们倡导要增加对人体认知、思维、意识与心理活动开展进化的系统学研究，这也就是人体系统科学的使命。这一研究将与主流认知心理学、认知神经科学形成有机的补充，共同推动人体心理素质的上升。

我们的神经系统已经进化到一个具有丰富多层次结构的阶段，我们需要开发一种描述多层次结构统计力学的新工具，这一工具能够对多样化的生物子系统开展进化动力学的定量描述。病毒、细菌、植物、动物以及人都生活在地球这一生态系统中，各种生命既遵从普适的生物学原理（在蛋白质与遗传学层次），又拥有各不相同的功能性原理，但又相互依存、相互影响。我们的数学工具将需要把统计力学与网络动力学相结合，使我们能够处理许多子系统相互影响的"合作统计力学"。

6.6　人体系统科学的若干前沿科学问题探讨

人体系统科学初步构建了哲学观，提炼了科学原理，现在的重要使命是实现对于若干科学问题的认识上的突破。这里，我们选择若干前沿科学问题，开展一定的讨论，旨在展示如何运用人体系统科学的哲学观和科学原理，为这些科学问题的思考提供新的视角。希望这些讨论能够推动这些科学问题认识上的突破。

6.6.1　涌现的本质和系统复杂度的度量

涌现是一般系统论发展早期就提出的一个概念，应该是系统论的奠基性概念之一。霍兰是 Santa Fe 的代表学者，是近期"涌现"概念的主要贡献者之一。在《涌现：从混沌到有序》[①] 一书中，他指出，"涌现首先是一种具有耦合性的前后关联的相互作用。在技术上，这些相互作用以及这个作用产生的系统都是非线性的。我们不可能在棋类游戏中通过汇编棋子各步走法的统计值来真正了解棋手的策略，也不可能通过蚂蚁的平均活动了解整个蚁群的行为。在这些情况下，整体确实大于局部之和。"Santa Fe 学派构建一个以主体为主要工具研究复杂系统的涌现行为的研究路线，受到很大的重视。

"我们这个世界的状态，是由其中具有决策能力的个体间的相互作用来自然

---

① Holland J. 涌现：从混沌到有序. 陈禹 译. 上海：上海科技出版社，2001：45.

描述的,这一点和游戏很类似。当我们给这样的系统建模时,这些个体就被称为主体,这个模型就被称为基于主体的模型。"主体个体的行为受环境中的其他主体和对象的影响,特别是如果主体个体会不断学习、适应环境,使得主体所形成的系统的行为变得非常复杂。正如在国际象棋的例子中,棋手不断受到棋局的影响,随着时间的流逝,棋局的变化,棋手的策略会产生变化。学者们期望通过涌现的概念来研究这样的复杂系统。

涌现的研究目标是设法凝练出一些主体间相互作用的简单机制,称之为产生涌现现象的规则。通过发现这些规则,人们把对涌现的繁杂的观测还原为一些简单机制的相互作用。这仍然是还原论思想的应用。这些机制出现在主体这个中间层次上。相关的研究产生了如下一些重要的结论:

(1) 涌现现象总是出现在一类生成系统之中。这些系统包含种类相对较少并遵循着简单规律的主体。

(2) 在这样的生成系统中,整体大于各部分之和,集中体现系统层面的一些规则,这些规则是无法通过直接考察子系统的规律所获得的。

(3) 生成系统中一种典型的涌现现象是,随时间的进化,主体也在不断改变。

(4) 涌现是一种稳定模式,其功能由其所处的环境决定的。

(5) 涌现结构通常满足宏观规律。相对于个体行为的细节,宏观规律通常是较为简单的。

(6) 涌现现象的一个典型结果是存在多样化(多层次)的稳定模式。不同的稳定模式的作用和功能不一样。

(7) 涌现结构种类的增加,会使得系统的功能增强。

(8) 更高层的生成过程带来稳定性的强化。当具有强化稳定性的模式满足宏观规律时,新的生成过程就会取代原来的生成过程,形成更高层次的生成过程,最终完全代替了原先的生成过程。

让我们对上述研究进行一个在新哲学观指导下的分析。中国人民大学的苗东升教授曾对 Santa Fe 学派的工作进行了精辟的总结。他认为,这一学派使涌现这一早期一般系统论的抽象概念真正进入了复杂系统,通过对于主体模型的计算机模拟,人们在一个个具体的系统中看到宏观(拥有大数主体的系统)层面上的涌现结构,确认了涌现结构的客观性,这是 Santa Fe 学派的一个巨大的贡献。由此,开辟了一个涌现论的时代。对此,我们是认同的。涌现这一在系统论发展历史上非常重要的概念,当初是在哲学思辨中给出的,通过 Santa Fe 学派的研究,给出了科学的论证。但是,与 Santa Fe 学派强调涌现的相互作用观(他们更关注涌现的产生机理-微观规制)不同,我们更关注涌现的存在性,即其空间的结构性和时间的演化性。由此,我们倡导对宏观涌现结构开展细致的、定量的、多层次的研究。

在"一元二面多维多层次"的哲学观来看涌现，有下列几个观点：

第一，涌现是宇宙生存发展的普遍过程，是形成多层次结构的必然途径。宇宙演化、原子形成以及生命起源等都伴随着一个个层次越来越高的涌现事件。最重要的涌现事件是宇宙的诞生，宇宙大爆炸事件是真空对称破缺，产生物质和时空的奇点事件。对称破缺是一个理论物理学的术语，一个形象的例子是水变成汽，气凝结为冰，称为相变，物质的物态发生改变，其物质结构的对称性同时发生变化。这些变化的过程是宏观结构态的演变，这样的演变就对应于一种新的涌现过程。因此，涌现作为系统论的一般概念，广泛存在于自然界。

第二，涌现具有二面性，能观察到的宏观的涌现结构，和一个主宰涌现结构发展变化的一个场。这一二面性对于复杂的涌现结构（例如生命）就特别重要。具体地说，生物大分子是在生命起源的过程中所诞生的涌现结构。由于碳原子（形成的分子链）的特殊结构，生物大分子的多样性就是一大特征。我们从事物的二面性来推论，在可见的生物分子结构（如 DNA）相伴而生的还有量子波函数的相位场，虽然不能直接观察，却也是客观世界的一部分，这一相位场在决定生物分子的进一步宏观进化过程中始终扮演着重要的角色。继续推论，低等生物、高等生物、人的进化过程中伴随着一个个涌现结构，而这些涌现结构背后都有量子波函数的相位场。把握涌现结构的二面性，必须将涌现结构的空间形态和其动力学演化联合起来思考。这应该是未来继续推进涌现结构研究的关键科学问题。

第三，涌现结构具有多维多层次性，而维度数和层次数构成了复杂系统的复杂度的衡量。既然涌现伴随着每一个进化事件的诞生，那么，宇宙演化与生命进化的过程朝着越来越复杂的方向发展，必然将产生层次越来越多的系统。人是地球生态环境中发展最高级的生命体，是个体拥有维度和层次数最高的系统。这一结论是本书哲学观的推论，有待具体的科学的论证。可以说，对于涌现结构开展多维多层次的研究，量度其复杂度，将是下一波复杂科学研究的热点。

6.6.2　生物进化规律：基因型与表型，进化距离

自达尔文创立了进化论，生物学的宏观研究主线紧紧扣住了遗传和进化。DNA 的发现、基因组的测序、蛋白质序列和结构以及干细胞的诞生等，都是在这场大规模探索活动中产生的突出成果。面对着日益增长的海量数据，探索生命世界规律的任务日显沉重。这是一个检验认识论有效性的战场。人体系统科学认为，生物进化的普适规律将表现在系统层面上，因此需要采用系统观，但同时也要关注复杂结构的研究。进一步的说，发展恰当的表征生物进化的系统序参数是关键。例如，本书所阐述的进化与演化有重要的区别，演化是系统在同一状态（相）空间的变化，而进化涉及系统向新的状态空间跃迁（相变）的变化，会出

现复杂性的明显变化和系统功能的变化。生物进化涉及这两种运动的交替进行，需要新的数学工具。这里阐述的哲学观有利于发现和完善这样的新的数学工具。

生物遗传性的一个表征是化学分子的排列顺序，在宏观的遗传特性（即所谓的表型）与微观的核酸分子排列（即所谓的基因型）之间存在一种耦合。尽管表型与基因型表现出极大的多样性，但是构成基因型的基本元素（DNA）具有四种分子的基本结构。这是还原论研究的一个辉煌。

但是，即使存在这样的普适结构，对于解读生物遗传性来说，"基因型与表型"的关系研究，今天仍然陷入了巨大的复杂性的困境。那就是，生物基因结构的多样性，和生物表面形态的多样性之间是什么逻辑联系？如何来建立联系。可以说，目前的研究都是经验性的，即使最先进的科研院所在最顶尖的学术刊物上的报告，提供的都是代价不菲的实验室数据，尽管使用了精巧的统计分析（如贝叶斯网络，高阶马氏链等），但获得的仍然只是一些经验性的关联，对这一问题的深刻解释还没有出现。

解除这一困惑的关键在哪里？在于理解复杂系统的本质。任何复杂系统都是一个"一元二面多维多层次"的系统，是一个在多个维度上有表现、在每个维度上都是一个矛盾着的两方面性质的共同体，而一元是"中心"。以上面说的例子来说，生物的"基因型和表型"是生物遗传性的一个维度，而生物遗传性是生物体这个"一元二面多维多层次"的复杂系统，在涉及其代代传承过程中"家族"特性变化的一个侧面，与"基因型与表型"相关，但更为宏观的一个维度是基因分子的"结构与功能"。可以说，在"结构与功能"这一对立统一的维度中，"基因型与表型"是一个子维度。主流学术界的思维往往将研究局限在某一个维度上，就难以解读两者之间的关系。我们认为，多维多层次是系统的普遍特征。我们应该同时考察若干个维度，才能使我们从单一维度的困境中解脱。

为了展开直觉思维的翅膀，来设想与生物遗传性相关的其他系统维度，让我们回到事物的"一元"性方面。生物遗传性的自组织中心在哪里？对于一个生命体而言，生存本身是核心，但这一生存是在一个不断变化中的、包含许多不同类型生物体的生态系统中进行的。用大自然来描述这一生态系统，我们认为个体基因结构和功能的演变是大自然系统演变的一部分，这一演变一定是以基因型的多样化为主要标志。因为生态系统具有非常不同的状态（例如沙漠与海洋），不同环境下的基因演化路径可能不同，留下不同的基因变化的图谱（一般都认为是随机突变，近来也有证据表明，突变的方向性也不容忽视）。如果基因型是微观分子层次演化所留下的烙印，那么表型则是基因产生重大突变后在宏观结构上留下的、容易观察到的烙印。因此可以认为，表型是一系列基因型积累后形成一个重大转折点的标志。这里，一个新的维度是一种对称性的变化，即物理学所说的相变（水变为汽的变化），即从量变到质变的变化。换句话说，"基因型与表型"的研究，需要在跨尺度的宏观"涌现"结构的相变方面引进新的参数和数学表达。尺度是一个重要的维度，引进尺度的概念，将对同一表型下的基因型的归类产生新的理解。

上述这一分析将对生物进化中的一个最为重要的难题提供新的思路，即关于生物物种的突变。达尔文进化学说的发现，是基于对生物表型的分析和综合，现代遗传性的大量研究集中在对生物基因结构的解读方面，在没有完全理解"基因型与表型"的关系之前，达尔文进化论的思想是无法真正在现代生物遗传学的研究中实现的。正因为如此，分子遗传学对达尔文进化论的应用只是局限在对随机进化速率的估算，即所谓"分子钟"的应用上。按照现代生物遗传学的估算，鱼类与人的进化距离等同于猩猩与人的进化距离，而这一结论是十分荒唐的。这是一个例子说明，以基因型为基础进行的进化距离估算，对于经历许多突变的生物物种之间的进化距离计算，是错误的。这个问题正在引起人们的关注，是一个待解决的当代科学问题。

原核（细菌）基因在几亿年的时间尺度上经历了相当大的变化。我们曾对原核（细菌）基因组的序列开展了深入的研究，积累了大量有关基因和基因翻译信号的认识，拥有了数百个原核生物物种全基因组几十万条基因的翻译起始位点上游的信号资料。在我们掌握的几十万条基因中，有一部分是能够确定其同源关系的，这些同源基因构成一个描述基因进化的数据库。多样性和复杂性是从这些数据库中挖掘普适进化规律的难题。我们认为，在氨基酸层次和核酸层次的对比比较中，同义突变和异义突变的比例就是关于进化的一个重要指标。进一步，氨基酸残基的突变与蛋白质功能变化密切相关，以众多的同源原核基因为基础，构建关键（疏水）残基的变化谱，并结合蛋白质结构的变化来讨论这些变化的进化意义，能够挖掘出对于当今生物研究很重要的许多信息。从这些结构中反推出系统在进化过程中的进化压力，相当于认识在背后主宰行星椭圆轨道的万有引力规律一样。

如果说，牛顿在行星位置的比较研究基础上建立了经典力学，那么，人们最终将在序列变化的基础上解读生物进化的力学规律。难题主要就表现在如何从序列的变化中定义进化。序列碱基的突变、插入和删除是变化的主要形式，变化的结果分中性和氨基酸残基变易或丢失，前者不影响蛋白质的功能，后者会影响蛋白质的结构甚至功能。上述的数据将给我们展示中性变异的范围和速率以及有意义变异的条件。结合变异蛋白质的性质，我们进一步可以获得蛋白质变异的空间。类比于化学元素的研究，我们期望从蛋白质的变异中发现蛋白质可折叠蛋白质的类型和状态。

四百年前，伽利略发展了速度与加速度等力学概念，为建立牛顿力学奠定了基础。今天，我们面对复杂的核酸序列数据，也需要建立合适的框架。我们认为，这一工作分三步来进行。首先，建立一个分类的规则，将具有可比较价值的序列放在一起进行比对；其次，建立一套序参数，用它们来表征进化运动中序列状态之间的差异，类似于行星的坐标（相当于第谷和开普勒的工作），为行星运动建立椭圆轨道这样的运动规律；最后，对不同类比（不同组的基因，不同组的物种等）的进化过程进行同一性描述，寻找它们的共同性质。例如，在 DNA 变异的位置和方向上具有哪些规律？这三步研究对于寻找多样性下的进化规律具有一定的参考价值。

6.6.3　生命与智能的起源

基于还原论思想探索生命起源的研究集中在理解 RNA 的起源，即糖、磷酸和碱基这三种成分从何而来，又怎样聚集组装。诺贝尔生理学奖获得者，哈佛大学教授绍斯塔克（Szostak）和里卡多（Ricardo）在 2009 年的一篇文章中对这一研究进行了一些介绍。[①]

每一个活细胞内部都充斥着设计巧妙的分子装置，这些装置不停地在细胞内振动、旋转或蠕动，它们剪切、粘贴和拷贝遗传分子，运输营养物质或将它们变成能量，构建和修补细胞膜，传达机械信息、化学信息或点信息。一个巨大的科学之谜是，大约 37 亿年前，生命如何从无生命物质中诞生的？20 世纪 50 年代，芝加哥大学的米勒（Miller）和尤里（Urey）用实验证明在合适的条件下较为简单的化学物质能够形成氨基酸——蛋白质的基石。但是，氨基酸如何形成蛋白质和酶？至今还没有答案。半个世纪以来，生物学家依照机械论的思路在探寻生命的起源，如图 6.12 所示。首先，生命的核心特征是能够自我复制，因此生命起源的一个重要问题是，如果得到了某些较为原始的遗传分子如 RNA，它们是如何自我复制的。其次，化学结构分析表明，DNA 和 RNA 是由核苷酸构成的，核苷酸是由糖、磷酸根和碱基构成的。遵循还原论的思路，生命起源的问题进一步被分解为一系列问题：大量核苷酸是如何形成 RNA 链的？糖、磷酸根和碱基是如何形成核苷酸的？这三类有机分子是如何由更简单的分子合成的？近年来对上述问题的研究取得了一些进展，但仍留下一些谜团。从化学的角度解读生命起源的探索路径似乎十分遥远。

让我们设法从另一个角度来思考问题，即为什么在宇宙演化的过程中产生生命是可能的、甚至是必然的？对于生命起源的理解，不应该仅是对于其涉及的化学过程的理解，而且对于这一出现在宇宙演化过程的巨大事件必然性的理解，因为这样的理解是一个"鲜活"的理解，它对于当今生态系统正在出现的物种消亡、生命进化与智慧进化等生命系统的演化的理解具有更为重要的意义。

---

① Ricardo A，Szostak J N．重返生命源头：新线索暗示了第一个活的有机体怎样起源于无机质．环球科学，2009（10）：32～40．

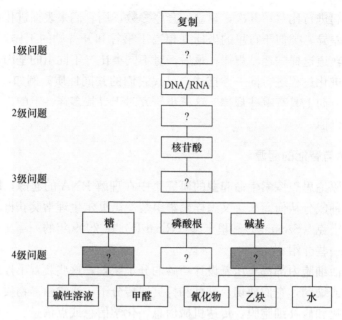

图 6.12　当前生命起源研究的主导思路

我们对于生命起源的理解源于对宇宙存在的量子本性的理解。我们将从时空的量子特性开始描述，进而给出一个惊人的结论：生命、智能的起源是不同层次的涌现结构，它们在本体论意义是惊人的相似，它们在宇宙中出现是必然的，尽管各种"巧合"的因素是同样的令人吃惊。

1. 量子力学的宇宙观

　　量子力学理论首先完美而详尽地解释了原子的结构和原子在其电子从一个量子能级改变到另一能级时发射光波的特征频率。对这些能级的第一次计算就得到了精确的答案，与观测相符合。这一理论将围绕原子的电子运动描述为一个云，电子离原子核的距离并不是固定的，而且也不是可以精确测量的。如果用一个光子去打原子，原子中的电子会吸收这个光子（如果频率合适的话），使它的运动状态改变，成为一个更大的云。这些过程的数学描述是波函数，波函数的振幅对应于云的密度，高密度是电子经常出现的地方，低密度是电子不常出现的地方。波函数还有一个相位，与波的传播特性有关，也与电子的能量有关。这一描述起初是用于原子周围的电子（所谓处于束缚态的电子），后来广泛用于各种状态的电子，最终发展为系统的量子场论，用于描述所有微观粒子的能量过程，例如，在加速器里产生的基本粒子，在低温超导介质里运动的电子等。虽然，人们发展了许多新的概念和数学工具来描述复杂体系中运动的电子，但是，有几点核心的元素没有变，我们把这些元素称为量子力学的宇宙观，简述如下：

微观系统本质上由一个场来表述，波函数是宏观地刻画这个场的最理想的数学工具，物理的相互作用都可以表达为作用在这个场上的"算子"，每一个算子也都构成一个"测量"系统的一个方法。如果我们要了解一个系统，那么就引入一个与系统的相互作用，通过作用过程中系统状态的变化来获知这个系统的性质。这个过程本身就是一个动力学的过程。换句话说，自然界并不存在"独立"的测量，每一个测量过程都伴随着一种相互作用和相互影响。在经典物理的许多过程中，这一影响可以近似地忽略，但不是不存在。因此，从经典物理引出的哲学观是有缺陷的。当我们说一个事物处在空间某个位置时，必然需要伴随一个测量。因此，确定一个事物的时空结构，必然伴随一个量子场的作用过程。量子场的一个最重要的特征是，它是遍布宇宙的。一个事物局限在空间某一个位置、发生在时间的某一个历史阶段，是相对的、近似的概念，从绝对的意义上讲，宇宙中的万事万物的发展是相互联系的，过去、现在与未来是有深刻的相关性的。从这里，读者可能已经感觉到与东方哲学的相似性，可能已经发现，量子力学的哲学存在论与人类历史有着某种惊人的相似。这里我们给出了一个命题：人是宏观的量子事物，生命是宏观的量子现象。

2. 量子力学的真空观

生命和意识的起源，与真空对称破缺有着密切的关联。最早意识到真空具有能量也是源自对原子中的电子能级的研究。1947 年，测量仪器变得足够灵敏，探测到由于真空能量的存在所引起的电子能量的微小的变化。真空应该是一个没有电子的状态，何谈能量。这就是零点能的来源，即空无一物的真空，仍然具有能量，因为它仍然有空间和时间，是宇宙的一种存在，这种存在，存在能量的效应。这一思想最早是普朗克在 1911 年首先引入的，他在试图解释物质和辐射是如何相互作用从而产生黑体辐射的普朗克谱时，得出一个推论：即使温度处于绝对零度，系统也具有能量 hf/2。1913 年爱因斯坦和斯特恩指出，仅当零点能也被考虑在内时，才能够从普朗克辐射黑体谱获得准确的经典近似的能量。[①] 这一能量的实验证据是德拜（Debey）在 1914 年获得的，他发现，即使当温度开始接近于绝对零度时，原子栅格中仍然出现很强的 X 射线散射，这种散射是固体内部振动的零点能产生的。这些研究给出的是真空零点能在绝对零度时的效应，是真空零点能的间接证据。

所谓真空零点能，本质上不是电子的运动，而是电子运动场所的真空背景的运动，实际上，真空不空。另一个证据来自著名的"兰姆位移"效应。离原子核很近的电子能够感觉到真空的零点运动所产生的微小涨落。这些轻微的起伏稍稍

---

① Sciama D W. In The Philosophy of Vacuum. Oxford：Oxford University Press. 1991：137～158.

改变了电子的轨道路径，使电子的能级微微偏离忽略真空涨落时的期望值。在氢原子中，原本是能量相同的能级，被 400 万分之一电子伏的零点能分裂成两个能级。这个微小的能量差被称为"兰姆位移"，它首先被美国人兰姆（Lamb）和雷瑟福德（Retherford）于 1947 年发现。兰姆因这项发现获得了 1955 年的诺贝尔物理学奖。

对量子力学有所了解的人们对于绝对零度下的零点振动是不陌生的，它很容易从海森堡不确定性原理出发来推导，那就是，大小为 hf/2 的能量是最低值，不可能为零。但是，人们可能很容易忽略，这里应用海森堡的不确定性原理有一个前提，就是应用于真空这个"不空"的系统。或者说，零度能的直接证据与海森堡的不确定性原理共同建立了一个量子力学的真空概念，即没有物质、没有电磁场的空间仍然具有能量，即真空的实在性。这一结论是本书的哲学观的基石。

直接探测零点能的第一个方法，是由荷兰物理学家卡西米尔（Casimir）在 1948 年提出的，这就是著名的卡西米尔效应。

卡西米尔一直试图设计出一种促使零点涨落场在实验中自我暴露的方法。他想到的最简单的方法是，在量子真空中平行放置两块导电金属板，如果零点能确实存在，它必然会对金属板产生可观测力的效应。理想情况下，金属板应该放在温度绝对零度的装置中进行。在金属板加入之前，根据量子力学的薛定谔波动力学方程，我们可以把真空看做是各种波长的零点波的海洋。金属板加进真空，会对零点波的分布产生一种不寻常的效应。只有驻波才能在这两块金属板之间存在。于是，在金属板之间只能存在一部分整数倍波长的零点波，而在金属板之外的空间可以存在任意零点波。这意味着金属板以外必定比金属板之间有更多的零点涨落，使得零点波对金属板外壁的撞击比它对内壁的撞击更多。于是，两块金属板会受到外壁零点波的压力而互相靠近。这一压强的大小可以推算为 $\pi hc/480d^4$，其中，d 是金属板之间的距离，c 是光速，h 是普朗克常数。这被称为卡西米尔效应。这种效应非常微小。而当金属板靠得越近，将它们推到一起的压强也越大。也就是说，金属板之间的距离越小，零点波的卡西米尔效应越显著。

卡西米尔这一优美而简单的实验思想已经在试验中观测到了。斯巴内（Spanay）于 1958 年第一次声称观测到了这一效应，他用了两块 1 平方厘米、用钢和铬制成的板，但是，最后结果中的误差太大了，甚至接近于不存在吸引效应。因此它的实验难以令人信服。一直到 1996 年情况才发生根本的变化。拉摩侯（Lamoreux）[1] 确凿无疑地探测到了卡西米尔效应。测量到的吸引力约 100 微

---

① Lamoreaux S K. Demonstration of the casimir force in the 0.6 to 6 um range. Physical Review Letters, 1997, 78: 5～8.

达因，与卡西米尔预计值在 5% 的精度上一致。

这些优美的实验所显示的是，在所有能消除的东西都消除后，空间里仍然存在一个量子振动背景强度。零点能是物质的量子性的表现。真空不再与虚空、虚无等概念等同。深刻理解量子真空作为整个世界的背景，将使我们对于生命、世界、人与社会产生新的认识。

3. 建立在量子真空演化背景下的生命起源观

首先，我们建立一个量子真空"相变"的概念，用它来统一描述，宇宙演化过程中的一系列划时代的事件：原子形成，分子形成，生物大分子形成，生命起源，智能起源，等等。

所谓量子真空相变，对应于真空量子场的一个对称破缺过程，在这个过程中，真空量子场的对称性在内部涨落动力学中发生改变，出现多尺度耦合的新状态，产生一个新的涌现结构。从本质上讲，我们不认为量子场的涨落是完全的随机事件，还有尚未被揭示的动力学机理，主宰着这一动力学过程，形成多尺度的时空结构。我们以流体力学的湍流运动来设想这样的相变过程。湍流运动貌似随机，其实是一种复杂的运动形式，复杂度之高，以有限的变量空间来看，似乎很难看出规律，它的运动在统计上的规律性是很明显的。最近的研究表明，湍流运动在宏观上必然形成统计上的多层结构，与复杂的涡旋运动相得益彰，共同描述湍流运动。复杂涡旋运动难以定量描述，而统计多层结构具有非常良好的定量特性。研究还证明，统计多层结构是一种宏观对称破缺，是一种非平衡统计态的时空"多相"态。[①] 于是，我们认为，量子力学的预言也类似于我们对宏观湍流多层结构进行的理论计算，即对真空量子场的涨落动力学进行的一种"宏观统计"计算。我们的这一观点似乎隐含着对爱因斯坦-玻尔长期争论的一种化解，对波函数的主流统计解释和波姆的隐参量理论的一种调和。

以这种观点来看宇宙的演化，我们认为，宇宙演化过程中曾发生一系列的真空"相变"过程，每一个"相变"都对应着真空量子场的一个对称破缺，一种对称性的改变，导致了时空结构的产生。基本粒子的产生对应于这样一个过程，原子、分子的产生也对应于这样一个过程，只是复杂程度不同，耦合的尺度跨度不同；化学大分子和生物大分子的产生也不例外，它们对应于一个跨越更多尺度范围的多层次"涌现"结构。由于量子场本质上是一个整体状态，就像流体运动，虽然涡旋结构可以出现在空间的某一个局部，但是每一个涡旋运动与其他涡旋之

---

① 这些研究结果是最近由我们研究团队完成的，新理论是湍流世纪难题——定量的普朗特湍流边界层理论的突破。该研究给出普适的卡门常数，给出迄今为止最为精确的圆管湍流平均速度剖面的预言，而且可以应用于描述一系列湍流运动。

间存在一种耦合，这种耦合会产生一种压力脉动，会产生声波。我们的这一类比是有一定的背景的。① 每一次的相变过程都会产生一种新型的大尺度"涌现"结构，这一结构的出现也都对应着一种新的相互作用机制的出现，例如，质子、中子相对于原子核而言是强相互作用；原子与原子之间是范德瓦尔力的作用；分子与分子之间是化学键的作用，等等。这些认识都是还原论自下而上的因果逻辑所取得的成果。

然而，随着系统的体系发展的复杂性增加，用经典还原论的方法来描述相互作用机理变得越来越困难。Santa Fe 学者们在苦苦寻找的规则，仍然是在沿用还原论的思路来刻画和描述宏观涌现结构的生成过程。这一类努力虽然不能说没有价值，但是，一个互补的思路，不是从生成论出发，而是从存在论出发。也就是说，不必始终要找到那个生成的机理，可以专注于涌现结构（一种新的存在）的结构和功能的特性描述。这是从整体到局部的过程，从整体的对称性原理出发，来描述涌现结构可能具有的性质，来完成对"存在"本身的描述。对于人，对于社会也许这是非常必要的。

于是，我们对宇宙演化的量子力学过程，建立这样一个命题，地球上的生命起源对应于这样一个量子时空的对称破缺事件，这样一个相变，在这个过程中，宏观的涌现结构（DNA、RNA 等）背后存在着跨尺度的量子相位场（一种流场），这一流场具有整体运动特性，而它又与分子结构之间形成一种耦合，使分子结构具有一种新的自组织能力，能够在复制的过程中实现自修复、自完善的过程。这是宇宙进化史上划时代的事件。重要的是，这一事件一定是与自然界最微观的力学过程——量子力学过程，也即量子时空对称破缺过程密切联系的。突出说明这一点，是要求我们时刻牢记，生命是一个量子现象，生命体"与生俱来"的量子特性，便让我们能够轻易理解中国传统文化中气的本质，也使我们很容易破解薛定谔的悖论，在物理世界中找到意识的位置，刻画意识与物质的相互作用。因为，意识与物质是人体系统的两个方面，它们都结合在人体的一元周围，形成一个重要的维度—形体二面的量子场维度。

人体系统的整体一元性的产生机制就源于宇宙这一量子真空对称破缺的基本过程，这一基本过程发生后，在自组织性原理主导下形成一个系统，这个系统的自组织核心就是系统的一元。这一思想与斯塔普、钱学森提出的人体的量子认识论本质是融洽的，但给出更为大胆的设想，它提出了生命起源、智能起源的物理本性的量子力学猜想。读者不难看出，这一设想受启发于《道德经》所描述的道

---

① 可以证明，大自由度的量子系统可以近似由非线性的薛定谔方程来描述，而非线性薛定谔方程的时空演化对应于一个流体的运动，其中，密度场正是波函数的振幅，相位梯度场是一个流动速度场。存在着一个被称为麦德郎变换来证明两者之间的等价性。

的本性："道生万物"。从上面阐述的物理学和宇宙学的逻辑推理，宇宙万事万物都来自于真空，来自于真空中发生的量子对称破缺，这对应于基本粒子的产生与湮没。宇宙诞生初期的大爆炸，产生时空，真空对称破缺的涨落动力学中产生出各种物质，重子和轻子，费米子与波色子；在宇宙进化的一定的时刻，新的对称破缺产生更为丰富的粒子，包括各种化学元素。我们认为，宇宙进化伴随着一个一个这样的新过程，每个过程都产生宇宙中更为复杂的系统，每一个新的复杂系统的诞生，都与量子时空的新的对称破缺有关。

4. 生命起源与智能起源的新假说

上述的这一生命起源观，即量子真空场的高级相变导致生命物质的产生和进化，点出了一个在当代生命起源学说中被忽略的因素，即量子相位场，这是一个宏观的、非局域的场对微观分子结构、特别是微观分子体系的影响。同时，这一学说在逻辑上将更高级的生命系统的进化，如细胞的形成，组织的形成，高等生命体的形成乃至于智能的产生和高级智慧的诞生置于一个统一的框架下。

首先，这一量子场的进化过程中始终在一元性下伴随着二面性，即对应于波函数振幅的物质性和对应于相位场的意识性，后者类似于一种流场，它表现一种流动，可以产生漩涡，也可以表现为波动。相位场的存在性是在物质运动的过程中表现出来的，它本身是一种"虚"的存在。这一科学模型是一元二面哲学本体论的具体体现。

其次，上面提到的各种复杂生命体系的诞生，对应于不同复杂度的、跨越不同尺度范围的、具有不同层次功能的生命系统的诞生，每一个系统的诞生是以比其简单、有能够支撑其存在的子系统的诞生为前提的。虽然复杂度各有不同，但从某种意义上讲是相似的，甚至是必然的，即对称性产生变化，导致新的有序态诞生与新的功能态诞生。即使我们对于详细的化学过程不能以还原论的因果逻辑进行描述，但是，在这一科学模型指导下我们仍然可以对形成这一过程的条件进行研究，尤其是对于相位场的意义给以足够的关注。

最后，值得强调的是，这里讨论的整个理论框架与后面讨论的意识的本质之间存在非常自然的联系。而意识活动正是对相位场的研究，詹姆士的意识流就是一个说明。如此，意识的起源就与生命的起源成为同一个过程不同层次的表现。进一步，"一元二面多维多层次"的本体论告诉我们，意识一定是以场的形式出现，意识场一定拥有多维多层次的结构，因此，追问，植物是否有意识？低等动物是否有意识？就不是好的科学问题。生命体都有意识，只是意识有层次的区别。人的意识层次更为丰富，人的意识能够更加主动地调整自己的行动，改变自身的一些结构，增加了人的适应性。而这一性质就表现为智能性。由此，智能的起源问题，将是高等动物的意识场出现一个新的飞跃的问题。

于是，我们可以、而且应该在统一的理论框架下来讨论生命的起源与智能的起源问题。我们将在今后的专著中专门讨论这一问题。

6.6.4　意识的本质

20 世纪 90 年代以来，意识研究受到了广泛关注。国际上已经有不少专门的意识科学研究机构和学术团体，如国际"意识科学研究协会"（ASSC），美国亚利桑那大学意识研究中心，纽约大学哲学系脑与意识研究中心，英国达拉谟大学意识研究实验室等。国际意识研究协会旨在促进"认知科学、神经科学、哲学以及其他相关的自然科学与人文学科分支共同探讨人类意识的本质、功能与机制"，并设立"詹姆斯奖"，以表彰在意识科学领域作出贡献的学者或研究生。美国、英国、德国、加拿大、丹麦、瑞典、日本与澳大利亚等国也纷纷举行这方面的大型国际会议，积极开展意识科学的理论和实验研究。

1992 年 1 月在希腊召开了"科学与意识"会议；1992 年 7 月在伦敦召开了"意识的实验和理论研究"会议；1994 年 4 月在美国举办了"图桑会议"——通向意识的科学基础；1996 年 4 月举办了第二次"图桑会议"——理解意识的本质；1997 年丹麦哥本哈根大学举办了"大脑与自我"大型国际会议，6 月国际意识研究协会在纽约举办了"内隐认知与意识"会议；1998 年 6 月意识科学研究协会举办了"意识的神经相关性"研讨会；1999 年 5 月在日本东京召开了"面向意识科学：基础研究"国际会议，6 月在美国召开了"意识与自我"会议，8 月在澳大利亚召开了"痛觉与意识"会议，11 月在西班牙举行了"卡伽与意识"国际会议；2000 年 6 月在布鲁塞尔举行了主题为"意识的统一性：捆绑、整合与分离"会议。进入 21 世纪，意识的科学研讨会则更加频繁。

美国脑科学家、心理生物学家斯佩里（Sperry）因对左右脑半球功能分工的研究而获得 1981 年诺贝尔生理学和医学奖。2001 年 5 月，斯佩里提出了创建意识学这一新学科。新世纪以来，有关意识的研究正日益兴旺，学术活动此起彼伏，斯佩里的"大胆"构想已经初步实现了，这就是当前意识科学的兴起。

斯佩里提出，意识、心理现象是大脑活动的宏观动力学涌现。[①] 他认为，"离开大脑活动精巧的工作背景或大脑整体有序活动中的任何一个，意识效应也就不会出现了"。但是，斯佩里认为不应把意识事件等同于神经生理事件，后者是由生理、生化、物理的许多事件组成。人的意识是脑神经的最高层次涌现的新性质。高层次的心理、意识一旦从神经事件中产生出来之后，就具有自身的特性，即主观性，而无法还原为神经生理学的因果律。与神经生理过程相比，心理

---

① Sperry R. Turnabout on consciousness：A mentalist view. The Journal of Mind and Behavior, 1992，3；5～8.

过程和意识事件更具有整体性。意识事件并不需要与大脑事件在构造上或事件上对应和同位，意识在整个脑的系统内没有特殊的定位。以物理理论的角度看，斯佩里主张的意识-大脑关系，非常类似于导电线圈和电磁波之间的关系。

关于心脑之间的相互作用，斯佩里认为，意识心理对脑生理、生物化学过程具有调节控制的影响作用。心理或者精神是一种客观实在，"主观的精神现象是居首位因果性的有效的实在，它们能被主观地经验到"。虽然如此，斯佩里坚称他的理论是一元论，其原因在于，他认为意识是大脑涌现的产物，而人的行为是由"精神驱动的"，心理和脑生理是一个"统一体"的两个侧面。

斯佩里进一步主张，主观意识经验的统一性是由精神提供的，而不是由神经事件提供的。意识在人脑中是一个综合空间、事件、质量与能量的多元结合体。斯佩里还认为，对主观经验地位的提高必须包括精神价值问题，他反对仅仅停留在一般性的意识的主观性，认为应该揭示出在人的意识中"那些主观性是最为重要的"。根据斯佩里的论述，价值是意识主观性的集中表现，同样也是大脑涌现的产物，并且对人类和世界起着因果性的作用。科学最终可以把意识或价值的脑活动过程研究清楚。价值和道德可以像意识一样成为解释人的行为的因果性动因。

量子物理学家玻姆（Bohm）创建了量子力学的隐参量解释理论。虽然这一理论在主流的统计解释下遭遇到冷遇，但最近获得化学家的重新评价。他在考察精神和肉体的关系时，认为两者都是一个更高维的实在（存在）在低维时空（我们生活的四维时空）的一个投影。他认为，"更综合、更深层和更内在的现实性既不是心灵也不是肉体，而是更高维的实在，它是心灵和肉体的共同基础，从而在本性上超越了这两者。于是心灵或肉体都只是一种相对独立的子总体，这意味着这种相对独立性是从高维的基础中衍生出来的；在此高维基础中，心灵和肉体最终只是一个东西"。[①]

量子物理学家斯塔普提出了人的三大纲要的概念：体纲要，外界纲要，信念纲要。[②] 斯塔普认为，人的纲要（schema）系统属于稳定的宏观物理系统，可以用宏观物理参量来描述；其次，大脑的动力学过程，本质上是量子生物化学过程，其中涉及大数量子态的叠加，在宏观上由纲要系统的亚稳态来表示。斯塔普将纲要系统的事件定义为意识事件，并由此提出，对应于每一意识事件，将有一些量子生物化学事件（例如脑神经元受激发射）；反之，对应人体（尤其是有关大脑）的量子生物化学事件。也将产生一定的意识事件，即对人的整体纲要系统状态变化有关的事件。

① Bohm D. 整体性与隐缠序. 洪定国 译. 上海：上海科技教育出版社，2004：236.

② Stapp H P. Mind，Matter，and Quantum Mechanics. New York：Springer-Verlag，2003：176.

我们的认识

从一元二面多维多层次的系统观出发，我们自然地拥有与上面几位学者相似、但表达更为一般性和系统性的观点。我们认为，意识是与可见的人体相伴相生的一个基本存在，其物理本源可以从两个角度来看，一是可以从人的宏观量子场的相位梯度来描述的宏观涌现结构（与玻姆、斯塔普相似），二是与人的神经电流（网络）图案密切相关的宏观涌现（与斯佩里相似）。而它本身应该具有多维多层次的丰富结构，这是意识科学应该研究的内容。

首先，它是人体系统虚实维度的虚面，这是自然科学将之长期排斥在研究对象之外的原因。薛定谔指出的科学图景的缺失，正是对人体系统这一面的缺失。加强对意识的科学研究，突破实与虚的界限，对于开拓科学的实证观有决定性的意义。长期以来，我们习惯于用实证性的眼光来看待我们周围的存在。让我们再来审视薛定谔所阐述的悖论：一方面，当我们从物质的实在性出发考察意识时，我们一无所获；而另一方面，我们对意识的存在性又难以拒绝，因为，我们能够"实实在在"的感知到它的存在，并且从逻辑上也难以拒绝它的存在（意识主导我们的行为）。现在，站在量子态的新的存在观的高度来审视这个问题，问题就迎刃而解。

其次，这里的意识观倡导以量子态的进化来理解生命的起源和人类高等生命的进化，那么，意识将是人类进化过程中所产生的"人体量子态"的不可或缺的部分，它与我们的身体一起构成完整的人。身体内部的各种生命活动，无论是西方生理学所关注的有明显组织特征的运动，还是东方传统文化中所描述的"精气神虚道"，都是人体量子态的组成部分。与经典思维不同的是，人体量子态的"振幅"部分是可以直接测量到的"实体"，而相位部分虽然不能被直接观察，但与实体部分的运动变化是密切联系在一起的，后者正符合我们所了解的意识的特性。因此，意识是人体的基本参量，对应于人体波函数的相位。而相位梯度正好给出詹姆斯所推测的"意识流"，它是宏观人群量子态的一个整体结构。

值得提出的是，人体系统科学对意识的研究，将与人的心身系统的研究密切结合，后者已越来越受到各个领域的科学家们的重视。人们普遍发现，对于生命系统，仅仅研究其传统意义上的化学作用是远远不够的，必须同时研究在一般意义上所理解的精神这一方面，而量子态的宏观叠加所构成的"纲要系统"，包含了精神以及"心"的作用，而同时它又是一种物理的客观存在。认识到这种客观存在性，将使人们对一些科学的最新发展方向，有更深的理解。例如，免疫学的新兴学科之一心脑免疫学正快速发展，其中所观察研究的大量现象，确认了人的精神意识（斯塔普的纲要系统）对生理免疫系统的宏观可观察到的影响。纲要系统的客观存在性，是认识这种影响的物理基础，它将对理解人体免疫系统作用的机制，提供了许多新的思路，对于人类健康学将产生深刻的影响。

人体系统科学的意识研究将对中国传统文化中应用最为广泛的概念"气"给出确切的解读。中国传统文化中早就存在着类似于斯塔普的"纲要系统"，但比之更具体、更形象的概念，这就是"气"。根据上面的讨论，我们可以推想，气就是对人的生命个体的宏观量子态的一种形象化的描述。正如微观系统的量子场具有物质性一样，宏观量子场，即气场，同样具有物质性。就像引力场一样，它是与生命体，尤其是人体息息相关的物质场，这一物质场的存在性反映在生命的每一个过程中：水谷之气存在在消化吸收过程中，肾气存在在思维过程中，经脉之气存在在血液输运过程中，等等。同时，由于量子态的特性，气又具备一些经典物理场所不具备的特性，例如"非局域性"、"虚实相间性"，等等。更有意义的是，气的运动状态比较类似于宏观的流体运动，可能具有涡旋与波动两类不同形态的运动。从这些分析来看，气是中国传统文化贡献给人类的一个与人体相关的重要的科学概念。在涉及与人的精神因素在内的诸多现象的理解和分析时，气提供了更具体的理论概念，这是气优于抽象的纲要系统的地方。这一优势体现在可以对气场的变化过程开展更详细的分析，可以结合非线性科学，特别是复杂系统科学的最新成果来丰富人们对人体的复杂行为的认识。气场这一概念的科学性也将在建立细致模型的过程中表现得更清晰。这是本书要表示的一个重要结论。

按照中医理论，人体内部的内气场，对人体的整体（阴阳）功能协调起了决定性的作用。从生物化学的角度看，人体内部的各个系统、组织之间，存在着生物化学场的作用，这是现代西医病理学、药理学的基础。我们现在将两者统一起来了：人体内气场就是古人对生物化学场的一种高层次的唯象表述，是从不同知识系统出发对人体内部复杂相互作用给出的描述。当然，对人体而言的内气场，对于细胞或器官而言却是外气场。内外相对而言。推而言之，人体也像一个细胞一样，在周围激发一个场。此场也许很弱，但它具有多层次、多方位的选择性，对特定方向的作用效果是很不相同的。高度的选择性相互作用，应该是生物高层次作用场的普遍特征。因此，人体外气场并不神秘，在对现代科学进行全面的剖析之后，其存在性也就不难想象了。

如果说，在细胞的层次，生物化学场非常明显，那么，在人体整体协调的层次，以及在涉及人体之间相互作用的社会层次，气场这一概念就显得非常恰当。不过，社会气场结构复杂，而且众人的气场相互叠加，作用规律不明显，现象与规律之间的联系表现得似有似无，使人们不容易建立可靠的定量的模型，这还有待于人们对复杂系统动力学研究的不断深入来推进。与此同时，人们可以充分运用历史文化中记载的经验现象和规律，在与医疗、健康实践相联系的过程中来探索科学规律。

第 7 章　人体系统科学的应用技术

人体系统科学中，人不仅是科学研究的主体，也是科学研究的对象。随着对人体认识的定量化和微观化，大量的人体数值呈爆炸式增长。人体系统科学正在构建一个一元二面多维多层次的系统观，并在这一系统观主导下整理、归纳海量的人体数据，提炼人体运动规律。

在此同时，人体系统科学在上述系统观的指导下，对人类长期积累的保健、卫生、治疗与锻炼的经验学说开展系统梳理，从人体系统科学原理出发，结合工程实践，全面认识这些经验学说的意义、价值和逻辑。于是，我们将经过梳理的各种提升人体素质的经验、方法和学说等概括为人体系统科学的应用技术-人体系统优化技术。

7.1　人体系统优化技术的概念与方法

人体系统优化技术的本质目标在于应用人体系统科学的原理和对人体运动规律的认识，开展一系列规范化行为（包括思维），实现对人的健康素质、工作学习和社会交流能力的提升。在本节，我们将对一些在人们生活中已经普遍应用的方法和技术进行梳理总结，并在人体系统科学的框架下认识各项技术的作用层次、范围和深度，并为探讨高级优化工程技术奠定必要的基础。

7.1.1　人体系统优化技术的概念

根据人体生命系统运动的规律，对个体生命活动（行、走、坐、卧、呼、吸、观、想、思、感、意等）开展适度的调节，就构成人体系统优化技术技术的内容。表 7.1 是人体的各种可以有机调节的活动。

表 7.1

可调节的活动	调节内容
呼吸	深度、频率、粗细、匀度
姿态	站姿、坐姿
行走与跑步	速度、节奏、持续时间
睡眠	时间长度、作息
饮食	量、节律、质（素食与肉食）

可调节的活动	调节内容
认知与思维	读书、写日记、讨论、聊天
言语	语速、语气
表情	微笑、皱眉等
社会关系	与亲人的交流、朋友的质量和数量、与同事的关系等
工作	时间、强度、内容、方法

　　人体系统优化技术可以涉及单一层次，也可能同时涉及多个层次。因此，人体系统优化系统工程有一个复杂度的概念，可以从复杂度的角度对各类优化技术进行分类。

　　另外，各项技术所作用的人体范围不同，产生的影响深度各不相同，效果各异，持续时间也不相同。我们用能量级别来描述范围和影响大小。

　　目前，对于能量级别的认识还是十分初步的和定性的，随着人体系统科学研究的深入发展，定量化将是一个必然的趋势。

　　对人体优化技术的能量级别由下列两个角度来估算。一方面可以从所产生效果的深度（持久性）和广度（宽阔面）来判断，这是当代科学实证的方法。从科学实证的角度讲，各种技术的能量级别与该项技术运用所达到的效果成正比，于是，我们可以后验地检验一项技术的作用效果，并对该项技术的能量级别进行认识。事物的复杂性在于由于人体系统的高度开放，一项技术在运用过程中有时难以对被作用者周围的环境因素进行完整地刻画，所运用的技术也会具有相当的模糊性。这是我们在进行思维判断时必须时刻注意的。

　　为了加强比较的可靠性，我们同时引进该技术成长的历史长短来判断。从历史的角度讲，各种与人和社会有关学说的影响力与学说创立者对人类社会的理解深度成正比，这是经验学说影响深浅的主要标志之一。引进这一判断，是由人体系统高度的复杂性和多变性以及人类认识的经验性所决定的。一项技术如果能够经过历史长河的考验，它将具有更高的可信心。

　　同时，任何一项技术应该与人体系统科学的认识（原理、科学规律）相联系。一项稳定高效的技术必然体现了一项重要的科学规律；反之，与科学规律相一致的技术，将保持长期稳定的效果。因此，将人体系统科学研究与人体素质优化的技术与实践相结合，是探索人体运动规律和实现人体优化发展（乃至推动人类进步）共同的光明大道。

7.1.2　人体系统优化技术的方法

　　人体系统科学主张在对人体的功能和能量状态进行科学化讨论的前提下，按照能量级别来对各种有益人体生理和心理健康，甚至延年益寿的各种活动进行排序。我们可以列举如下健身强体的活动，有舞蹈、健美操、体育锻炼、康复治疗、心理咨询、瑜伽、禅坐、冥想、观想、读书、听报告、反省、忏悔、心身并练以及性命双修等。这些活动都是对一部分人体的功能和结构进行优化，都是一种技术。下面我们逐条进行分析，以期建立一个系统的图像。今后的人体系统科学研究将要对每一项技术开展细致的研究，并从个体的实践效果中提炼人体运动的普遍性规律和个体化规律。

舞蹈（dancing）和健美操（fitness exercise）。这是于三维空间中以身体为语言作心智交流现象的人体运动表达艺术，一般有音乐伴奏，以有节奏的动作为主要表现手段的艺术形式。它一般借助音乐，也借助其他的道具，是身心在一定的状态下完成一系列动作。舞蹈本身有多元的社会意义及作用，包括运动、社交/求偶、祭祀和礼仪等。健美操是在音乐节奏下的包含摆动、绕环、屈伸、平衡、转体、跳步和舞步等身体动作的运动项目，它融体操、音乐和舞蹈于一体。因此，健美操具有体育、舞蹈、音乐和美育等多种社会文化功能。

前者注重表演和艺术性，后者注重改善体质、增进健康、塑造体型、控制体重、愉悦精神以及陶冶情操等三健目的。从人体系统科学的角度看，两者都可以从生理到心理进行逐渐分类。充满心灵活动的舞蹈和健美操能量消耗大，身体内部运动剧烈，在一定程度上改善身体内部的循环，有健身的效果。超强的心灵运动（如舞蹈家充满感情的发挥）则一定需要来自外界的心灵支持，例如在重要的舞蹈表演场所，这样的表演也伴随着艺术家的超常付出。

心理治疗（psychological consultation）和康复治疗（rehabilitation treatment, rehabilitation care）。这是病员在心理师和康复治疗师协助下所完成的心理和生理的一系列活动。心理治疗是心理师运用心理学的原理和方法，帮助病员发现自己的一些自觉或不自觉有损自身的思维和意识，并帮助病员有意愿改变不良的认知结构和行为模式，挖掘病员自身的心理潜力，从而增强自身对生活的适应能力。人本主义心理学家罗杰斯认为，心理治疗是心理师通过与个体持续的、直接的接触向其提供心理帮助并力图促使其行为态度发生变化的过程，病员的康复是心理师与病员双向相互作用的结果。这与人体系统科学的开放性原理是一致的。进一步地，我们认为病员重大的心理障碍需要耗费心理师更多的心理能量。心理师本身的健康应该受到社会的关注，心理师需要注意保持（或训练）自己的积极心态，心理师的人生观、宇宙观对于保证自己的健康十分重要。相关的科学研究应该深入。

康复治疗是康复医学的重要内容，是使病、伤残者身心功能恢复健康的重要手段。康复治疗常与药物疗法、手术疗法等临床治疗综合进行，由以康复医师为中心的，康复治疗师和临床医学相关人员共同组成的康复治疗组去实施。康复治疗前先对病、伤残者进行康复评定，制定一个康复治疗方案，并在实施过程中不断总结、评定、调整，直至治疗结束。康复治疗涉及病员的心理和生理两方面的活动。由于涉及病员身体内部逐渐恢复伤残所造成的损伤，康复治疗涉及一定强度的能量流，但一般以生理层面的能量为主，心理层面的为辅。对心灵影响较大的伤残，必须引入更多的心理层面的能量。为此，启发、开发病员的心灵能量变得不可或缺。

"瑜伽"和冥想（meditation）。瑜伽是从印度梵语"yug"或"yuj"而来，其含意为一致、结合或和谐。瑜伽是一个通过提升意识，帮助人们发挥潜能的技术。瑜伽姿势历史悠久，它辅助人们提高生理、心理、情感和精神方面的能力。其中，一些技术有其深刻的哲学支撑，是一项可能到达心灵深处、达到高能量级别的运动。瑜伽的能量级别与瑜伽师对该技术的认识层度有关。冥想代表一类通过训练意识，获得深度的宁静状态而增强自我认知，提高心灵能量的运动。一些冥想的技术要求人们集中在自己的呼吸上，保持一定的身体姿势，并调节呼吸，逐渐将外部刺激的影响降低，由此产生特定的心理表象。冥想分有为法和无为法两种，前者进行一系列规定的意识活动，后者什么都不想。自 20 世纪 60 年代以来，冥想开始进入西方科学的视野，成为科学研究的对象。早期对冥想所产生的生理变化的研究达成了初步共识：不同于睡眠、催眠和自我暗示，冥想期间人体处在的一种觉醒但代谢减缓的生理状态。研究表明，冥想能缓解疼痛、集中注意力、增强免疫力、降低血压、抑制焦虑、改善世面症状，甚至还可能有助于防止抑郁。

中国传统的佛家的禅坐和道家的静坐，与冥想在形式上有一定的相似之处。但本质上的差异是存在的，不能等同。像瑜伽一样，冥想技术的运用效果与心灵能量的强弱有关，与冥想教师的个人修为和哲学认知有莫大的关系。

身心并练与性命双修是中国传统的融哲学、人体理论、技术于一体的养生健身体系。性指人的心性、思想、秉性、性格和精神等，命指人的身体、生命、能量、命运和物质等。身心并练、性命双修是在一种哲学观指导下，对自己的认识、意识和意念进行调节，不但包括一定标准的静坐和观想技术的运用，也包含在日常生活中对名利是非、志向理想、生活态度等各个方面的修养、修正、优化、提高与升华。《道德经》与《黄帝内经》中对性命双修的生命状态都有描述，魏晋之后逐渐形成完整的理论体系，如《周易参同契》、《钟吕传道集》与《性命圭旨》等著作都有详细的论述。唐代以后，中国的道家吸收了儒佛两家的心性学说，又发扬了传统的养生学说，遂形成性命双修的修炼理论。由此，性命双修分为性功与命功两种，性功与儒、佛相通，而命功则是道家独有的传统。性命双修包含一个综合的修习过程，它至少包括以下几项活动：①理性认识活动，读书、请教、反省，不断改善自己与社会的融洽度；②修心活动，升华自己的理想和追求，养成利他习惯，协调人际关系，增强仁爱之心；③形体锻炼活动，包括吐纳、导引、运动、营养及良好的生活方式；④社会实践活动，主张在社会上建功立业，为社会作贡献。传统的性命双修强调内外双修、功行两全，不仅要修性功、命功，还要利物济生、苦己利人、参与社会、积功累德，在社会生活中见到实效，做出实在的贡献。在长达数千年的历史中，性命双修的中国传统生命优化的理论观念已经渗透到日常文化之中，例如醍醐灌顶、脱胎换骨等词语均来自性命双修学说。

7.1.3　增强人体健康的系列优化方法分析

人体健康是最受社会关注的话题。我们现在运用人体系统科学的理论框架下，对上面介绍的一些对身心健康有益的活动加以梳理。以人体系统科学的名词加以表述，有利于对这些技术的运用提出进一步的科学的问题，也同时有利于打破迷信和神秘的束缚，探索有利于个人健康和社会健康的综合性方法。

人体生理心理功能是人体系统科学研究的主要对象。人体系统科学的基本原理所涉及的大量的科学问题，都直接与人的生理心理功能挂钩。充分认识生理心理状态，对于预防疾病、开发能力、提升智慧都有着广泛而深刻的意义。

人体系统科学的内涵主要就是第 6 章所介绍的五大基本原理，即自组织原理、开放性原理、层次结构原理、能量原理与进化原理。我们的生理与心理系统都是在这几大原理的作用下运行的。因此，从外到内、从生理到心理、从认知到心灵，我们不难将各种对个体的调整和训练归结为下列几项：

体育锻炼，是以运动来促进身体各个部分之间的耦合，如改善循环。体育锻炼所带来的精神放松，也改善脑部的血液和输氧的微循环。上面介绍的健美操主要是体育锻炼。运动会带来一定的消耗。一些传统锻炼方法中的动功（太极，武术等）也有类似的效果。

认知训练，是以脑神经活动为主要形式的运动来增加神经系统活动的和谐度，改善脑部的微循环，以调整、抑制由于不正确的思维所带来的对生理心理状况的干扰。心理咨询就是一种认知训练。通过知识学习、增强信心、减低不安和惶恐，是认知训练的中级形式，是从大脑皮层通向心灵深处的初步。对一些大道理的深刻理解达到刻骨铭心的深度是认知训练的高级形式，涉及高能量。但是，如果停留在认知层次，能量级别终究不高，形成的结构（信心，理想等）不稳固。

表象训练，是以脑表层神经以及一部分深层次神经系统的系统化规范化运动为形式来提高神经系统运动的力量，增强神经系统对于生理心理活动的调控能力，形成在神经活动主导下的自我修复和进化过程。用于体育训练，能够加快神经认知系统的形成速度，提高训练效率。瑜伽、冥想、静坐和观想等都是一类表象训练技术。不同表象训练的深度与有意识的（大脑皮层）活动能够进入的深层次神经系统的深度，而这一深度取决于训练的能量级别。一方面，这一能量级别与俗话讲的入静深度有关，另一方面，这一能量级别也与入静的时间长短有关。两者取决于训练的内环境与外环境，内环境包括自身的定力、慧根、理想和毅力，外环境包括所处的社会环境的和谐度、激发度、认识深度等，这后者与指导者的心性修为有关，所谓有否明师指导。

最后，身心训练自然涉及对意识外中内三层系统在内的神经系统开展系统的、综合性的、开放性的训练，真正标准的身心训练必然包含表象训练的各个有机因素，并且能够持续进行、修炼结合，最终将促使三大意识系统的和谐、通畅与互动，极大地激发整个神经系统的能量和运动，达到身心系统的高级优化。

上述系列的优化方法，从上到下，能量级别越来越高。虽然能量越高，人体健康的优化幅度越大，效果越显著，但是所需要的条件也越复杂。这也是为什么自古至今，如此理想的修生养心学说不能在社会上广泛流传，圆满的人生难得一见。这是因为人体是一个开放的复杂巨系统，它的存在需要外界的作用。一个理想的人生、圆满的人生、幸福的人生是一个高能量态，是一个在社会和自然生态环境中的高度和谐态（见 3.2.3 小节）。人体系统科学倡导对在这个过程中的运动规律和科学原理进行总结，提出命题，既有利于仁人志士充分运用真正的科学真理，在身心健康的大道上不断前进，同时，也促进人体系统科学本身的发展，是这门科学在社会发展中为广大人民群众服务，为营造一个大道普传，天下为公的高级社会形式的早日到来贡献力量。下面我们就性命双修这门人体高级优化技术的科学内涵进行进一步的深入分析。

7.2 性命双修的人体系统高级优化过程

健康和智慧是人生发展过程中的两项永恒课题。深入发展人体系统科学，首当其冲的任务是针对这两项课题，给出认真的思考，证明科学意义上的可行性，也提出有待深入研究的科学问题，为优化人生提出可供进一步探索的思路。

人体系统高级优化工程是一项基于人体系统科学原理的、将祖国传统的心身并练、性命双修的技术与当代科学认识相结合、并密切结合实践的一项系统工程。这项工程的目标是提升人体健康素质，提高工作效率，增进家庭与社会和谐，实现人生价值，促进社会发展，推动人类进步。将个人的发展与社会的发展联系起来，而且实现一种密切的联系，不是一项简单的工程，而需要全面应用人体系统科学，从多维多层次来入手。虽然这项工程的目标宏大，但确实是一项利己利人的复杂系统工程。

7.2.1 个体生命的自组织原理（兼论人生的意义与价值）

人体小系统自身也拥有一个自组织中心以及丰富的多层次结构，深入了解我们自身的自组织中心与层次结构，是掌握人体系统优化技术的重中之重。

　　首先，个体生命系统的自组织中心在于生命自身，即"生"，即运动，这一运动包含形式丰富的意识和精神活动。在人体系统科学框架下，这些运动都拥有丰富的层次结构，即具有多层次性。生理结构是多层次的，意识结构也是多层次的。自组织中心的存在，意味着这些层次结构虽然丰富，但总是拥有一个核心。对这个核心的物质层面，古人称为元气。我们认为，其精神和思想层面还有丰富的内涵，即理想、志向、良知等，它们构成人的精神的核心层。核心层通常拥有系统的最高能量。这一核心内层，也正是人生的意义和价值所在。

　　开发生命个体的高能量，就要打通与自身的自组织中心的通道，也就是说，提升理想和志向。从物质层面上，就是对应于开发自身的元气。它是人体素质提升的核心力量。

　　那么什么样的人生有意义？人生的价值如何体现？这是古往今来的哲人学者孜孜不倦地探讨的话题。

　　我们将人生比喻为一个航行的小舟，人生之旅彷佛驾驭这只帆船行走在一望无边的大海中，四处环顾并不知道那里是正确的方向。我们在自己的小舟上观察周围的环境能够感知到如下几点：一是其他小舟的走向；二是风向；三是水的流向。后面两点还需要借助一定的知识和手段才能感知。大多数时候左右我们人生的是周围大多数舟船的走向。海面上的舟船也有大小之分。如果将舟船之大小与其抗风浪的能力相比拟，那么可以说，随着我们人生经验的积累与知识的积累，我们人生之舟也会不断长大。社会就是这些舟船组成的团队，小舟往往依靠在大舟周围，群体性地航行在洋面上。家庭的组成是一个契约，将两所小舟拴在了一起。洋面上也散落着座座小岛，岛边也有可以歇息避风的港湾。

　　进一步，我们把生命比喻为舟船上的装在坛里的淡水。坛水的倾翻和流失意味着生命的消失。在洋面的风浪里行走的舟船的上下颠簸直接带来了坛水的上下翻滚。激烈的时候坛水水花四溅、生命消耗、能量流失。随着时间的推移，坛水会蒸发，对应着生命能量随着人体的衰老而枯竭。水量充足之坛具有旺盛的活力，这种活力主宰着小舟的活力，这种活力反映在与洋面其他舟船的相互影响过程中。善于养生之士，能够抓住每次下雨的机会补充淡水，使生命之树常青。

　　洋面上时时有风浪。战争就是一个巨大的风暴，会摧毁许多的舟船。和平的环境里没有了风暴，但还是会起风，还是会在局部水域产生大浪。社会上人与人之间的相互斗争也是程度不同的风浪，会造成舟船的侧倾，造成舟上坛水的翻滚起伏甚至翻船。

　　在上述的生命图案中，人们首要关心的问题是安全（不能翻船，不能涉足危险水域，为此需要学会识别洋流的方法），其次是及时补充坛中的淡水（天上不时下雨，我们需要准备好基本的蓄水工具，掌握蓄水技术是生活自立的基本本领）。在和平年代，这些是基本满足的。但生命是运动的，静静的坛水水面是令人厌倦的，因此，舟船需要运动，造成坛水水面的一些波纹，有时会有美妙的波纹出现，这些波纹就是人的心情，人的感受，人的神经元激发。

狭义地讲，这些波纹就是生命的真实写照也是生命的内容。因为只要坛水没有枯竭，这些波纹就是小舟上最丰富的形结构。也就是说，人生的主要生命内容是自己的感受。我思故我在——笛卡尔的这句名言的实质性含义就在此。对于每个人的人生来说，因为我思，我的存在才得以体现。当然，思包含有主动感觉，或者观察的意思。在我们个人思维的框架下，波纹代表了一切，不再有主动观察与被观察之分。坛水的波纹就是我们的喜怒哀乐，就是我们的感觉内容，也就是我们生命的主要内容。有人说生命并没有一定的目的，我们说，如果我们将生命的范围仅仅锁定在每一只小舟上的话，确实如此。

但是，让我们朝着将在对生命活动理解的源头上更进一步。生命的运动不仅仅包含水面的波纹，还包括整个坛里的水的运动，例如坛水深处还会形成涡旋，后者包含更大的能量。另外一个过程是坛表面水的蒸发。水变成汽对应于生命能量的消耗，俗称为元气的耗损。消耗有时是必须的。但是，无谓的消耗是应该减少的，或者消除的。每次生命活动的内容各不相同，坛水的运动形式也有所不同，但是内容还是大同小异，是有规律的。懂得坛水的运动规律，即懂得生命的内涵，这是生命智慧的显露。

重要的是，洋面上并不只是一只舟船，而是有一个群体，而且这个群体和水流、气流、阳光、雨水，甚至水里的生物等形成一个更大的系统。这个系统是怎么运动的呢？整个海洋表面在进行着一个复杂的运动过程，那就是社会的进化。

地球自从诞生以来，进化就从来没有停止过。进化应该是自然界结构从单一向复杂变化的主要运动形式。现今，我们已经认识到自然界存在的三大运动形式：机械运动形式；热力学运动形式；进化运动形式。机械运动形式是纯粹决定论的，运动轨道完全由初始条件精确确定的，例如行星的轨道运动。热力学的运动形式是典型的极度混乱的运动形式，微观动力学的相互作用力全然没有了痕迹，宏观的性质非常均匀，混乱度（用热力学"熵"度量）达到最大。第三类运动是介于这两者之间的，运动不是随机的，而是在一定的相互作用规律左右下进行的，但是环境和相互作用的复杂性使得运动的可能形式有许多，具体实现哪一种运动形式，具有一定的偶然性。对于在量子相位场作用下的群体，偶然性中又表现出一定的必然性。我们认为，具有大量个体的系统具有朝着越来越复杂，越来越智能化的方向发展的必然性。虽然还不能完全彻底的证明这个假说，但是大量的自然界演化的事实支持这个假说。地球上生命的起源就是证据，高等哺乳动物的进化也证明了这一点，人类这一更高级生命的诞生又是一个证据，而人类社会的日益复杂化，多层次化，人类知识的复杂化等，都是这一不断复杂化进化过程的实例。

因此，在我们比喻的人生社会舟船群体的航行中，如果问是否有方向，那就是整个船队的结构越来越复杂，船上的坛水波纹越来越复杂，这个演化的趋势是不以人们的意志为转移的。复杂化本身不能认为是目标，但是人们能够感知到的目标（人为设定的目标）都可以从系统日益复杂化的趋势的理论中得到理解。文艺复兴调动了人的自主能动性，科学的探索激发了个体探索自然的热情，开发了人类的智慧，在人的知识空间引进了复杂的结构。这些知识的增进，一方面使人们更加理解观察到的现象，另一方面激发了人们提出更多的疑问，也推动人们产生更多的需求（欲望），造成思想认识上的多样化。因此，人类知识的开发就像伊甸园的禁果有双面的作用。但是，从本书的哲学框架来看，宇宙事物的进化普遍具有复杂化的趋势，这种趋势是无法停止的。人类今天需要思考的是如何在知识日益细致化、复杂化的过程中保持清醒的头脑，尽量避免出现大的偏差。那么，如何在复杂的知识世界保持清醒的头脑呢？那就是知识的综合。20世纪知识的大量堆砌，尤其是20世纪末信息产业的迅猛发展所带来的信息爆炸以及由于技术进步为人们提供的扩大需求的空间，都让人们处于迷茫的边缘，处于陶醉在进步中，沉溺在探索中，而对于人类整体发展面临的危机不敏感。必须认真地看到，由于技术进步，人类行动对世界的影响越来越大，环境、气候、生态等正在受到人类活动的深度影响。人类应该清醒地看到这些影响力可能造成的后果，积极地进行调整，从而防患于未然。发展整体的思维，整理出人类和地球生态整体发展的趋势，为社会健康发展提供有益的指导，应该成为哲学家的职责。因为哲学是社会知识的综合性和本质性学问。

那么，考虑到宇宙和社会系统存在自然复杂化的过程，作为系统中的智能元素，其基本策略应该是反其道而行之。中国古代文献中记载的"顺成人，逆成仙"就指的是这种哲学思想和哲学理念。对此，我们要在这里进行一定的重点叙述。所谓反其道而行之，是指在顺应运动的大趋势的同时，主动地进行综合，追求静止，以达到一定的平衡。这是智慧的使然。静止有何作用？一方面，运动必产生消耗，虽然完全禁止运动是不可能的，但在主观可控制的范围内进行一定的调节，使运动幅度受到一定的控制，从而减少消耗。另一方面，运动产生相当的脉动和涨落，人的大脑里这种复杂的运动形式导致认识上的困惑，如果在主观意识的作用下调节这类运动的幅度，可以使大脑里的运动图案更为清晰，从而增加智慧。这里讨论的两组意念的主动控制和调节机制，已经在人类文明进化过程中进行大量实践，被证明是重要的。系统研究如何开展有效并安全的调节，这就是人生心身并练，性命双修的主要内容。

回到我们人生的舟船模型上，每个个体基本上是跟随着周围的群舟进行行动，每个个体在生活中能够把握的是自身舟艇上的坛水的波纹。每个个体可以设计自己在舟艇上如何搁置自己的水坛；如何设计水坛周围的缓冲设备，甚至包括增加制动装置，来实现自己坛水的美妙图案；即便在有风浪的航行中，还能否保持坛水的这种有机图案？这是一个自我完善的过程。我们希望进一步说明的是，每个个体的自我完善的意义远远超越自身，对于整个团队、整个社会甚至全人类，也同样存在一坛水，其波纹正是众人波纹的一种综合。如果大家的坛水一致性的出现某种波纹，那么地球母亲的坛水就出现一个类似的波纹，这时，这种波纹的力量就有超常的力量和影响力。

这里立刻出现一个有意思的问题。某个个体的坛水波纹如果比较接近全体的共同的波纹，是否说明该个体与全体之间产生一种共振般的相互作用，这种共振能否使我们感觉快乐和幸福（这种快乐感和幸福感也对应于一定的波纹）。这种快乐感和幸福感波纹的出现，是否正是伴随着人生的价值感，这就是本书提倡的人生价值观。

7.2.2　社会有机体的自组织原理（兼论以德为本的含义）

当我们对人生的意义和价值有所了解时，一定会产生一个问题，如何能创造这些意义呢？那就是中国传统文化中讲的修炼。修炼是对我们个体的认识和行动进行修正和训练，使之符合生命科学的规律，提升我们的素质，使我们的个体生命更好地融入社会和自然的大生命中去。人体系统科学就针对性地提出社会有机体的自组织原理。

社会有机体的自组织原理是，社会（及自然）作为一个整体，形成自组织中心，这一中心的核心思想是促进社会（及自然）的健康、和平和发展。人体系统是置身于社会和自然有机体中的小系统，社会和自然是它的物质、能量与信息的来源，它的发展与社会（自然）密切关联。

人体系统的高级优化所需要的大能量一定来自于社会和自然有机体，甚至更大的系统。如何实现人体系统与社会有机体的能量输运？回答是共振。如何实现这一共振？回答是人体自组织思想与社会有机体（甚至地球生物圈）的自组织思想实现有机融合。具体地说，即个人的理想、人生目标与社会的共同目标和谐一致。于是，就出现了多种有关德的表述：大德、天德、孝德、理德以及圣德等，重视德的修为，就构成以德为本的修炼。

首先，地球生物圈的自组织思想是生态系统的和谐与生物多样化的发展。如果与这一思想相一致，就拥有大德。

其次，国际社会的自组织思想是和平与发展。国家社会的自组织思想是健康、和谐和发展。如果与这一思想相一致，就拥有天德。

再次，人体系统的生物遗传形成家族。如果孝顺父母和长辈，与家族亲人的愿望相一致，就拥有孝德。

　　同时，人体系统的文化遗传构成师承。师承有层次级别之分，以师传学派的历史使命为判断标准。中国古代知识分子的崇高境界是为天地立心，为生民立命，为往圣继绝学，为万世开太平。这一目标所表现的宏伟气势将学问与社会发展的大目标密切联系。如果个人（尤其学者）与这一自组织思想相一致，就拥有理德。

　　最后，如果个人的行为对社会长远的发展做出突出的贡献，其思想、理想必然与社会系统的自组织思想相一致，他就拥有圣德。

　　上述这一系列的说法，是对传统文献中的术语进行的解读。古人云德高望重，望重者，大能量者。即拥有人体系统大能量（或高能量）的个体。这里，我们以人体小系统与社会（宇宙）大系统的自组织中心的和谐和一致，作为对德的理解，由此将产生一系列对修德技术的理解，甚至对于各类修炼技术的梳理和解释。特别是产生了人体系统高级优化工程的原则：以德为本。就是说，人体小系统的高级优化，即人体小系统的能量的大幅提升，必然以顺从大系统（社会和自然）的自组织思想为前提，将小系统与大系统高度共振，高度和谐，进而高度合一。

　　什么是德？这是古往今来中国传统修炼学说的公共的核心问题。我们也引述几段来自杰出修炼人士的文字：

　　（要）重视十个方面的德心、德性、德行的修炼。德心指思想，德性指性格，德行指行动。儒家功夫重"品德"，道家功夫重道德，佛家功夫重功德。一般都讲究公正、平等、慈善、敬爱以及修持、光明等……要重德为本，法无定法，万法归宗。

　　品德修炼：要文明礼貌、端正无邪。这是儒家功夫的修炼。

　　道德修炼：包括无私、无畏、无欲、为公。这是道家功夫的修炼。

　　功德修炼：包括立业、忘我，尽量立大功，立大业。这是佛家功的奥妙，讲究立功、重德、积德。

　　要公正：办事要公正。在家里、单位、社会上办事都要公正。

　　要平等：对人要平等。有平等之心。建立平等的信息。

　　要慈善：对人要慈善。对老年人要尊敬……就可能在一定条件下表现出特殊的聪明智慧。人与人之间，特别是亲人之间，一定有着亲密的联系。有慈善之心，就可以获得很多的支持。

　　要敬爱：对人要有敬爱之心。你善于尊敬别人，爱戴别人，你就获得别人支持的信号。这样，自然而然的下意识就出来了。

　　要真实：办事、讲话要真实。

　　要修持：要不断修正错误的东西，坚持正确的东西。

　　要光明：办事要光明磊落，光明正大。要有光明心、光明行，才能够做到内心世界透彻。没有疾病，轻松，健康。

这些关于德的描述，从人体系统科学的角度看，是在个人与周围的他人乃至社会整体之间建立一种高级的联系，这一联系表现出能量性。请看一段来自一位杰出修炼人士的经验表述：

如果人类广泛地重道德、重功德、重品德，将自己与别人、与其他的事物，随时随地在愿望上、在意念上、在言行思维诸多方面保持一种与人为善、以众为师、以众为亲的一种观念、一种行动，那么我们的心态就有可能与外界（实现）能量转换。

在我们回忆一件好事或忏悔一件过失的时候，在我们广交朋友的时候，在我们广泛地与外界保持亲密关系的时候，我们处在一种良好的思维意识过程中，我们所需要的能量就可能源源不断地由这种德缘、佛缘、道缘而来，就有可能在人需要急救，需要帮助的情况下，得到神奇的帮助。

（如果我们）在生活当中，在训练中保持良好的大愿望，保持一种使天下人都幸福解脱的心态，人体就可以用精神性的物质、概念性因素与外界产生联系，类似电视机、收音机在接收。所以有些人有可能在疾病垂危之中，接收到一些大愿望下的能量信息；（在苦苦思索的时候）接收到某些工程师、学者们设计的一些有可能对你的困难、你的难题有帮助的思维意识方面的所谓脑电波或者思维流的信息。古人将这些笼统地称为气。

气是一种意气形神的相互配合。在有意练功，无意成功之中，就始终用古人所说的气作为直接的、间接的联系物体、联系媒介，传递信息、传递能量，或者本身携带信息，本身携带能量，本身具有万事万物各自的规律、特性、特点。类似于我们这种气功之气的气不是常人意念中的气，而胜过我们常人意念中的气，正因为如此，我们要爱护万物，众人皆可为亲，众人皆可为师，万事万物皆可为师，这个观点非常重要。

如果我们注重德性的长时间修炼、修养，在我们最需要的时候，就会因为你与外界在重德、有德、守德方面，使你步入了一个现代科学还正在研究并将与之结合的这种能量信息系统，你会发现近代科学中间所涉及的高科技范畴的、比高能物理研究的对象还要精微、精细的物质对你产生了效应。古人所谓有缘有福。

这些经验的表述中，对于生命和生命能量具有一种广阔的理解。这一理解与我们在 6.6 节有关生命起源的量子真空的讨论中所介绍的生命本质具有某种高度的一致。我们是一个生命体，但是，我们绝不仅仅是一堆细胞，我们还有伴随生命 DNA、细胞物质的意识-量子相位场，由于量子相位场的多层次整体性，我们既拥有来自于自身大脑的神经元激发所产生的意识事件，我们的意识事件也与社会其他人士的意识事件，甚至古人的意识事件共同组成的意识场相关联，形成一个以德为主要指标来描述的多层次意识场。以德为本的修炼原理就是鼓励修炼者要与这一大气场产生有机的共振，从而促进自身的发展，获得圆满的人生。古往今来多少仁人志士在这方面努力实践，为我们积累了丰富的经验和财富，今天，人体系统科学应该揭示出其科学的内涵，掌握其内在的规律，为人类整体的进步事业服务。

7.2.3　个体生命的能量原理（兼论德的层次结构）

个体生命的运动需要能量。作为人体系统科学的一个重要方面，就是明确，人的意识过程涉及能量过程，这是意识的物质性的体现。人的健康和智慧，都离不开能量。只有重视能量，才能真正开展人体的科学研究。由于"德"描述了生命个体与生命群体的相互作用和联系，德的层次也就与能量有了必然的联系。修德的技术也就因德的层次不同而拥有不同的能量级别。

人体系统科学通过具体的实践效果来判断一个方法或一个知识体系的能量级别。这个判断无非是空间和时间两个量度，空间指的是影响的人群（多少），时间指的是其影响的长远性。例如，儒以社会系统（仁义礼智信）的价值观为标准，其价值与时代密切联系（如忠君思想、侠义之道），能够成为社会的主流价值，被认为是入世之说。佛以人心的本质为标准，具有一定的永恒性，涉及一个大的能量系统，但也因此与时代具有一定的距离，有出世之说。同时，每一个时代的佛学的能量，与当时的佛学学者对佛理的理解深度相关。达摩、慧能等佛学大师的认识深度显然是超群的，前者创立了禅宗，后者将禅宗进一步发扬光大。

能量是与德的层次之间有一定的对应关系。小德、中德、大德、玄德、至德、天德、理德等各有其能量的强度大小和持续性长度之分。这为理解不同修炼技术的层次和侧重点提供了科学的依据。

小德：有利自身个体，空间范围小，时间持续短，所谓独善其身而已。

中德：有利团体，具有一定的空间和时间范围，身心受益层次大于小德。

大德：有利社会（自然），具有很大的能量，身心能够超脱。

玄德：长远之德，不但拥有大德，而且不为人知，能够长远保存。

至德：大而长远之德，对人类社会有再造之德。

天德：与环境生态（天）保持高度一致之德。

理德：与人类整体理性-意识保持高度一致之德。

心身并练的技术中就包含着对德的原理的具体运用。下面来自杰出修炼人士的这段文字告诉我们德的修炼是如何与意识的多层次结构相联系，与人体的多层次能量相联系。

（心身并练）利用了宇宙间万事万物的信息或能量，即通常所说的灵气来（到体内）进行相互影响、相互交换、相互补充，换言之，通过训练，使人体这个小宇宙同人体外的地球、太空这个大宇宙之间相互协调。在相互之间随时协调的过程中，通过一些训练方式，使人进入特殊的状态来适应大宇宙的变化。

简单点说，就是"天人相应"、"天人合一"的原理。最主要的就在于高度的解放思想，放下包袱，进入到一个所谓"解脱"的状态，让大脑轻松愉快，高度地入静，入静到下意识出来的状态。这样来训练下意识，人的能量就与宇宙之间、人与人及万事万物之间的能量或者说信息，相互发生作用。在相互作用下，人由于有高度的思维活动，它可以不断地吸收能量、聚积能量，把高能量的物质在体内汇积得越来越多，于是人就可能发生由量变到质变的飞跃，最后就可能因为高能量物质在体内转化为能量，而表现出各种特殊的功能，同时使寿命相当地延长。归宗就要归宗在这个普遍的原理和要领上。

尤其是下意识，在训练中很重要，不是常规的心理、常规的意识作用，而是一种讲究信和心诚的配合。这一配合并不是绝对的，而是一种特殊的心理作用，所谓第六意识，第七意识、第八意识。第六意识相当于下意识，已有能量，第七意识乃高能量，第八意识是带有特殊的总结发展全过程的经验教训、知识财富的信号，是大脑中开发出的又一种智慧。

"意气形神相合"，主要指的是修炼中一定要有意练功，无意成功。你要在修炼中间随时随地调整诸多因素，这个"意"不仅是指常规的思维，而主要指的是下意识、潜意识。人有眼、耳、鼻、舌、身等感官以及自己的思维，但不能忽视人的第六、七、八的意识训练。能量意识依赖于下意识。下意识依赖于常规意识，常规意识的训练离不开性命双修、心身并练，离不开广泛的重德，离不开整个人类文化。

这里提出的第六、第七、第八意识，是修炼界对人体的一种描述，有待于现代科学的深入研究。显然，这与我们在 7.2.2 小节提出的意识的三大层次有一定的对应关系。不管将来科学的认识如何，这些定性的理解是与几千年来许多仁人志士的修炼实践相符合的，值得我们的重视和参考。

当然，在理解了这些修炼的原理以后，还是需要具体的方法，这是 7.2.4 小节讨论的内容。

7.2.4　个体生命的开放性原理（兼论心身并练的技术）

人体一元二面多维多层次开放系统的一个重要的原理是人体小系统的自组织中心与社会（自然）大系统的自组织中心是相通的。从人文意义上讲，人的良知与社会的共同价值是一致的。人体不但在物质层面上与自然、社会保持着联系，同时也是更为重要的是，在意识层面上，尤其是在一元的自组织中心层面上保持着密切的关联。这意味着个体的元气与社会有机体的自组织中心（社会共同价值）有密切的联系。因此，以德为本既是培育元气的重要途径，也是实现人生价值的终极途径。

因此，心身并练的技术重在通过心（思维）的调整，打通自身与社会（自然）的自组织中心之间的通道（提升理想和志向），积功累德，从社会（自然）中获得源源不断的能量补充；同时，通过意的锻炼，打通自身的人体多层次结构与人体小系统的自组织中心的通道（所谓明心见性），使身体的各个部分获得自身的自组织中心（元气）的涵养，增加内部层次结构之间的耦合，持续改善、提升各个层次结构的功能，特别是提升跨层次结构的功效。传统修炼术语中讲的疏通经络，也是对这个过程的一个侧面的表示。系统的训练，是培育、发展跨层次结构的主要手段，即通常讲的练功。这个练，一定是心身并练，性命双修，因为需要打通的不仅仅是身体上的各个经络，而且包括意识上外、中、内三层结构（见下一节），后者是通过修来实现的，而且一定是在生活实践中完成的。

这里，我们摘选一段当代一位杰出的修炼人士所介绍的关于九大入静的修炼技术，供读者学习参考：

第一，安静。请你丢下心里的眼前事情的包袱，安心训练。注意，将来全靠在平常生活中，干一行、爱一行，来训练安静。无论有什么急事，要放开，心里保持安静。

第二，平静。请你保持心平气和的静态。平静，需要你以后在平常生活中，待人文明礼貌，不要发脾气，不要说重话，不要说粗话，来训练。

第三，宁静。宁静是非常安宁，非常慈祥的入静，给大家的印象就是一种慈祥的感觉……要这么去琢磨。宁静全靠平常以善待人，以善待事，以善待物，……要有这种决心……要感觉到自己越来越善良了，越来越成为一个大好人了，越来越慈悲了，要把这种内在的感觉培养出来。

第四，定静。定静指的是内心非常的稳定，胸有成竹，具备勇气、胆量、精神、能量、知识、经验、教训、能力、才干……（是）对自己的前途充满了光明的一种心态的塑造、培养、诱导、建立、检验、体验的过程……（要）下决心，将来做任何事情要有始有终，绝不能够半途而废……哪怕失败了，也要总结教训，再重新计划，……要善始善终，才能定静。

第五，虚静。虚静指的是谦虚状态的入静，指的是心里排除杂念，肉体排除疾病，……用谦虚、忏悔的方法来排除杂念……对这一生进行检查，对这一天进行检查。虚静……全靠平常是否……每件事情检查自己……（然后）突然感觉到包袱没了，悲观的情绪改变了，精神振奋了，肉体的疾病改善了，消除了……（请你）下决心，从今天起每件事情要做自我批评，每天要做总结，要写日记，写笔记……

第六，空静。空静指的是一种类似于太空般的状态，……像太空一般包容、包罗、拥有，而仍然可以再包容、再拥有……一种进一步的充实，进一步的实在，……一种掌握了自己，掌握了外界，知己知彼（的状态）……古人给我们总结的空静，不是要我们闭上眼睛什么都不想，（而是）要我们更加充实，要安排，要掌握，要运筹帷幄……空静全靠平常博学众采，全靠我们使自己多才多艺来实现。

第七，真静。真正入静是脱胎换骨的意思，是整个（人）感觉到，或者意识到自己在认识论、方法论、人生观、世界观、宇宙观上进化了、改变了、完善了……并且在身体肉体上也有脱胎换骨的变化。请大家一定要延长呼吸过程，高度入静，体会体会自己是否有变化，全身是否出现特殊的状态，不仅认识上、观点上要有深刻的进化，还在肉体感觉上也要有多种酸、麻、胀、重、痛、寒、凉、温、热等特殊的状态，……真静靠平常发明创造，靠平常不断地改革、不断地革新，不断地发现新事物、新现象……真正的入静……（是）完全进入到一种新的入静境界了，与原来有明显的不同，增加明显的新的内容。要到达这个状态和效应，全靠平常对每件事物要有自己崭新的认识，但是又不能没有根据，要像科学家那样有根据的去发现新事物，承前启后……

第八，明静。明静主要指的是通身透明，明白事理……明静全靠平常深究事理，追根究底，知其然，还要知其所以然，还要知道所以然而为然。明静全靠平常办事认真、彻底，来不得半点马虎。全靠平常仔细、周密来对待所有人和事……

第九，灵静：灵静意味着进入到一种智能开发的状态，……从思想到整个眼，耳，鼻，舌，身，意的感触功能都敏感了。自己哪里有病，周围有什么情况都能够感知，……在这个基础上，还要具备能量。（如果）平常基础好，就在这个时候，就可以顷刻时间显现出能量来，显示出自动调节的规律和现象来……到了灵静这一步，人可以诱导出很多功能现象，……灵静全靠平常，明察秋毫，全靠平常善于联系，广泛联系，善于从完整的，全面的，深远的角度看待事物。从全方位，多方位，多层次，……发挥理想，想象，和理智，依据现象，追求本质，使现象和本质统一，这样来对待所有事物，才能够灵静。

这一段文字寓意深刻，逻辑严谨，一层层地展示了入静的不同深度。更为难得的是它给出了如何在平常生活中训练个人的心态以及这些训练与静坐时的入静状态之间的关系。每一个深层次的入静状态都是与平常生活中的工作和学习密切相关的。同时，随着入静状态的深入，在平常生活中也就会表现出高端的素质，相辅相成，相得益彰。

值得注意的是，每一步入静状态的创造，都对应着与外界相互关联的一种更新、发展和重塑，一种德的（和谐）状态的创造。安静，是自己与所做的每一件事之间的和谐；平静，是自己与周围人的看法之间的和谐；宁静，是自己与社会价值观之间的和谐；定静，是与自身的人生大目标和知识之间的和谐；虚静，是肉体的和谐；空静，是精神的和谐；真静，是通过创造新知识来达到一种更高层次的肉体的和谐；明静，明白事理，是达到一种更高层次的认识（思维和意识）

上的和谐；灵静，是能量高度激发，自身与外界达到普遍性和谐的高级状态。九大入静是 7.3 节所介绍的特殊实例中几位人士在排除疾病、提高身体素质、提高（运动员）运动成绩中用的主要方法之一。

7.2.5　个体生命的意识层次原理（兼论人类良知的本质）

个体生命的意识层次结构表现为生命活动能量的多层次性。以意识结构的多层次性为例，我们提出意识的三层结构理论。内层结构称为心灵，它与社会、宇宙的整体生命系统相连接，能量最大；中层结构称为心智，是生命进化长期形成的人类共有的生物结构（所有的自动化过程的结构），虽然是个体拥有，但在人群之间大同小异，如果共同激发，也具有很大的能量；外层结构称为心理，是大脑的认知结构相关。外层结构的多样性最丰富，难以形成共振，难以汇聚成高能量。但是，其中有一类结构属于人类的共同知识，与科学、理性和逻辑相联系，是其中难得的公共结构，就是今天被称为科学知识的神经回路结构，也拥有较大的能量。掌握这个规律，有利于个体在认识世界和认识自身的工程中，不断将自身的意识结构融于大系统，融于整体生命，这就是古人讲的天人合一，人天相应的性命双修。

下面，我们再引述几段来自杰出修炼人士的文字，这段文字言简意赅地道出了大德和良知的内涵，它是心身并练、性命双修的方法的基础。

它主张将人与宇宙连在一起考虑。它是一种人天相应、人天合一的一种理论指导思想，其中，就有高标准的人生观在其中，一定要把自己置身于他人，置身于不同的国家，置身于不同的整个社会，置身于整个人类，置身于整个宇宙，在这个因素下面考虑人生观。

重德能使你进入清静无为的状态，一般人进不了这个状态。道家讲"无为而无不为。"开始是无为，不想着小目标，不想着自己的私人利益，最后出了功夫的时候，人家不能办的事情你能办，那就是"无不为"，什么都能办。

使人尽量的净化灵魂，使自身在人生观，世界观的问题上，要尽量的天下为公……全心全意为人民服务，为人类多作贡献，要尽量地注意个人、集体、国家的三者关系……（理解到个人）离不开人类社会的进化和整个宇宙的生态平衡。要使自己的心身素质在与集体、国家、社会同步好转，同步进化的过程中得到同步性提高。

它重在使人体验到人的本来面貌，尽量使人进入人类最理想的一种状态，一种互相友善，互相关照，互相帮助支持，互相理解体谅，尽量给对方多带一些好处，尽量为他人创造有利因素。在这么一种重德的过程中间，使心身达到一种所谓"跳出三界外，不在五行中"，进入一种"超脱"，"解脱"的美妙境界……使人在心理素质方面逐渐进入一种将自己与国家、集体、社会、人类、宇宙融为一体，即"天人合一"。

它强调通过我们自身的心灵深处的修养、涵养，（来促进）人生观的进化，乃至宇宙观、世界观的改善，……也就是说，它十分注重我们一定要把个人的有限的生命与整个单位、整个地区、整个国家、整个人类社会的根本的、和平的、幸福的、健康的、光明的、文明的利益联系在一起……将自我的内心世界的人生观调整到像大树、像海龟、像古今中外的伟人、成功者那样，去面对困难，面对矛盾，面对病痛。要把我们自己的人生观提高到一种完全符合真正的、远大的、理想的人生观的水准……尽量地把我们个人的生命，连同宇宙所有生命来看待，宇宙间所有的生灵，本是同根生，本是同性、同源、同甘苦，本是与日月共存，与天地共存，与万物相应的。我们个人应当在人生观上、宇宙观上、世界观上，来一个认真的总结，极大的升华。

这一段文字是中国传统优秀文化的写照，是对世界观、人生观的调整，是发现良知，明心见性的高级心法。所谓良知，从人体系统科学来说，就是人内心深处与宇宙、自然、社会相一致的那部分意识结构。通常的扪心自问，就是与这一部分意识结构进行交流。这里构建的量子真空理论指出，这是一个客观存在的意识场。我们通常会忽略，因为我们过多地关注意识的中层和外层结构。特别是人作为高级智能生命体，外层的思维意识比较发达，影响了我们与自身内心深处的交流。修德，修大德，就是推动自身与内心深处的交流，最终是推动自身的人生观、世界观、宇宙观的进化，使之与周围的社会、甚至更大的生态系统有机和谐（人天相应）。

7.2.6　个体生命的进化原理（兼论人生修炼的科学内涵）

生命的进化原理有两个含义。首先，我们每个个体都是自然生态长期进化的产物，每个个体都拥有一系列自组织结构，（当健康时）它们良好地主宰者我们每个个体的生命活动（内部的物质能量输运和与外部的能量传输）。所谓的挖掘潜力，是指我们能够尽可能地清除干扰这套自组织机制工作的各种因素（压力、困惑、惶恐、不良生活习惯等），使我们的自组织结构正常地工作。其次，我们每个个体还在发展，还在进化，还在不断优化结构。为此，需要使我们个体与自然（社会）整体开展更加深入的互动，这样的互动能够促进我们的机体、思想和精神朝着进一步优化的方向发展。进化原理指出，任何生命系统都有这个潜力。

因此，人生修炼的科学内涵在于深刻地把握了人体系统科学的进化原理，充分运用人体与自然（天地君亲师）之间在人天相应、天人合一的能量耦合状态（德高的状态）下的提升人体素质的必然性规律，自觉地优化自身，创造一个丰富多彩的人生的生命过程。

心身并练中的调心涉及，要明白德，并重德、有德、守德、积德，那么，就可以使一个原来的一般普通层次的人升华到成为一个高尚的人，成为一个伟大的人，成为一个不仅仅是一定范围内的善人，或不仅仅是君子，像古代孔夫子所讲："君子不朽有三，要立功，立德，立言"。还要再升华一些，要升华到与大家息息相通，心心相印；要升华到自身和他人和其他的所有事物之间好像鱼和水的关系不可分离，使我们个人全身皮肤毛孔，乃至于意识、意念活动，都与外界多方面的需求相吻合，将自身的德与外界相吻合。

只有德，只有大德、圣德、玄德，才使你的心真正和宇宙共振，和所有人的愿望相通，和所有人的一种所谓"神乃众愿"、"心主神明"之心的神圣之神相通。这里面就是老子讲的"其中有精"、"其中有物"、"其中有信"，也就是其中有物质、有能量、有信息，也就是说，需要我们在心里高度地运用德这个技术，使我们一个人的心理素质得到提高，使心灵健全，使精神升华，使人生圆满，使我们广义概念上的、精神升华概念上的所谓"灵魂"得到完善。

不仅是我们眼前的德要不断地积累，而且要积过去的德、现在的德、将来的德，要积我们自身的德和下一辈人的德，不仅要我们自身光宗耀祖，还要使子子孙孙都为全社会、全人类光宗耀祖，要把自己人生观调整到（使）整个生理、整个生命活动的方方面面为全人类、全社会、全宇宙做出大贡献。

结合上面介绍的九大入静的技术和方法，我们能够体会到，这些目标并非子虚乌有，而是可以通过努力，在一定的环境下训练出来的。虽然，我们都有一定的局限性和弱点，但是，通过相互帮助、相互学习、相互鼓励，人类应该能够在现有的文明、礼貌的基础上更上一层楼，创造一个更加与社会、与自然和谐的系统。

7.2.7　正确运用人体系统优化技术的要点

我们从人体系统科学的原理出发来梳理，如何正确、高效地运用人体系统优化技术，尤其是人体系统优化的高技术，即高能量的技术。

这个问题的分析有下列几个方面：

首先，是正确认识方法的本质，判断方法的能量级别。例如，人们可以考察当代禅师们以及当代禅宗学说的能量高低和影响力大小。有资料显示，佛教祖师曾预言，佛教在创教两千多年后会衰落。这预言着今天正在进入一个认识发展的新时代。看来这个时代就是科学昌明的当代。

其次，科学地检验方法的效果。实践的检验对于研究一个认识系统的能量级别提供了重要的基础。为此，我们对当今世界的各个认识（包括宗教流派）的系统能量应该进行一番考察，对当今多元文化的格局进行一番研究，从深层次上把握人类文化（即各种认识系统）的相互影响。人体系统科学应该对人类文化发展的新格局做出科学的、理性的解读，为人类多元文化的繁荣和平等共存作出贡献。

在具体考察某一方法的能量性时，需要特别注意的是复杂性现象。即一时的好效果并不完全等价于技术方法的高能量，持续的好效果非常重要。反之，一时的不理想的效果中，还包含着个体自身的素质和认识。因此，一个复杂性的科学观，对于正确认识方法和技术，非常重要。

如何才能正确运用复杂性科学的观点和方法是个很实际的问题。

首先，我们要结合人体系统科学的诸方面来开展系统思维。我们从理论思辨上来全面地认识方法本身。例如，什么是方法技术的自组织中心，哪些外界系统是技术的环境系统，是否符合逻辑，该技术调动了哪些层次，是否可以验证。

其次，我们开展多层次的细致观察，不但对一个个体的各个方面展开观察，同时对多个不同基础的个体进行观察，验证上述原理的一致性，这样才构成一个完整的考察。

7.3　人体系统优化技术的医学意义

7.3.1　治疗与康复医学

在人体系统科学的原理指导下，我们可以对各项人体系统优化技术做出系统性的理解和解释，构建统一的唯象模型。其次，用以指导医疗保健的实践。特别是充分利用人体的自组织工作机理，发挥积极心理效应，加快人体的康复。同时，运用人体自组织原理，可以开发新的健身方法。

现代医学重药剂治疗而轻防治，使用药物的结果往往只是减轻了症状（病痛的表象）。药物（特别是内服药物）的作用效果，也必须通过身体自愈系统的调节起作用。药物的副作用是干扰了人体的正常调节，长期使用化学药物而产生的耐药性会使病越治越多。耐药性又称抗药性，指病原体对药物反应降低的状态。随着抗生素的应用日益广泛，细菌对一些常用药物表现出程度不同的耐药性。越是使用时间长、应用范围广的药物，耐药性就越严重。从人体系统的原理来看。现代医学的弊端在于忽视了人体的自组织性，而是借助低智能的化学药物与具有较高智能的病毒、细菌进行对抗。化学药物刺激了致病微生物的变异，而微生物的变异速度远远高于药物的开发速度。这就造成了人类与微生物之间的军备竞赛，如今超级细菌层出不穷、以往曾沉寂的传染病又再度爆发。有学者认为现代医学在这场军备竞赛中已经落败。而且，人类研制药物和医疗仪器的过程是一个高消耗的过程，从研制到临床试验、再到市场开发和出售，这一系列的问题造成了当今医疗的高费用——看病贵。

从有效运用人体系统原理的观点出发，未来的治疗和康复医学将是高效的扶正祛邪的医学。所谓正，是指人体系统的自组织能力，是人体内具有抗病、祛邪、调节和自我修复作用的要素，包括神经系统的自动调节、包括免疫系统的自动防御，它们是决定疾病与健康的主导因素。所谓邪，是指一系列破坏人体系统自组织功能的有害要素，包括致病病毒、细菌等，也包括人的不良饮食、作息等因素。

扶正祛邪就是调动一切积极因素来提升人体的自组织能力，调动人体内部的自我修复、自我防御的智能系统，从而化解病毒、细菌等致病要素的威胁。

从人体系统科学的原理来看，有效的扶正方法需要充分运用人体系统的开放性、层次结构、能量等原理。

基于自组织原理。未来的医学应该更关注，什么因素会削弱人体的自组织机能，哪类因素有利于人体自组织能力的提升，以及如何评估人体自组织能力。

基于开放性原理。需要对进入人体物质、能量、信息进行分类并加以调节。其中包括对饮食、作息的调节以及人际关系的改善、社会支撑网络的构建等。

基于层次结构原理。未来的医学需要对涉及人体健康的积极和消极因素进行多层次的分类。

基于人体系统的能量原理。未来医学需要对各种康复手段的能量级别进行细致的评估，并开发各能量层次相配合的康复和医疗手段。

基于人体系统的进化原理。未来医学需要更加注重意识疗法，因为意识活动对人体系统具有塑造性的作用。

如何评估扶正祛邪的效果？从人体复杂系统原理出发，对人体的健康水平应该开发多维度、多层次的监控。一方面要充分运用人体自身的神经感知系统对自身进行监控。例如寒热、酸麻胀肿痛等感觉的强度、持续时间等以及自身的情绪与认知的变化。另一方面要运用现代仪器进行定量监控。在人体系统原理的指导下的康复过程，是患者了解自身、开展认知训练的契机。

7.3.2　未来医学技术的发展趋势——系统医学

医学康复是一项重要而复杂的人体系统工程。

医学在任何时代的核心目标都是对人体生命系统中所有起作用的功能系统和它们之间的相互作用关系进行系统的分类，并认识和把握人体系统在与人体健康密切相关的环境因素的影响下，这些功能系统的相互作用是如何决定人体这个复杂巨系统的整体功能的。中医学正牢牢把握住了这个核心目标。两千多年前，它就形成了一套多层次的概念网络知识体系，来描述在人与环境的相互作用中人体表现出的各种正常（精力充沛）或异常的功能态（疾病症状）是如何被内在的动态的功能网络系统所决定的。进一步地，它发明了若干干预措施，在人体功能失衡的情况下，利用内外环境中的要素，对人体的功能系统进行综合调控（比如针灸、精神疗法、草药等）以恢复人体整体平衡。在长达两千年的临床实践中，这个网络在不断接受着检验，也在不断进化，不断产生新的结点、新的连接和新的回路，但是这个网络的核心结构保持着罕见的稳定性。我们认为，这套概念网络反映着东方思维的核心特征，也反映着对人体与自然系统的深刻的原理性认识。中医学以人体复杂系统为核心，对人体健康系统的认知策略，具有普遍的意义。

在人体系统科学的基础上，中医学与西医学有望在未来实现统一，即形成系统医学。疾病与康复涉及不同的能量级别。未病的能量级别不需要很大，但是需要很大的智慧（超前预知）；初病的能量级别不大，容易治愈，但需要有清醒的认识。病症转化为实证后，需要更多的时间和能量。综合运用各种医学技术和人体自身功能，才是最优化的方法。

未来，我们要探讨的是以调动个体的自组织能量为主，以当代医学的各种手段为辅，充分引进生物反馈、脑活动能量、意识流、量子耦合、生理电活动以及心理干预等现代科学分支的知识。通过揭示人体运动高能量的形式和运动规律，揭示心理、思维与意识的关系，揭示人体的生物修复功能的机理等，在创新的人体系统科学的框架下认识和整理古代人体运动探索的经验资料。并在此基础上，大幅度创新发展人体康复的理论和方法。例如形成系统医学，开发食疗、气疗、心疗相结合的综合康复技术。

7.4 心身并练的技术实践

7.4.1 应用于肿瘤患者的康复

燕女士 35 岁左右，研究生毕业以来一直从事秘书工作，2010 年底开始出现贫血现象，2011 年 3 月份步行上到二楼已经感到明显的疲惫，在医院做胃镜等检查发现大面积的胃溃疡、并且被确诊为中晚期癌症。

从 2011 年 3 月 29 日起，在燕女士的主动要求下，她开始正式从事心身训练，按照要求，每天对自己一天的情况进行详细记录，并向科研组反馈日记内容。短短一个多月的训练以后，情况就出现了显著的变化。2011 年 5 月份已经能够开始每周练两次瑜伽了，精力恢复，她自己感觉已经没有病了。在这个过程中燕女士始终坚持工作，而且比以往更有工作热情。下面是燕女士康复历程的简介，资料来自她的康复日记。

第一阶段（3 月 29 日~4 月 7 日）情绪恢复、开始训练

3 月 28 日，胃镜检测出癌症中晚期的结果出来之后，燕女士的情绪产生了一定的波动，"想想自己还有双亲，还有可爱的孩子，就觉得非常难过，晚上抱着孩子哭了一场"。

3月29日开始训练时，吃饭会堵，有疼痛感，睡眠不安稳，夜里常常醒几次。开始训练的第一周，身体机能就开始发生一些改善。例如酸痛的腰部开始感觉轻松、舒服；呼吸频率从开始训练时的110次/小时，降低到90次/小时；身体常常有温热感。

这些细微的变化，以及对心身训练的进一步了解，让燕女士增长了信心，并决心要努力奋斗，勤奋训练。同时注意体会身体变化，严密监控。并且开始对自身的观念和行为开始反思和修正，她写道："（德的训练）还没有深入，还是考虑自己的时候比较多。简单的例子，比如在家务分工，我做除了做饭以外的家务，一直以来总是认为这样是分工，理所当然。对家人每日三餐的辛苦，没有特别的感恩心情。今天觉得，我做得还很不够"。"今天有一种特别的感恩的感觉，虽然身体出现问题，但是我非常的幸运，觉得自己特别有福气，在家有善良的老人、细心的阿姨帮我照顾孩子，在单位，有关心爱护我的同事，而且特别幸运的能够有机会参加到这个集体中来，感受到大家对我的关心和帮助"。

燕女士的决心、感恩的心态以及对以德为本的认识和对自身观念和行为的修正，为她以后的康复奠定了初步基础。

第二阶段（4月7日～5月18日）系统训练、稳步恢复

这一阶段，燕女士的康复效果更加明显，工作热情和思想提升。

1. 身体机能的提升

（1）呼吸次数下降。训练期间呼吸频率从最初的110次/小时，降到第一阶段的90次/小时，进一步降到60次/小时。

（2）右耳的听力明显提高。在读大学的时候因为游泳诱发了中耳炎，导致右耳听力下降，比左耳的听力一直差很多；此阶段，右耳听力开始恢复。

（3）体力上升且恢复能力增强。每天上楼更轻快，4月初的时候走到一半就要休息一下。这一阶段能够步行走到学校面食部吃饭，又去邮局、银行办事再走回办公室。体力的恢复能力增强。以前下班后不想说话不想动，这一阶段下班后，还能有体力带孩子玩。

（4）睡眠质量提高。睡眠保持在6～8小时，定时起床，早上醒来较清醒，没有倦态或是想再躺一会的状态；此前，虽然夜间睡觉时间相通，但是起床后总觉得困，早上经常不想起床。

2. 思想变化

这一阶段，燕女士康复的决心增加，她在4月15日记中写道："今天，看到复旦抗癌女老师于娟去世的消息，感到同情、悲伤和幸运；于娟32岁，一个2岁孩子的妈妈，复旦大学的副教授，她在确诊乳腺癌后乐观、勇敢面对疾病，写下一年多病中日记'活着就是王道'，在日记中反思生活细节，并发出'买车买房买不来健康'的感叹，引起关注和热议。我刚知道她的时候，很同情她，因为同是母亲，特别感慨；后来我也发现生病确诊后，更有深刻的感触，健康真的很重要，在面临或是可能面临生死临界点的时候会明白什么是最重要的，才会格外的珍惜生活；不过我更加幸运的是，我能有机缘进行康复锻炼，而不是去医院开刀、化疗，能够有一个集体的支撑，我要努力下去，为了我的孩子，为了父母，为了家庭以及关爱我的人们，一定要努力坚持"。亲人是与人的意识活动的心灵层相连的，从为孩子、为家人、为关爱自己的人，她获得了坚持康复训练的最初动力。

工作热情越来越高。4 月 22 日，她在总结中写到，"写了孙老师的介绍发给他，同时联系国际关系学院亚非所；在联系到亚非所长的时候很高兴，终于找到他了，希望能在孙老师回去之前能够安排一次访问；打完这个电话，感觉很轻松，一是终于联系上了，二是我很希望能为孙老师做一点事情，能为促进与非洲的合作交流这件事情做一点事情。"燕女士从事秘书工作，她所处的工作岗位中的各种具体工作都是对单位的高效运行有着具体的意义。因此，以奉献的心态坚持工作，打开了她与所有这些工作相关的人士之间的能量交流通道。

对情绪的调节能力增强。4 月 22 日，她总结了工作中的一个场景，表现出她的情绪调节能力的提升，"在给孙老师办理手续的时候，信用卡出了问题，去银行处理；在银行的时候，因为大堂业务员没能安排好，导致我还需要多等待，对他颇有意见，有些不高兴，这时候我的情绪没有把握好；随后他也帮助我解决了问题，我调整了心情，在离开时候主动向他致谢，他有点意外，但是很高兴；在我不高兴的时候，觉得身体有消耗，有负面的情绪，在处理完之后，我们相视一笑，我们在与他人相处时候要多一些热情和积极的因素"。

第三阶段（5 月 19 日～7 月 3 日）缓慢恢复

这一阶段，病情得到抑制，不再发展。重新构建了心理和意识系统、补充元气的能量。在身体内部，先解决了指挥系统的问题，建立了领导集体，但内部系统问题的解决还需要时间。这时，对她的康复训练的建议是继续认真训练，谨慎对待，乐观生活。

1. 身体机能的变化

体力指数缓慢上升。5 月底的时候，她写道："开始做家务，整理办公室东西，可以搬运东西，可以提着重物上楼；3 月 30 日时，上三楼都在喘，需要休息才能继续走；4 月份的时候，如果稍微有些体力支出，就感到疲劳，现在这些状态都没有了。周三的时候逛了市场，没觉得累；昨天中午进行了很耗费体力的瑜伽锻炼，一个小时锻炼坚持下来，身体很舒畅。这在 4 月份的时候我都做不到。现在除了有时候吃东西快了还会堵的难受，提醒我要注意身体外，我觉得和生病之前没什么区别。"

在这个过程中，呼吸与呼吸系统、循环系统和神经系统的功能在持续增强。心身调节能力的增强分三个方面。第一，杂念减少，心情平稳，意味着良性意念所对应的神经回路活性水平的提升；第二，训练时的呼吸更加深长细匀，呼吸次数从最初的 110 次/小时，降到 4 月份的 60 次/小时，进一步降到 30 次/小时左右，意味着氧气在体内利用效率的提升；第三，人体与外界良性互动的能力的提升，对外界持更多的乐观和正面的意念。应该说，这三个方面的效应是同步发生的，虽然在不同阶段，它们的显著程度不完全一样。最初，呼吸频率变化明显，主要是因为杂念减少，后来的进一步降低，是由于心理层面（神经系统表层）调节的效果，最后的大幅度放慢呼吸，是由于血液循环系统等身体机能有了明显改善。

2. 精力和情绪

信心明显增强，是这一阶段的最显著的变化。"随着身体状态好转，精神状态越来越好，心情也越来越明朗，感觉自信了，更加乐观，积极向上。在我宣称要继续减掉身上多余的脂肪时候，我的朋友都很奇怪你怎么这么自信。我很理解她的感受，我曾经也很为自己肥胖苦恼，能瘦一斤都觉得很难；现在轻松减去20 斤体重，身体很轻松，而且非常自信"。性格也恢复以前的状态，态度更积极热情。

笑容明显增多。自从被诊断患病以来，起初出现了情绪低谷、并且情绪波动幅度较大，而从开始进行身心训练开始，情绪发生明显的改善，笑容明显增加，幸福感保持在 8 分左右，这十分有利于提升免疫机能。因此，可以判断，积极情绪在燕女士的人体系统中发挥了遏制疾病、促进机体康复的作用。

3. 德的训练

和家里人的交流越来越多，家庭气氛更加和谐。"最近和爱人的交流比较多，每天回家都会通电话，互相了解一下对方的状态；特别是和爱人讲了我的经历，他对我更加关心，我也多和他说我的感受和想法，沟通效果很好。他表示了对我的支持，我们还一起计划研究一下怎么对儿子进行教育和培养，他来研究读哪些书，怎么教等，气氛很好"。

和公公婆婆交流也更多、家庭氛围更和谐。"生病之初，自己状态不好，不愿意多说，婆婆看我面色不好，每天很累的样子，也很担心，总絮叨我要多吃啊要怎么怎么样啊，我因为不想说，家里气氛不是那么放松；现在我每天开始给他们讲讲我的进步，我的感受，讲讲我为什么吃得少，吃什么舒服，他们知道了我的状态，为照顾我，晚餐也改为适合我吃的饭菜。我也更关注他们一些，家里气氛活跃很多"。

4. 理想志向

"对树立理想有了粗浅认识，但是认识还不够透彻，还不够深入；一直在想我能做的就是服务我们的团队，做好我的工作，对周围人的帮助也很有限，怎么才能够为全人类作贡献呢？现在就是努力做好一粒种子"。身心并炼、性命双修的关键是不断放下自我、放下自身的局限性，创造新的人生观、世界观，走出原来对生命和对疾病的狭隘理解。在这个阶段，她只是有所感觉，这方面的深入训练还没有开始。在后一阶段遇到困难，就会出现波动。

第四阶段（7月14日～7月31日）波动期

上一阶段，燕女士的康复效果明显，自信心增强，7月份她去青海旅游一周。7月14日出发，22日回京；在青海的时间，身体状态还好，有高原反应，不厉害，表现在上楼有些喘，需要慢慢走；有时候有些乏力，但是精神还很好；在西宁的时候，偶尔吃饭有点堵，其他时候正常。锻炼情况，基本稳定；在高原上由于氧气含量少，呼吸次数增加，每次锻炼的呼吸频率在30次/小时左右；回到北京后，又恢复常态，基本保持在21～22次/小时之间；

7月14日回到北京之后，在这个过程中由于和家人在对康复的认识、理解上的观点不同，交流不通畅，出现了情绪和机能的波动。一是吃饭，特别是干饭稍微吃快一点就堵，很难受，需要吐出来才舒服，又恢复吃流食；二是精神不如以前好，精力体力下降，睡觉多。

上述过程显示，康复经历也并不是一帆风顺的、经常有起伏，这是人体系统开放性的表现。康复是个复杂的过程，高能量作用在人体上是个复杂的、多层次的过程。不能用简单的思维来对待，出现康复效果的情况就认为状态会稳步上升、从而过于乐观，而康复效果不明显、或不理想的时候就认为状体会一直下落，而过于悲观。对于人体复杂系统，需要采用多层次的观点，即使疾病得到一定程度的抑制，也仍需要付出艰苦的努力培育元气、祛除病邪。身心训练，重在全面康复，即使康复过程有时显得缓慢，但对患者来说要认识到其积极的、有利的康复观，是深入认识生命、认识生活和功过的意义，并且不断升华的过程。

第五阶段（8月1日～9月19日）走出波动期，逐渐恢复

这一阶段，由于坚持训练，体力、精力又不断恢复。体力增强到前期最好的情况，在学校走两趟，也不觉得累，下午5点多下班之后，到家还可以下楼带孩子踢球玩。气色转好，面色也红润一些。消化系统功能逐渐恢复，9月12日燕女士"晚上在厨房吃了一块点心，有点凉，吃的又快了点，所以有点堵；在以前，如果出现这样的情况，必然要吐，而且吐出来才能舒服；今天也有点堵，但是稍微喝一点粥，顺顺，就好了，没有吐，自己为这个进步感到非常高兴"。

　　身体机能逐渐恢复的同时，燕女士的思想境界也在逐步提升。9月6日，她写道："今天状态不错，忙了很多事情，体力一直保持不错；可能就是越是有工作，修为大德，才能激发潜力……我希望在今后的修炼中，不断地放下包袱，抛弃自己的保守的、固有的一些思维，对人生对生活培养起激情来，没有激情就缺乏动力；通过自身的修炼，再自己达到一定的高度后，从自我做起，从周围做起，尽可能的帮助周围需要帮助的人"。9月19日写道："我越来越体会到自己的工作是多么的宝贵和重要。以前总是觉得这份工作就是一份工作而已，对工作仅仅是尽到自己的责任，谈不上热爱。现在越来越觉得能有这份工作是十分的幸运，能在这个团队中为大家服务是难得的机缘，团队的大目标，就是我努力工作的目标。每天上班的时候，自己的工作态度更加认真、更加积极，对工作有种很珍惜的感觉，要努力做好自己的事情。真正做到爱工作之后，更安分守己，更加的安静，平静"。

　　从上述分析中我们已经看到，燕女士身体机能的改善显示出人体内部自组织、自修复能力的提升，而人体的自组织是需要外界能量的支持的。这种发自内心的愿望，很可能打开了燕女士获取外界能量的通道。根据开放性原理以及人体能量原理，身体能量的吸收和有序化主要来自于人三个层次的神经系统或者是三个层次的意识活动。最外层的心理层是一般认知、思维。中层的心智层，是自动化的观念、习惯；最内核的心灵层，是发自内心的愿望。越往内层，开放度就越大，与社会群体的感应越密切，相应的能量也越大。意识活动的内核心灵层是与其他人的生命联系在一起的，是发自内心的愿望。上述日记中，燕女士感到集体支撑的力量，而且要为孩子、为父母、为家庭、为关爱自己的人而努力坚持康复训练，这些都是心灵层正在激发的表现。根据人体系统的能量原理，心灵层的激发会调动人体的高能量。三个意识层（神经系统）的打通，会使人的神经系统处在一个不断吸收、重组能量的过程，而由这样重组出来的能量，足够产生极大的对于体内的一些不良要素产生震慑力。首先把它们控制住，其次慢慢化解它。上述分析显示，人体内部高能量的吸收的运用转化到了人体自组织、自修复的能力的提升，并进一步体现在体力、脑力和生活质量的整体提升上。

　　目前，燕女士的康复过程还在继续，在从事心身训练的同时，也在通过多种途径，改善身体内部的循环，增强体质，同时，努力学习人体的知识，努力工作，为社会多作贡献。

7.4.2　应用于中耳炎康复和人生观提升

　　萍女士，女，22岁。一年级研究生。下面是一段典型的运用心身并练的技术，实现从身体到心理、认识、乃至人生观提升的真实写照。虽然，这个康复过程没有涉及挽救生命的奇迹，但是，点点滴滴的过程中蕴涵着许多道理，以及与上述的癌症康复过程类似的特征。今后，我们对这些事例还要继续开展详细的研究。

2011 年 6 月初，在接近大学毕业的时候，突然，中耳炎复发，右耳有杂音。在校医院经过消炎处理后不见好转。6 月中旬，到武汉协和医院就诊，诊断结果是中耳道炎和轻微鼓膜炎，消炎之后不见好转。两周之后，到湖北省中医院就诊，诊断结果是外耳道炎、中耳道红肿阻塞。吃中药、输液以及耳部冲洗后，仍不见好转。在这期间，右耳不断有杂音、且听力下降，中耳红肿以后，右耳几乎听不到声音。此时，耳道内肿胀、疼痛，每晚的睡眠受到影响，精神状态持续下降，并伴随耳鸣、头疼、发烧、面部肿痛、下颌疼痛、牙齿咀嚼乏力等，严重地影响到生活，非常痛苦。不久后，耳道内开始不断地有脓血流出，经常会出现头晕的状况。

7 月 20 日完成毕业手续后返京，到北京同仁医院就诊。诊断结果为外耳道炎，中耳道长满肉芽，建议服用消炎药，不见好转。一周后（7 月 26 日）由主任医师复诊，诊断结果是中耳道胆脂瘤，CT 检测后确诊。医生再次开具（最贵的）消炎药，建议服用 7 日后复诊。服用消炎药的前几天似有好转，但随后又出现恶化。7 月 28 日复诊时，医生建议做核磁检测，查明面部并无问题，病灶集中在中耳，建议做手术治疗。

从 8 月 3 日开始，萍女士接触到身心训练的技术。上述这段就诊的经历使她下定决心，利用自身的自组织机理和心身训练的技术，实现康复。短短一个月的时间内取得了明显的康复进展，右耳听力已经恢复了 60%。

第一阶段——病情明显好转、思想不断进步

在开始心身训练的前两天里，萍女士就显现出明显的康复效果。所有难受部位的疼痛都降低了，吃饭、睡眠的质量提高了。但是，第 3 天到第 7 天，出现了一次反复，疼痛、肿胀程度增加，脓血的黏稠度增大，肉眼可见的外耳道部位长出了一个比较大的异物堵塞了耳道。在这期间，睡眠质量很差，经常无法入睡，吃饭也受到很大影响，精力下降、身体憔悴。但是，萍女士没有停止训练，反而主动增加了训练次数。

从 8 月 10 日起，病情开始出现决定性好转。最明显的变化就是夜晚短暂疼醒后可以再入睡了。而从 11 号开始，夜晚就没有再出现被疼痛弄醒的现象了。每天早上起床后精神都比较好。同时，外耳道长出的异物也在慢慢硬化，脓液开始变清澈，不再流血。从这一天开始，她暗暗决定做事要认真，而且一定要缜密、细致，要有始有终。由于病痛的折磨，此前一个月的时间里，萍女士都无法进行学习。11 日，想学习的冲动开始产生了，并且逐渐增强。

从 8 月 12 日开始，每天起床后耳朵内都会有物质排出，分别是肉色的、白色的和粉色的三种颜色的固体物质。13 日，外耳道硬化的一块大异物排出。这一天，她认识到要让思想透明。思想的透明就是指不管出身于何种处境，何种场所，都会融入其中。做到像水一样，不拘泥于形式的思想，突破局限，达到真正的透明。

从 8 月 15 日开始，不再有物质流出。耳部及其周围的疼痛程度在大幅度下降，由最初的痛苦不堪到可以基本正常活动、吃饭了。8 月 16 日，病情出现了小的反复，头疼程度增加了，耳道内在上药时出现了前一天没有过的疼痛感。经过指导之后，萍女士改变了训练的心态。变以往注重治病为追求内心世界、个人志向的发展。这一天在训练中，她脑中出现了以前经历过的那些做得不好的事情，比如半途而废、不能履行承诺等事情，开始反思自己。同时她认识到人生其实很丰富，人可以随时随地地学习、改变、提高，没有年龄、地点的限制。只有不断地反省、改变自己的不足，不断地学习提高，才能追求到人生的真谛，才能真正做一个对社会、对他人有用的人。如果一个人止步不前，不知思想会渐渐退化，德行也会跟着一起退化。从这一天开始，她也认识到自己的感悟随着训练的深入在不断增加。她发现自己过于急迫的心情，没能更好地认识训练中提倡的以德为本的中心思想。于是，萍女士开始在练习中不断探寻自己，开始明白应该树立人生的志向，思考自己所具备的知识、经验、教训，思考如何找到自己的志向，怎样实现，等等。

第二阶段——内层意识激发、康复层次提高

8 月 17 日，病情再次出现大的转机，疼痛开始下降，耳朵内的异物基本感觉不到了。但是脸颊还有轻微的肿胀。20 号，脸颊完全消肿。23 号，耳鸣的响度也开始逐渐减小。从 17 日到 23 日这一周的时间里，萍女士的思想也在快速进步。

从 18 日开始，她对以往的生活进行了反思，认识到长远目标和持之以恒的重要性，并决心改进。她写道，"我开始领悟到我在大学的很多观念都比较狭隘。而且我感到自己没有主见。因为没有长远的目标，所以对于很多事都是人云亦云的……从现在开始，我要不断探索自己的内心，改变以往的处事方式，不断提升自己"。19 日，她写道，"我开始反思自己以前的一些事情，因为一时的失败而放弃的事情，比如背单词，就因为一时没有效果就放弃了。而且我开始觉得自己很容易满足，很多事有了一点点成果就开始放松不再努力，这些都是需要在日后改变的。这时我觉得自己开始正在变成一个善于反省的人。……我也反省自己太过于注重结果而忽视过程，同时也是一个不善于思考的人……这些都是阻碍我进一步发展的障碍，需要我从现在开始改正"。21 日，她写道，"开始感觉自己更慈悲了，而且回想起以往自己讨厌的人的所作所为也不再那么厌恶了。讨厌一个人的所作所为往往是因为不了解他，当你明白了、了解了，自己也就不会那么在意了。这种明白、了解需要自己有着广博的胸襟和知识"。22 日，她认识到如何总结经验教训，"老师讲到要总结失败经验教训，我觉得自己在这个方面还有待提高。首先是认识到，总结不是简单地把失败的原因找到，而是要以科学、审慎的眼光研究事情，不仅要找到事情失败的原因，而且要把自己对待事情的心态、处理问题的方法、角度等问题都要仔细总结，避免同样性质的失败再度出现。这才是正确、全面的总结。而这种科学、严谨的方法要求自己的思想高度再上到更深、更高的入静层次。训练的目的就是让人的思想、精神、德行不断剥离旧有的外衣，上到更新、更深入的阶段"。

23 日，"则是开始逐步探索自己的内心，明晰自己的追求，感悟平常忽略的最细微、隐秘的变化，直到让自己摆脱困扰。领悟到这之后，我开始不断回想、感受耳部自训练以来的变化，虽然很明晰的感受出现，但是我觉得自己开始对得病的深层次原因有了些想法……想到了这些后，我会在病好以后注意自己的日常生活，尤其改变自己的心态，不让病痛复发。"

这一周，对于萍女士来说，不但病情康复进入稳步上升的阶段，而且思想认识出现前所未有的大变化。就整个康复训练过程而言，8 月 23 日是一个关键点，在此之后，萍女士的耳鸣响度逐渐减少、听力逐步恢复。通过反省以及内观的训练，萍女士不断激发深层意识——心灵的能量，例如 21 日她开始感觉自己更慈悲了、23 日她开始逐步探索内心的愿望。23 日之后，萍女士开始树立理想、树立人生志向。这是内层意识的高能量得到激发的标志。

分析：以德为本的训练是心身素质稳步提升的关键

西医认为中耳炎是由细菌感染引起的。根据西医临床经验，急性中耳炎如果及时就医，可以痊愈并不再复发，但慢性中耳炎无法根治。萍女士在小学、高中时期中耳炎发作并服用消炎药消除症状时，医生告诫疾病可能再次发作，这意味着萍女士患有慢性中耳炎。中耳炎的发病固然与细菌感染有关，但内在免疫力不足是内因。萍女士发病最初的一个月时间里，采用的治疗手段主要是抗生素等消炎药，以攻击致病细菌为目的。消炎药在本质上是抗生素，是某种化学物质。抗生素的研制和使用旨在杀灭细菌以及真菌、支原体、衣原体等其他致病微生物。抗生素的原理在于，通过抑制细胞壁的合成、与细胞膜相互作用、干扰蛋白质的合成、抑制核酸的转录和复制来杀灭细菌等微生物。但是，抗生素会刺激细菌等微生物的进化，细菌和微生物也是智能生命，在应对抗菌药物时，它们会不断改变自身结构。因此，没有任何抗生素是永久有效的。这就是萍女士在服用一些新型抗生素的初期有所好转，但随后又加剧的根本原因。当患者的自身免疫功能较强的时候，一旦出现炎症，当服用一定的抗生素的辅助的情况下，病情得到控制或康复。而当患者的免疫功能较弱的时候，即使抗生素能够起到一时的作用，但也难以持久控制病情。

上述的过程生动地描述了萍女士在停止抗生素治疗后，依靠自身的康复机理，再结合人体的内层意识与外界的互动，激发了体内的高能量并逐渐使身体康复的过程。这一过程是对本书第6章所述的人体系统科学原理的支持，即通过内在的自组织、自修复能力的提升促进机体的康复。尤其值得重视的是18日到23日的过程，她的总结表明，由于反思、反省和反观，三个意识层次正是发生贯通。人体层次结构原理指出人的意识层次分为心灵、心智和心理三个层次。在人的日常生活中，三个层次的意识活动通常会出现不一致、甚至冲突。在反省中，萍女士意识到了表层意识和内层意识的冲突，例如常常因为一时的失败而中途放弃，再如对讨厌的人的厌恶、挫败感以及厌恶都是心理层的观念和感受，这些观念会引发负面情绪。而根据当代心理生理学的研究，负面情绪会削弱人的免疫力。此外，意识的表层观念常常是与心灵层的愿望相冲突的，例如中途放弃与内心愿望的冲突以及厌恶感与同情心的冲突。这种冲突是造成人体系统能量消耗的重要因素。

经过的不断思考、练习和总结，萍女士感觉到，自己的不足正在一遍遍的练习中开始淡化，以德为本的内容、状态正在融入她的思想、做事当中。她领悟到，"志向的实现和入静状态的创造有着相似之处。首先，就是要让自己安静下来，内心逐渐由平静到宁静下来，然后放下困惑的问题和束缚自己的限制。同时要有实现自己志向的勇气和信心。然后总结自己的过去经验教训和自己的优势、劣势，做出正确的判读。随后，为实现自己的理想，要开始积累知识、经验，不断发明、改革、创新，改正原有的不足和劣势，仔细认真的处理过程中遇到的问题，最终实现理想，把自己变成渴望中的人，具备以前不曾有过的力量"。

在思考自己人生志向时，萍女士认识到需要一定的尺度来衡量志向的正确与否，这一尺度应该就是德。她认为，"德对于她来说就是为社会作出的贡献。身为一个研究生，如果没有明确这一尺度，将来很可能就会不忠于自己的研究，违背自己的本性。德还是防止自己堕落的监督者，只有当坚定自己的志向，不断进步时才会防止后退，做出超越自己的成就"。

"入静塑造的心理状态是放下了心中所有纠结、不安、困惑等问题。这需要不断地总结、不断地反思自己，（认真）写训练心得体会就是达到这种状态的技术方法。每当写训练总结时，都会觉得训练时那种朦胧的感悟变得清晰，更深入脑中，变成了自己的一部分了。深度入静是一种包容万物的境界，同时能将包含着的万物有机的协调、配合在一起，需要不断地学习、组织自己的能力、知识，让身体、思想更充分的结合、运作，达到一种和谐的状态。这是一个加强、巩固、调用元气的过程。深度入静就是蜕掉以前的自己，达到真我的境界。不仅代表身体物质的透明，更要在思想上透明。所谓的透明就是要明晰道理，明白世界上的所有原理。而且还能融入不同的环境中，随和周遭事物的变化而变化，做到处变不惊。深度入静还包括身体思想的灵通，在明白事理的基础上形成的灵敏状态，保护调整自己。"

她认为，心身训练不止让她的病痛好转了，更让她的思想得到了进步。萍女士写道，"刚本科毕业的她如果没有经过心身训练的过程，就不会有上述的认识和体会的，更不会勇于追求自己的人生志向，培养自己德的形成"。

7.4.3　应用于冠军运动员的培养

最近十年来，在涉及人体功能和行为综合调控的竞技体育领域里，也在发生一场从简单思维向复杂思维的观念变革。变革的核心直接指向人体系统模型的构建。传统的运动训练理论无法满足现代竞技体育发展深入开发人体身心潜能的多方面的需求。运动员的训练存在生理训练与心理训练的脱节，对神经系统在运动训练中的核心作用的认识不足等问题。本质上，运动训练学缺乏对于人体复杂系统的认识论，而复杂系统科学有望提供这样的思维范式。

钱学森指出，可以运用人体系统科学来提升运动员的竞技成绩。在备战2008 年北京奥运会的科技奥运期间，我们应国家体育总局水上管理运动中心的邀请，运用人体系统科学的原理指导激流皮划艇运动员训练和参赛，取得了奥运科技攻关的重大突破。[①]

中国国家皮划艇激流回旋队成立于 1999 年，相对于有六、七十年历史的欧洲强队，它是一支落后队伍，2005 年以前从未进入过世界大赛的决赛（前十名）。随着 2008 年奥运会的临近，如何使处在落后阶段的中国激流国家队实现跨越式发展，成为当时中国激流国家队面临的一个紧迫而又重要的问题。2005～2007 年，我们代表北京大学湍流与复杂系统国家重点实验室，承担了国家体育总局水上运动管理中心的科技奥运攻关任务，圆满完成了 2008 年奥运会激流回旋赛道和水流的设计。在此基础上，应体育部门对促进运动员竞技能力跨越式发展所寄予的厚望，人体复杂系统研究组担负起探索培养冠军运动员的项目。此时距离奥运会还有不到 600 天的时间。这是一场时间紧、跨度大的科研活动，我们把它作为一个实践钱学森复杂系统思想，开展运动人体系统科学探索的难得的平台。

基于多年来在神经科学、认知科学、中医学和系统科学等多学科的知识积累，我们在人体系统科学五大原理的基础上，提出多层次的运动员素质谱，原创性地发展了技术认知训练、心理能量训练、意志力训练、表象训练三部曲和科学思维训练等综合的激流训练新体系。我们将这些原理和训练方法应用于一名年仅

①　佘振苏，倪志勇，张志雄，等. 力学创新助飞奥运梦想：中国激流项目科技攻关纪实. 北京：科学出版社，2008：165～180.

19 岁的国家队女子皮艇运动员彤女士的训练，在她运动训练的同时，开展了心身并练、性命双修的训练活动，不断提高思想认识，不断积累对德的理解。这场训练活动取得了十分显著的效果。

2006 年 8 月，原先从未进入国内前六名彤女士开始接受我们的专门训练。在随后的两年中，她在运动成绩和整体素质方面所取得的一系列跨越式的进步，充分证明了科学训练原理和方法的有效性：

2006 年，在接受北大科研团队科学训练的当年，彤女士就在国内和亚洲比赛中获得六枚金牌。

2007 年，国际划联官方网站的成绩记录表明，彤女士是该年度世界上进步最快的女子皮艇运动员。第一年参加世界杯比赛，就分别在第一站捷克布拉格进入前二十名，第二站德国奥格斯堡进入前十名（决赛）。业内权威人士称："国际顶级教练需要用 2～3 年时间把一名从未参加过国际大赛的选手带入决赛水平"。而彤女士仅仅用了 11 个月。

2008 年 3 月，在大洋洲锦标赛上，彤女士独立执行科研团队精心设计的表象训练三部曲临赛方案，在严格严谨的程序化参赛方案保障下，以超常的稳定心态和拼搏精神，超过 2008 年奥运银牌选手，而距 2004 年、2008 年奥运金牌选手仅 0.6 秒。

自从接受我们训练以来，彤女士认真写训练日记和各类训练、比赛的总结，完成大约 20 万字，远远超过国家队的其他运动员，其内容不仅包括对水流技术的认识，还包括对整个训练过程的认识、对人生目标的调整、对各种困难、矛盾的认识。

1. 对心理状态的细致内省和科学认知

控制情绪、调节情绪是高水平选手的特质。这种能力既决定了日常训练的质量，更决定了比赛状态。一般来讲，人们总希望自己处于良好的状态中，但生活和工作的事情并不总是尽如人意。这时，情绪的波动是正常的，也是值得理解的。在训练中，运动员的关键在于如何面对心情不好的感受，使之尽可能朝向弱化波动的方向改进；尤其涉及紧张、放松这对辩证关系的情绪，在比赛中相互交织、影响甚大。由于涉及微妙的心理变化因素，情绪调节能力远不是一两句口号、一两场动员会所能解决的。因此，把握运动员心理状态的客观规律，导向激流项目本身的需求，是一个严肃的科学问题，也是一个充满艺术性的问题。提高运动员的自我反省能力是一个重要途径。

彤女士经常在日记中细致的内省、反思自己心理过程，"技术训练到底在练什么？我常常在想技术训练课，我们在划什么？我们要的是什么？我觉得重要的是这个过程，我们会遇到很多困难、很多问题，会思考克服这些困难、解决这些问题。我觉得最重要的是这个过程中是怎么想的、怎么做的、怎么改进的。思考这些问题才是真正炼一个人。只有自己思考问题，才能有感受、有收获，才能进步"。"每划一轮我都回顾刚才的划行感觉，然后开始分析，划好的原因是什么，基本要点是什么，就这些问题我一遍遍地想，在划的过程中进行尝试，有种戏水的感觉，划行感觉一定是种轻松的感觉。练到后面，我想划的线路都达到了自己预想的效果。"

正如彤女士所说，"思考才是真正炼一个人"。客观来讲，个人的主观认知有些时候确实存有偏差，存有偏激，这时一般需要有长者、有教练来指引；但有些时候也受到来自生活工作环境本身的影响，这时一般需要有人来安慰，来开导。因此，概括起来讲，心理调节需要从系统整体的视角出发，即将自己纳入到环境中的一个局部部位、局部位置，淡化自己凸显出来的孤立心理地位，这样来对待自己的失落、生气等情绪波动就会显得更加合乎情理，更加客观周到。最终的效果是容易善待自己，让心态恢复平和。这就是我们引导彤女士理性面对情绪波动的训练思路。

在充满竞争的竞技体育环境下，运动员常常出现焦虑的心态——渴望达到目标、但又对能否实现目标感到忧虑。焦虑使得运动员难以集中精力于当下的活动，并且造成脑力和体力的消耗。从多层次的心理模型进行考察，焦虑的本质是意识的内层与表层之间的冲突，是意识活动的混乱。因此通过内省、内观的训练，不断深入觉察自身的意识活动、进而使其有序化，是克服焦虑的重要方法。

2007 年 4 月，在备战全国锦标赛期间，彤女士出现明显的焦虑现象。此前，2006 年 8 月，她首次获得全国锦标赛和亚洲锦标赛冠军，因此，2007 年的比赛中，她有实力再次夺冠。但是此时她尚未建立起高度的自信，对是否能夺冠并无把握，因而担心比赛结果，从而产生焦虑。这种情绪，对她的赛前训练产生了干扰。面对焦虑，彤女士在训练日记中写道，"我之所以产生焦虑感，是因为我把成功的渴望大过于训练的过程。其实我只需要每天把几件重要的事做好就可以了，对每天的训练内容有一定的设计，明确自己的训练目的。然后照着自己的设想去做"。她进一步对训练状态暂时的不稳定进行了深入的分析，"那么为什么自己现在的训练状态起伏不定，我自己认为是因为对于小目标的制定不够明确，重点没有把握住。训练中最主要的还是注意力的问题。在很多训练课当中，如果注意力不够集中，不去思考问题，去表象，调节自己等等，那么划起来很被动，一旦出现问题也就容易出现消极的状态。如果认真思考，表象，调节自己，积极的自我对话，那么训练起来的感觉完全是不一样的。对于细节的考虑也会更周全，对于结果并不是太在意，反而会使自己更深入的去分析问题。我清楚地知道现在自己是什么一个状态，我确实不应该用好和坏来评价现在的某种状态。因为它确实只是一个过程，人的状态不可能总是没有变化的，而正是因为有变化，我们认真探索规律，才能更加清楚地认识自己，认识这个世界的方方面面。'知人者智，自知者明。胜人者有力，自胜者强'。两年前倪老师就开始结合训练生活跟我讲《道德经》里面的某些道理，当时我并不能很好地理解，而现在我才开始领悟其中的内涵。"

通过上述的认知训练过程，她有效地化解了焦虑情绪，全神贯注投入到日常训练之中，在比赛中再次有出色的表现。

2. 意识内核的激发与心理调动

紧张是竞技体育运动员常常出现的心理状态。运动心理学，常常将紧张作为一个不利因素来处理，并建议用一些放松方法来克服紧张。但是，从人体系统科学的原理来看，紧张是机体能量调动的一种表现。因此，面对心理的紧张，可以采取复杂系统科学探索的方式来认识——有些时候，紧张是必要的，还必须想办法来刺激、触发运动员紧张，但不能过分。这要求运动员更为细致地内省自己的心理状态，能够翔实记录心态变化的过程。这是彤女士坚持 20 万字总结的科学动力之一。要做到这一点很难，没有从灵魂深处唤醒一股自觉性（来自于对激流的热爱以及对团队的信任），是难以坚持下去的。通过记录大量的心理状态资料（文字），结合该时段的训练比赛表现，挖掘、提炼激流项目规律特点，更重要的是设计一系列心理刺激、调节的方法，这就是超心理素质的科学化训练过程。北大团队正是通过频繁的深入交流，一步步引导彤女士走进心理深层意志的训练中。

2007 年我们根据人体系统科学原理开发了激流运动员表象训练三部曲方法。即在运动员划行过程中，要程序化的进行表象设计、表象模拟和表象执行三个步骤。表象设计要求运动员对划行的技术细节进行清晰、明确的设计（对应心理层），表象模拟要求运动逼真的模拟出划行时的感觉（对应心智层）。上述两个步骤要求在划行之前进行操作。而表象执行，就是将表象设计落实在实际的划行中。表象执行的第一步是进行心理调动和心理升华，这个步骤要求在运动员在赛道起点临出发前的几分钟之内完成。心理调动旨在通过观想一些内容让运动员紧张起来，从而实现机体调动。而心里升华则是通过观想另外一些内容，例如人生志向、长远目标，从而让运动员复归于平静。这两个步骤的理想效果是，外在平静、内在兴奋，外在平静使得选手能够高度集中注意力，而内在兴奋则意味着机能的高度调动。

实现理想的表象执行的关键在于对紧张度的调节。2007 年 7 月奥格斯堡世界杯比赛的预赛中，彤女士只划出了第 26 名的成绩，其原因就在于紧张度不够、机体能量调动不充分。她比赛后这样总结道，"佘老师问我预赛之前的心理调动想什么了。我说当时在想把这次比赛当成奥运会来打。佘老师跟我说这些想法都不切实际，难以产生紧张感，更何况是那种心跳加速的紧张感。的确是这样的。佘老师引导我想想父母的养育之恩。由此我想到父母、想到佘老师这些天来不辞辛苦，每天陪我训练，我划行的时候佘老师在岸边跟着我跑帮我计时，想到这些我就开始紧张、有压力了。晚上做表象的时候就一直有紧张感。当晚我们做了分段的表象模拟。节奏感觉不好的时候，就紧张，然后一遍遍想，一遍遍想，越来越清楚，有些问题就想清楚了。这样一遍一遍越来越清楚。做完表象之后就觉得很轻松了。现在想来。紧张会把注意力放在一件事情上，思维会更精确。尤其是难度点，注意力会非常集中，每一桨都会想的非常清楚。这个清楚包括控艇、划桨技术，都会想得很清楚。放松的时候，就想得比较模糊，太随意，跟着感觉走，这样划行和表象就容易不一样，失误的概率就比较大。太放松的时候，摸不到底，划一桨是一桨，划一个门是一个门，没有连贯性、速度感。放松是怎么来的呢？放松是通过一步一步地紧张来的，不是一开始就是放松的。"

经过深刻反思总结后，一天后的世界杯半决赛，彤女士成功地取得第八名的好成绩，打进了决赛，实现亚洲女子皮艇运动员的新突破。更加难得的是，这是她第一年参加世界杯的比赛，第一次在德国奥格斯堡这个欧洲经典场地（1972年慕尼黑奥运会的比赛场地）与欧洲高手同场竞技就获得这样的好成绩。

赛后，彤女士描述了这一过程："表象模拟之后，就换衣服下水做第二次准备活动。第二次准备活动，一下水第一桨就很有力、很有节奏感，进行一些组合门的训练还有玩浪，感觉很自在，都能控制住。这种状态一直持续到二次调动的慢划结束。之后离出发前还有 5 分钟在起点附近做了一轮表象模拟。离出发还有 3 分钟的时候做了心理调动，闭上眼睛想爸爸妈妈辛苦的样子、想他们勉励我的话、想他们的神态，想佘老师每天带我训练、在赛道边来回跑帮我计时、指导我，训练前后对我的教育，想倪老师每天帮我拍录像，还想到自己登上领奖台的样子，等等。从开始想这些内容，我的心就开始扑腾扑腾地跳了，就有紧张感了。心理调动之后，开始进入精神升华的状态。想这只是一场比赛，只是一次锻炼机会而已，只要把握好细节、享受这个过程，想我能为国家做什么，自己怎样做才能为国家作贡献，这次比赛不是我一个人的力量，是许许多多的人的力量凝聚在我身上，我要把这些能量发挥释放出来。然后心里就一下子平静下来了，无所谓成功失败，处于无所畏惧的、迎接挑战的精神状态——深深吸了三口气，准备出发了。"

在这种心态下，她实现了高水平发挥，甚至广播中的解说员都被这从来没有见过的中国选手振奋了，"This is another Chinese girl, she is very fast. Even with a touch, she is still fast."这是中国女子运动员在这里首次打入决赛，是极为难得的。

表象执行以实际划行前的身心调动为主。其过程一直持续到实际划行（或比赛）结束。整个过程要求运动员外在平静、内在兴奋，将注意力高度集中在表象所规定内容，使自己处于有意执行，无意成功的不受干扰的理想状态。这也是保障运动员最大限度地发挥自己的运动潜能，最有效地进行超常表现的手段。运动心理学已经注意到了这个问题的重要性，即唤醒与绩效之间的复杂关系。唤醒是指大脑和身体的激活，随着唤醒水平的升高，人体很快进入能量调动状态。但唤醒水平与绩效之间并不是线性关系，唤醒水平过高时，被唤醒的机体活动反作用于神经系统，反而使注意范围缩小甚至分散，从而限制绩效。研究表明，力量、体能类型的运动要达到最佳发挥，需要的唤醒水平比较高；而技巧类运动要求的唤醒水平比较低。激流回旋项目既对力量、体能有很高的要求，同时又具有非常强的技巧性，对唤醒就有比较苛刻的要求。因此，表象执行的设计，包含对运动员的性格、兴趣、关注点以及持续性等各方面的深入了解。运动员和教练员之间的高度默契，是成功实施表象执行的核心要素。

实践表明，表象执行需要消耗心理能量。因为运动员时时处于高度亢奋的竞技状态，身体、精神消耗巨大，尤其是中枢脑神经系统的负荷刺激极强，运动员很容易发生精神疲劳。这也是国际大赛很少有运动员连续夺冠的客观原因。那么，心理能量从那里来呢？在平时的训练中，我们在彤女士身上实验性开展了身心训练。实践表明，以身心训练为基础的表象执行在提高激流运动员训练质量、比赛能力上具有显著成效。

3. 人生目标的提升－奉献与坦然

竞技体育挑战人类极限。运动员必然会遇到种种困难。目标是克服困难的动力——当代心理学已经对此有了深刻认识。在彤女士的成长中，北大团队不断利用读书、谈话和影视作品等，结合实际困难的克服过程，引导彤女士去思考、设计人生目标。这对彤女士的训练生活起到了积极作用。彤女士日记中写道，"进入冬训以来，由于技术创新平台期间的影响，我一直在对训练进行不断的反思，而且我开始写成长日记，一有什么感触就记录在电脑里。那时我开始对自己从事的事业，对人生开始了更深入的思考。在这方面，是老师启发了我，我们虽然没有在技术上进行交流，但是当我遇到一些心理上的困难的时候（比如当时很不适应弗兰克的训练计划），他总会一再的问我这个问题'你为什么练激流？'他说，我可以不告诉他我对这个问题的答案，但是他希望我自己心里能够明白。他每次问完我这个问题之后，就不再说任何的相关内容了。一开始，我非常不理解这个问题。我想我产生情绪跟为什么练激流有关吗？但是，无论如何这个问题又一次摆在我的面前。每次遇到困难，我都会想这个问题，每次都有不同的想法。1月29日，我写到，'我觉得通过练激流，将来我们的发现能够给别的项目一些启发，我就觉得很伟大了。'2月14日，我写到，'我现在明白我的目标理想是什么，往小的说，我在锻炼自己各方面的素质，可能是让自己成为一个有用的人，所以现在大量的时间都是用在学习和训练上。往大的说，我们要用我们的智慧，我们的努力为国家乃至人类作贡献，或许这真的很难，但现在我正一步步这样做着，其实这个过程已经让我们享受着很多东西，这个过程真的是幸福快乐的。'后来我发现对这个问题的认识真的就影响了我的情绪，澳大利亚训练期间，开始的几天由于托运行李出了故障，我的行李箱不见了，后来又遇到调器材的问题，比赛又遇到了例假，等等很多的困难。但是我能够很坦然地面对，没有再出现情绪上的波动。"

回顾两年来的成长历程，彤女士在成长日记中写道，"我感觉自己这两年才对激流刚刚入门，以前是喜欢这个项目，现在才是真正的热爱这个项目。""在国际激流界，有马蒂肯这样的天才，17 岁就拿奥运冠军，也有 Oliver 这样的成功者，更有捷克斯洛伐克的女皮 28 岁才奥运夺冠。我属于哪一类，我并不知道。但我知道，我无比喜欢激流这个项目。我还清晰地知道自己的目标，我的目标就是，抓住任何机会，不断挑战自己各方面的极限。不但如此，我虽然不是中国激流界的第一批运动员，但是也可以算得上是早期运动员，我希望能够参与到对这个项目规律的科学探索中，希望能够为将来的中国激流运动员的成长提供一些资料。"

表 7.2 是彤女士从第一次参加世界大赛以来，历次国际大赛成绩。

表 7.2　彤女士历次国际大赛比赛成绩

世界大赛	名　次	单轮最好成绩与冠军成绩差
2006 年 8 月世锦赛——布拉格	33	22.92 秒
2007 年 7 月世界杯——布拉格	16	5.62 秒
2007 年 7 月世界杯——奥格斯堡	10	7.56 秒
2007 年 8 月：好运北京：测试赛	7	3.36 秒
2008 年 3 月大洋洲锦标赛	2	0.53 秒

国际激流项目的多位专家对彤女士的进步都给予了评价。2007 年 5 月德国著名专项力量和技术专家尤根（Juergen Sperlich）在对中国女皮队员进行了系统测试后说："彤女士的专项力量和直划技术已经接近世界一流水平"。2007 年 8 月，国家队顾问、国际激流专家 William 先生（William）在观摩彤女士训练时，对彤女士进步感到惊讶，他说："彤女士有成为世界冠军的潜力"。澳大利亚队主教练弗克斯（Fox）曾经获得过五届世锦赛冠军，他对执教以来澳大利亚队员取得的进步感到满意，但他却用手比划着说："我们是直线上升的进步，但是，中国的队员，却是跨越式进步。他们走在了我们前面"。2008 年 3 月，大洋洲锦标赛上，半决赛决赛两轮成绩相加（220 秒左右），彤女士与前奥运冠军 Kaliska相差仅 0.6 秒，国际著名激流教练员弗兰克（Frantisek）称彤女士已经达到世界一流水平。弗兰克曾经在训练报告中写道："国际顶级教练员需要用 2～3 年的时间把一名从未进入国际大赛决赛的选手带入决赛水平"。而彤女士只用了 11 个月。根据国际划联官方网站的成绩记载，彤女士是 2007 年世界上进步最快的女子皮艇队员。资料显示，她还是打进世界杯前 10 名选手中年龄最小、激流专项

训练时间最短的选手——直到 2007 年 7 月份,她的激流训练年龄还不足 5 年。表 7.3 是彤女士从 2006 年 3 月到 2008 年 10 月的比赛成绩表,反映了她在各个阶段竞技水平的发展轨迹。

表 7.3 彤女士 2006 年 3 月到 2008 年 10 月竞技比赛成绩表（黑体字为国际比赛）

赛　事	名　次	备　注
2006.03.25 全国春季冠军赛	9	彤女士首次进入国家队训练
2006.08.04 捷克世锦赛预赛	33	
2006.08.22 全国锦标赛	1	彤女士在北大科研团队的指导下,进行系统的身心素质训练,运动成绩不断进步
2006.08.24 亚洲锦标赛	1	
2006.10.07 下司中国公开赛	3	
2006.11.15 全国秋季冠军赛	1	
2007.03.18 巴西公开赛	22	
2007.04.20 全国春季冠军赛	2	
2007.04.22 全国精英赛	1	
2007.07.01 世界杯捷克	16	
2007.07.15 世界杯德国	10	
2007.08.16 好运北京	7	
2007.09.23 巴西世锦赛	17	在此期间,彤女士接受北大团队的远距离指导;并且,彤女士在训练和比赛中的支撑大大减少,比赛的机会也大幅度减少。虽然遇到种种困难,但她的竞技水平仍然在持续进步,不断取得良好的竞技成绩
2007.10.28 全国秋季冠军赛	1	
2008.03 大洋洲锦标赛	2	
2008.04 全国春季冠军赛	2	
2008.05.14 亚洲锦标赛	1	
2008.10.01 全国锦标赛	2	

运动员彤女士在北京湍流与复杂系统国家重点实验室人体复杂系统研究组的指导下,短短两年的时间里获得 10 枚金牌、3 枚银牌。

这场跨学科、跨领域的科技奥运攻关活动,来自于现代西方科学知识与东方传统系统论思想方法相结合,是人体复杂系统科学的一项具体成果。

第 8 章　人体系统科学的工程实践

社会是由人组成的，社会活动是人实现其生命过程的场所，也是实现其生命价值的载体。社会科学探索人的社会活动的规律，理应以人的基本科学原理为依据，为社会活动（政治、经济、教育等）建立准则。由于众所周知的复杂性，这门学问与自然科学的学科相比，还很不成熟。但是，人时刻在从事社会活动，人的直觉、感觉、经验中已经积累了相当的知识，这些知识无时不在指导着人们的生活和社会活动，奠定了当代文明。人体系统科学旨在将这些知识进行有效的集成，并指导相关研究领域，在新的方向开展深入的探讨。集成的一个标志是能够在社会实践中进行应用，人体系统科学的使命之一是为社会活动-社会系统工程提供系统的指导。

我们所面临的大量社会实践特别是大规模地提升人体素质的努力（例如提高人体的体质，预防和应对传染病，普及教育等）不是个别理论和个别技术所能处理和解决的。如果说社会科学是生命群体的系统科学，那么，社会实践在本质上是生命群体的系统工程，我们称之为人体社会系统工程。

人体社会系统工程旨在充分发挥人体潜能，为社会活动的高效率开展进行设计。这些设计的根据是集成的人体系统的科学原理，以及在科学原理指导下的具体的人体运动规律。与简单系统科学不同的是，人体系统工程的实践并不是简单意义上的对人体科学规律的应用，而是人体运动规律探索的一个组成部分。这是因为对于人体复杂系统认识是不唯一的，对规律的表述可以采用不同的表示框架。因此，认识的真理性的主要标志是社会实践的有效性，并通过社会系统工程的实践，成为人体系统知识创新的主要组成部分。

人体社会系统工程，是钱学森系统工程思想的最新发展。传统的系统工程用来组织管理复杂巨系统和社会系统时已经凸显出局限性，它难以用来处理复杂巨系统的组织管理问题。建立在综合集成法基础上的社会系统工程的目标，就在于组织管理复杂的社会巨系统。

本章我们将运用社会系统工程的思想对中医现代化工程、运动训练系统工程、社会管理展系统论的探索。最后对人体社会系统工程的发展进行展望。

8.1　人体社会系统工程的内涵

8.1.1　人体社会系统工程的概念

钱学森长期从事我国大规模科学技术工程的领导和管理，他以杰出科学家的素质，从经验中提炼出一套系统工程思想。具体的表述是根据系统总体目标的要求，从系统整体出发，运用综合集成方法把与系统有关的科学理论方法与技术综合集成起来，对系统结构、环境和功能进行总体分析、总体论证、总体设计和总体协调，以求得可行的、满意的系统方案并付诸实施。

将这样概念应用于由人组成的社会群体，就形成人体社会系统工程。它是一项以（政府，或民间的）社会组织为依托所开展的有目的、有方法、有流程、有评估的系统性的活动。这里所着重讨论的是如何将（人体系统科学所揭示的）人的特性特点融入人体社会系统的设计、执行和反馈等各个阶段，使实现社会活动的高效开展，并推动社会群体朝着人体和社会理想的方向进步。

8.1.2　人体社会系统工程的基本模型

我们在钱学森复杂系统思想指导下，在对中国传统文化对人的经验知识和当代科学研究对人的理性知识集成的基础上，基于人体系统科学的五大科学原理，提出人的意识的五维网络模型——德、智、功、爱、康，作为社会人系统的基本要素。与这五大要素相对应的社会五大知识体系，即公共管理、科教、产业、文化和社会服务。与之相对应的有社会建设的五大文明体系，分别为政治文明、科技文明、物质文明、精神文明和生态文明，五大文明的建设相互促进，也相互制约，才能构成高度文明的社会。构建和谐社会需要五大文明的协调发展，才能实现社会的全面协调可持续发展。

这是一套完整的、严谨的体系，可以构成社会系统工程的基础理论，并科学性地指导社会民生难题的系统攻关（调研、分析、决策、效果反馈、再分析、修正决策等循环往复）。和谐社会的建设需要通过社会系统多层次、多层面要素积极互动的机制建设，在实现个人的可持续发展的基础上实现社会整体的可持续发展。在这一社会系统工程中，核心是人才，而核心的核心是统领各路人才的领导干部。因此，重中之重是建立一支高素质的干部队伍和人才队伍。

对上述五大系统要素的运行规律的认识，有助于推动社会成员整体素质的螺旋上升，实现社会成员的生活质量和幸福感的持续提升，从而实现社会群体的素质提升，进而实现全社会的素质和幸福感的提升。这正是和谐社会发展的美好前景。

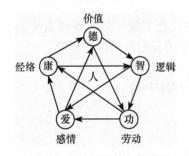

图 8.1　思维的五维系统模型

1. 意识的五维系统模型

上述的五维系统模型，综合中国了传统哲学对人的理解，运用现代科学的动态平衡的建模思想。具体来说，人的意识（神经活动）系统包含五个要素，如图 8.1 所示。

　　这里，我们将意识等价于人体的神经活动，它具有一个网络结构，代表了五个不同维度的神经活动，而理性思维，就是逻辑，也是其中之一。这样表示的意识网络是一个开放的复杂巨系统，每一个子系统都有自身的自组织状态，并与其他子系统和外界保持着密切的联系。德、智、功、爱、康这五个维度，分别对应不同层次和类型的神经回路活动。德是与内在价值观相关的心灵神经活动，突出表现为价值观；智是与经验知识相关的思维神经活动，突出表现为逻辑推理；功是主宰身体机体运动的运动神经活动，称为劳动；爱是一类与情感相关的心灵神经活动，表现为感情、激情；康是维护机体健康运行的自动化神经活动，中医将之表述为气血经络通畅。德是动力，智是方法，功是行动，爱是感受，康是成果。

　　这些不同层次的神经活动，对人体系统的发展担负着不同功能，都涉及能量流通的同时也消耗能量。而且它们之间既相互促进、又相互制约。例如，德推动智，智助推功，功产生爱，爱维护康，康增进德；同时，功应该受到德的制约，爱应该得到理性的抑制，康应该为建功立业服务，德应该转化为大慈大爱，智应该在生命的健康成长中有重要建树。这五个维度之间相辅相成的机制，能够产生一系列促进机体整体可持续发展的思路和认识，构成一个与生命系统工程密切相关的思维系统模型。

　　2. 人的五维价值观模型

　　个体发展的根本目的是实现人的价值。人的价值体现为外化的建功立业和内化的感情升华，分别对应功和爱。而人的价值体现，需要受到机体健康、思想道德和知识素养的支撑，如图 8.2 所示。

　　当前社会普遍重外化价值，轻内化价值；重价值体现，轻价值支撑。我们这里具体揭示了通过德、智、功、爱、康的相互促进、相互制约的作用关系，对这一系统规律认识和运用，有助于推动人体整体素质网络不断迭代、螺旋上升从而实现人的全面协调可持续发展。和谐社会的建设

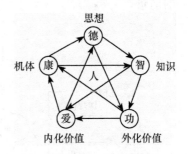

图 8.2　人的五维价值观模型

必须通过社会系统多层次积极互动的机制建设，在实现个人的可持续发展的同时实现社会整体的可持续发展。

　　3. 社会系统的五维系统观模型

　　与上述意识五大要素相对应的正是社会建设的五个部门，即公共管理、科

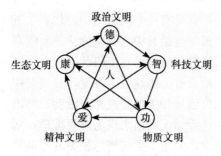

图 8.3　和谐社会的五大文明建设

教、产业、文化和社会基础设施建设；与之相对应的有社会建设的五大文明体系，分别为政治文明、科技文明、物质文明、精神文明和生态文明（如图 8.3 所示）。社会是五大文明构成的有机体，社会建设的根本目的是实现社会人的可持续发展。

五大文明建设的内涵。政治文明包括以先进哲学观引领的制度建设；科技文明包括科学、技术的探索创新和教育的知识文化传承；物质文明建设主要包括经济发展，体现为生产力；精神文明建设包括文化建设，影响生产关系；生态文明建设包括医疗保健和环境生态建设。

各个文明建设之间有重要的联系（如图 8.4 所示）。在崇高的思想（政治文明）指导下的科技文明是高智慧的科技文明。在高科技指导下的经济活动（物质文明）是高效率的经济建设，在高度物质文明支撑下的精神文明是稳定的精神文明，是人类脱离贪腐之风的保障。高级的精神和文化生活，为身心健康和生态平衡提供必要的氛围。而生态文明建设，通过促进个人身心和谐、社会和谐以及生态系统的和谐，为社会整体的道德层次的提升提供了更好的基础。五大文明的建设相互促进，也相互制约，才能构成高度文明的社会。构建和谐社会需要五大文明的协调发展，才能实现社会的全面协调可持续发展。如果社会管理和社会系统工程进行这样的良性循环，将为社会建设展示一个美好的前景。

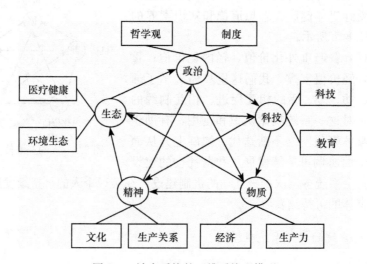

图 8.4　社会系统的五维系统观模型

8.2　人体社会系统工程的实例

8.2.1　中医现代化系统工程——现代人体综合知识库建设

1. 中医现代化的背景与现状

20 世纪以来的一百多年中，面对西医咄咄逼人的挑战，中医界尝试了两个方面的努力，中西医汇通与中西医结合。但是，由于 20 世纪中国社会发展的多方面复杂原因，这两种方略的实施均虎头蛇尾，收效甚微。1979 年在广州举行的全国医学辨证法讲习会上，提出将中医现代化确立为新的中医发展战略，并将中医现代化定义为"运用现代科学（包括现代医学）的先进技术武装中医、发展中医；运用现代科学（包括现代医学）的知识与方法研究中医、阐明中医。在辩证唯物主义思想的指导下，多学科地研究中医药传统理论及其丰富的临床经验，以探索其规律，揭示其本质，发扬其精华，剔除其糟粕，使中医理论经过实验科学的论证，成为严密的、先进的科学体系，把中医药学提高到现代科学的水平上来，使临床诊断、治疗具有客观指标并不断地提高其疗效"[①]。此后，中医现代化的理论与实践蓬勃发展，中医现代化逐渐成为国家中医药政策的主导战略思想。

中医现代化战略的提出，蕴涵着深刻的历史必然性。任何一个医疗康复体系要获得振兴与发展，关键在于其能否适应时代与社会发展的实际需要。中医有着几千年的历史，为保障中华文明稳定持续发展做出了卓越的贡献。但是，西医借助了近代科学技术的进步，在过去两百年中迅速占据了世界医学的主导地位，并在 20 世纪获得了日新月异的发展。与西医学相比，传统中医学在理论与实践的许多方面都已经越来越无法适应现代社会发展的需要。例如，在理论上，中医在阐述自己的疾病模型与诊治机理时用了元气、阴阳、五行、虚实等容易导致歧义晦涩的中国古代科学概念，很难被从小接受现代科学教育的人们理解与掌握；在实践上，中医望、闻、问、切的诊病方法，辩证施治的治疗体系，以汤、丹、丸、散为主的给药机制都受到西医学的巨大冲击，难以适应现代社会快节奏的工作生活环境。中医在理论与实践两方面的现代化是中医适应现代社会发展需要的必然选择。

尽管人们越来越认识到，中医发展要走现代化道路，但是，三十多年来，中医现代化的道路依然步履维艰。正如中医科学院黄龙祥撰文指出，迄今为止中医药现代化取得的少数重大研究成果（如针刺麻醉、针灸镇痛、青蒿素的提取等）

---

① 王建平. 试论中医现代化. 上海中医药杂志，1980，4：2.

都停留在具体的技术与方法层面，中医基础理论的现代实验研究没有取得任何突破性的进展。[①] 解剖实证与实验分析方法在西医研究中获得了巨大成功，但它们在中医研究中却处处碰壁，经历了一个又一个的失败。元气论、阴阳五行、天人相应、辩证论治、藏象经络以及气血营卫等中医基础理论的现代研究也相继碰壁。三十多年来，除了临床应用技术的少量改进（包括少数单味中药的有效成分被提取，少数非核心技术被作为补充与替代）之外，中医的核心理论框架依然保持着其朴素并略带神秘的面貌。中医现代化战略依然任重而道远。

中医现代化过程的艰难，也引发了对这一战略口号的内涵、目标与实现途径的思考，中医学界内部也见仁见智，争论不休。大略说来，根据中医现代化所追求的不同目标，目前对于中医现代化有三种不同的理解。

第一种理解认为，中医现代化的目标是将中医纳入以西医学为代表的现代医学范畴。持这种观点的人们认为，既然中医与西医具有完全相同的研究对象与医学目标，那么中医现代化就不可能导向一种不同于现代医学的新医学，而只能是根据现代医学的要求来发掘与整理中医，将过去未能被现代医学认识的那些中医有效经验、药物、方法、技术经过改造后纳入现代医学体系之中。但是，随着对中医现代化的认识不断深入，这种理解越来越受到中医学界的批判与拒斥。北京中医药大学张其成认为，这种流行的中医现代化观念的实质……就是与现代科学、现代医学接轨，以客观、规范、定量、精确为基本要求，将中医的概念、理论作客观化、定量化转移，采用实验、实证、分析的方法，开展中医学的"实质"研究、"物质基础"研究，以及在器官、组织、细胞、分子水平的研究，使中医的气、阴阳、脏腑、经络、证等抽象概念可以用现代科学、现代医学的语言进行阐释和翻译，从而使中医成为一门物质基础明确、实验指标客观、数据精确、标准具体的科学。简言之，中医现代化就是中医科学化。[②] 随后他在与其他中医研究者的争论中更明确地将这种流行的观念界定为中医西医化，并用一个等式概括了这种中医现代化趋势的危险性："中医的现代科学化＝中医的西医化＝中医的毁灭化"[③]。邓铁涛等老中医也批评了这种对于中医现代化的理解以及中医西医化的发展趋势。[④]

第二种理解认为，中医现代化的目标是发展与现代医学并立的现代化中医。这种理解将中西医汇通与中西医结合策略的失败，归咎于近代以来中医主体性地

① 黄龙祥. 中医现代化的瓶颈与前景：论中医理论能否以及如何有效进入实验室//陶御风等 编. 中国传统医学漫话. 上海：上海教育出版社，2008：259.
② 张其成. 中医现代化悖论. 中国医药学报，1999，14（1）：4.
③ 张其成. 中医现代化＝中医现代科学化？江西中医学院学报，2003，15（1）：9.
④ 邓铁涛. 正确认识中医//中国中医药报社 主编. 皙眼看中医：21世纪中医药科学问题专家访谈录. 北京：北京科学技术出版社，2005：138～146.

位的弱化。正如老中医陆广莘的老师 1959 年临终前所说："欲求融合，必先求我之卓然自立"。^① 根据这种理解，北京中医药大学王琦认为："中医现代化是在把握自身主体特色和优势的前提下，伴随现代科学与技术的进步，使整个中医从理论到实践都产生新的变革，成为适应现代社会需要的、具有现代科学水平的科学体系"^②。显然，这种理解首先强调的是中医相对于西医来说的独立性与差异性，强调保持中医的自身特色与主体性地位，其次才强调充分利用现代科学技术的发展来提升传统中医的理论与实践水平。

与上述的两种理解相比，第三种理解大大扩展了中医现代化的意义，认为中医现代化的目标既不是中医西医化，也不是仅仅局限于中医理论与实践的变革与提升。相反，第三种理解认为中医现代化将会引发一场意义深远的医学科学革命，其目标是促进中西医在理论、实践两个层面的沟通、交流与融合，最终创立一种能够容纳中医与西医，而又有别于单纯的中医与西医的新医学，将中医与西医综合集成为全新的统一医学体系。这种理解的代表人物是钱学森以及在钱老影响和指导下的中医现代化研究者。

2. 中医现代化的困境及其原因

有研究者认为，目前的中医现代化战略已经陷入了某种悖论^③或困境^④。从以上对中医现代化的三种不同理解的概述，我们已经清晰地看到 21 世纪初中医现代化所面临的进退两难的困境：一方面，为了适应现代社会的需要，用现代科学的统一语言来表达自身，中医似乎应该无限地接近甚至趋同于西医，以便按照同样的标准来评价自身的医学理论与实践；另一方面，为了保持自身的医疗特色，阐述自身的基本概念、医学理论与诊治实践的合理性与有效性，中医似乎又应该无限地远离西医甚至完全切断与西医的关联，否则中医与西医的关系始终剪不断、理还乱。如果按照目前中医西医化的思路发展，中医似乎不可避免是死路一条；另外，中医界也清醒地认识到，自近代西医传入中国以来，中西医并存与冲突始终是一个不容再回避的事实；如果中医再故步自封，逃避西医带来的冲击与挑战，似乎也同样是死路一条。中医现代化似乎陷入了一种根本性的矛盾、尴尬与困境之中。

同样的矛盾、尴尬与困境似乎不仅存在于中医现代化的整体发展战略上，而且也渗透在中西医对照的每一种理论与实践之中。周东浩曾在《中医：祛魅与返

①　陆广莘. 中医药的传统与出路. 读书，2005（9）：4～5.

②　王琦. 论中医现代化概念、任务与目标. 中国医药学报，2000，15（1）：4.

③　张其成. 中医现代化悖论. 中国医药学报，1999，14（1）：4.

④　周东浩. 中医：祛魅与返魅——复杂性科学视角下的中医现代化及营卫解读. 桂林：广西师范大学出版社，2008：11～26.

魅》一书中长篇引用反中医人士对中医藏象学说的尖刻讽刺，来揭示它与西医的解剖理论相对照时陷入的尴尬与困境。① 为了按照同样的标准说明同一个人体的疾病现象，中医的藏象与经络应该无限地接近西医有形有象、有血有肉的脏腑解剖实体；为了说明中医藏象理论的逻辑自洽性，藏象理论又不得不极力强调与放大自己与解剖实体的差异，认为中医的内脏是一种虚拟的功能概念，不具有解剖实体。对于受过现代科学教育的人们来说，这样的解释显然是无法令人满意的。

　　在我们看来，这种无所不在的矛盾、尴尬与困境，并非偶然，而是揭示了一种深刻的必然性，那就是，简单性思维仍然在总体上无所不在地支配着我们对人体模型、疾病现象、医疗康复体系、科学观以及真理观的思考。使得中医现代化发展战略陷入困境的正是医学界和西方科学界主导的简单型思维，以及在这些思维下产生的人体简单系统模型，即关于人体的还原论模型以及这个人体模型所隐含的本体论、认识论、方法论和实践论等各种还原论预设。正是这个还原论模型使得过往的中医现代化战略的重心无论如何无法摆脱最终向着中医西医化的偏转。即便钱学森学派的中医研究者已经直觉地看到了走出中医现代化困境的基本思路，如果不针对人体建立复杂系统模型，关于中医现代化的第三种理解也只能始终停留在一种美好的理想层面，而无法通过中医现代化系统工程扎扎实实推进与落实。

　　3. 钱学森的中医现代化思想

　　钱学森曾多次提到，中医现代化将会引发一场医学革命乃至科学革命。② 山东中医药大学祝世讷在《中西医学差异与交融》中也持同样的意见。③ 这本著作之首收录了钱学森 1985 年 9 月 23 日写给祝世讷的一封信，在信中，他以非欧几何与欧氏几何的关系来比喻中医与西医的未来发展趋势：正如非欧几何与欧氏几何最终走向统一并引起几何学的新发展，中医现代化也将引导中医与西医最终走向统一，并引发医学革命甚至科学技术体系的变革，即引发一场科学革命。

　　钱学森的中医现代化思想由两部分构成：第一，基于深入思考以及与医学界学者的交流，对中医现代价值的阐述；第二，基于开放的复杂巨系统理论和综合集成法的中医现代化设想。

　　（1）中医的现代价值。

　　① 实用价值。

　　钱学森指出，中国这块土地上的几千年来广大人民的实践证明了中医的实用

　　① 周东浩. 中医：祛魅与返魅——复杂性科学视角下的中医现代化及营卫解读. 桂林：广西师范大学出版社，2008：187～188.

　　② 巩献田. 浅谈钱学森的中医观：钱老关于中医部分论述之刍议. 首都师范大学学报（社会科学版），2008 年增刊：70～74.

　　③ 祝世讷. 中西医学差异与交融. 北京：人民卫生出版社，2000：58.

价值，"要注意利用不能称之为'科学'的人的知识和经验。例如，祖国医学——中医理论，虽然它不是科学，不属于现代科学体系，但它是知识，是非常重要的知识，是我国的珍宝，它的实际用处是很大的"①。

② 中医理论蕴涵系统论、整体论的丰富思想。

钱学森指出，虽然中医尚处于自然哲学层次，但是它与现代科学前沿是契合的。他指出，"实际上，恰恰是我们祖国医学所总结出来的东西跟今天最先进的科学能够对上号。例如系统科学，是 50 年代发展起来的，比利时的普里高津、西德的哈肯都对它作出了贡献。系统科学是西方科学的前沿，它和中医的理论非常相符。西方血液流变学和中医理论也相符，它认为整个血液流动是受大脑控制的……这些现代科学的前沿，恰恰跟中医几千年总结出来的规律是合拍的。如果把西方的科学同中医所总结的理论以及临床实践结合起来，那将是不得了的"②。

在钱学森看来，中医学不但与系统科学契合，它的整体观、系统观对人体科学的发展具有指导性价值，"中医理论是系统论的，从整体出发的。中医理论考虑到整个系统而且不限于人，人和环境这些因素它都考虑进去了。所谓'天人感应'就是考虑了更大的系统中间的关系，人和自然界的整个系统，以至于现在提出的生物钟，就是天文的日月星辰的运转对人是有影响的，这种思想现在看起来确实是很重要的，对我们进一步研究人体科学是很有启发的。中医理论的长处是整体观、系统观，多层次观。我们要开展人体科学恰恰是这个问题即多层次观"③。

正是对中医学上述特点认识的基础上，钱学森预见中医的发展会引发科学革命，"中医要是真正搞清楚了以后，要影响整个现代科学技术。中医的理论和实践，我们真正理解了、总结了以后，要改造现在的科学技术，要引起科学革命。"

③ 传统中医处于自然哲学阶段。

钱学森在深入研究《黄帝内经》等中医经典文献的基础上认为，中医是具有科学价值的自然哲学，随着一种新哲学观的发现，中医的现代化必然引领未来科学的发展。1983 年，钱学森指出中医不是现代科学意义上的科学，而是自然哲学。他认为，凡不是自然科学的，从经验概括起来的理论，都可以称为自然哲学，因为它必然包括一些猜测、臆想的东西。而自然科学，一方面是研究一种对象的学问，另一方面又和全部自然科学有机的结合成一个整体。例如现代科学的物理、化学、生物学、地理学、天文学、电子学、机械学、水力学、海洋学和气象学等都是相互关联的整体。而中医独立于现代科学之外，因此是自然哲学。

① 钱学森. 论系统工程（新世纪版）. 上海：上海交通大学出版社，2007：300.

② 钱学森. 论人体科学与现代科技. 上海：上海交通大学出版社，1998：152～153.

③ 钱学森等. 论人体科学. 北京：人民军医出版社，1988：58～60.

（2）钱学森对中医现代化进程的设计。

钱学森对中医未来发展的思路是明晰的：既然中医是具有重大价值的自然哲学，那么将它科学化，并充分融入现代科学使之成为现代科学的一部分，就是中医现代化的方向。而中西医结合与中医现代化是有本质区别的，前者仅仅是综合，而后者意味着医学体系的质变。1980 年 9 月 19 日钱学森指出，"我很同意把中西医结合与中医现代化区别开。前者用目前西医中医各自的所长，综合对病人施治；后者才是医学大提高、大发展。就是目前的西医也最后要走上这条道路。说透了，医学的前途在于中医现代化，而不在什么其他途径。人体科学一定要有系统观，而这就是中医的观点。所以医学的方向是中医，不是西医，西医也要走到中医的道路上来"。① 中医所蕴涵的系统观代表了科学发展趋势，那么中医现代化应该以中医为主。

钱学森认为中医现代化需要经历三个阶段。

① 建立唯象中医学。

建立唯象中医学与用现代语言阐述中医是同一回事。钱学森在 1984 年 5 月 16 日给李印生的信中指出，"我们知道中医包含着科学真理，非常高贵的科学真理。但人们'以貌取人'，怀疑中医没有真理，或进而认为中医是封建糟粕。怎么办？我想只能对症下药，给中医换装！把中医理论，中医医理用现代语言以及马克思主义哲学、辩证唯物主义来阐述清楚，写出一套现代的中医书籍。这还不是中医现代化，不是用将来会出现的人体科学来提高中医，创造新医学"。

用现代语言阐述中医就是建立唯象中医学。什么是唯象学，钱学森指出，"科学来源于人的实践，是人的实践的总结。科学发展到今天，不是一步走过来的。中间经过很多阶段，人的经验开始是很局部的东西。后来累积到一定程度，人就会产生一个愿望，把这些经验、规律汇总起来，总结成更概括性的东西。往往在这个阶段出现的一些所谓科学理论，描述这些经验得到的一些关系，这在西方有一个名词，称这种科学理论为唯象的理论，也就是从现象出发，光描述现象，把各种复杂现象的数据用数学的关系表达出来。唯象理论不能深问，深问也说不出道理。科学进一步发展，就不满足于唯象的理论，要求用现代的科学技术理论和语言加以深化和表述。对中医来说，这个就是中医理论的现代阐释，用现代的语言，也就是用 y_1、y_2 啊，什么 t 啊，什么 p 啊，这些现代科学所熟悉的语言，数学公式，$k_1 \times k_2$……这是我们很容易接受的"②。

开普勒描述的行星运动三大定律就是典型的唯象理论，是从第谷数十年天文观测积累的大量数据的概括。而牛顿的运动三定律和万有引力定律则揭示了运动

---

①　钱学森. 论人体科学与现代科技. 上海：上海交通大学出版社，1998：163.

②　钱学森. 论人体科学与现代科技. 上海：上海交通大学出版社，1998：436.

的普遍原理，从这些原理可以推导出开普勒定律。钱学森敏锐的认识到，中医学中蕴含着大量有关人体的唯象定律。由于历史文化的差异，传统中医学知识的表述方式并不是现代科学文化的表述方式。因此中医现代化一项重要的工作，就是用现代的语言将中医有关人体的唯象定律阐述出来。这是一项艰巨的任务，因为这并非是一个简单的语言翻译的问题，而是用系统科学的理论体系来重新解读中医学。

正如开普勒三定律催生现代力学一样，这些有关人体的唯象定律也必定会催生有关人体的新科学。

② 将中医纳入到科学技术体系。

1985 年 3 月在北京召开的中医发展战略研讨会上，钱学森指出，"有了第一步（即唯象中医学的建立），就可以考虑第二步，即更深入的一步：把中医纳入到科学技术体系里，创立新的关于人的科学，我称其为人体科学。这样的学科一旦创立起来，必然会提高、改造现在已经有的科学技术体系，当然这一步应该是彻底的，不仅是现象的概括，不仅要知道其当然，而且要能讲出所以然。这才是真正的中医现代化；不，不止于现代化，甚至可以说是中医的未来化！这是一个伟大的任务，是改造整个科学技术体系，创立新的科学技术体系，所以是一次科学革命"[1]。

③ 建立综合集成医学。

基于中西医学各有优势、又各有局限性，钱学森于 1995 年提出综合集成医学的概念。他说，"对于人体这样一个开放的复杂巨系统来说，单靠传统的还原论方式是不能彻底解决问题的，必须再加上系统科学中发展起来的从定性到定量的综合集成方法，把中医、西医、民族医学、中西医结合、体育医学和民间偏方等几千年来人民防病治病，健身强体的实践经验综合集成起来，总结出一套科学的全面的现代医学，即综合集成医学，这个医学包括治病的第一医学、防病的第二医学、补残缺的第三医学以及提高人体功能的第四医学。这样，就可以真正科学而系统地进行人民体质建设了，人民体质和人体功能都将大大提高"[2]。

1994 年 8 月 4 日钱学森致吴阶平的信中对中医以及整个医疗体系的发展做出了展望："我现在认为，到 21 世纪 20 年代，在人民中国将开展一场由医学大改革所导致的一场人民体质建设的革命，从而引起一场生产力的变革——社会主义中国的第七次产业革命。怎么革命？这就是在医疗卫生中实施解决开放的复杂巨系统问题的正确方法，从定性到定量的综合集成法。具体说则是 a. 对病人有完整、有效、快速的测试系统，能够用几分钟就准确地得到其身体状况；b. 对

---

① 王文华. 钱学森学术思想. 成都：四川科学技术出版社，2007：463.

② 钱学森. 创建系统学（新世纪版）. 上海：上海交通大学出版社，2007：201.

人民有完备的卫生医疗信息记录，并送入人民体质信息网络，供临床医生随时提取；c. 医生临床一方面对病人通过对话艺术取得必要的信息，同时又通过上述 a、b 两方面对病人，作为社会中的人，取得施治的全部信息，在此充实的基础上决定处方；d. 施治则根据需要用多种手段，西药、中药、针灸、按摩和电子诊疗仪器等。

上述体质信息网络是当代电子计算机信息网络的发展，它包括以下几种功能：a. 收集古今中外医案，按病人的身体测试数据、病情及生活习惯，按性别、年龄分类；b. 能根据输入的病人情况做出治疗方案的建议；c. 临床医生与之对答交流，由临床医生决定实施治疗的方案，即处方"。①

钱学森设想的上述综合医疗体系的核心部分，是基于现代计算机技术的医疗专家系统，以及基于医疗专家系统的医学知识库。1995 年，钱学森指出，"建立综合集成医学的核心措施，是利用第五次产业革命发展起来的信息技术，建立医疗卫生信息网络。利用这个网络可以做到：

a. 收集古今中外医案，按病人的身体测试数据及病情和性别、年龄等分类，建立信息资料库；

b. 能根据输入的病人情况，给出治疗方案的建议；

c. 能与临床医生进行人—机对话，以便确定治疗方案。

这个网络可以对病人进行完整、有效、快速的测试，而医生则可以用人机集合方法，对病人实施综合治疗。在建立和利用这个网络的同时，还要不断使网络扩充和改进，吸收新的医疗经验，加强它的功能。"②

我们正在研制的智能中医知识网络系统，正是对钱学森提出的医疗卫生信息网络的新发展，由于其基于智能网络的设计，使其自然具有扩展功能、自然具有容纳各种知识的功能，它有望发展为现代人体综合知识库。

4. 对中医现代化系统工程的新认识

由于人体的复杂性，钱学森建议的构建中医唯象模型，必须以本体论为基础。由于缺少这样的本体论，钱学森中医现代化思想的落实在过去二十多年中进展甚微。从本书提出的哲学观来看，人体是一个一元二面多维多层次的开放复杂系统。紧紧把握这一核心本体论，我们就可以从不同的侧面、不同的维度、不同的层次来集成人体复杂系统的丰富多彩的、多元化的认识，来解释各种疾病现象以及发展各种不同的医疗康复体系。中医与西医正是从人体复杂系统的不同侧面、不同维度与不同层次所进行的医学表达。

---

① 钱学森. 创建系统学（新世纪版）. 上海：上海交通大学出版社，2007：377.
② 钱学森. 创建系统学（新世纪版）. 上海：上海交通大学出版社，2007：201.

本书所阐释的人体复杂系统观，为中医现代化战略走出目前陷入的困境提供了基本的支撑，为实现钱学森规划的中医现代化三步曲奠定了必要的基础。首先，我们深刻地认识到，中医学理论与实践都是系统思维的产物，为构建科学的人体复杂系统模型提供了丰富的经验命题。三十年来的争论，恰恰是因为研究者未能认识到中医与西医是建立在不同层次的人体系统模型之上的理论。西医的理论基础是机械自然观，无论如何改头换面，本质上始终是从还原论出发建立的身心截然二分、人与自然相互外在的机械论人体模型。而传统中医持有朴素的整体观或系统观强调人体系统各部分之间以及人体与外部环境之间广泛存在的有机联系。传统中医的理论基础正是一种以身心一体、天人合一（即人与自然处在相互内在、相互制约、相互影响的统一关系之中）为基本特征的有机自然观影响下的中国古代科学。传统中医的人体系统模型是一种从整体论出发建立的有机论人体模型。

本书将这个有机论人体模型具体表述为一个一元二面多维多层次的开放复杂系统，这是一个不能单用还原论或单用整体论来表达的开放复杂系统，必须将还原论与整体论综合集成为现代的系统论，用它来建立与发展完善的动力学模型。中医现代化所要做的就是从复杂系统论出发，利用综合集成方法与系统工程技术，将西医机械还原论的人体模型与传统中医有机整体论的人体模型进行综合集成，建立全新的人体复杂系统模型，然后用这个复杂系统模型重新理解、阐释、表达中医的基本概念、基本理论与临床实践。从语言、原理和技术等各方面采用现代化表述，换言之，一元二面多维多层次的人体模型为建立唯象中医理论提供了明确的语言和恰当的理论框架。框架一旦明确，唯象中医人体模型的建立将指日可待。

过去三十年的实践证明，单靠中医学本身的力量，很难完成唯象中医人体模型的升级换代。它的突破不仅需要大量医学实践提供支持，而且需要从当代科学前沿的最新发展中吸取丰富的营养。20 世纪相对论、量子力学、系统科学与复杂性科学的发展为重新理解中国传统哲学、重新诠释传统中医的基础理论框架的现代意义准备了全新的理论基础与可能性条件。传统中医完全有可能、而且也必须向以西医为代表的现代医学体系开放。我们建构的全新的人体复杂系统模型正是以量子真空场为依据，以意识的多层结构为基础，以当代生理学、心理学、神经科学等术语为交流和思辨工具，同时也合理地运用中医学的系统模型（例如阴阳五行等），并寻求将两者在人体的结构与功能层次上进行对接，从而建立起统一的交流平台。使中医与西医像钱学森所预言的那样，在冲突与共存中逐步走向综合与统一，并最终形成一个全新的统一医学体系。在新的哲学观指导下，这是可能的，而且是极有希望的。

这样形成的医学体系，也必然是科学与高效的，而背后支撑的是对人体复杂系统的科学思想，这一思想完善了薛定谔所出缺失的科学图景，也因此必然引发一场科学的革命。如果从人体复杂系统科学与中医现代化系统工程的全新视角来看，人们将无需再反复争论前文对于中医现代化的三种理解孰是孰非。因为它们都融入了中医现代化系统工程，成为这个系统工程的三个不同层次的内涵。这三个层次所占据的地位将不断处在调整与变动之中，它们本身也构成了随着历史发展不断演变的复杂系统。

综上所述，我们在钱学森思想的指导下，从哲学的本体论上重新审视人，审视社会，审视医学思维的发展历史，展望自然科学和社会科学的未来，那么，一元二面多维多层次的哲学观将为我们提供全新的思路。如果我们认识到自然事物特别是人既存在自组织的一元整体中心，又包含丰富的多个维度、多个层次的对立两面的互补，我们就会脱离从简单性思维出发所构想的一个单面的、机械自然观的、还原论的、解剖实体的人体模型，我们就能够从根本上确立中医诸多的核心概念的博大精深。而同时，我们也必然要与时俱进，以严谨科学的逻辑、灵敏的仪器设备、先进的信息处理技术、现代化的语言和概念来武装中医的思想，总结提炼经验医案背后所蕴涵的科学真理。在这个过程中，西医的有效概念、技术、思想和经验，也自然地得到吸收、提炼和升华。这是钱学森所倡导的在系统科学、人体科学和思维科学武装下所发展的新中医学。

5. 支撑中医现代化工程的现代人体综合知识库建设

上述中医现代化战略的首要工程是中医知识的现代化表达。而目前的理论瓶颈就在于缺乏东西方思维的表达工具。基于医学知识和医学思维的复杂性，我们建议用复杂概念网络来表达有关人的各方面的知识，其中包括生理知识、心理知识、神经科学的知识等。同时，由于复杂概念网络的高度灵活性，它还可以来表达中医药知识，特别是中医对人在系统层面上的描述，将人放在自然的大环境下的描述。这是一项实现钱学森所倡导的综合基础人体知识的大工程，下面我们对这一工程的实施提出一些设想。

（1）构建中医知识的概念网络。

一切以符号表达的知识，原则上都可以表达为概念与概念之间的关系，当把这些关系用具有运算功能的连结来表示时，就形成概念网络。无论是医学理论，还是临床医案，都可以表达为概念网络。构建中医概念网络的核心问题是如何确立概念之间的连结，如何对这些连接赋予有意义的权重。中医药学包含上万个概念，如果允许任意两个概念进行连接的话，总的链接数将是一个天文数字。事实上，中医知识是一个层次分明的知识体系，中医命题对概念之间的连结关系有内在的规定。理解和运用这些规定，正是许多名老中医毕生追求的目标。

那么如何找出概念之间连结的规定，如何确认这些规定是正确的。上述问题，就是我们建立的中医模拟器所要探索的课题。构建中医知识的概念网络的过程本身就是对人的知识学习过程的模拟。在中医专家的大脑里，知识是以网络的形式进行存储的。而在中医书籍和医案中用自然语言表达的中医知识是准一维的，它是对这个网络和运用这个网路进行推理过程的描述。无论是中医学习者还是我们正在构建的中医思维模拟器，构建概念网络就是要从准一维的文本翻译成为类似中医专家大脑中所存储的概念网络。

这个构建概念网络的过程——学习过程，本身是多次迭代的复杂过程。认知科学对医学技能发展的研究表明，医学知识的学习，经历了增加连结、增加大量冗余连结、实践（包括学习模拟实践和临床实践）、优化网络结构（包括精简连结、多层次展开），如此多次迭代、不断提升思维效率的过程。中医思维模拟器的概念网络是这样的过程"假设网络规则－构建网络－运算－检验－修正假设－调整网络－再运算……"循环往复，以此实现运算效率的不断提升，如图8.5所示。随着网络的准确度和运算效率的不断提高，网络的拓扑结构就越来越接近专家大脑里的概念网络，网络建设的规则就越来越接近专家们说理解到并运用的规则。

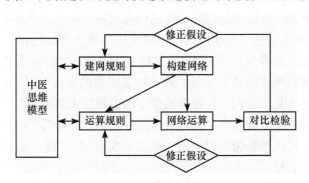

图 8.5　中医智能网络研制流程图

下面，我们将中医概念网络的构建分两个层次进行讨论：概念的分类与概念网络联结。正确的分类和恰当的连接都是在上述的迭代过程中逐渐产生的。

① 中医概念的多层次分类。

多层次性是复杂系统的一般特征，而对系统进行恰当的多层次表述，是认识复杂系统的重要方法。Simon 指出，"将系统表现为层次结构所损失的信息比较少"。他进一步指出，专家与新手之间的区别，就是"对层次之间的次序和对同一层次的各子部分相互关系的把握的不同"[①]。心理学证据表明，人类除了具有关联概念的能力之外，还可以分层地组织知识，把信息放在最适合的分类层次上。[②] 认知科学的研究表明，人类对事物分类的能力是在漫长的生物进化过程中

① Simon H A. The Sciences of the Artificial. Cambridge：MIT Press，1996：136.

② Solso R L，Maclin M K，Maclin O H. Cognitive Psychology. New York：Pearson Education，2005：286.

发展起来的，是可遗传的。① 更为具体的分类能力是后天形成的，专家与非专家在概念分类上有显著的差别。②

医学思维和推理领域的研究表明，概念的层次分类决定了思维的效率和效果；在专家的大脑中，正是对特定领域的概念进行了特定的层次存储，使得他们大大提升了思维效率。Patel 等对医学技能发展的研究指出，专家通过运用他们的具有层次结构的组织图示来迅速的过滤掉无用信息。③ 也就是说，虽然专家的概念网络更庞大，但呈现出更为明确的层次结构。

中医药知识和思维是典型的多层次系统。中医学专家孟庆云指出，"辨证论治的框架体系是多途径多层次的"。④ 从关于外证的六经辨证、卫气营血辨证和三焦辨证，到关于内证的脏腑辨证和气血湿痰辨证，从关于病因的六淫辨证，到针对症性的八纲辨证，以及用于针灸治疗的经络辨证等，内容丰富，知识结构层层叠叠。尚德阳认为："中医理论体系的整体性思想是建立在中医理论有条理的层次结构体系上的。中医理论的层次性结构表现在多方向、多水平、多结构等方面"，认为中医理论包括：哲学层次、生理层次、物质基础层次、经络层次、病因层次、病机层次及养生预防层次。⑤ 刘时觉等指出，"辨证论治存在明确的层次，每一层次都有严密的逻辑统属关系，构成完整的系统"，认为辨证包括三个层次：阴阳虚实的基本层次、气血津液辨证的中间层次和脏腑经络六淫病因的辨证基础层次，而治法分为四个层次：哲理治疗总则、补虚泻实的基本治则、气血津液治法的中介层次和脏腑病因论治的基础层次。⑥ 可以说，多层次性是中医药知识和思维的核心特点。

最近朱文锋教授提出的证素辨证学⑦，提出了证素的概念，在原有的辨证体系中增加了证素这个概念层次。证素包括证的两个要素，即病位（如肝胆）和病性（如湿热），二者的组合构成证（如肝胆湿热）。当前朱文锋团队提出的证素辨证学，提出根据证候、辨别证素、组成证名的辨证思维三台阶，其开发的双层频权剪叉算法关注了证候—证素—证名三个概念层次。这在多层次原理的运用上走

① Forde E M E, Humphreys G W. Category Specificity In Brain and Mind. New York：Psychology Press，2002：179.

② Ericsson N, Charness P, Feltovich E. Cambridge Handbook of Expertise and Expert Performance. Cambridge：Cambridge University Press，2006：167~184.

③ Patel V L, Kaufman D R, Arocha J F. Emerging paradigms of cognition in medical decision-making. Journal of Biomedical Informatics，2002，35：52~75.

④ 孟庆云. 论辨证论治. 山西中医，2005，21（2）：1~5.

⑤ 尚德阳. 论中医理论体系的层次结构. 辽宁中医杂志，2008，35（6）：850~851.

⑥ 刘时觉，刘尚平. 辨证层次论. 浙江中医学院学报，2001，25（1）：9~11.

⑦ 朱文锋，何军锋，晏峻峰，等. 确定证素辨证权值的"双层频权剪叉"算法. 中西医结合学报，2007，5（6）：607~611.

出了可喜的一步。但是，按照复杂系统科学的层次性原理，为了容纳更大的复杂性，概念体系必须扩展到更多的层次，运算的准确性和效率才会进一步得到提高。

那么，中医知识体系到底有多少个层次，如何为中医知识体系确立层次，这些问题都是有待探索的。中医知识的层次性，都是人为的划分。划分的依据，根据研究目标的不同，以及个人的医学实践水平和认知水平的不同而有差别。我们这里设计的复杂概念网络系统，以及基于这个系统的医学思维模拟器，重在建立针对不同的层次划分进行模拟运算的平台，它本身不局限于具体的某种划分方法，从而为系统地探索研究上述问题提供了方法和手段。医学思维模拟器，以设计出能够模拟中医辨证论治思维的高效率的专家系统为目标，按照多次迭代的复杂系统研究方法，在对中医知识的概念系统进行初步层次划分的基础上，通过"假设—运算—检验—修正—再运算……"循环往复，以此实现运算效率的不断提升。

为此，我们建议从某一类医学问题出发，对当今中医专家对中医概念的研究成果进行概括和总结，形成概念体系的初步分类。值得指出的是，可以存在不同类型的概念分类系统，它们对应于不同医学学派的思维模式，在实际运算中具有不同的效果。这是复杂系统的普遍特征，没有最好的，只有更好的，这是建立复杂概念网络系统的一个基本原则。

② 网络拓扑结构的构建。

概念之间的连结有三个基本属性：谁跟谁连结，连结的方向性，连结的权重。这些连结属性的信息有两个来源：中医文献与老专家，通过上述迭代程序确定连结属性。作为探索的起点，我们可以对上述属性做出假设。比如选择《伤寒论》作为网络构建对象，它是最早的一部中医临床理论的著作，其中涉及了中医诊断的各个环节。我们选择《伤寒论》中的"卷一辩太阳病脉证篇"的第 1、2、3、12、39、41 条，和"卷二辨阳明病脉证篇"的第 181、183、207、208 条。第 208 条，是《伤寒论》中文字数目最多的条文之一。文中主要涉及六个概念层次：症状、大类病名（如太阳病）、子类病名（如太阳中风）、病机、治法、方剂，体现了中医概念系统的层次性。其中疾病概念分为两个层次，大类病如太阳病和阳明病，子类病如太阳伤寒、太阳中风。

我们对概念之间的连结可以作如下假设：a. 以中医理论的一个句子，作为寻找概念之间连接的依据；b. 症状概念可以和病机、病因、病名，方剂层次的概念相连接，但症状概念之间互不连接；c. 病机可以与病名、治法、方剂相连；d. 大类病名和子类病名可以相连；e. 子类病名可以与方剂相连。根据上述的假设立即可以构建出概念网络。

连结的方向性：在推理的过程中，只要是有关系的概念，都可以相互联想。所以我们假定概念之间的连结是无向的。推理的方向性，通过不同层次概念的激活次序来实现。

为什么要引入权重，国医大师路志正先生指出，"辨证是一个精确而客观的过程，并非模棱两可、路路皆通的主观思辨"。并非路路皆通，是指中医专家在进行辨证思维的时候，从一个概念联想到另一个概念，有确定的、少量的（甚至是唯一的）通路涌现出来。中医专家孟庆云指出，"辨证论治的框架体系是多途径多层次的"，意味着概念网络一定是多连通的。那么如何理解，多连通的网络、运算过程中却只有少量的通路涌现出来呢？这就必须引入概念之间的连结权重。

引入权重的网络运算可以顺利地解释中医思维中的特殊性，如异病同治。从上述智能中医知识网络的讨论中可以预见，虽然患者的症状不同、病类不同，各自的症状激发出了不同的概念网络回路，但最终却具有相同的高层次的网络节点（如病机），和最高层次的相同的网络结点（方剂）的最高激活。智能化的中医知识网络，正是通过这种方式，明确的、可视化的，解释了中医异病同治的现象。同时，对于同病异治，也可以给出相似的讨论。个体化治疗是中医的重要特点。从上述智能中医知识网络中可以预见。虽然患者的症状完全相同、并类也相同，但是由于体质、自然环境要素的不同，在知识网络中，运算出的病机和最终的治疗方案，都可以完全不同。

（2）现代人体综合知识库展望。

新一代中医专家系统的研制是涉及中医药学继承和创新的前沿交叉性、综合性的科学研究课题。新一代中医专家系统以构建中医药知识库为基础，以建立高效的传承方法为目标，进一步为个体化诊疗体系提供现代智能科学的技术支持。中医专家系统的构建过程同时是运用现代科学方法和技术诠释中医药理论的知识创新工程。反过来，中医专家系统的研制水平，又可以作为中医药理论的现代科学诠释水平的检验。这是一个复杂的系统工程，中医药学以人体为核心的复杂自然系统为认识对象，中医药本身是复杂系统，因此必须运用现代系统科学与复杂科学的理论和方法。新一代中医专家系统的研制对思维科学、人工智能和中医药知识的阐释以及复杂系统研究方法论都提出了挑战。它对推动中医现代化、实现计算机智能化以及丰富复杂系统研究的方法论具有多方面的意义和价值。

中医思维模拟器通过提供中医电脑学徒和新型的网络化的中医药知识库，来提升中医药知识的传承和创新效率，从而加速中医药知识的现代化。上述中医思维模拟器，由于其知识具有无限可扩展性、知识结构可调节、推理规则可以优化，就使得它能够成为一个忠实的、高效率的中医电脑学徒。这个中医电脑的高明程度直接取决于训练这个电脑所用的知识，和影响这个电脑运算所采用的思维规则。我们将充分选用经典医著中的中医知识为基础知识。同时，与名老中医合作，尽可能地采用名老中医的思维规律，才能逐渐产生出具有高水平的中医电脑。由于网络化知识表达的易扩展性和灵活性，它可以容易地实现知识融合，将来自于不同专家的知识、不同专著的知识、不同病人的医案有机地融合在一起，使这些知识形成一个有机的整体。这最后一个特点，正是人类智慧的精华，其可行性来自于对人体大脑神经网络动力学的最新认识，对人类思维本质的最新认识。因此，我们所设计开发的是一个具有中医智慧的专家系统，它不但可以集中医知识的大成，而且可以传承名老中医多年积累探索的思维。此外，由于新一代的中医专家系统的网络化知识表达能够兼容基于规则的知识、基于案例的知识和基于模型的知识，因此，它能够提供一个丰富的、层次分明、易于调用的中医药知识库，从而促进中医药学的创新。

对于新一代智能系统的意义，钱学森先生指出，"第五次产业革命的核心问题，就是人脑跟机器，也就是跟计算机、信息系统怎么结合起来"，人机结合使得"人的脑筋一下子就扩大了，整个人类的知识都可以吸收近来，……是人脑的扩展和延伸，……即人必须和信息网络结合在一起工作"①。中医不同医案的概念网络叠加（如图 8.6 所示）就是人类知识大综合的雏形。

在我国，中医药学在新的医疗体系中的潜在价值越来越受到重视。《国家中长期科学和技术发展规划纲要（2006～2020 年）》指出把中医药传承与创新发展作为人口与健康重点领域的优先主题之一，把复杂系统研究作为面向国家重大战略需求的基础研究课题之一。2007 年科技部、卫生部等十六部委联合发布的《中医药创新发展规划纲要（2006～2020 年）》指出，要构建中医药知识库……建立高效的传承方法和个体化诊疗体系，要用现代系统科学与复杂科学等理论和方法，对中医药学蕴涵的生命科学问题开展广泛深入的研究和探索，……探索建立系统和综合的医学方法学体系，对个体生命的健康、亚健康和疾病发生、发展、演变、转归过程进行认知和干预，促进中西医药学的优势互补及相互融合，为创建具有中国特色的新医药学奠定基础。

中医是中华民族的瑰宝，是现代医疗系统的重要组成部分，是中国特色的新医药学的重要基础。《国家中长期科学和技术发展规划纲要（2006～2020 年）》中提出把中医药传承与创新发展作为人口与健康重点领域的优先主题之一。为了满足国家经济社会发展和人民健康的需求，建设小康社会，实现中华民族的伟大复兴，进一步加快中医药现代化和国际化进程，中国国务院科学技术部、卫生部等十六个部门 2007 年 3 月 21 日在北京联合发布实施《中医药创新发展规划纲要（2006～2020 年）》。这是继 2002 年国务院办公厅转发《中药现代化发展纲要》后又一事关中医药创新发展全局的纲领性文件。

规划纲要指出，中医药创新发展的基本任务是继承，创新，现代化，国际化。中医药的现代化和国际化以继承和创新为基础。规划纲要指出中医药继承工

---

① 钱学森. 创建系统学（新世纪版）. 上海：上海交通大学出版社，2007：235.

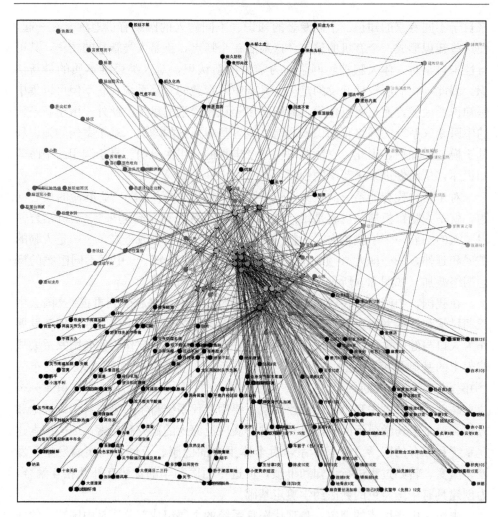

图 8.6　中医医案的概念网络叠加

未来的现代人体综合知识库是古今东西方有关人体知识的概念网络叠加，是一个不断扩展和结构
不断优化的智能知识网络。这个网络具有智能搜索和推理运算功能。

作的主要任务是"对中医药理论进行系统整理和现代诠释，研究挖掘中医药科学
文献和古典医籍，构建中医药知识库；收集整理名老中医的学术思想、临床经验
和用药方法并进行系统研究，建立高效的传承方法和个体化诊疗体系"。关于中
医学的创新，纲要指出推进中医药创新的主要任务是"充分运用现代系统科学与
复杂科学等理论和方法，对中医药学蕴含的生命科学问题开展广泛深入的研究和
探索，在丰富和发展中医药理论和方法学体系的同时，争取在与中医药科学内涵
相关的若干问题上取得突破。"

中医专家系统的研制对于中医现代化工程具有重要的意义。首先，中医专家

系统以构建中医药知识库为基础，在人体系统科学的指导下，这一知识库的建立将中医人体知识与现代人体知识进行有效对接，用现代文化来科学化、逻辑化地来诠释中医的经验和医疗效果。其次，中医专家系统以建立高效的传承方法为目标，以中医人体模型的现代化表述来实现中医教学系统的现代化。最后，中医专家系统以个体化诊疗体系提供现代智能科学的技术支持。中医专家系统的构建过程，同时是运用现代科学方法和技术诠释中医药理论的知识创新工程。反过来，中医专家系统的研制水平，又可以作为中医药理论的现代科学诠释水平的检验。这是一个复杂的系统工程，必须运用现代系统科学与复杂科学的理论和方法。

根据第 4 章介绍的智能中医知识网络的原型，我们初步实现了对中医知识的网络表述。今后，将继续努力，完成对中医经验命题和知识的全面表述。这一重要工程分下面几个阶段来实现。首先，在复杂网络的结构下，中医典籍的知识将可能被梳理为一个统一的、系统化的结构。因为这种结构模仿了中医知识在人脑中的存储方式。系统化结构带来的直接效果是知识的可叠加性：来自不同典籍的知识可以顺利进行嫁接。其次，概念网络具有运算功能。因为人的脑活动正是在脑神经网络中进行的神经元激发事件，人的思维正是在更高层次上的系列神经元事件的综合效应。以网络为背景开展对思维效应的模拟是最自然的思维运算。这样，中医典籍知识将借助于智能网络成为中医推理和临床诊断的参考。具体地说，从临床症状和症候出发，结合病员的特点（可以由高维度的辅助概念空间来决定），就可以对网络回路进行运算，提取概率大、权重大的概念回路，形成针对当前病症的医学诊断。再次，利用当代信息技术发展的优势，这一智能系统可以大量存储许多人群和许多专家的临床资料，将效果好的临床资料综合到知识系统中来，成为今后诊断的参考，这就形成了利用临床资料对中医知识进行升级提升的机制。这套系统在阅读经典的同时，不断阅读现今的临床资料，不但其知识性会不断积累，而且知识还会影响它的思维习性（即运算规则）。我们将这一特点称为智能网络的可进化性，这是该系统的最重要的特点。在长期使用过程中，它会像一个不断积累经验的学徒一样，变得越来越聪明。最后，我们可以通过对系统中存储的网络回路进行整理，发现或再现中医医学的精湛原理。

智能中医知识网络系统将集成现代医学和生物学研究所提供的人体知识，这将构成现代人体综合知识库。这一知识库在现代信息技术支持下，像谷歌搜索软件对网上冲浪者一样，成为中医师、中医研究者及广大人体科学爱好者学习、运用和掌握医学典籍、著名医师临床经验的有力助手。在经过一定实践的反复验证和提高下，智能中医知识网络系统专用软件将成为提高医师临床诊断水平的有力工具，也将成为广大医学爱好者预防疾病和保健养生的方便工具。这些产品在社会上的广泛应用，对于提升民众的民族自信心，传播祖国优秀传统文化，以及在世界范围内建设东西方和谐共存的新文化都有积极的意义。

8.2.2　社会管理的系统工程——县域落实科学发展观的系统分析

1. 解读我国当前突出的三大民生难题

随着社会高速发展，各类矛盾日益突出，我国社会近年来出现了一系列引起了社会各界和中央政府高度关注的民生难题。第一，看病难、看病贵的医疗卫生问题、食品安全问题和生活环境问题；第二，上学难、上学贵的入学择校问题，素质教育问题和子女成才问题；第三，就业、收入和住房问题。切实解决这些民生难题是落实科学发展观的基本要求，也是迈向和谐社会的重要保障。

社会管理是一个复杂系统工程。社会是人所组成的，人体系统科学应该对人提供基本的科学的认识。在 8.1.2 节，我们在一元二面多维多层次的系统观指导下对于人的思维认识系统建立了德智功爱康的五维系统模型。从这一系统来看，第一个难题与"康"相关，第二个难题与"智"相关，第三个难题与"功"相关。如图 8.7 所示。

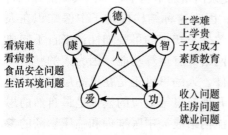

图 8.7　我国当前突出的三大民生难题

上述的五维思维（认识）系统存在一个内在的相互促进和相互制约的作用机制。德推动智的成长，智推动功的建立，功形成爱的基础，爱是健康的源泉，健康又是升华德的基础。当前虽然在三类民生难题上表现较为明显，但是当代社会年青一代的理想缺失（德的不足）也是不可忽视的第四大难题。唯有在爱的层面上问题不是十分突出，这得益于长期的经济高速发展（即功）。但是，由于财富的高度集中所引起的社会公平的呼声，可以认为是在爱的层面上的难题。因此，出现这些难题，确实是在发展过程中的正常现象。五维社会发展模型有利于我们客观地分析问题。

在深入探讨如何解决民生难题之前。我们运用这一社会模型，对社会运动的内在机理开展一个简要的探索。首先，我们可以构造百姓的五维价值谱，结合中国社会发展的历史和现状，为全面分析百姓愿望提供了新的思维工具。如图 8.8 所示。从历史上来看中国社会，家庭是社会的基本单位，是民众社会责任的指导，以社会道德状况的基础。我们应该关注新时期的家庭建设。一技之长是生活的本钱是中国社会的基本理念之一，这对发展我国的教育事业有重要的指导意义。今天，社会上各种培训班的教育活动十分火爆，一些职业教育机构受到广泛的支持，本质上来自于中国社会的这一理念。中国社会精英人士的修身齐家治国平天下以及学而优则仕的人生轨迹的观念对教育又提出了新的需求。深入把握这两点，完善一个从普及教育到精英教育的多层次教育体系的建设，将是走出困境的重要举措。最后，中国传统文化中根深蒂固的以功德促心态升华的观念，既有其科学意义（反映了五维相互推动的作用机理），也可以为社会管理提供新的观念。这说明，建功立业是幸福的源泉，精神健康可以促近身体健康。

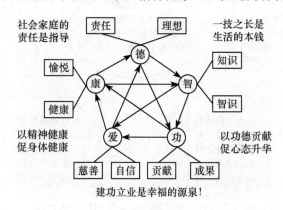

图 8.8　基于五维价值谱的百姓愿望分析

　　人体系统科学的理论认为，社会系统管理工程，应该系统地看问题，应该看到各类社会活动内在的相互影响的关系。我们将另文详细探讨社会民生难题的解读和应对问题。这里，我们通过对优秀示范县的十二五规划开展一定的探讨，从中探索推动民生难题突破的方法。

　　2. 对示范县的认识

　　示范县的科学发展对于我国现代化建设具有引领意义。相对于其他县域，它在各方面的发展方面具备一定的优势，因此，有条件进行更大力度的创新，包括理念创新、规划创新、管理创新、发展模式创新。衡量一个科学发展的示范县建设有五大要素：①坚强的思想核心和组织核心，核心思想是以人为本，构建和谐社会；②经得起科学检验的发展理念和标准，科学发展需要不断创新科学标准；③多层次的效果，既创造出综合效应，又拥有特色亮点；④具有大范围推广普及意义的经验，这重点表现在掌握符合社会发展规律的工作方法上；⑤能够支撑可持续性发展的资源体系（包括人才体系）。其中，①、②、④都与人有密切关系。人的建设，也是深入落实科学发展观的难题所在。钱学森社会系统工程思想，为科学发展观的落实提供了理论和方法支撑。

　　3. 县域十二五规划的分析

　　图 8.9 是浙江省某示范县在科学发展观统领下制定的"十二五规划"。

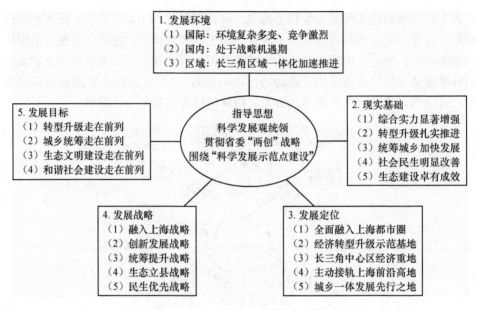

图 8.9　十二五规划的指导思想和总体目标

　　当前，该县在政治、科技、物质、精神和生态五大县域文明的各项工程建设方面积极开展工作。运用五维社会建设网络，我们对这一十二五规划的宏观层次进行了初步解读，如图 8.10 所示。

　　社会的全面协调可持续发展，需要运用五大文明相互促进、相互制约的规律，在动态平衡中促进五大文明的螺旋上升，不断开创社会建设的新局面。我们运用社会发展五维模型对这一规划的各层面建设开展系统分析，并提出具体建议，旨在促进该县高质量完成已经制定的十二五规划，促进全面协调可持续发展。这些建议仅仅是理论设想，供进一步研究参考。

　　4. 县域发展的五维有机关联分析要旨

　　区域建设的突出难题在于多项建设统筹兼顾、深入落实，使得每个方面的社会建设健康发展。为此，五维有机关联分析模型提供了一个新思路。首先，对五大文明建设进行细化——即在更为细化的层次上运用五维模型分析，旨在落实规划、明确工作、有序推进、不断创新。具体地说，在总体（县域）层次上有五个维度，但每一维度的文明自身又构成一个有机体，又可以细分为各自的德、智、功、爱、康五个维度。其中，德是指导思想（包括制度、方针、政策）、统领一切；智为技术、知识、人才、软件；功为外化效果，体现为产能、成果、贡献；爱为内化效果，体现为情操、氛围、激情；康为机体、结构、硬件。如图 8.11 所示。

1. 打造国家级生态县
  （1）引用水源保护工程
  （2）水环境治理工程
  （3）大气环境治理工程
  （4）固体废弃物污染防治工程
2. 创建浙江卫生强县
  （1）深化医改
  （2）推进合作医疗
  （3）促进公共卫生
  （4）促进社区卫生
  （5）推进医疗卫生
3. 劳动和保障建设
  （1）创建创业型城市
  （2）养老保险全覆盖工程
  （3）健全劳动保障监察体系
  （4）劳动保障信息一体化建设
  （5）劳动保障平台规范化建设

1. 改善政府工作
  （1）深化体制改革
  （2）推进科学民主决策
  （3）优化服务环境
2. 强化要素配置改革
3. 推进统筹城乡综合配套改革
4. 推进社会管理创新

1. 教育优先发展
  （1）高标准实施士五年基础教育
  （2）加强职业社区教育
  （3）加强教育基础设施建设
2. 人才培育引进
  （1）精英引领计划
  （2）高持能人才振兴工程
3. 科技创新能力建设
  （1）科技管理组织体系建设
  （2）科技创新公共平台建设
  （3）孵化产业建设
  （4）企业研发机构建设
  （5）高新技术企业培育

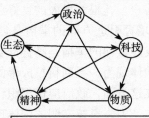

1. 文化重点项目设施建设
  博物馆、图书馆、画院、剧院、
公园、体育馆
2. 促进文化产业发展
3. 农村文化设施建设
  镇（街道）文化站建成省级"东
海文化明珠"，图书分馆全覆盖、
全民健身路径全覆盖

1. 基础网络重点工程
  （1）综合交通网建设
  （2）能源保障网建设
  （3）水资源综合利用网
2. 发展战略性新兴产业
  （1）光伏新能源产业基地
  （2）电子信息产业基地
  （3）电力电子产业基地
  （4）生物医药研销售基地
  （5）科技孵化产业园
  （6）留学人员归国创业

3. 中心城区建设
  （1）"城市南大门"-低碳、水乡
  （2）"城市东大门"-科技商务
  （3）"北新城"-全面转型、拓展功能
4. 新农村建设
  （1）"两新"工程建设
  （2）"强村计划"
  （3）村庄治理
  （4）农村环境卫生长效管理
  （5）农村劳动力培训
  （6）农村信息化建设
5. 构筑防灾、抗灾、减灾基础设施体系

图 8.10　十二五规划的五大文明建设

五个维度构成相互促进、相互制约的关系。理念和政策促进人才培养、引进与运用，又促进知识和技术的开发、集成和利用；人才、知识和技术的运用，会带来产能、成果和贡献；利用产能、成果和贡献来激发人们培养情操、营造氛围、激发激情；而良好的氛围和热情又激励人们进一步建设设施、优化结构，促进系统的健康发展。政策制约急功近利，急功近利会制约系统的健康发展，过于侧重设施、结构建设会制约人才、知识和技术的引进和开发，过于侧重人才、知识和技术则会忽略情操、氛围的营造，而过于注重氛围营造，则会影响理念和指导思想的统领。下面我们就运用上述模型，对该县几个方面的建设进行初步探讨，供大家参考。

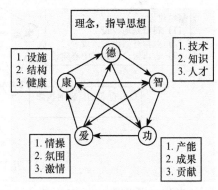

图 8.11　五维有机关联分析要旨

5. 县域的科技文明发展

将上述理论应用于科教文明的建设，如图 8.12 所示。科技文明的德的建设在十二五规划里表现为科技管理组织体系建设和科技创新公共平台建设。科技文明的智是人才。十二五规划指出，"加强人才队伍建设，扩大人才总量，优化人才结构，营造人才在该县的落户、扎根、发展的良好氛围，积极建设富有活力和竞争力的人才强县"。在人才培育引进方面的举措是创新精英引领计划、高技能人才振兴工程；在教育优先发展方面的举措是高标准实施十五年基础教育、加强职业社区教育。科教文明的功体现为一系列科技成果的转化，例如农业科研成果转化、高新科技成果转化。在这方面，政府应该组织科研单位与当地企业之间的互动，促进科技成果转化为生产力。科技文明的爱体现为形成学习、探索、创造的良好氛围，学生朝气蓬勃投入学业、科研单位积极开发新成果、企业创新发明热潮。为了营造这样的氛围，政府需要有鼓励发明创造的新举措。例如设置各类发明、创新奖励，并积极推进科研单位与教育机构的交流，将新知识、新思想引入基础教育环节，激发学生的学习探索热情。科技文明建设的康体现为硬件环境的建设。十二五规划的举措是科研基地建设、教育基础设施建设、省市级企业研发中心建设。

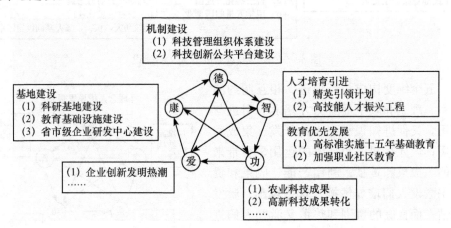

图 8.12　五维谱与县域科教文明建设

类似的分析可以应用于县域政治文明，物质文明，精神文明，生态文明等子系统的分析，明确在各大文明子系统下德智功爱康各个要素的内涵，以及相互关系。现在，我们针对上面提到的几大民生难题展开讨论。

(1) 破解入园难、入园贵的教育难题。

近年来，学前教育的入园难、入园贵成为广大人民群众和中央政府高度关注的民生难题。胡锦涛主席、温家宝总理 2010 年分别考察了我国学前教育状况、并做出指示。随后 2010 年 10 月，国务院常务会议就解决入园难问题出台《国务院关于当前发展学前教育的若干意见》，提出五项措施：①把发展学前教育摆在更加重要的位置；②多种形式扩大学前教育资源；③多种途径加强幼儿教师队伍建设；④多种渠道加大学前教育投入；⑤加强幼儿园准入管理。

与国务院的五项具体措施相符，该县十二五规划提出高标准、高质量普及 15 年基础教育的目标，并且在学前教育的基础建设上提出在各镇至少建有一所公办托幼中心、并且完善以公办幼儿园为主体、社会力量办园为补充、公办与民办相结合的学前教育办学体制，并实现学前幼儿园入园率达到 98％以上、以政府举办为主的幼儿园 2015 年达 60％、2020 年达 80％的目标。从德智功爱康的全面分析来看（见图 8.13），为了更高效、高质量的推进学前教育发展，我们建议：

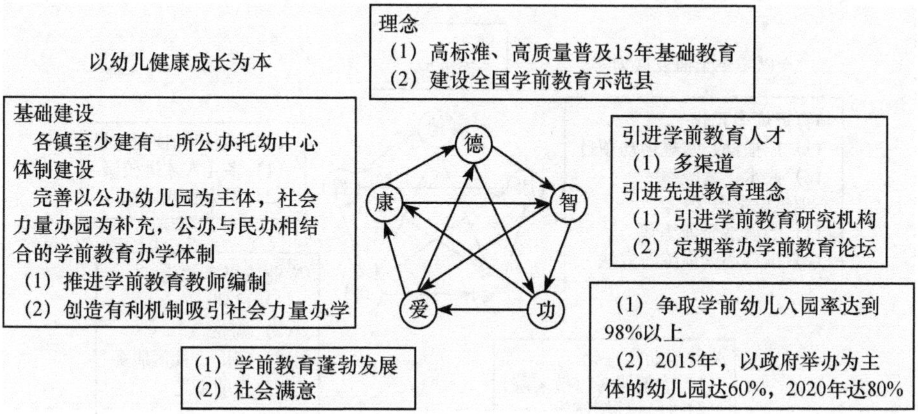

图 8.13　以儿童健康成长为本的学前教育建设

① 在建设理念上（德）提高层次，即建设全国学前教育示范县。该县毗邻文化和人才中心上海，同时经济发展在全国县域名列前茅，因此有条件实现这一目标，从而为全国县域学前教育建设树立典范。

② 在体制建设上（康），需要有具体的措施。例如推进学前教育的教师编制、创造有利机制吸引社会力量办学。

③ 在资源上（智），需要广开民智。例如，开发多渠道引进学前教育人才，与学前教育研究机构合作（创建若干学前教育实践基地）、定期举办学前教育论坛等。

（2）破解素质教育难题。

减负和素质教育是我国教育中长期发展规划纲要中特别指出的重要民生难题。当前教育在功的方面普遍过于注重成绩和就业，在智的方面则以书本知识为主、应试教育为主，这使得学生的知识单一、价值观狭隘、学习创新动力不足，甚至产生身心健康的一系列问题。

　　理想的基础教育需要既推进素质教育，又起到减负的效果。思维的五维素质谱，为素质教育的开展提供新思路。例如从全面发展的教育理念出发，在智的方面推动社会多元人才进校园开展讲座、与学生进行交流互动，促进学生开拓科技思路、了解社会发展新需求，鼓励学生实践进社区，学以致用；在功的方面，要多元评价，为家庭、社区的服务，发明创造都是学业成功的体现；在爱的方面，促进学生公益活动常态化，鼓励学生志愿服务、参与社区环境建设等；在康的方面，推动学生体育锻炼多元化，除了常规的广播操、一般运动项目之外，为学校创造学练武术、太极拳等传统锻炼方法，增强学生身体素质，促进学生心理素质建设常态化，例如开设心理素质训练营，推广心理训练新方法等（如图 8.14 所示）。

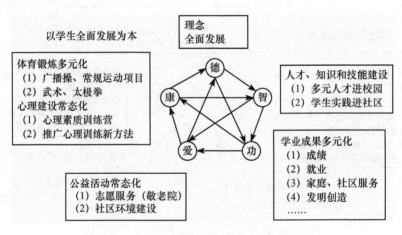

图 8.14　以学生全面发展为本的素质教育

6. 县域的物质文明发展

　　将上述原理运用于分析物质文明建设。物质文明建设有两个宏观层次：产业和企业。一个产业是由许多相关企业（对于农业来说，企业也对应着农户）所构成。政府对产业的宏观调控作用，主要体现在规划本地区的产业结构和完善配套设施、政策（即发展规划）以及招商引资。这在县十二五规划中已经有充分的体现，即"以创新发展为主题，以转型升级为主线，切实把建立现代产业体系作为主要任务，全面推进产业结构优化，形成以创新产业为引领、以先进制造业和现代服务业为重点、以精品农业为配套的产业格局"。一个产业能否形成生产力、能否健康发展，除了宏观环境的因素外，主要取决于产业内部各个企业能否健康发展。那么企业的健康发展如何来分析和优化，政府对企业健康发展起到怎样的作用？下面，我们从五维系统模型进行分析。

一个企业的建设也是由德智功爱康五大方面的建设构成。企业的德对应建设理念和制度建设，企业的理念对外是为产业、为社会，对内是为利润、为企业自身利益，制度建设对外要奉公守法、遵守行业规则，对内则要公平、公正的对待员工。企业的智对应人才和技术。企业的功对应产能、利润和形象。企业的爱对应企业文化、和谐氛围和回馈社会。企业的康对应硬件建设、员工福利待遇建设、产业链建设。五个方面形成如图 8.15 所示的相互促进、相互制约的关系。

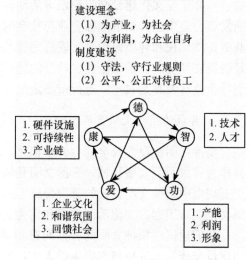

图 8.15　以企业为本的物质文明建设

我们看到，在促进企业健康发展方面，政府可以起到多方面的作用，如图 8.16 所示。在引导企业树立正确的建设理念和制度方面，政府要以身作则，加强自身廉洁建设、树正气。在推动企业智的建设方面，政府可以通过举办创新论坛等活动促进企业与科研机构的互动、合作，政府可以辅助企业引进高技能人才。在推动企业爱的建设方面，政府可以

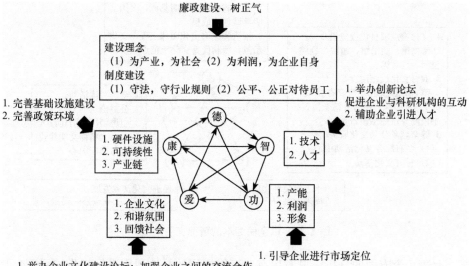

图 8.16　以企业为本的物质文明建设与政府职能

通过举办企业文化建设交流论坛等活动促进企业之间的交流、合作，通过建立企业发展公益事业的渠道加强企业与社会的积极互动，通过加强法律监管，确保企业的正常纳税和环境保护等，通过完善基础设施、完善政策，为企业发展创造良好的发展环境。在推动企业"功"的建设方面，政府可以通过促进市场信息建设引导企业（尤其是农户）进行市场定位。

7. 县域的精神文明发展

精神文明建设涉及全社会的幸福感，需要全民参与，因此要以全民为本。该县作为省级示范文明县城、全国文明县城，具有良好的精神文明建设基础。在十二五规划中精神文明建设的德智爱康等四个方面都有若干新举措，目标是推进东海文化明珠工程、文化示范乡镇和优秀文化示范点建设。

我们建议在精神文明的智方面有新举措，如图 8.17 所示，加快县域精神文明建设步伐：引进精神文明建设人才，成立精神文明建设研究与推广中心，开展全民阅读活动。尤其是举办精神文明建设公益论坛。公益论坛已成为当代精神文明建设的有效形式。2011 年，无锡举办以弘扬优秀传统文化、建设和谐幸福社会为主题公民德行教育公益论坛；河北承德市举行首届中国幸福人生科学管理公益论坛；河北迁安，举办了弘扬中华传统文化、构建文明绿色迁安为主题的公益论坛；而广州将举办弘扬中华民族优秀文化、构建和谐社会幸福广东公益论坛。

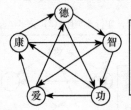

图 8.17　以全民为本的精神文明建设

上述几个方面的分析、思考旨在对五维模型的具体运用进行初步的示范，具体建议还只是理论上的思考，其价值需要在实践中来检验，这里仅供参考。

示范县的建设成果需要兼顾综合性和重点突出（有亮点）。前者重在协调各系统可持续的健康发展。后者就需要重点突破。作为示范点应该开展机制、政策上的创新。无论是改革开放初期作为包产到户示范点的安徽凤阳、作为经济特区的深圳还是当代医疗改革先锋的陕西神木县的免费医疗、教育改革示范的陕西吴起县的免费高中教育，都展现出鲜明的制度、政策创新。制度、政策上的创新，为开创社会发展新局面提供保障。

8. 对县域管理的建议——设立总体设计部

社会管理的机制建设是社会建设的一个关键，它是县域文明的德的建设，是诸项建设的龙头。2011 年胡锦涛总书记多次强调，深入贯彻落实科学发展观，必须加强和创新社会管理。由于社会管理的复杂度的不断增加，钱学森指出，在原有的社会管理系统的以首长和执行机构为主体的单轨制之外，应该增加负责科学决策的总体设计部，由此形成社会管理的双轨制（见图 8.18）。钱学森的总体设计部是一个科学决策的支持系统，执行机构是一个决策的执行系统。而在总体设计部和执行机构以下的数据、信息和知识系统，是

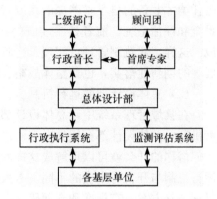

图 8.18　县域发展智库与社会管理双轨制

对这两个系统的技术支持。下面我们就以探索构建该县的系统化管理体系为目标，以两弹一星工程为参照，来介绍这种双轨制的社会管理机制。基于钱学森的总体设计部思想，我们建议在县管理层建设县域发展智库，实现社会管理的四大创新，旨在充分落实科学发展观、高效完成十二五规划，并创造一系列精品工程。

（1）双轨制管理的运作流程。

如图 8.18 所示，行政首长根据上级部门的战略部署设计制订本系统要实现的目标。行政首长和首席专家共同商讨从行政管理和科研两大队伍中选择人员，构成总体设计部。总体设计部由行政领导、专家以及各部门单位负责人构成，它的功能就是进行科学决策，它的方法是专家研讨厅体系。这个方法的实质是将专家群体、数据和各种信息与计算机技术有机地结合起来，把各种学科的科学理论和经验知识结合起来。在总体设计部内，对系统的各种问题，进行总体分析、总体设计、总体规划、总体论证、总体协调、总体评估，提出现实可行的各种配套方针、政策和发展战略，为决策者和决策部门提供科学的决策支持。总体设计部的方案下达到行政执行系统，而行政执行系统再将总体设计部的方案、计划进行任务分配下达到各单位。评估监督系统收集各单位的各方面信息，进行评估、监督，再将信息和评估结果反馈给总体设计部。而总体设计部根据新的发展变化，

再进行分析、规划。由此形成循环往复的科学决策的过程。

（2）双轨制的管理的人员构成。

行政首长，是总体设计部和执行机构两大系统的总负责人。两大系统的构建、总体设计方案的认可和实施，都依赖于行政首长。在两弹一星工程中，行政首长是聂荣臻元帅和后期的张爱萍将军。在县域管理系统中，行政首长应该是县委书记和县长。而首席专家，则相当于参谋长，是组织总体设计、规划和论证的负责人。在两弹一星工程中钱学森被委任了这一职务。在县域管理系统中，应该聘任德才兼备的科学素养深的系统管理专家来担任这一职务。在下面，设立执行系统和评估系统，前者是县政府的各部门，后者则由统计局和相关科研机构组成。这样，双轨制管理，实现了行政管理系统和科研系统的有机结合，是科学发展观的创新性落实，也是整体战略、人才战略的具体体现。

（3）总体设计部的运行机制。

在县域管理系统中，总体设计部不一定是常设机构，而是一种常设的科学决策机制。总体设计部开展的专家研讨活动或多或少地已经在社会各个部门展开，人们俗称的开会就可以理解成这样的活动。但是，钱学森所倡导的总体设计部的运行机制与开会有本质的不同。专家研讨厅的高效运作需要具备四个特点，即有目标、有方案、有标准和定期研讨。有目标是指研讨厅体系要围绕部门的整体战略、整体目标服务。有方案是指研讨厅要围绕目标形成可供执行系统操作的切实可行的、明确的书面方案。有标准，是指研讨厅要形成可供监测反馈系统依照的评估标准来收集基层信息、做出科学评估并提供反馈。定期性，是指上述的流程要可持续的运转起来，在运转过程中不断形成系统合力，不断根据新的情况、做出新的举措。此外，这种定期的专家研讨是一种高级的管理系统的集体学习和创新活动，使得行政管理人员始终能够掌握系统的最新信息和最新的相关科学知识和理念。因此，每次专家研讨厅体系的运作都要事先进行精心设计、要进行全面总结形成文字资料，形成持续的积累。

（4）建立系统化的监测反馈系统。

系统设计实施的关键在于系统化的监测反馈系统。系统的复杂性决定了系统的总体设计不是一劳永逸的，需要根据系统内在与外在因素的发展变化不断进行优化调整。系统设计以及不断优化的依据是系统的反馈信息。系统的检测反馈系统的目标正是为总体设计部提供系统变化的第一手资料。

组织相关的调研，检查工作落实的情况，以及新政策在解决问题方面所起的作用，产生社会发展数据，既服务于宏观决策、把握社会动态，又能衡量政策执行的效果，有利于完善政策。以人为本，就是要发挥各类社会组织的作用，组织社会力量参与社会管理，参与调研，反映民情民意，及时吸纳各种意见，并及时开展引导。

9. 县域发展智库与县域发展三部曲

县域发展智库不但可以对示范县各方面的社会建设开展深入研讨，而且有助于实现社会管理的系列创新：

理念创新：全面协调发展，以民意为本。

规划创新：专家牵头，深入调研，多次迭代。

管理创新：实现在县委领导下的调研、执行双轨并行制，为高水平的集体决策和智慧集成创新机制。

发展模式创新：构建平衡发展、和谐发展和智慧发展的三部发展曲。

下面我们简要介绍这三部发展曲的名称，其具体内容另文刊发。

（1）以健康、生态为特色的平衡发展模式。如图 8.19 所示。

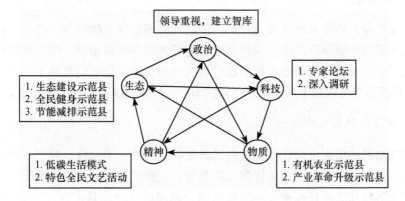

图 8.19　以健康生态为特色的平衡发展模式

（2）以人民幸福为中心的和谐发展模式。如图 8.20 所示。

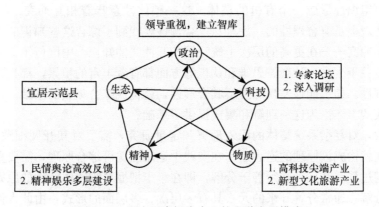

图 8.20　以人民幸福为中心的和谐发展模式

（3）以引领社会发展为中心的智慧发展模式。如图 8.21 所示。

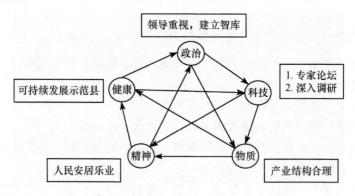

图 8.21　引领社会发展为中心的智慧发展模式

8.2.3　大成智慧工程

　　大成智慧是钱学森对总体设计部应该达到的理想状态的设想，这是一种对复杂多变的事物开展细致严谨的逻辑思维、能够集成多学科知识、综合大量资料信息做出科学决策的思维状态。我们在过去几年的实践和思考的基础上，对大成智慧工程的实施提炼成如下两大原理：理性知识的可综合性和艺术才华的可集成性。

　　1. 理性知识的可综合性

　　理性知识的层次可综合性是大成智慧能够达到的一项原理。对于一个复杂系统，人们可以从多个角度获得许多见解和知识。由于复杂，在正常情况下，这些知识和见解相互之间存在冲突。层次可综合原理的正命题是说存在一定的方法，将相互冲突的知识综合成一个整体——多数情况下这一整体是多层次多层面的。正命题的正确性是基于复杂系统的自组织性，无论系统如何复杂，它在现实世界中依靠自组织性形成一个有机的整体。这一整体性意味着相互冲突之知识的存在，在客观上是有合理性的。发现这一合理性就找到了综合这些知识的途径，也就解除了冲突——在更高的层次上统一了相互冲突的知识。中国传统文化乃至东方文化在关于生命、社会、思维和认识等方面都有着丰富的积累，都具有一定层面的真理性。如果能够发现和理解其合理性，就构成综合集成的基础。这里，多维多层次的本体论为这一理解和集成提供了基础。

　　其次，对复杂系统整体的深入理解和定量研究，需要对其开展细致的分解；可分解性就构成该原理的逆表述。在实践中运用层次可综合原理，需要重视以下两个关键过程。其一，必须善于分解，即在牢牢把握系统整体特性的原则下对系统进行分解。通常分解开来的元素具有多层次、多层面的形式，由此人们拥有对于所研究系统的多层次认识，也就为进一步集成各方面知识提供了框架。其二，必须善于综合，善于将来自各个学科、各个专家的意见进行系统性综合。这样能够最快得出对于系统的真理性知识。这两个过程就像鸡和蛋一样，需要在实践中反复迭代，在动态演化的过程中逐渐趋向一个稳定的知识体系。

在当今主流的实践过程中，人们根据学科来划分问题，再由各专项领域的专家去解决各自的难题。例如在一项体育竞技运动的科研项目——激流回旋运动的科技奥运攻关中，赛道水流的设计由流体力学专家来负责，激流技术由外籍教练来负责，力量体能由德籍专家来主要设计。这一思路是简单系统的思路。这一思路能否奏效，取决于总教练，在总教练脑中有一个复杂系统的集成。好的运动队总是拥有这样的杰出的总教练，他能够把握项目的规律，将这个因素进行集成。但是，年轻的中国激流队（1999 年创建）没有这样的人才。我们的科技奥运的攻关，就是运用系统科学的智慧，来集成各个分支的知识。这一实践具有两方面的意义。首先，为运动队服务，迅速提升我国运动员的运动水平，支持北京奥运会，为民族争光；其次，由于我们不是激流项目的专家，激流项目对于我们来说是一个新事物，因此，提供了更好的学习和运用大成智慧的平台，它能够更加深入的检验我们学习知识的速度，集成知识的能力，创新知识的力度，对于将来运用大成智慧于其他项目提供有益的指导。后一点更加重要，因为，大成智慧一定是运用于复杂性特别高的新事物的，都是不能充分借鉴已有经验的，都是具有相当大的创新性。明确理性知识的可集成性，是我们接受这个项目的主要基础。

综上所述，理性知识的层次综合原理是大成智慧的一大原理。在实际运用中必须把握正反两大关键过程：第一，根据工程实践大目标建立系统多层次、多层面模型（开展子目标分解）；第二，汇总和综合来自各个层次和各个层面的知识。这是专家研讨厅体系运作的关键方法论，也是实现大成智慧的关键性方法。完成第一步的分解归类，最终将能够构建出多要素的人体系统模型；完成第二步的协调运作，就可以根据核心目标制订优化方案。最为重要的是，也是我们所大力倡导的，必须将上述两个环节联合起来，不断进行实践、检验、反馈、修正，从而开展多次迭代、逐级近似的复杂系统研究，这是探索自然科学和社会科学复杂系统问题的有效方法。这里，系统运作的速度是成败的关键。高效的系统能够仅仅通过几次迭代，就能在原来带有猜测性的复杂人体（社会）系统模型中，找出最为关键的要素，并且快速修正各项工作的分配比例，获得更为逼近项目本质规律的理性认识和操作方案。

2. 艺术才华的可集成性

艺术才华的可集成性针对一类特殊现象——个体艺术才华在环境中得到激发唤醒，并形成更高层次的集体艺术创造。艺术才华的可集成性是大成智慧的另一个重要原理。复杂巨系统工程涉及的复杂性往往难以由个别人承担，特别依赖于一个集体，这就是专家研讨厅体系。专家研讨厅的活动需要集成专家的直觉和灵感，这一活动充满对知识的艺术化处理。专家研讨厅体系的高效运作需要一个目标和氛围——一个能够凝聚众人精神和创造力的崇高目标，一个能够让大家实现创造的轻松和融洽的氛围。这一原理有助于理解和探讨不同专业领域人士相互开展快速学习和知识创新。中国激流队在短时间从落后走向腾飞，尤其是开创富有特色的策略设计（精神体能双周期设计和表象三部曲训练方法），得益于大成智慧艺术才华集成原理的充分利用。目前，艺术才华集成效应的层次性特征，尚待进一步研究。本节主要探讨的是直觉和灵感思维的群体集成，是大成智慧知识创新的核心。

20 世纪大哲学家伯格森曾说："直觉是指那种已经成为无私的、自意识的、有如静思自己一般，并能将所思对象无限扩大的本能"。对于直觉的力量，我们每个人都有一定的体验，它并不像某一个数学公式、某一个逻辑指令、某一个操作表格那样固定成型，而往往呈现给我们一些整体的、敏感的重要信息。这些信息常常能够直接、迅速地抓住系统的要点。灵感也有一些特点，每逢夜晚来临，人心宁静，或是傍晚散步，湖边小憩的时候，总会容易冒出一些令人惊异的想法，心情越是放松，这种感觉的效果越强。平时它们若隐若现，很难有意的形成；即使形成了，也很少有意的写下来，飘忽之间就会过去。从当代神经科学的知识可以推测，大部分的直觉元素、材料、图像储存在我们大脑的深层意识里，与语言、文字的表达形式（左脑半球）不同，并带有极大的个体特征。这倒不意味着我们不能将这些直觉表达出来，只是大脑直觉似乎处于一种内向的状态，尤其要以文字、逻辑等便于集体研讨的形式呈现时，需要我们精心的调理、导引和培养。因此，培养直觉，表达直觉，交流直觉，进一步研讨提炼成命题猜测、实践方法、规律认识，将是一种难得的思维艺术。我们将这种充满直觉和灵感的思维称为艺术性思维。

如果将上述个体艺术性思维贯穿到群体之中，就构成专家研讨厅体系的高层次运作：集体艺术思维的高效集成。钱学森围绕人体思维科学进行了多方面的深刻思索，将突破重点提炼为抽象逻辑思维和形象直觉思维的结合——前者特别体现在西方实证科学中，后者特别体现在东方系统观。两者的结合能够带来灵感不断的、严谨论证的创造性思维。钱学森指出："专家系统的基础看来也是形象的'归纳'，是以实践经验为基础的。"容易理解，个体的直觉和经验毕竟带有个体视野的局限性，而群体的直觉和经验虽然更为明亮广阔，但不统一的话仍然不能构成完整的思维。因此，钱学森的专家研讨厅体系是复杂系统研究所需的有针对性方法，能够实现集体智慧的集成。对于在科技奥运活动中的成功实践，我们有三点鲜明的认识：

（1）人心需要安稳。各司其职，各尽其能，各得其所是人心安稳的基础，也是培养和开发集体创造性思维的有机土壤。如果团队内部利益纷争不断、权能钩心斗角，如何可能想象产生创新的灵感。

（2）组织须有结构。在国家队这样一个高压系统中运作人心安稳的系统是一个挑战，来自不同社会背景的人士之间的合作更需要一个坚强的组织。

（3）目标需要崇高。最终引导创新思维的源泉是团队的理想和目标。崇高的目标方能凝聚团队内部各界人士的精神追求，减少相互之间的心理干扰，真正实现团队内部心悦诚服；同时，勤学广积，方能开启思维联想的丰富资源；大胆善问，方能具备想象的自由和创造的活力。

这些经验可以进一步从意识到思维的三层次模型来理解。从意识层面，直觉和灵感是从大脑深层次意识（心灵）萌生的，是心灵与群体（团队）思维进行碰撞的产物。为了避免这一碰撞的盲目性，需要崇高的目标的导引，因为后者是个体心灵与群体意义的深层次的结构，是具有长久推动力的结构。从组织层面，首要的关键是人才，尤其是专家研讨厅的核心领军人物，他的目标、胸襟、才干、方法以及人生积累，正是集体灵感不断萌生、集体智慧不断集成的关键要素。在这项激流回旋专家研讨厅的实践中，我们初步实现了集体智慧的综合创新。

3. 大成智慧"专家研讨厅"的应用

我们在 7.4.3 小节介绍了一个应用人体系统科学的理论、方法于科技奥运攻关，培养优秀运动员的经历，这一经历中运用了大成智慧的思想，在这里进行补充介绍。

体育运动是一项特殊的社会系统。我们曾参与研究的激流回旋运动是一项集体能、技术、心理于一体的高度复杂运动，在力量体能、水流认知、激流技术以及心理意志等每一个要素下面，都表现出运动员和周围环境互动交流的开放性特征。这使得这个项目具有复杂多变，内在规律隐秘难测的特点，被称为复杂性项目。要使运动员在重大比赛中高速、稳定、准确地多轮划行，必须在水流认知、平衡、力量、技术和意志等能力上拥有稳固的支撑。教练和国家队集体需要充分把握项目规律，把握运动员竞技水平，把握与国际竞争对手的差距，从而在真正大赛来临之际，给运动员在技术、心理、意志等各方面的稳固支撑。换句话讲，一个体育强队除了有一批出色的运动员以外，更难得的是有一支能够洞察入微、处乱不惊、高效协调的教练团队。建设这样一支高水平的教练团队是一项智慧工程。

钱学森明确倡议，建设综合东西方思维的大成智慧专家研讨厅。我们建设中国激流运动复合教练团队的过程，就是系统实践钱老这一思想的过程，也是学习探索大成智慧实际内涵的过程。实践证明，大成智慧是融东西方文化之精华的智慧。它结合了东方传统的系统思维与西方科学以实证为标志的精确思维，从而推动探索复杂事物规律的效率。

体育竞技系统是一个典型的社会复杂系统工程，它面临的困难是工程整体目标与分割的简单子系统的目标之间没有简单的关系。例如，激流项目中运动员有优异的体能，不一定在激流中划得快；在激流中划得快，比赛中不一定成绩好；技术体能心理都优秀，不一定能拿金牌等。因此，作为金牌工程，集成系统内的素质要素成为一个最核心的课题。这里的核心问题除了要找好各门专家以外，更重要的是将众人之力合成，来推动运动员的关键夺金素质向上提升。先进的体育项目一般都有一个天才的教练员，靠着他们的直觉、经验和胆略，将上述各个要素在他们的大脑中进行了有效的集成，并在行动上的得到完整的实施，把优秀运动员造就成一名出色的金牌选手。但是，对于一个落后项目，或者对于一个亟待创新的项目，就必须花大力气实现这种集成。我们在中国激流队的实践证明，按照钱学森的综合集成法，并在具体开发多层分解、多次迭代的具体策略的基础上，我们用了一年左右的时间，就从完全不知道掌握本质，实现了一次高效率的集成和应用。

中国激流回旋运动从1999年才正式开展，2005年之前中国国家队从未进入世界大赛的决赛（前十名）。要推动这样一支落后队伍实现跨越式发展，必须广泛吸收国内外激流知识，广泛调动社会各界的力量。建立复合教练团队是这场科技奥运攻关活动的主要特色之一。2007年，我们在中国国家队负责组织实施了由中方教练、外方教练和科研人员三方面人才组成的中外科复合型教练团队计划，以专家研讨厅的方式来组织工作，理性运用众人之力，探索激流运动的复杂系统规律。

激流回旋专家研讨厅有如下具体功能：快速学习国际先进激流知识；结合我国运动员特点开展科学化训练；创新中西结合的新型训练方法和理念。这场由系统论主导的过程充满了东方思维特色，同时也合理运用西方科学的严谨逻辑思维。典型的工作形式是专家集体会商，在这里，科学理论、经验知识和专家判断互相融合，形成一个又一个经验性命题。虽然是经验性命题，我们力求准确，力求可以在下一步实践中进行检验。例如，激流表象的重要性、激流划船技术的重要性、水流路线与激流技术的关系、心理调动与稳定发挥的关系等，这些问题都是在反复研讨形成精确命题以后，再投入运动训练的实践接受检验，才逐渐梳理出关于激流运动的认识。尤其是那些因人而异、似是而非的复杂性问题，更是需要反复论证、反复检验，才能得到可靠的结论。概括而言，命题—资料汇集—论证—再命题……即是广泛接受信息，专家集体会商，决策付诸实践，反馈迭代修正这样一个逐级近似、多次迭代的研究方法。采用这种自然科学研究的迭代方法，可以不断提炼出多层次、多层面的命题，从而把握复杂系统的特点和规律，解决在复杂系统中出现的问题。

在专家研讨厅运作下的激流回旋教练团队具有鲜明的复合型、科学型、学习型、创新型的特点，这是与传统竞技体育教练团队的显著区别。同时，各就其位，各司其职，团队每一位人士恰当地摆放好自己的位置，在团队中将自己的作用最大化，这就是智慧工程的运用。这是人类社会迄今为止的社会群体建设中还远远没有解决好的问题。当今社会，社团竞争与观念冲突极大地制约了人类整体的创造力，更为国际的和平发展埋下诸多隐患。人类需要在思维认识上提升智慧。在中国激流队的科技攻关中，凝聚力来于使命的宏大和全国人民的愿望，这为智慧工程的实践提供了土壤和养料。最后，能够将各方面人士的力量合而为一，关键在于系统核心的凝聚力。专家研讨厅成功的关键因素是团队核心人物的理念、胸怀、目标以及方法。

一个具体的成果是，我们为运动员构建了以大脑、心肺、肌肉三大系统组织为基础的复杂人体力学系统模型。在这一模型指导下，我们将原本根据传统分工而划分给流体力学家、体能专家、心理专家的各项子问题综合形成一个有机的、相互关联的整体性问题。进一步采取专家集体研讨、实践反馈迭代的研究方法，我们提炼出心理意志（大脑）为冠军要素、划船技术（大脑-肌肉）为优秀选手竞争能力，核心力量（肌肉）为技术支撑、有氧耐力（心肺）为体能基础的多层次、多目标的激流训练体系，使得以前人们较为片面的各执一词，各执牛耳，整合成各就其位，各司其职、各尽其能的系统训练模式。

这一创新，符合中国激流回旋体育竞技系统工程建设的需要，同时也为其他落后项目的发展，提供了富有价值的经验。在具体工作中，我们贯彻了广泛接受信息、专家集体会商、决策付诸实践、反馈迭代修改的科学研究方法，在短时间内取得了对该项目本质规律的系统认识，并提炼出一系列针对中国运动员的创新的训练方法。复杂性思维在科学认识和掌握复杂体育运动的艺术性方面初见成效。

4. 大成智慧的技术成果——激流项目本质规律

以专家研讨厅为特征的智慧工程，加速了对激流回旋项目本质规律的探索。一般人们认为，激流回旋皮划艇项目是技术含量高的竞速性项目，而我们在深入探讨和实践的基础上提出，激流项目是复杂度特别高、技术性特别强的竞速性项目，是集体能、技术、智能三位一体的项目，对运动员素质有五个方面的综合要求：水流认知、平衡能力、力量、激流划船技术、意志。并且在运动员素质谱中，体能、水流认知是基础，激流技术是核心，心理意志则是优秀运动员赛场发挥的保障。我们将这些认识提炼成如下技术成果。

（1）水流主场优势是基础。

丰富的水流训练环境是运动员水平提高的基本条件。比赛水流的主场优势是运动员冲击金牌的重要保障。回归自然水流理念走在了世界激流运动发展的前沿。随着下司赛道的建设、米易赛道的改造和顺义赛道的设计，我们的运动员已经有了优秀的复杂水流训练环境。面对 2008 年奥运会开展典型水流的密集式训练，是国家队冲击金牌的关键。

（2）有氧体能和核心力量是基本功。

激流回旋项目对力量和体能有相当高的要求，尤其是耐力和爆发力。而柔韧协调平衡的核心力量则是不可或缺的基本功，是高级激流技术运用必不可少的载体。对于体能的训练，全年应坚持低强度有氧耐力训练，临近比赛需要加强速度调动，重点是激流速度的调动。核心力量以外教设计为主，现在已经拍摄了大量的训练录像，可以在各省队进行推广。

（3）优秀激流划船技术是关键。

激流划船技术包括读水（认识水流）、选择正确的划船方法和快捷灵活地运用正确的划船方法三方面，是将运动员基础素质能力转化为水流划行应用能力的枢纽。对于国际一流的激流运动员来说，激流划船技术是主要的能力要素。

（4）高速、准确、稳定的多轮划行是夺冠之必须。

激流竞赛的优胜选手必须高速、准确、稳定的完成多轮划行，需要运动员在体能和精神处于双重巅峰。激流训练涉及运动员身体肌肉、心肺功能和大脑神经三大系统，而在脑神经系统的训练方面我们进行了创新。体能精神双周期训练包含了技术难度、负荷强度、训练时间三维调控以及大脑有氧耐力训练方法，是我们针对激流回旋项目开发的新型训练体系。这项成果在提高运动员比赛竞技状态、缩短神经兴奋周期有一定的突破，对技能主导类的项目有普遍的借鉴意义。

（5）表象训练三部曲的科学训练是成功之秘诀。

表象设计、表象模拟、表象执行三部曲是我们在科技奥运研究中创新的新型运动训练方法，这是将运动员对水流和技术的认知，与下意识神经系统的协调控制有机结合，最后实现意志、大脑和全身神经系统高效大协作的综合体系，是对运动员整体素质进行提升的高级训练。此外，心理调动、心理升华和静耐力训练则构成了表象训练的基础工程，瞄准国际大赛，实现巅峰划行。

5. 大成智慧的核心提炼——科学与艺术的完美结合

竞技体育是一项充满艺术性的活动。上述的系统工程活动为我们提供了结合实践，理解和学习钱学森大成智慧的平台。这场科学与艺术的碰撞，使我们对大成智慧有了深入的理解。大成智慧能够集成各项知识，关键在于对基本的过程的理解，这里指的是对运动员从事一项巅峰划行的过程所涉及生理、心理乃至整个团队都参与的复杂人体过程的理解。

无论是运动员的巅峰发挥，还是教练员的细致打造，处处透着个体性、独创性、突破性。从人体系统科学来看，艺术是一项集心灵、心智和心理的多层次的意识活动，具有人类意识和思维活动的共性。从人类充满艺术性的竞技体育活动中，深入了解人类意识和思维创造性的一般性规律，进而运用这些规律开展实践，快速提高人类素质，是这项科技奥运攻关活动的潜在社会意义和价值。竞技体育系统的众人之力充满艺术性，理性的运用充满科学性，因此，这是一场科学与艺术的结合，这一结合达到的高境界就是钱学森倡导的大成智慧。这场奥运科技攻关活动在科学与艺术结合的大成智慧工程实践上进行了有益的尝试。

8.2.4　钱学森之问与科技帅才的成长

据媒体报道，晚年的钱学森不提往事、不受访、不写回忆录，只有两件大事使他日夜牵挂、殚精竭虑：一是对国家建设意义重大的系统科学研究的最新进展；二是如何改进教育体制、培养中国的科技帅才。据钱学森的秘书及学术助手涂元季回忆，钱老成天思考的、念念不忘的、忧虑的大问题，就是中国目前缺乏拔尖的领军人才。在 2007 年钱学森 96 岁华诞之际，他说："向我学习，我不敢当，但培养科技领军人才是件大事。"

2005 年 7 月 29 日，钱学森曾向前往看望他的温家宝总理说："现在中国没有完全发展起来，一个重要原因是没有一所大学能够按照培养科学技术发明创造人才的模式去办学，没有自己独特的创新的东西，老是冒不出杰出人才。这是很大的问题。"

2009 年 9 月 4 日，温家宝总理在北京市第三十五中学调研时说："为什么现在我们的学校总是培养不出杰出人才？这句话他（钱学森）给我讲过五六遍。……我理解，他讲的杰出人才不是我们说的一般人才，而是像他那样有重大成就的人才。如果拿这个标准来衡量，我们这些年甚至新中国成立以来培养的人才，尤其是杰出人才，确实不能满足国家的需要，还不能说在世界上占到应有的地位。"

2009 年 10 月 31 日，钱学森在北京逝世，享年 98 岁。在缅怀钱学森的同时，"钱学森之问"成为全国各界的热点问题。2009 年 11 月 11 日，安徽高校的11 位教授联合《新安晚报》给新任教育部部长袁贵仁及全国教育界发出一封公开信：让我们直面"钱学森之问"。发出公开信的 11 位教授在接受记者采访时说："几天前，我们满怀悲痛送别了钱学森老人。作为一代科学大师，钱老对国家民族、对科学研究、对青年人才、对科学道德的挚爱，感动了全民族。他的崇高人格和科学精神就像一座灯塔，照亮后人前行的路。连日来，人们在缅怀和追思中，不时会被钱老提出的一个问题所震撼——'为什么我们的学校总是培养不出杰出人才？'这个被称为'钱学森之问'的问题，已引起上至国务院总理下至普通学生的深思。它是沉重的，也是不容回避的"。此后，《人民日报》、《中国教育报》、《科技日报》、《中国青年报》等各大媒体报纸不断刊出社会各界人士对钱学森之问的关注和讨论。

2010 年 5 月 4 日，温家宝总理到北京大学与师生共度五四青年节，一位学生向温总理提出了如何理解钱学森关于中国大学培养不出杰出人才的问题。温家宝说："钱学森之问对我们是个很大的刺痛，也是很大的鞭策。钱学森先生对我讲过两点意见，我觉得对同学们会有用，一是要让学生去想去做那些前人没有想过和做过的事情，没有创新，就不会成为杰出人才；二是学文科的要懂一些理工知识，学理工的要学一点文史知识。"

2010 年 10 月 30 日，在钱学森逝世一周年之际，诺贝尔物理学奖获得者李政道站在首届创新中国论坛上，求解大学为何培养不出杰出人才的钱学森之问。"培养创造科学和发明技术的人才，需要像钱学森和他求学时代的老师冯·卡门教授'一对一'的精英教育经历。"2011 年 3 月，中国科学院院士朱清时表示，破解钱学森之问在于"坚持提倡按照现代大学模式，变革学校管理制度和评价体系。比如，在学校治理方面，以学校理事会主导，推行去行政化；在治学方面，树立追求学术卓越的理念"。钱学森的长期助手戴汝为院士从治学态度、高校人才培养的角度破解钱学森之问。他指出，钱学森之问源于对创新的追求。"钱学森当年在美国加州理工学院学习，那里十分强调学生创新力和创造力，在这样的氛围下，让他尤其注重学校教育的创新性，在他看来，高校教育不要只培养听话的学生。"

我们的认识：帅才发现于伯乐、成长于时代

钱学森讲的科技帅才是什么人？根据他多年开展科技创新和科技管理工作的经验，他把科技帅才解释为一批工程师加科学家加思想家的人才。我们对这一定义的诠释是，中国科技事业的"帅才"应该既是能够理论联系实际的实干家（有杰出的科研成果），又是能够以先进的理念来凝练广大科技工作者工作重心的思想家（优秀的团队领军人才），还是能够肩负促进科技工作整体发展的领导人才（拥有特出的战略思维）。在任何国家的科研体系中，这样的人才都是稀缺资源，他们是科技界的最高激发态。这样的人才的产生和发展是有一定规律的，这个规律是可以从人体系统科学的角度来进行分析的。

这样的杰出人才不是普遍的，是稀少的，虽然不完全是可遇而不可求，至少也是可求而不可造的，这也是世界各国不惜启动各类人才计划进行网罗的。所有的人才计划，除了吸引高水平人才以外，另一个目的，应该是希望从中产生出帅才。因此，钱学森之问有两个不同层次的含义，一是对于基础教育的要求，二是对于当代科技领军人才的挖掘。前者具有普遍意义，容易被大家接受和解读。然而，需要指出的是，具有科技领军人才根基的人，不是任何教育制度的产物，他们总是能够冲破各种阻碍，脱颖而出。他们是否能够真正在社会上发挥作用，更加主要的机制是伯乐的发现。伯乐对于人才冲出世俗，是至关重要的。对于中国社会的结构而言，甚至是根本的。当今活跃在我国科技战线上高层科技精英们，几乎无一例外地曾经得到科技界和政界的前辈的鼎力引荐和支持。随着老一辈退居二线，科技界的年轻化，和社会竞争格局的复杂化，这样的伯乐阶层在消亡。这才是需要引起重视的。

伯乐有几类，第一类伯乐是自己曾经有过非凡的科学经历者，对于后辈杰出人才惺惺相惜，就像冯·卡门对钱学森。李政道先生是从自己的切身经历中，一语道破杰出人才的成长秘诀。纵然人才需要有根基，更加重要的是在成长过程中遇见明师。今天的年轻一辈中有远大志向的青年才俊，应该注意，求学于明师。第二类伯乐是对社会建设有责任心的领导人，他们深刻地理解，时代需要领军人才，就像毛泽东、周恩来对钱学森的起用和长期支持。科教帅才绝对不是一天成长起来的，而是在长期的社会实践中涌现出来的，在领导科技攻关的社会工程中成长起来的。如何能够使我国的社会建设过程有利于科技帅才的涌现，使真正的杰出人才（将军）能够成长为杰出科技领袖人物（元帅）呢？

首先，应该制造一个更加符合科学发展规律的环境和氛围，让杰出的青年学者有更大的创新的空间，鼓励他们在更多的方向走出自己的新路。过度的、非学术的评估必然影响杰出人才的成长，消耗他们宝贵的精力，遏制他们的创新能力。

其次，应该给人才计划所吸引的优秀学者，尤其是海外归国（在国内根基比较薄弱的）学者们创造机会，鼓励他们承担国家重大的科研和建设项目，不但充分发挥他们的才华，也让他们在实践中得到锻炼，推动他们更上一层楼，成就更大的学问。钱学森也正是在这样的环境下成长起来的。

最后，需要帮助杰出人才认识社会国情，帮助他们从科学的逻辑思维和社会的复杂思维中找到合适的平衡点，不但在科学思想上创新，也在领导科技攻关的社会实践中建立功勋，从而成为国家科技事业的真正的领导者。

因此，科技帅才绝不是学校培养出来的，而是社会实践（包括科研实践）创造出来的。钱学森之问的落脚点应该在我国的科技管理，尽管强调教育的基础意义总是正确的。

科技帅才是科技园中的参天大树。这样的参天大树的成长，首先需要有自身的根基（或遗传）；其次，需要有成长的空间，社会的需求就是其成长的空间；最后，需要有阳光和水，阳光提供充足的能源，是阳刚之气，而水是另一种能源，它提供平衡的阴柔之气。科技保障、重大项目是科技人员的阳光，提供了阳刚之气，而科技界的争论和批评，就是阴柔之气，是辅助、推动科技创新思想的必需。这样的阳光和水，应该平衡。后者在中国科技界非常需要。

科技帅才是时代发展的必然。所谓时势造就英雄，随着我国经济建设的蓬勃发展，随着中华民族伟大复兴的工程向纵深深入，新时代一定能够催生一批科技帅才，对此，我们充满信心。从本书的哲学观出发，我们认为，我国科技人才应该有一个合理的多层次结构，我们要为多层次人才的成长建立制度，探索机制，创造氛围，推动人才队伍的整体成长。科技帅才这类参天大树，也不能生长在茫茫草原上，他们只可能生长在拥有多姿多态的生态环境里。钱学森之问不仅仅适用于科技界，同样适用于管理界、企业界。国家的多层次人才政策的制定，应该以人体系统科学的理论为依据，以人才成长的内在、外在因素的科学分析为准则来进行论证，才是科学发展观的完整体现。

第 9 章　总结和展望

本书的主要使命是在钱学森复杂系统思想的基础上，探索建立一个具有完整的哲学基础（包括本体论、认识论、方法论和实践论）、系统的科学原理、系列的人体优化技术和人体社会系统工程前景的理论框架。该理论框架被命名为人体系统科学，意在将钱学森的系统科学、人体科学和思维科学的精华思想融为一体，全面概括和集成关于人的知识。人体系统科学以复杂系统学为基础，以人体的生理活动与思维为主要对象，尝试建立一个将西方精密科学思维和东方传统整体哲学思想相互交融的学术思想体系。

人体复杂系统科学以自然科学的知识、方法论为基础，以社会科学的核心要素——人作为研究对象，试图建立如何研究人的结构、功能、思维、行为等规律的普遍性原理。人体复杂系统科学未来的发展目标是实现对人知识的大集成，并在新的高度上建立对人体的系统性认识，实现人类认识自身的大飞跃。这些关于人全面的认识将成为未来医学、教育学、社会管理学乃至诸多社会科学学科分支的理论基石，推动社会各项事业的更有机、有序、高效、可持续性地发展，从而广泛影响社会实践。

9.1　人体系统科学的总结

在科学发展史上，自然科学及其诸学科的诞生都是在相应的哲学观主导下产生并发展的。爱因斯坦曾指出：“如果把哲学理解为在最普遍和最广泛的形式中对知识的追求，那么，哲学就可以被认为是全部科学研究之母”。[①] 长久以来，在涉及人体的学科设置上，现代自然科学建立了心理学、生理学、生物学等多个分支，近几十年又雨后春笋般地涌现出一大批交叉学科，迅速将人体的研究向细节化推进。虽然这是一个自然的认识过程，但是针对医疗和教育事业，一个宏观的、综合集成的人的知识显然是必需的、紧迫的。这样一个关于人的综合学问需要一个新的哲学观的指导，因为传统的哲学观难以支撑一个广泛深入的人体系统科学的发展。我们在梳理东西方学术思想的基础上，探索建立一个包融古今思想、东西方哲学并集成当代科学成果于一体的人体复杂系统观，本书第 3 章和第 4 章提出了这样一个新的一元二面多维多层次的人体复杂系统的哲学观。

---

① Einstein A. 爱因斯坦文集（第一卷）. 许良英 译. 北京：商务印书馆，1976：342~343.

　　人是一个开放的复杂巨系统，它遵循物理宇宙的能量作用原理和生命世界的达尔文进化原理，它是以生命本性作为本体一元、以形体二面作为表现方式、以复杂多维多层次为运动形式的一元二面多维多层次的复杂系统。

　　这一哲学观包括了本体论、认识论、方法论和实践论四个层面的内容，其中最基础与最重要的是本体论层面的哲学观。一个成功的人体哲学观应该有效地指导人们集成关于人体的多种知识（包括生理学、心理学、物理学和生物学等）。人体系统的一元、二面、多维、多层次各自体现在什么地方，应该用哪些维度来刻画人体系统，不同层次之间的要素是怎样关联的？当我们提出这些问题时，就开始了对于人的全面的科学探索。

　　一元二面多维多层次的人体复杂系统观，为完善复杂系统的认识论奠定了基础，它给出了一个人体心身一体的复杂系统认识论。这一认识论指明，对复杂系统的研究不适于简单地走自下而上或自上而下的路线，简单的还原论和整体论都是不够的。复杂系统必然产生大量的多层次、多层面甚至相互对立的丰富信息，对这些信息的综合和理论建模的途径并不唯一。于是结合实践，让上下层次之间进行反复迭代是正确的认识路线，最终以获得与实践自洽的认识为准则。多层面目标分解、多层次要素集成是重要的方法论。

　　本书发展的人体系统科学，以自然科学严谨的逻辑为基础，将一元二面多维多层次的哲学本体论作为对人这一高级智能生命系统的基本模型，完整地描述一个从物质（结构）到精神（意识）的多维多层次的人体。这一理论把生命看做是宏观大尺度量子场的激发，以多层次模型来解读社会实践中所观察到的，理解和解释各种复杂生命现象。由于该思维模型极大的开放性，最终一定会有一个较优的系统模型脱颖而出，形成人们对该现象的阶段性认识。这是这一理论系统的可行性所在。这一理论最明显的特点是与人俱进，即认识（模型）随着事物的发展和认识目标的发展自动调整，符合人类知识进化的特点。不存在绝对的模型，只存在相对稳定的认识论和哲学观。至此，人体系统科学完成了一个活的科学的建构，构建了一个符合薛定谔期望的科学图景。

　　在科学研究层面上，新哲学观指导人们凝练科学原理，提出科学问题。我们初步凝练了五大科学原理，它们既是针对人体，也是针对一般复杂系统的，即自组织原理、开放性原理、层次结构原理、能量原理和进化原理。

　　人体系统的自组织原理描述了人这一高级智能的生命体具有多层次维护生存的能力，并时刻在这一能力主导下进行自组织过程。这是人体系统康复的基本能力，深入了解和挖掘人体自组织过程的规律，应该是人体基础科学最重要的使命。人体系统的自组织性突出表现在自修复、自更新和自适应等高级功能。

　　人体复杂系统的开放性原理揭示了人体与外界在物质、能量与信息等方面的多层次相互影响，不仅仅涉及物质，如饮食、光照等，还涉及信息，如人与人之

间的交流和文化学习活动。这是人存在的条件，也包含人存在的意义。尤其是人
体小系统的自组织中心与社会（自然）大系统的自组织中心之间的相通，从人文
意义上对应着人的良知与社会共同价值之间的一致。发现和完整地理解多层次的
开放渠道是深入研究人体开放性原理的内容。

　　人体系统的层次结构原理揭示了人体复杂系统必然存在的多层次性。人体的
特殊性正是表现在多层次之间的耦合。开放性原理与层次结构原理的联合运用揭
示了人体生命系统与外界的多层次影响，值得未来的科学研究加以关注。

　　人体系统的能量原理描述了生命活动的能量性。生理运动能量过程的研究已
经有许多积累，但是对于心理过程、意识场的能量研究还处于十分初步的阶段。
我们建立的意识三层次的能量模型，为这方面的研究提出了供探索的思路。

　　人体系统的进化原理源于达尔文的进化论，但是，延伸至人体神经系统的可
塑性和意识场的动态演化性将赋予智能进化等新内涵。人体系统的进化原理对于
人类健康和教育事业，对于社会进化的前景有关键的指导性意义。

　　在上述原理框架下构成的人体系统论模型，将为提炼和发现新的科学问题提
供指导，并给出新的理论预言、引发新的有待探索的问题，由此便可以促进有关
人体的各门学科的发展。研究表明，这一人体的复杂系统观能够指导集成有关人
体的知识，并对社会实践活动提供指导。

　　人体系统科学中，人不仅是科学研究的主体，也是科学研究的对象。随着对
人体认识的定量化和微观化，大量的人体数据呈爆炸式增长。人体系统科学构建
的一元二面多维多层次的系统观，为整理、归纳海量的人体数据，提炼人体运动
规律提供了基本支持。

　　人体生理心理功能是人体系统科学研究的主要对象。人体系统科学的基本原
理所涉及的大量的科学问题都直接与人的生理心理功能挂钩。充分认识生理心理
状态，对于预防疾病，开发能力，提升智慧，都有着广泛而深刻的意义。

　　人体健康是最受社会关注的人体课题。本书在人体系统科学的理论框架下，
对人类长期积累的保健、卫生、治疗、锻炼的经验学说开展了系统梳理，并结合
工程实践，对这些经验学说的意义、价值和逻辑开展了全面认识。进一步，将经
过梳理的各种提升人体素质的经验、方法、学说等，概括为人体系统科学的应用
技术——人体系统优化技术，以人体系统科学的名词加以表述各类对身心健康有
益的活动，有利于对这些技术的运用提出进一步的科学的问题，也同时有利于打
破迷信和神秘的束缚，探索有利于个人健康和社会健康的综合性方法。

9.2　人类社会的进化

　　宇宙生命有机体的世界图景基于当代物理学、宇宙学、生物学和生理学的前

沿认识，与以《道德经》、《黄帝内经》为代表的中国传统道德文化的世界图景相契合，它将为个人的人生圆满、社会的长治久安、人类未来的发展乃至地球的生态平衡指出方向。

道德文化是中华传统文化的核心。从文化对社会发展和人类生活的宏观影响来看，一部中国社会分久必合，合久必分的治乱更迭的历史，正是道德文化彰显和隐没交替的历史。

从中国历代王朝的建立和走向盛世的历史中，我们反复看到道德文化的巨大作用。例如，周朝六百年的太平，汉朝的开国与文景之治，唐朝的建立和开元、贞观盛世，宋朝的文化昌盛，明朝的建国，清代的康乾盛世，都与该时代的帝王将相肯定道德作为世界的核心客观存在，并将道德文化推行于理国治民和内政外交密切相关。这些历代盛世，堪称为世界文明史上与柏拉图《理想国》所描述的情景最为接近的片段。

同时，历代王朝的衰落甚至走向解体的根源也恰恰是背离道德文化的结果。在这样的历史时期中，道德文化被边缘学者们所珍藏，《道德经》则继续被居于深山庙宇的修道之士们奉为圭臬，指导中国传统生命科技的修炼实践并流传后世。

道德文化之所以时隐时现、时盛时衰呢，其原因在于，对道德的学术阐释的困难性。虽然在古代某些智慧的学者阐述了道德的原理，但是由于知识的贫乏以及知识传承上的局限，使得人们在对道以及道德的认识上主要以个人体悟为主，因而存在着极为明显的主观性。也因此使得在相当长的历史时期里，道德文化成为玄学和隐学。经过上千年的发展，尤其是近三百年来人类知识体系的不断扩充，在物理学、宇宙学、生态学、环境学、生理学等自然科学领域以及在社会学、管理学、心理学等人文学科领域，积累了大量知识；在历史学方面，由于多元文化的交融和各种史料的不断发掘，使得一部丰富的人类文明进化史呈现在我们面前。尤其是几十年来复杂系统研究的发展，使得我们有可能从系统论的高度来客观地阐发道德的科学内涵和文化内涵。

人体系统科学试图为人们重新阐释道德文化开辟一条科学的道路。在重新阐释道德文化的过程中，实现人与自然和谐图景的构建。我们简要勾画这一图景。

物质、能量和信息，是我们已知宇宙的最基本的要素。根据爱因斯坦的相对论，物质和能量可以相互转换，因此能量和信息是宇宙最基本的存在，构成宇宙存在的一个基本维度的二面。

人体系统存在自下而上和自上而下的双向因果作用关系，最直接的证据，来自认知神经科学的发现。神经科学家 Kandel 从认知神经科学的大量发现中总结出人体多层次结构的双向因果作用关系的原理。基于上述原理，他提出了人类进化的新模式——文化进化，他说："社会因素对基因表达的调节，使得所有的机体功能，包括所有的脑功能，都对社会影响是敏感的。这些社会因素具有生物功能，它们能够改变特定脑区里特定神经细胞的特定基因的表达。这种社会因素引起的改变是通过文化来传递的，它们不是通过精子和卵子来遗传的。对于人类，学习活动能够显著地调节基因表达，这就产生了一种新的进化模式：文化进化。人类的学习能力如此发达，以至于，人类的由文化引起的概念大于通过生物进化引起的改变。对头颅的测量表明，自从 50 000 年前出现智人以来，人类的大脑的提及并没有改变；然而，显然，人类的文化已经发生了巨大的变化。"①

在上述与现代科学一致的概念基础上，我们进一步从祖国传统文化的哲学观对社会进化进行人体系统科学的阐述。

1. 道与宇宙波函数

粒子的运动用薛定谔波动方程所刻画。我们看到的人的物质系统，只是人的形体二面的一个层面，是其显现的一面，而隐现的一面（形）正是人的精神和意识。形体二面是对人体的全面理解，与量子力学观点相一致。波函数既是对宇宙的精确描述，更是对复杂生命系统的完整描述，人体可见的是波函数密度场（即物质场），它与同时宏观存在的相位梯度场（即意识场、即气场）相互协调互相控制。

既然人体系统由波函数来描述，那么波函数就是所有基本相互作用的基础和媒介，它携带和传输所产生诸多粒子的现在和过去状态的信息，并同时携带和传输由粒子形成的整个系统的现在和过去状态的信息。

在较低层次的复杂性水平上，单个电子的波函数描述简单原子的结构，这是传统量子力学的成果。在较高层次的复杂性水平上，多电子波函数的大尺度结构创生了像生命有机体这样的复杂实体的宏观波函数和生命有机体被包容其中的生态和社会系统的共同波函数。这就是生命的起源。生命是大量粒子在量子真空场产生的复杂相互作用通过数亿年的演化过程中不断聚集、优化调整而克服了宇宙大爆炸的惯性聚合成为越来越精微的物质形态，这一形态最抽象的内核可以被称为道。道既是一种结构（物质），又是一套规则，一些原理，它主宰着万事万物的运动规律。具体的物质都是这一抽象内核的外在表现，因此，道孕育了生命。复杂多维多层次结构在量子真空的演化和进化过程中不断累积、并不断的反馈于此后的物质系统，最终出现了生物大分子和生命有机体，形成生命。

因此，生命起源的理论，必然要涉及从最基本的量子真空层面上原子、分子间的一种超距离耦合，这种耦合的实在性和存在性都取决于量子真空中存在的这

---

① Kandel E R. A new intellectual framwork for psychiatry. American Journal of Psychiatry, 1998, 155（4）：457~469.

样的大尺度相位场有序结构，即道。

随着宇宙的诞生，随着星系、恒星、行星的形成，宇宙在大尺度上形成多层次的有序结构，这些都是在量子真空背景下诞生的，都是道的体现。在这一过程中，产生了构成其结构的所有行星和恒星、恒星系统和星系的共同波函数。这一宇宙的波函数就是对道的描述，虽然其复杂性使其注定是一个抽象的概念，但其某些侧面还是可以描述的，即道可道，非常道。强调道的实在性，与强调宇宙波函数的存在性异曲同工。

在我们生长的这一行星上，这一演化过程产生了现存社会和生态系统的共同波函数。这就是社会-生物圈的波函数，是域中的四大：道大，天大，地大，人亦大。该波函数把整个区域中的相干性、内聚性和共同进化通告给共存于这一星球上的所有有机体和有机体系统，并创生非局域性的整体生命网络。如此来说，在宏观层面上对道进行描述，应该采用复杂网络的形式和工具。

如果我们的宇宙不是大宇宙中的最高水平的系统，那么宇宙波函数就不是最高水平的波函数，还存在更大尺度的复杂性。这将产生超宇宙的波函数——大宇宙的波函数。于是，我们有必要寻求更大的道。

超宇宙波函数把大宇宙的现在和过去状态通告给所有局域宇宙，存在于这些宇宙中的所有粒子、粒子系统和多层次的粒子系统的系统。它创生了整个局域宇宙时间和空间的维度。超宇宙波函数作为所有次级波函数的复合①，可分解为其分量。它分解为局域宇宙、星系、恒星系统、行星、生物圈、有机体、分子、原子和基本粒子的波函数。

这一宇宙的图像告诉我们，世界是一个相互作用的整体（并不是一个相互没有差别的集合体），一个其组成部分微妙地相互联结并共同进化的系统，一个包括所有事物（从最小的微观粒子直到大宇宙整体）的多层次结构的整体。

2. 道为体，德为用的科学含义

宇宙中所有的存在——从物质粒子、到原子、到分子、到生物大分子以及所有的生命体，都不是孤立的。万事万物的存在从根源上都来自量子真空能量的支持。一个宏观事物的稳定的存在性，来自其他物理场或者物质的支持。任何一个存在所受到的其他存在的支撑性作用，在《道德经》中称为德，而道对万物的支撑作用称之为"德蓄之"。

人类的创生，是宇宙中的重大而特殊的事件。正如我们看到的，生物和人类，正是大量单个粒子波函数在宇宙的漫长演化过程的整合。这一整合的波函数，携带着人如何与周围环境和谐共生、相互支撑的信息。《黄帝内经》称之为

---

① Laszlo E. 微漪之塘：宇宙进化的新图景. 钱兆华 译. 北京：社会科学文献出版社，2001：332.

"天之在我者，德也"（《黄帝内经·灵枢·本神》），或人"悬命于天"《黄帝内经·素问·宝命全形论》。而来自宇宙物质和能量，以"气"的形式运动，如果把"地"理解为地球及宇宙中的物质能量的话，我们就容易理解为什么《黄帝内经》将周围物质能量环境对人的支撑作用，描述为，"地之在我者，气也"（《黄帝内经·灵枢·本神》），或"人生于地"（《黄帝内经·素问·宝命全形论》）。

众所周知，量子力学预测粒子之间存在量子耦合作用，能够产生超越光速的现象。处于纠缠态的粒子之间，改变一个粒子的状态，另外一个粒子也发生瞬时的改变。这种粒子之间的耦合关系又称为相干性（基于对这一原理的认识，人们正在研制超光速信息传输技术设备）。这种整体相干性，正是《道德经》主张的宇宙是一个生命有机体、万事万物都处于微妙的自组织状态的原理的现代科学基础。道生之，德蓄之，物形之，势成之给出了包括人在内的复杂系统普遍的自组织状态的基本描述。万物都是由道而生，在最基本的物质层次是量子真空的激发态。同时，万物都是由德（事物之间相互支撑的量子相干性）所滋养的，宇宙中没有任何一物是绝对地孤立于任何其他事物而独立存在的，每一事物都与其他事物保持着一种量子耦合关系，与其他事物的量子耦合关系支撑着一个事物的存在，即德蓄之。事物的形体又是以物质原料的聚合（量子波函数的振幅）所显现的，即物形。所有的事物又是受周围的大环境之势（量子波函数的相位场梯度）所支持，以保持其存在，如大势所趋、应运而生、时势造英雄等，即势成之。

3. 个体发育的量子过程

生命的诞生过程，全息记录着一个生命波涵数的伟大创生过程。我们人体的每个细胞都携带着遗传物质 DNA，它们本身记录着人类数十亿年生命演化的结晶。《黄帝内经》称为"生之来，谓之精"，我们的整个人体都是由一个细胞演化而来的。精子细胞和卵子细胞相结合形成的受精卵，是能够分化为各种功能细胞的人体干细胞（即元精）。干细胞内部有着极为精妙的能量过程（即元气），它携带者能够成长为一个完整的人的全部信息——即一个极其精妙的量子波，我们称之为个体生命原始量子波（即元神）。《黄帝内经》称受精卵形成从而完成生命信息最初整合的过程为"两精相搏谓之神"（《灵枢·本神》）。这个受精卵将在此后10 个月左右的时间里分化成由千万亿个细胞构成的完整生命有机体——婴孩。

《黄帝内经》中指出的"天之在我者德也，地之在我者气也，德流气薄而生者也"（《灵枢·本神》），"人生于地，悬命于天，天地合气，命之曰人"（《素问·宝命全形论》），正是对人类以及人类个体形成在宏观层次上的原理性认识。

随着生命有机体从最初的受精卵开始发育，这个个体生命的形结构——原始的量子波（即元神），也在不断的发育和发展，直到生命的终结一直维持着高度的整体统一态。正是生命有机体的整体量子波使得人体的体结构呈现高度的整体性，从而使得人体内的分子和细胞一直保持着一种可探测的长程相干性。[①]

4. 人体整体量子波

量子波是人体自组织的内核，是维系人体整体性存在的根本要素。它在人体物质代谢形成的物质变化过程中始终维持机体的统一性。"人体由一千万亿个细胞组成，细胞数比银河系中的星星还多一万倍。在这一细胞群体中，每天有约六千亿个细胞死去和同样多的细胞再生——每秒约有一千万个细胞生死。皮肤细胞平均仅存活约 2 周；骨细胞每 3 个月就全部更新。每 90 秒钟就有数百万抗体被合成，每个抗体有约 1200 个氨基酸；每个小时有 2 亿个红细胞再生。根据里奇（Oak Ridge）实验室所进行的放射性同位素的分析结果，在一年时间里组成有机体的 98％的原子也被置换了。躯体中没有一种物质是不变的，尽管心和脑细胞持续的时间比其他器官的细胞更长一些。而且，在一定的时间里同时存在的躯体内的物质每秒钟都要产生数千次生物化学反应。"[②]

在人体微观物质构成发生如此剧烈的出入和变化的同时，人体的整体量子波几乎保持着稳定性。正是整体量子波的稳定性，使得我们有个体生命持续的感觉。也正是各种复杂因素的冲击使得人体整体量子波不断解耦，最终才使得个体解体，即个人的死亡。往往在机体死亡后的相当一段时间里，人体的器官、组织、细胞之间由于亚宏观的量子波仍然保持的耦合，还保持生命力，还可以移植到其他人的人体中继续生存。因此，正是人体整体量子波的宏观层次上的解耦，意味着个体死亡。

人体的整体量子波极为复杂，它由三大部分构成。一部分是对应人体脏腑的、负责人体物质输运——包括能量代谢、生殖、免疫等过程的量子波，中医称为魄。因此人体的饮食、呼吸、生殖等物质出入过程就牵动着相应人体量子波的变化，即《黄帝内经·灵枢·本神》所说，"并精出入谓之魄"（这里的精，指生命物质精华）。也因此，《道德经》指出了无节制的物质输运对人体系统的不利影响，即"五音令人耳聋，五色令人目盲，五味令人口爽"（《道德经第 12 章》）。中医和道家养生讲究"节饮食"、"调呼吸"（《道德经》"专气致柔"）等严格控制物质出入过程，从而保持人体相应量子相干态，从而维持和促进人体健康水平。

人体整体量子波的第二部分对应人体各大系统之间的相联系的通道，中医称为经络。

人体整体量子波的第三部分对应人体神经系统的量子波。在漫长的历史中演

① Ho M W. The Rainbow and the Worm：The Physics of Organisms. London：World Scientific Publishing，1998：127.

② Laszlo E. 微漪之塘：宇宙进化的新图景. 钱兆华 译. 北京：社会科学文献出版社，2001：271.

化出来的人体神经系统形体结构的高度复杂性，使得它具备了对周围信息进行高度加工的能力。这种高度加工周围信息能力所对应的人体量子波，被人们称为心智（Mind），中医统称为神、也称为心。心智活动的可变性最强，心智活动对人体整体波函数起着极其重要的作用。因此《黄帝内经》称"心动，则五脏六腑皆摇"。由于先天的元神负责维系人体整体机体的运作、而后天的识神（或心）对人体其他部分的量子波有统御作用。因此，《道德经》指出"驰骋田猎，令人心发狂；难得之货，另人行妨"等有扰心神活动的危害，而《道德经》指出的"载营魄抱一"、"神得一以灵"皆是通过调解人的心智而维持生命有机体量子波的整体性。与此一脉相承，《黄帝内经》指出"得神者昌，失神者亡"，并概括了以"恬淡虚无，真气从之，精神内守，病安从来"的防病、养生的核心原则。

由此，中医学几千年来用于指导临床实践的精神魂魄与脏腑经络进而与人体功能的相关性的学说以及调神、调气的治疗和养生技术就不再神秘而不可理解了。

5. 人的量子思维波

神经系统的形体（神经物质系统和对应的量子波）也拥有极为复杂的多层次结构。心智的量子波能够对周围世界形成生动的映象，即"所以任物者谓之心"。这种映象能够通过不断的激活而得以储存，即"心有所忆谓之意"。这种储存的影响会引发进一步的愿望等，即"意之所存谓之志"。由这些志对应的局部神经回路的高度激活又引发大脑神经系统的广泛激活，即"因志而生变而谓之思"。这种激活扩展为更多的层次，包括对应以往更久远记忆回路的激活和对未来种种设想回路的激活，即"因思而远慕谓之虑"。神经回路的激活在运行过程中，与周围世界的运行相互对照，形成与客观事物相一致的认识，即"因虑而处物谓之智"。人就是这样具有高度智能的生命体，拥有认识世界的能力。通过对宇宙自然的认知，从而主动顺应自然，甚至"人天相应"以实现生命体的可持续发展，即"人能应四时者，天地为之父母；知万物者，谓之天子"（《素问·宝命全形论》）。

正是这样的智能，使得自人类文明诞生之初，人类社会中的有识之士就开始不断思索这样的问题：世界是什么。我是谁。我从哪里来。到哪里去。并把这些问题作为智能活动的首要问题。《道德经》正是集成了中国古代众多智慧，来系统回答上述问题的重要著作。

6. 道德文化人类的主动进化

心智的出现使得人类进入了新的进化阶段。人类可以通过心智的认知以及以调心为主的过程而实施使个体生命的高度优化。

　　前沿神经科学研究表明，人的精神活动能够影响人体细胞的核心结构和运行。例如，消极的情绪将使得染色体的保护部分端粒的长度变短、调解端粒的端粒酶活性降低，而端粒的长度和端粒酶的活性正是细胞，和人体寿命的重要标志。这就说明，人体作为生命有机体有着极强的整体性，可以产生多层次的耦合相互作用，人体的微观要素作为机制影响着整体、而整体活动也影响着微观要素。此外前沿科学还发现，通过精神努力（mental effort）为主导的心理训练，人类甚至能够改变大脑的解剖学结构。[①] 神经系统与免疫、内分泌从而与人体各个系统发生关联。塑造人体神经系统的形体就意味着对整个人体系统的塑造。

　　人体的可塑性和维持有机体整体协同的可行性，是以《道德经》、《黄帝内经》为代表的中国传统道德文化数千年来通过养精、调形、调气、调神（或调心）的多层面、多层次养生方法和技术来优化人体功能的理论基础。维持有机体形体结构的整体协调、协同，是生命长久的根本。《道德经》称主动的维持生命有机体整体协同的活动为修德，用之于个人生命，称为"修之于身，其德乃真"。

　　将维持生命有机整体协调的活动——修德延伸至家、国、天下，《道德经》指出，"修之于家，其德乃余；修之于乡，其德乃长；修之于国，其德乃丰；修之于天下，其德乃普"（《道德经·第54章》）。认为家、乡、国、天下是个人生命有机体的延伸，个人生命是生命共同体的有机组成部分。如同细胞、组织等人体局部的形体结构对人体生命有机整体而言一样，人类个体的整体量子波函数与生命共同体的整体波函数之间，通过德的作用可以形成高度的耦合，从而实现个体的健康、和人生的圆满，同时带来社会的和谐发展。这里倡导的理念是通过实现社会来成就个人，即"圣人不积，既以为人，己俞有；既以与人，己俞多"（《道德经·第54章》）。

　　在这个意义上，《道德经》指出"重积德则无不克，无不克则莫知其极，莫知其极可以有国，有国之母可以长久。是谓深根固柢长生久视之道"（《道德经·第59章》）。通过不断行德、积德就能克服个人和团体发展中的种种困难。在个体和团体内部以及个体和团体与生命共同体的耦合是没有止境。只有与生命共同体的高度耦合，个体和团体才能巩固根本，其生命才可能长久。甚至达到个体的体结构的死去并不意味着个体生命的消亡的境界，而是如水滴入大海一般融入了生命共同体之中，即《道德经》所说的"不失其所者久，死而不亡者寿"（《道德经·第33章》）。

　　这里勾画了一幅典型的个人修德、社会进化的图景，集中反映了东方道德文化的思维观，这是基于对生命有机体的一种认识，是与量子整体观相一致的。从

---

① Schwartz J M, Begley S. The Mind and the Brain: Neuroplasticity and the Power of Mental Force. New York: Harper, 2002: 231~257.

现代科学的发展来看，这是优于经典物理心身分离的二元论的思维观，由此产生的社会发展观与当代西方哲学强调局部结构、强调个体自由发展的、单纯的民主观相比较也是更为先进的，对于未来社会发展有重要的指导意义。在这一科学图景下，在个体生命健康、人生圆满的同时，整个生命有机体、地球的生态系统也获得了可持续发展。这就是道德文化所开辟的通向大道之行也，天下为公的理想社会的道路。

9.3 展望：第二次文艺复兴与中华民族的伟大复兴

至此我们看到，正在建立的人体系统科学以完整的人为研究对象，它将人体科学和思维科学进行了有机的对接。在这个框架下，我们找回了薛定谔关于我的完整含义，建立了一个新的完整的科学图景，建立一个既有物质又有精神，而且两者密切联系的思想图景。只有将人体科学和思维科学一起讨论，我们才能完整地讨论人的健康的意义、方法和技术。

人体系统科学对于社会发展具有重要的价值。首先，人体系统科学服务于医疗卫生，钱学森指出，"人这个问题不搞清楚，医疗卫生怎么解决？所以我觉得，我们现在要重视复杂性的问题。而且我们要看到解决这些问题，科学技术就将会有一个很大的发展。我们要跳出从几个世纪以前开始的一些科学研究方法的局限性。我们既反对唯心主义，也反对机械唯物主义论。我们是辩证唯物主义者。"[①]现代医学确实在取得突飞猛进的发展，但是在整体上是在还原论思想指导下的对人体局部的认识，而忽视的对人体整个系统的认识。正如第 1 章我们看到的，现代医学面临着诸多难题，流行病、癌症、糖尿病等复杂疾病层出不穷，却难以找到有效的方法。钱学森认为，其根本原因在于忽视了人体的复杂性，在于仅仅从已有的还原论的简单思维出发，仅仅偏重于研究人体中那些容易研究的部分。医疗卫生的发展，需要认识人体在系统水平上的运行规律。

其次，人体系统科学服务于全社会人体素质的提高。钱学森指出了几个方向。第一，用人体科学的方法，提高体育运动成绩。第二是用人体科学的方法提高的智力。第三是发挥人潜在的功能。钱学森特别提出，人体科学研究要发展第四医学，即超越医学的问题。"第四医学不是直接对付疾病的，第四医学是用'性命双修'来提高人的功能状态。人的功能状态提高了，人的潜在功能发挥出来了，人的素质将提高到前所未有的高度。这是人体科学的社会任务，应该是社会主义中国的国家目标。"[②]

---

① 钱学森. 要从整体上考虑并解决问题. 人民日报，1990.
② 钱学森. 论人体科学与现代科技. 上海：上海交通大学出版社，1998：220.

现代医学系统包括治病、防病和康复的内容，但是仍然是以治病为主体。这是造成看病贵等一系列社会问题的重要原因。因为，当人体已经严重偏离健康状态的时候再加以纠正，就要付出更大的代价。发展预防医学，能够在一定的程度上弥补治病医学的不足。中医学中包含大量的预防医学的内容。而第四医学是钱学森重要的理论创建，其目的是超越医学的问题。钱学森的这一思想是典型的系统科学的思想。以开放的复杂巨系统的理论观点来看待人体，特别是人体的多自由度、多层次性以及意识对人体功能的调节作用等复杂特征，钱学森从理论上看到了优化人体系统的巨大空间，这种优化的范围从原理上看是无限的。

现代科学技术体系的构建就是钱学森对当代人类知识体系的总结、概括和提炼。从定性到定量的综合集成法也是思维学的具体成果。从定性到定量，就是从形象思维的定性认识开始再到抽象思维的定量认识，如此循环迭代，逐渐深入对具体系统的认识。思维科学的工程技术层次，是运用思维科学的理论直接改造客观世界、解决具体问题的实践性学问，包括新型计算机的研制、人工智能、计算机模拟技术、文字学、教育学以及管理学等。把思维学的基本理论应用于工程实践的中间环节，主要包括模式识别、情报技术以及科学方法论等。

思维科学对于计算机和人工智能研究具有深刻的理论意义。同时，思维科学与人的智力发展密切相关，涉及教育科学的问题。"教育科学中最难的问题，也是最核心的问题，是教育科学的基础理论，即人的知识和应用知识的智力是怎样获得的，有什么规律"。[①] 如果我们发展思维科学，那就可能有朝一日我们懂得创造的规律，能教学生搞思想上的飞跃。

最后，把人体和思维科学的认识综合起来，为人类社会进入新的产业革命阶段奠定基础，是人体系统科学的使命。着眼于国家建设，20 世纪 80 年代，钱学森就敏锐地认识到，"面向未来的战略优势不能只着眼于军事，而是包括军事、政治、经济、科技、教育在内的'综合国力'的竞争。在这中间，科技和教育将成为影响发展的关键因素"。从系统论的观点出发，我们把综合国力从社会的外化和内化两大层面的元素来进行阐述。

社会发展的外化元素包括：新的生产技术，新的生物品种，新的物质合成，新的信息，能源、交通结构。社会发展的内化元素包括：人们的思想观念、生产方式、社会秩序和生活方式。因此，衡量一个国家的现代化水准，不仅体现在经济和科技发展的水平上，而且还体现在社会、环境、教育以及文化的协调发展上。这就是为什么生态平衡、环境保护、社会公平和平衡发展、教育文化医疗共享等日益成为国际政治、外交中的头等话题。

---

① 钱学森. 关于思维科学. 上海：上海人民出版社，1986：79.

在未来的国家建设以及人类文明发展中，人们将会努力使科学的社会化和社会的科学化得到平行发展。即社会的内外化元素都要趋向于科学化、理性化、人性化。这是世界发展的潮流。谁在这个潮流中走在前面，谁就拥有主动权，谁对人类发展的贡献就越大。中华民族理应走在前面。

因此，未来的科学技术将是自然科学与社会科学和哲学相统一的科学技术。世界经济科技竞争将在一定意义上转化为经营思想、发展战略和科学决策的竞争。"谁在哲学思想、领导艺术和科学决策上占优势。谁就占领了战略的制高点，就会赢得竞争的胜利。人们有理由期待一个理性的时代会在人类的进步发展中产生。在这个时代中，不仅是存在决定意识，而且人类的高尚思想追求将影响世界"。[①]

上述前景又是人类产业革命发展的必然趋势。钱学森对人类产业革命进行了系统的梳理：第一次产业革命发生在一万年前，出现了农牧业；第二次产业革命开始出现商品经济；第三次产业革命以蒸汽机的出现为标志，即工业革命；第四次产业革命出现在 19 世纪末，出现跨行业的垄断公司；第五次产业革命——信息产业革命，以计算机、网络和通信等为核心的信息革命，全世界将构成一个整体组织进行生产；第六次产业革命，生物医学工程——以微生物、酶、细胞、基因为代表，到 21 世纪将发展为以动植物工程、药物和疫苗、蛋白质工程、细胞融合、基因重组等为核心的生物工程产业，它的产业化将创造出高效益的生物物质；第七次产业革命——人民体质建设，人体科学（包括医学、生命科学等）在 21 世纪将有巨大发展。人体功能的提高，将生产力三要素中最活跃的劳动力素质大大提高，其影响将渗透到各行各业，这就是涉及人民体质建设的第七次产业革命。

进一步，我们认为在上述基础上，人类还将迎来第八次产业革命，即人民思想建设。人类精神文明和文化的高度发展，引发了人民观念的大转变，从个人主义向集体主义过渡，多元文化友好共存，人类高度重视生态系统建设，社会和谐，世界和平。历次产业革命的复杂度和历史时期的关系如图 9.1 所示。

正是在这个意义上，钱学森指出，对于人体研究的系统发展"可能导致一场 21 世纪的新的科学革命，也许是比 20 世纪初的量子力学、相对论更伟大的科学革命"，因为这场革命将涉及人们的思想、意识的革命，它"不只是一场科学革命，还是一场真正的文化革命"，将"使我们认识客观世界和改造客观世界来一次更大的总的飞跃，这难道不是第二次文艺复兴吗？"[②]

从第 1 章所列举的资料来看。16 世纪的文艺复兴带来思想解放，催生了现代自然科学与技术，使得人类的物质生活极大丰富。但是，由此而产生的还原论的机械自然观，也带来了身心分离、人与自然相分离的世界观，进而削弱了人类

---

①　钱学森. 为科技兴国而奋力工作. 人民日报，1988.

②　钱学森. 论人体科学与现代科技. 上海：上海交通大学出版社，1998：179.

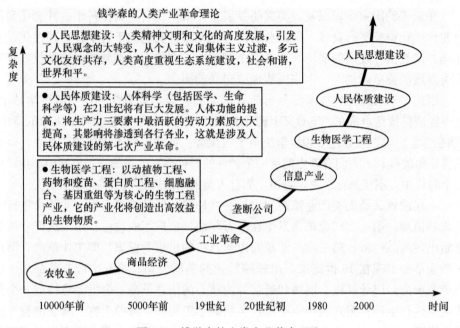

图 9.1　钱学森的人类产业革命理论

道德和伦理的理论基础。意识不在科学图景之中，而人类责任感所依据的自由意志则失去了科学基础。这在很大程度上造成了人类欲望膨胀，忽略了人类简单行为所可能导致的一系列复杂的后效应，由此带来了生态破坏、环境污染、气候恶化等全世界共同面临的深刻危机。而人体系统科学的发展，综合集成科学共同体和人类多元文化中关于人体以及人与社会自然相互关系的丰富知识，并将意识融入科学的世界图景之中构建人体的系统模型，促进人的潜能开发以及健康度和幸福感的可持续的增长。它将彰显宇宙作为生命有机体的自然观，并将由此逐步引发伦理观、价值观、生态观、健康观、幸福观的变革。从这个意义上说，人体系统科学的发展不仅将带来新的科学革命，而且其对人类社会发展的意义将不亚于第一次文艺复兴。

这一宏大课题必然是艰巨的，需要科学界和社会的持续不断的长期努力。然而，它又是令人神往和意义重大的，它给人类带来新的世界图景，它将物质与精神进行有机的统一，它将成为中华民族伟大复兴的核心内容，它必将为世界人类发展作出贡献。

后　记

　　我是从事湍流研究的。这是物理和力学的一个研究领域，以复杂性为特征，其中包含经典物理的一个世纪难题，即宏观地预测湍流运动的力学特性。我对于人体系统的关注和研究，迄今已有 18 年。当时，已经在美国做教授，在湍流学术研究上已经做出了一些成果，也因此对西方科学的一套思想方法有了一定深度的认识，并开始计划，要挑战湍流世纪难题。这时，突然产生了一个想法：一个世纪难题的解决，恐怕需要有新的认识论和方法论。湍流难就难在复杂性上，应该从复杂性入手。于是，开始关注复杂性的研究，逐渐接触到钱学森的思想，特别是钱学森有关人体的论述。一个偶然的机会，我接触到中国传统文化中有关人的性命双修的学问，深入的探究对我产生了极大的震撼。中国传统学术不但博大精深，而且细致入微，尤其是对人、对社会的认识，远远超出西方科学的机械论图景。这里包含了一套复杂性的思维观和思维方法，是一本鲜活的从宏观到细观全面贯穿的系统论。逐渐地，我感觉到，只有研究人，才算真正从事复杂系统研究。相反，如果对人有了深刻的认识，对其他复杂系统的研究会产生认识论和方法论的指导。于是，我下决心，同时在湍流和人体的科学研究上开展攻坚。

　　这本书记录了过去十八年的一些思考与心得，是对人体复杂系统的探索中走出的一小步。这一研究，极大地得益于钱学森复杂系统思想的指引，尤其是钱老所倡导的从"哲学观、科学理论、应用技术、工程实践"贯穿始终的大学问体系来思考人体，结合健康与智慧这两大社会发展的需求来研究人体。这才是人体系统科学研究的光明大道。一旦走在正道上，那么，当代的科学思想和方法会保障这一研究不断去粗取精、去伪存真，产生对于人类有用的人体知识。钱学森的开放的复杂巨系统理论、从定性到定量的综合集成法、专家研讨厅体系以及大成智慧等学说和见解，为我们的研究奠定了厚实的基础。钱老离开我们两年了，我坚信，他的思想不仅将长存，还将随着社会发展的需要发扬光大。此时此刻，我深切怀念钱老，谨以本书中依照钱老的设计所构建的"一元二面多维多层次"的系统模型以及针对人体科学原理和优化技术所进行的若干梳理敬献给钱老的在天之灵！

　　我对于人体的思考开始于美国亚利桑那州的图桑，延续于加利福尼亚州的洛杉矶，但是，本书中介绍的主要概念和原理，产生于北京大学的未名湖畔。过去十一年中，北京大学所拥有的社会责任感、严谨的治学精神、宽松的学术氛围、创新的学术气息以及未名湖优雅淡定的环境，对从事本书所涉猎的研究提供了难得的条件。尤其是一批北京大学的年轻学子，为这项研究的开展注入了新鲜的动力。特别值得提到的是本书作者之一的倪志勇博士，他就读于北京大学力学系，十年前来到我身边，这几年，从教育、到中医、到运动训练、到思维模拟、再到社会系统工程，广泛涉及，博览群书，淡泊名利，孜孜不倦，实在是难能可贵。目前，北京大学的全校通选课《复杂系统科学导论》正在汇集更多的年轻学子，在本书所倡导的系统论指导下，针对复杂性疾病、焦虑与抑郁症、创新性思维和人的理想动力等四大专题开展深入研究。相信，北京大学的校园里将产生更多有关人体的理论和模型，在继承和发扬钱学森科学思想，为人类的健康和平发展作出更大的贡献。

　　要完成一个宏大的学术建构，必然需要一片深厚的土壤。读者可以看出，本书的字里行间充满了民族文化的涵养。无论是对人体一元的解读，还是对二面的理解，透着中国传统哲学的视角。作者对传统哲学的学习，得益于中国历史上众多古圣先贤们的著书立说，更得益于引导作者正确解读道德文化的名师和良友。是他们的关怀、支持和悉心教导，才使作者不断摆脱个人的狭隘见解，认识到人类文明发展的复杂脉络，从而支撑着作者的这样一个理念：中国传统哲学与现代科学的结合，不仅是大势所趋，而且是时运在即。东方的整体思维与西方的严谨逻辑相结合，将书写人类文化的新纪元。尽管如此，并不意味着学术建构之路的平坦。融合东西方的思维观，需要克服各自狭隘的价值观，更需要在实践反复运用的过程中逐步完善。作者在书中已经指出，复杂系统科学不在于达成共识，而在于产生对实践有指导意义的理论，并在实践中不断修正，使理论与研究客体共同进化。希望人体复杂系统科学受到社会的关注，它将推动社会的医疗健康事业和社会文化的发展，科学人体理论的发展也将在推动社会事业的发展中产生进一步突破，引领世界科学发展的新潮流。这是中华民族伟大复兴的使命之一。

佘振苏

2011 年 11 月于北京大学朗润园

参 考 文 献

北京大学现代科学与哲学研究中心编. 钱学森与现代科学技术. 北京：人民出版社，2001.

毕思文，许强. 地球系统科学. 北京：科学出版社，2002.

戴汝为，张雷鸣. 思维（认知）科学在中国的创新与发展. 自动化学报，2010，36（2）：193~198.

戴汝为. 人-机结合的智能科学和智能工程. 中国工程科学，2004，6（5）：24~28.

戴汝为. 现代科学技术体系与大成智慧. 中国工程科学，2008，10（10）：4~8.

戴汝为. 我国中医药的创新发展—从"信息时代"迈向"概念时代"谈起. 北京中医药大学学报，2007，30（6）：365~368.

陈嘉映. 西方大观念. 北京：华夏出版社，2008.

邓铁涛. 辨证论治是中医学的精髓. 中医药通报，2005，4（1）：1~4.

邓铁涛. 正确认识中医//中国中医药报社 主编. 哲眼看中医：21世纪中医药科学问题专家访谈录. 北京：北京科学技术出版社，2005.

巩献田. 浅谈钱学森的中医观：钱老关于中医部分论述之刍议. 首都师范大学学报（社会科学版），2008年增刊：70~74.

黄龙祥. 中医现代化的瓶颈与前景：论中医理论能否以及如何有效进入实验室//陶御风等编. 中国传统医学漫话. 上海：上海教育出版社，2008.

柯雪帆. 伤寒论临证发微. 上海：上海科学技术出版社，2008.

刘时觉，刘尚平. 辨证层次论. 浙江中医学院学报，2001，25（1）：9~11.

陆广莘. 中医药的传统与出路. 读书，2005（9）：4~5.

路志正. 读《证素辨证学》有感. 湖南中医药大学学报，2009，29（1）：1.

路志正. 论中医病证研究的思路和方法. 实用中西医结合杂志，1990，3（6）：332~335.

孟庆云. 论辨证论治. 山西中医，2005，21（2）：1~5.

苗东升. 开来学于今-复杂性科学纵横论. 北京：光明日报出版社，2009.

钱学敏. 钱学森科学思想研究. 西安：西安交通大学出版社，2010.

钱学森，陈信. 人体科学是现代科学技术体系中的一个大部门. 自然杂志，1988（5）：323~331.

钱学森. 创建系统学（新世纪版）. 上海：上海交通大学出版社，2007.

钱学森. 论人体科学. 北京：人民军医出版社，1988.

钱学森. 论人体科学与现代科技. 上海：上海交通大学出版社，1998.

钱学森. 论系统工程（新世纪版）. 上海：上海交通大学出版社，2007.

钱学森. 人体科学与现代科技发展纵横观. 北京：人民出版社，1996.

钱学森. 为科技兴国而奋力工作. 人民日报，1988.

钱学森. 要从整体上考虑并解决问题. 人民日报，1990.

钱学森. 论系统工程（新世纪版）. 上海：上海交通大学出版社，2007.

钱学森主编. 关于思维科学. 上海：上海人民出版社，1986.

尚德阳. 论中医理论体系的层次结构. 辽宁中医杂志，2008，35（6）：850～851.

佘振苏，倪志勇. 论思维的复杂系统模型暨新一代专家系统的设想. 北京大学学报（自然科学版），2011，47（5）：960～968.

佘振苏，倪志勇，张志雄，等. 力学创新助飞奥运梦想：中国激流项目科技攻关纪实. 北京：科学出版社，2008.

王国忠. 李约瑟与中国. 上海：上海科学普及出版社，1992.

王建平. 试论中医现代化. 上海中医药杂志，1980，（4）：2.

王陇德. 中国居民营养与健康状况调查报告之一 2002 综合报告. 北京：人民卫生出版社，2005.

王琦. 2000. 论中医现代化概念、任务与目标. 中国医药学报，2000，15（1）：4.

王文华. 钱学森学术思想. 成都：四川科学技术出版社，2007.

魏礼群. 加强和创新社会管理的几个问题. 宏观经济管理，2011（7）：20～25.

杨胜利. 21 世纪的生物学-系统生物学. 生命科学仪器，2004（2）：5～6.

尹红风，戴汝为. 思维与智慧科学及工程. 上海理工大学学报，2011，33（1）：18～23.

于景元. 钱学森综合集成体系. 西安交通大学学报（社会科学版），2006，26（80）：40～47.

张其成. 中医现代化＝中医现代科学化？江西中医学院学报，2003，15（1）：9.

张其成. 中医现代化悖论. 中国医药学报，1999，14（1）：4.

周昌乐，张志枫. 智能中医诊断信息处理技术研究进展与展望. 中西医结合学报，2006，4（6）：560～566.

周东浩. 中医：祛魅与返魅——复杂性科学视角下的中医现代化及营卫解读. 桂林：广西师范大学出版社，2008.

朱文锋，何军锋，晏峻峰，等. 确定证素辨证权值的“双层频权剪叉”算法. 中西医结合学报，2007，5（6）：607～611.

祝世讷. 中西医学差异与交融. 北京：人民卫生出版社，2000.

Abbottl L F. Theoretical neuroscience rising. Neuron，60（6）：489～495.

Adachi S，Kawamura K，Takemoto K. Oxidative damage of nuclear DNA in liver of rats exposed to psychological stress. Cancer Research，1993，53（18）：4153～4155.

Akerstedt T，Kecklund G.，Horte L G.. Night driving，season，and the risk of highway accidents. Sleep，2001，24：401～406.

Allen T F H，Starr T B. Ecology：Perspective for Ecological Complexity. Chicago：University of Chicago Press，1982.

Aristotle. 形而上学. 吴寿彭 译. 北京：商务印书馆，1981.

Babita P. Kowledge and intelligent computing system in medicine. Computers in Biology and Medicine，2009，39：215～230.

Barabasi A L. Network Medicine—From Obesity to the "Diseasome". New England Journal of Medicine，2007，357（4）：404～407.

Barabási A L. Scale-free networks: A decade and beyond. Science, 2009, 325 (5939): 412~413.

Barbara R, Eliot M. Introduction to special issue: Connections. Science, 2009, 325 (5939): 405.

Bear M F, Connors B W, Paradiso M A. 神经科学-探索脑. 王建军 译. 北京: 高等教育出版社, 2004.

Benington J H, Kodali S K, Heller H C. Monoaminergic and cholinergic modulation of REM-sleep timing in rats. Brain Research, 1995, 681, 141~146.

Bennett M P, Zeller J M, Rosenberg L, et al. The effect of mirthful laughter on stress and natural killer cell activity. Altern Ther Health Med, 2003, 9 (2): 38~45.

Berk L S, Tan S A, Fry W F, et al. Neuroendocrine and stress hormone changes during mirthful laughter. The American Journal of the Medical Sciences, 1989, 298 (6): 390~396.

Berkman L F, Syme S L. Social networks, host resistance, and mortality: A nine-year follow-up study of Alameda County residents. American Journal of Epidemiology, (109): 186~204.

Bertalanffy L V. 一般系统论: 基础发展和应用. 林康义, 魏宏森 译. 北京: 清华大学出版社, 1987.

Bickart K C, Wright C I, Dautoff RJ, et al. Amygdala volume and social network size in humans. Nat Neurosci, 2011, (14): 163~164.

Bliss T V P, Lomo T. Long-lasting potentiation of synaptic transmission in the dentate area of the anaesthetized rabbit following stimulation of the perforant path. The Journal of Physiology, 1973, 232: 331~356.

Blois M S. Medicine and the nature of vertical reasoning. New England Journal of Medicine, 1990, 318: 847~851.

Bohm D. 整体性与隐缠序. 洪定国 译. 上海: 上海科技教育出版社, 2004.

Bohm D. 论创造力. 洪定国 译. 上海: 上海科学技术出版社, 2001.

Branswell H. Flu factories. Scientific American January, 2011, (2): 46~51.

Butts C T. Revisiting the foundations of network analysis disentangling the web of life. Science, 2009, 325 (5939): 414~416.

Campbell T C. 中国健康调查报告: 膳食与疾病的惊人发现. 张宇晖 译. 长春: 吉林文史出版社, 2006.

Cannon W B. 躯体的智慧. 范岳年, 魏有仁 译. 商务印书馆, 1985.

Carlson N R. 生理心理学 (第六版). 苏彦捷 译. 中国轻工业出版社, 2007.

Cho A. Ourselves and Our interactions: The ultimate physics problem. Science, 2009, 325 (5939): 406~408.

Ericsson N, Charness P. Feltovich E. Cambridge Handbook of Expertise and Expert Performance. Cambridge: Cambridge University Press, 2006.

Churchland P M. A Neurocomputational Perspective: The Nature of Mind and the Structure of

Science. Cambridge：The MIT Press，1993.

Cohen L，Marshall G，Cheng L，et al. DNA repair capacity in healthy medical students during and after exam stress. Journal of Behavioural Medicine，2000，23（6）：531～545.

Damasio A R. 笛卡尔的错误：情绪、推理和人脑. 毛彩凤 译. 北京：教育科学出版社，2007.

Dampier W C. 科学史及其与哲学和宗教的关系. 李珩 译. 北京：商务印书馆，1997.

Davidson M. 隐匿中的奇才：路德维希. 冯. 贝塔朗菲传. 陈蓉霞 译. 上海：东方出版中心，1999.

De Castro J M. Weekly rhythms of spontaneous nutrient intake and meal pattern of humans. Physiology and behavior，1991，50：729～738.

De St. A E，McAdams D P. The Generative Society：Caring for Future Generations. Washington：American Psychological Association.

Duhem P M. The Aim and Structure of Physical Theory. Princeton：Princeton University Press，1954.

Eccles J C. Evolution of the Brain：Creation of the Self. New York：Routledge，1991.

Einstein A. 爱因斯坦文集（第一卷）. 许良英 译. 北京：商务印书馆，1976.

Ellis G F R. Physics，complexity，and causality. Nature，2005，（435）：743.

Engel G L. From biomedical to biopsychosocial. Being scientific in the human domain. Psychosomatics，1997，38：521～528.

Epel E S，Blackburn E H. Lin J，et al. Accelerated telomere shortening in response to life stress. Proceedings of the National Academy of Sciences of the United States of America，2004，101（49）：17312～17315.

Estabrooke I V，McCarthy M T，Ko E，et al. Fos expression in orexin neurons varies with behavioral state. Journal of Neuroscience，2001，（21）：1656～1662.

Feynman R P，Leighton R B，Sands M. 物理学讲义（第一卷）. 郑永令，华宏鸣，吴子仪 译. 上海：上海科学技术出版社，1989.

Feynman R P. 你干吗在乎别人怎么想. 李沉简，徐杨 译. 长沙：湖南科学技术出版社，2005.

Fiala N. How meat contributes to global warming. Scientific American，2009（4）.

Fields R D. Making memories stick. Scientific American，2005，292（2）：75～81.

Fischman H，Pero R，Kelly D. Psychogenic stress induces chromosomal and DNA damage. International Journal of Neurosciences，1996，84（1～4）：219～227.

Forde E M E，Humphreys G W. Category Specificity In Brain and Mind. New York：Psychology Press，2002.

Fraser W D，Mclean F H，Usher R H. Diurnal variation in admission to hospital of women in labour. Canadian Journal of Surgery，1989，32：33～35.

Gallerani M，Avato F M. The time for suicide. Psychological Medicine，1996，26：867～870.

Gazzaniga M S, Ivry R B, Mangun G R. Cognitive Neuroscience: The Biology of the Mind. New York: W. W. Norton, 2009.

Gleick, J. Chaos: The Making of a New Science. London: Abacus, 1987.

Goldstick O, Weissman A, Drugan A. The circadian rhythm of "urgent" operative deliveries. Israel Medical Association Journal, 2003, 5: 564~566.

Grau C, Escera C, Cilveti R, et al. Ultradian rhythms in gross motor activity of adult humans. Physiology and Behavior, 1995, 57: 411~419.

Graw P, Krauchi K, Knoblauch V, et al. Circadian and wake-dependent modulation of fastest and slowest research times during psychomotor vigilance task. Physiology and Behavior, 2004, 80: 695~701.

Grimm V E, Revilla E, Berger U, et al. Pattern-oriented modeling of agent-based complex systems: Lessons from ecology. Science, 2005, 310: 987~991.

Haken H. 协同学. 凌复华 译. 上海: 上海译文出版社, 2005.

Haken H. 信息与自组织. 郭志安 译. 成都: 四川教育出版社, 1998.

Hilaire G, Pasaro R. Genesis and control of the respiratory rhythm in adult mammals. News in Physiological Science, 2003, 18: 23~28.

Ho M W. The rainbow and the worm: The physics of organisms. London: World Scientific Publishing, 1998.

Hobson A. 物理学的概念与文化素养. 秦克诚 译. 北京: 高等教育出版社, 2008.

Holland J. 涌现: 从混沌到有序. 陈禹 译. 上海: 上海科学技术出版社, 2001.

Holloway M. The mutable brain. Scientific American, 2003, 289: 78~85.

Holyoak K J, Morrison R G. The Cambridge handbook of thinking and reasoning. Cambridge: Cambridge University Press, 2005.

Hood L. Systems biology: Integrating technology, biology, and computation. Mechanisms of Ageing and Development, 2003, 124: 9~16.

Horne J A. A review of the biological effects of total sleep deprivation in man. Biological Psychology, 1978, 7: 55~102.

Horne J A, Minard A. Sleep and sleepiness following a behaviourally "active" day. Ergonomics, 1985, 28: 567~575.

Horowitz T S, Cade B E, Wolfe J M, et al. Searching night and day: A dissociation of effects of circadian phase and time awake on visual selective attention and vigilance. Psychological Science, 2003, 14: 549~557.

House J S, Landis K R, Umberson, D. Social relationships and health. Science, 1998, 241: 540~545.

Hutter O F, Trauwein W. Vagal and sympathetic effects on the pacemaker fibers in the sinusvenosus of the heart. Journal of General Physiology, 1956, 39: 715~733.

Iglehart J K. Budgeting for change-Obama's down payment on health care reform. N Engl J Med, 2009, 360 (14): 1381~1383.

James W. 詹姆斯集. 万俊人 编. 上海远东出版社，1997.

Jacobs T L，Epel E S，Lin J，et al. Intensive meditation training，immune cell telomerase activity，and psychological mediators. Psychoneuroendocrinology，2011，36：664～681.

Jenkins W M，Merzenich M M，Ochs M T，et al. Functional reorganization of primary somatosensory cortex in adult owl monkeys after behaviorally controlled tactile stimulation. Journal of Neurophysiology，1990，63：82～104.

Jones G R，George J M. 当代管理学. 郑风田，赵淑芳 译. 北京：人民邮电出版社，2005.

Justice B. Critical life events and the onset of illness. Comprehensive Therapy，1994，20：232～238.

Kaku M. Visions：How Science Will Revolutionize the 21st Century. New York：Anchor Books，1998.

Kandel E R. A new intellectual framwork for psychiatry. American Journal of Psychiatry，1998，155（4）：457～469.

Kandel E R，Schwartz J H，Jessell T M. Principles of Neural Science. New York：McGraw-Hill，2000.

Kandel E R. In Search of Memory：The Emergence of a New Science of Mind. New York：W. W. Norton，2009.

Kant I. 论教育学. 赵鹏，何兆武 译. 上海：上海人民出版社，2005.

Kant I. 纯粹理性批判. 邓晓芒 译. 北京：人民出版社，2004.

Kant I. 判断力批判. 邓晓芒 译. 北京：人民出版社，2002.

Karni A，Meyer G，Jezzard P，et al. Functional MRI evidence for adult motor cortex plasticity during motor skill learning. Nature，1995，377：155～158.

Kattler H，Dijk D J，Borbély A A. Effect of unilateral somatosensory stimulation prior to sleep on the sleep EEG in humans. Journal of Sleep Research，1994，3：159～164.

Kiecolt-Glaser J，Glaser R. Psychoneuroimmunology and immunotoxicology：Implications for carcinogenesis. Psychosomatic Medicine，1999，61（3）：271～272.

Kitagawa E M，Hauser P M. Differential Mortality in the United States：A Study in Socioeconomic Epidemiology. Cambridge：Harvard University Press，1973.

Koch C，Laurent G. Complexity and the Nervous System. Science，1999，（284）5411：96～98.

Koshiya N，Smith J C. Neuronal pacemaker for breathing visualized in vitro. Nature，1999，400：360～363.

Kosslyn S M，Ganis G，Thompson W L. Neural foundations of imagery. Nature，2001，2（9）：636～642.

Lamoreaux S K. Demonstration of the Casimir force in the 0. 6 to 6 um range. Physical Review Letters，1997，78：5～8.

Langer E J. Old age：An artifact？// Mcgaugh J I，Kiesler S B. Aging：Biology and Behavior. New York：Academic Press，1981.

Langton C G. Artificial Life (1). NewYork: Andson-Wesley Publishing Company, 1998.

Laszlo E. 微漪之塘: 宇宙进化的新图景. 钱兆华 译. 北京: 社会科学文献出版社, 2001.

Laszlo E. 系统哲学引论. 钱兆华 译. 北京: 商务印书馆, 1998.

Lazar S, Kerr C, Wasserman R, et al. (2005). Meditation experience is associated with increased cortical thickness. Neuroreport, 2005, 16: 1893~1897.

Levine A. The tumour suppressor genes. Annual Review of Biochemistry, 1993, 62: 623~651.

Luger G F. Artificial Intelligence: Structures and Strategies for Complex Problem Solving. Harlow: Addison-Wesley, 2005.

Lydic R. Geneal pattern-generating neurons and the search for general principles. FASEB Journal, 1989, 3: 2457~2468.

Mach E. Popular scientific lectures. Open Court Publishing Company, 1986.

Magill R A. 运动技能学习与控制. 张忠秋 译. 北京: 中国轻工业出版社, 2007.

Maquet P. Sleep function (s) and cerebral metabolism. Behavioural Brain Research, 1995, 69: 75~83.

Maslow A. 动机与人格. 许金声 译. 北京: 中国人民大学出版社, 2007.

Matsuzaki T, Nakajima A, Ishigami S, et al. Mirthful laughter differentially affects serum pro- and anti-inflammatory cytokine levels depending on the level of disease activity in patients with rheumatoid arthritis. Rheumatology, 2006, 45 (2): 182~186.

Mayr E. 1990. 生物学思想发展的历史. 涂长晟 译. 成都: 四川教育出版社, 1990.

McEwen B S. The End of Stress as We Know It. Washington: Joseph Henry Press, 2002.

Mervyn S. Choosing a future for epidemiology-II: From black box to Chinese boxes and eco-epidemiology. American Journal of Public Health, 1996, 86 (5): 668~673.

Miller N E. Biofeedback and visceral learning. Annual Review of Psychology, 1978, 29: 373~404.

Montessori M. 蒙台梭利幼儿教育科学方法. 任代文 译. 北京: 人民教育出版社, 2009.

Montessori M. 童年的秘密. 单中惠 译. 北京: 人民教育出版社, 2005.

Morin E. 复杂性理论与教育问题. 陈一壮 译. 北京: 北京大学出版社, 2004.

Morrison G S. 当今美国儿童早期教育 (第八版). 王全志 译. 北京: 北京大学出版社, 2007.

Murphy N, Stoeger W R. Evolution and Emergence: Systems, Organisms, Persons. Oxford: Oxford University Press, 2007.

Needman J. Science and Civilization in China. Vol. IV. Cambridge: Cambridge University Press, 1967.

Needman J. 中国科学技术史 (第一卷). 袁翰青, 王冰, 于佳 译. 北京: 科学出版社, 1990.

Needman J. 中国科学技术史 (第四卷). 汪受琪 译. 北京: 科学出版社, 2003.

Negnevitsky M. Artificial Intelligence: A Guide to Intelligence Systems. New York: Person

Education Limited，2007.

Nesse R M，Williams G C. 我们为什么生病：达尔文医学的新科学. 易凡，禹宽平 译. 长沙：湖南科学技术出版社，1998.

Nicolis G，Prigogine，I. Self-Organization in Nonequilibrium Systems：From Dissipative Structures to Order Through Fluctuations. New York：Wiley，1977.

Oldham K M，Wise S R，Chen L，et al. A longitudinal evaluation of oxidative stress in trauma patients. Journal of Parenteral and Enteral Nutrition，2002，26（3），189～197.

Onimaru H，Homma，I. A novel functional neuron group for respiratory rthym generation in the ventral medulla. Journal of Neuroscience，2003，23：1478～1486.

Patel V L，Arocha J F，Zhang J J. Thinking and Reasoning in Medicine. // Holyoak K J，Morrison RG. The Cambridge Handbook of Thinking and Reasoning. Cambridge：Cambridge University Press，2005.

Patel V L，Kaufman D R，Arocha J F. Emerging paradigms of cognition in medical decision-making. Journal of BiomedicalInformatics，2002，35：52～75.

Peleg M，Tu S. Decision support，knowledge representation and management in medicine. Methods Inf Med，2006，45（1）：72～80.

Zelazo P D，Moscovitch M，Thompson E. The Cambridge Handbook of Consciousness. New York：Cambridge University Press，2007.

Pinaud R. Tremere L. DeWeerd P. Plasticity in the Visual System From Genes to Circuits. New York：Springer，2006.

Pincus T，Esther R. ，DeWalt D A，et al. Social conditions and self-management are more powerful determinants of health than access to care. Annals of Internal Medicine，1998，129：406～416.

Porkka-Heiskanen T，Strecker R E，McCarley R W. Brain site-specificity of extracellular adenosine concentration changes during sleep deprivation and spontaneous sleep：An in vivo microdialysis study. Neuroscience，2000，99，507～517.

Porter R. 剑桥医学史. 张大庆 译. 长春：吉林人民出版社，2000.

Prigogine I，Stengers K. Order Out of Chaos. Toronto：Bantam Books，1984.

Prigogine I. 从混沌到有序：人与自然的新对话. 曾庆宏，沈小峰译. 上海：上海译文出版社，2005.

Prigogine I. 从存在到演化. 曾庆宏 译. 北京：北京大学出版社，2007.

Ray O. How the mind hurts and heals the body. American Psychologist，2004，59（1）：29～40.

Raven P H，Johnson G B. 生物学. 谢莉萍 主编. 北京：清华大学出版社，2008.

Rees J. Complex disease and the new clinical sciences. Science，2002，296：698～700.

Refinetti R. 近日生理学（第二版）. 陈善广，王正荣 译. 北京：科学出版社，2009.

Rescher N. 复杂性：一种哲学概观. 吴彤 译. 上海：上海科技教育出版社，2007.

Ricardo A，Szostak J N. 重返生命源头：新线索暗示了第一个活的有机体怎样起源于无机质.

环球科学，2009，10：32～40.

Roenneberg T，Wirz-Justice A，Merrow，M. Life between clocks：Daily temporal patterns of human chronotypes. Journal of Biological Rhythms，2003，18：80～90.

Roland P E. Metabolic measurements of the working frontal cortex in man. Trends in Neurosciences，1984，7：430～435.

Rothman S. 还原论的局限. 李创同，王策 译. 上海：上海科技教育出版社，2006.

Russell B. 西方哲学史. 马元德 译. 北京：商务印书馆，2006.

Ryback R S，Lewis O F. Effects of prolonged bed rest on EEG sleep patterns in young，healthy volunteers. Electroencephalography and Clinical Neurophysiology，1971，31：395～399.

Sanders K M，Ordog T，Koh S D，et al. A novel pacemaker mechnism drives gastrointestinal rhymicity. News in Physiological Sciences，2000，15：291～298.

Saper C B，Chou T C，Scammell T E. The sleep switch：Hypothalamic control of sleep and wakefulness. Trends in Neurosciences，2001，24：726～731.

Sapolsky R. Bugs in the brain. Scientific American，288（3）：94～97.

Scheurich N. Reconsidering spirituality and medicine. American Medicine，2003，78：356～360.

Schwartz J M，Begley S. The Mind and the Brain：Neuroplasticity and the Power of Mental Force. New York：Harper，2002.

Shannon C，Weaver W. The Mathematical Theory of Communication. Urbana：University of Illinois Press，1949.

Sing C F，Stengard J H，Kardia S L. Genes，environment，and cardiovascular disease arteriosclerosis. Thrombosis and Vascular Biology，2003，23：1190～1196.

Schordinger E. 科学大师启蒙文库：薛定谔. 赵晓春，徐楠 编. 上海：上海交通大学出版社，2009.

Schordinger E. 生命是什么：物质与意识. 罗辽复，罗来欧 译. 长沙：湖南科学技术出版社，2003.

Schordinger E. 自然与古希腊. 颜锋 译. 上海：上海科技教育出版社，2002.

Sciama D W. The Philosophy of Vacuum. Oxford：Oxford University Press，1991.

Shors T J. Saving new brain cells. Scientific American，2009，300：47～54.

Simon H A. The Sciences of the Artificial. Cambridge：MIT Press，2009.

Sloan R P，Bagiella E. Religion and health. Health Psychology，2001，20：228.

Solso R L，Maclin M K，Maclin O H. Cognitive Psychology. New York：Pearson Education，2005.

Sperry R. Turnabout on consciousness：A mentalist view. The Journal of Mind and Behavior，1992，3：110～128.

Spiegel D. Mind matters—Group therapy and survival in breast cancer. New England Journal of Medicine，2001，345：1767～1768.

Spielberg C. Circadian，day-of-week，and seasonal variability in myocardial infarction：Comparison between working and retired patients. American Heart Journal，1996，132：579~585.

Stapp H P. Mind，Matter，and Quantum Mechanics. New York：Springer-Verlag，2003.

Stauffer R. 费德勒的故事：追寻完美. 张奔斗 译. 北京：中信出版社，2008.

Strohman R. The coming kuhnian revolution in biology. Nature Biotechnol，1997，15，194.

Swanson R A，Choi D W. Glial glycogen stores affect neuronal survival during glucose deprivation in vitro. Journal of Cerebral Blood Flow and Metabolism，1993，13：162~169.

Simon H. 人工科学：复杂性面面观. 武夷山 译. 上海：上海科技教育出版社，2004.

Thagard P. How Scientists Explain Disease. Princeton：Princeton University Press.，1999.

Thom R. An Ountline of a General Theory of Models. Reading：Benjamin，1975.

Vicki B. Mind-Body research moves towards the mainstream. European Molecular Biology organization reports，2006，7（4）：358~361.

Vincent P. Change the mind and you change the brain：Effects of cognitive behavioral therapy on the neural correlates of spider phobia. NeuroImage，2003，8：401~409.

Vinoth K R，Vlodek S，Jing Z L，et al. From mental power to muscle power-gaining strength by using the mind. Neuropsychologia，2004，42：944~956.

Wapner J. Bills of health：In discussing treatments，cancer doctors plan to include cost. Scientific American，2008，299（2）：28.

Walsh C T，Fischbach M A. 谁能抵御超级耐药菌？环球科学，2009，（8）：18~24.

Wiener N. （1948）. Cybernetics. New York：Wiley，1948

Wilson E O. 论契合—知识的统合. 田洺 译. 上海：三联书店，2002.

Zhou C，Zemanova L，Zamora G，et al. Hierarchical organization unveiled by functional connectivity in complex brain networks. PRL，2006，97，238103.